范怨武 著

范怨武讲透中医基础理论

【上册】

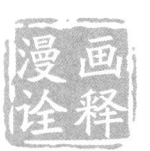

河北科学技术出版社

·石家庄·

图书在版编目（CIP）数据

范怨武讲透中医基础理论/范怨武著. -- 石家庄：河北科学技术出版社, 2025.9. -- ISBN 978-7-5717-2620-1

Ⅰ. R22

中国国家版本馆 CIP 数据核字第 20252XX361 号

范怨武讲透中医基础理论
FANYUANWU JIANGTOU ZHONGYI JICHU LILUN

范怨武　著

出版发行	河北科学技术出版社
地　　址	石家庄市友谊北大街 330 号（邮编：050061）
印　　刷	凯德印刷（天津）有限公司
经　　销	全国新华书店
开　　本	710mm×1000mm　1/16
印　　张	38.5
字　　数	496.5 千字
版　　次	2025 年 9 月第 1 版
印　　次	2025 年 9 月第 1 次印刷
书　　号	ISBN 978-7-5717-2620-1
定　　价	108.00 元（全 2 册）

绪论 / 001

第一章　中医学的哲学基础

　　第一节　精气学说 …………………………………………… 030

　　第二节　阴阳学说 …………………………………………… 035

　　第三节　五行学说 …………………………………………… 047

第二章　精、气、血、津、液、神

　　第一节　精 …………………………………………………… 077

　　第二节　气 …………………………………………………… 083

　　第三节　血 …………………………………………………… 097

　　第四节　津液 ………………………………………………… 104

　　第五节　神 …………………………………………………… 109

第三章　藏象学说

　　第一节　五脏 ………………………………………………… 126

　　第二节　六腑 ………………………………………………… 187

　　第三节　奇恒之腑 …………………………………………… 206

第四节 脏腑关系 ………………………………………… 212

第四章 经络学说

第一节 经络学说的概述 …………………………………… 250
第二节 十二经脉 …………………………………………… 260
第三节 十二经筋、十二皮部及别络 ……………………… 292

第五章 形体与官窍

第一节 形体 ………………………………………………… 303
第二节 官窍 ………………………………………………… 315

第六章 病因

第一节 病因总说 …………………………………………… 328
第二节 外感病因 …………………………………………… 332
第三节 内伤病因 …………………………………………… 354
第四节 病理产物病因 ……………………………………… 369
第五节 其他病因 …………………………………………… 383

第七章 发病

第一节 发病的原理 ………………………………………… 390
第二节 发病类型 …………………………………………… 406

第八章 病机

第一节 基本病机 …………………………………………… 420

第二节 分部病机 ………………………………………… 451

第三节 脏腑病机 ………………………………………… 482

第四节 经络病机 ………………………………………… 521

第五节 形体、官窍病机 ………………………………… 531

第九章 养生防治

第一节 养生 ……………………………………………… 543

第二节 预防 ……………………………………………… 548

第三节 治则 ……………………………………………… 554

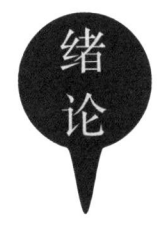

一开始打算写这本书时，最先想的就是这个绪论要怎么写才好。

绪论，最主要的作用是得说清楚为什么要讲中医基础。

因为在实际生活中，很多人对中医的认识非常模糊，甚至是有偏差的。尤其是初学中医的人，往往不知道从哪里开始着手，对很多中医基本的概念理解起来非常吃力。

我觉得"绪论"的目的就是简单地说清楚中医是怎么来的，我们可以怎么去学，学完之后又能怎么用它的体系去思考问题、解决问题。

学中医最主要的目的，是"用"！

我相信这也是大部分普通读者的目的，只有先知道了中医是什么，才可能会有兴趣去研究它。

通过"绪论"，我想让读者对认识中医学有比较基础的框架，把它先装到脑子里，再在后续对中医基础的学习中慢慢地去了解它，逐渐丰满它的血肉，然后放到生活中去领悟它，再经过反复地"实践—学习—实践"之后，对中医的认知才会越来越清晰，这是一个必然的过程，或许它需要花上几年甚至数十年的时间去体会。

如果你清楚了中医是需要终身学习的，那再看本书时，也就不会过于紧张。

学中医为什么一定要先了解中医基础理论呢？

因为中医基础理论涉及绝大多数中医著作的术语，如讲到阴阳、五行、心肝脾肺肾、经络、虚实、气滞血瘀、痰湿、肝风等专业词汇时，在不懂术语的情况下，去看医家之医案，或学术专著，就会觉得云山雾罩。学习中医知识，是有壁垒的，因为读一两句话，就可能出现几个术语，而术语就是最容易让人出现阅读障碍的地方。一旦阅读出现了卡顿，就很容易产生畏难情绪，从而放弃阅读，那你想再进一步深入学习，就难上加难了。

所以，先了解中医基础理论的主要目的就是扫清障碍，让你能够畅快淋漓地去阅读任何你感兴趣的中医著作，在中医知识的海洋里泛舟。

一、中医学的概念

中医学是以中医药理论和实践经验为主体，研究人类生命活动中健康与疾病转化规律，是包括汉族和少数民族医学在内的我国各民族医学的总称。[①]

中医学的核心是必须在中医药理论的指导下进行具体实践。

中医学，发源于中国，有着数千年的悠久历史，是中华民族传统文化的重要组成部分，是中华民族长期和疾病作斗争产生的极为丰富的经验总结。中医学经过长期的医疗实践积累，并与其他学科互相渗透，使中医学逐渐形成并发展出了自己独特的医学理论体系，为祖国人民的卫生健康事业和中华民族的繁衍昌盛作出了巨大的贡献。

事实上，中医药文化始终渗透在生活当中，只不过"百姓日用而不知"，哪怕你是一个不了解中医学的人，也不妨碍你在生活中使用它，比如，云南、贵州、四川、湖北、湖南等地吃的凉拌折耳根（鱼腥草），北方的婆婆丁、蛋炒婆婆丁（蒲公英），还有河南的槐米炖猪大肠，岭南这边的老火靓汤、凉茶、上汤桑叶；又如火锅、卤菜的调料，

---

①《中医基础理论》2021年6月第5版，郑洪新、杨柱主编。

保温杯里的枸杞,其实都是中医药的一部分。

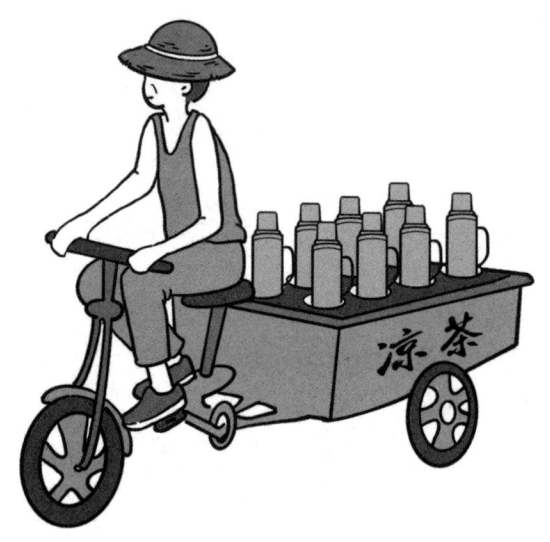

回忆一下生活中,即使不了解中医的人,他也会说"上火",他知道上火时买一瓶凉茶喝喝败火,或者是吃点折耳根、婆婆丁"去火";天冷了,有些人觉得自己身上"寒",会炖点羊肉汤、牛肉汤喝;老人常说"胃寒",会在炒菜时多放点姜葱蒜;一些女士平常着凉、痛经,可能会煮点姜糖水喝;一些白领上班困了,会喝人参水提神。这些其实都是在中医药理论指导下的生活实践,只是形成了习惯而不自知。

二、中医学理论体系

说到这里,或许我们对中医学的这个理论还是感觉很模糊,那么中医学理论体系究竟包含了什么?

那我们就拆分来看,它包含:以中国古代哲学的精气学说(气一元论)、阴阳五行学说为思维模式,以整体观念为主导思想,以藏象(形体、官窍、脏腑)、经络和精、气、血、津、液、神的生理病理为基础，以辨证论治为诊疗特点的医学理论体系。

我认为一个合格的中医人，一般有以下几个特点。

1. 有中国古代哲学基础，且形成一种思维模式。精气学说、阴阳五行学说，是古代中医人认识世界和解释世界变化的世界观和方法论。现代中医人肯定也受到当代世界一些哲学思想的影响，但仍要具有精气、阴阳五行学说的根底，遇到事情的第一反应是从中医角度去看问题，这样才能一直保持着中医思维的敏感性。

2. 通过学习古代哲学，我们知道世界是一个整体，所以要用整体观念作为指导思想去认识、观察、研究人体。

3. 中医学将人体构造的核心归纳为脏腑与形体官窍、作为生命物质基础的精、气、血、津、液及神，以及负责沟通联络的经络这三类要素，并以此作为探究人体生理与病理变化的理论依据。

4. 在以辨证论治为治疗特点的基础上，运用理、法、方、药、穴、术等方法进行防治。

三、中医学理论体系的形成条件

中医学，诞生于中国，并且延续数千年，世世代代的医家都有对其理论的查漏补缺，不断地完善它、丰富它，这世界上很少有像我们这么幸运的国家，可以拥有如此内涵丰富且影响深远的学科。

那么，它是怎么来的？

（一）源于长期的医疗实践

毫无疑问，医学起源于人类维持生存和生产劳动中的医疗实践，是从人类活动实践中得出来的，然后升华成理论，再用理论去指导实践。

比如我的妈妈，只读到小学五年级，而且是20世纪60年代读的，那时的教育水平肯定跟现在不能比。她只读了五年级，也不懂医药知识，没有学过医，更没有学过中医。

但是我妈妈在她奶奶的影响之下，知道了很多中医知识：车前草可以治疗尿热、尿痛；积雪草、酢浆草可以治疗腹痛、腹泻；臭屁藤可以治疗腹胀；还知道牡荆叶跟臭牡丹叶煮水洗澡，可以祛风止痛。

她没有学过医，但是她的奶奶教过她，而且她的奶奶也不识字，这就是一代一代人，通过不断实践积累下来的，是中国人对抗疾病的生存智慧。

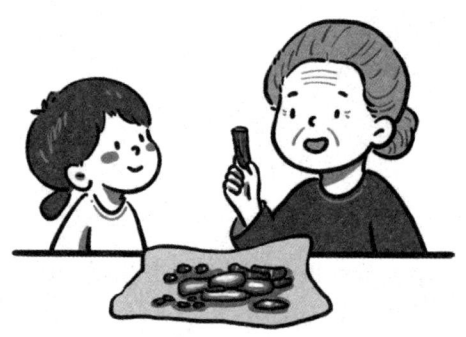

随着时间的推移，这样的实践经验越来越多，总有一些能长期深耕中医并大量收集积累这些经验资料的人将这些经验升华成理论，再用这些理论指导实践，形成一个理论与实践相结合、相促进的循环过程。

（二）古代自然学科（天文、历法、气象、农业、数学等学科知识）的渗透

如将风、寒、暑、湿、燥、火分别视为一种病因，就是由于气象和物候的变化，使人们认识到自然界的变化会对人体健康产生影响。天文学的宇宙观，为建立天地人整体观念角度出发的中医思维模式，提供了基础；冶炼技术为针灸和外科的发展提供了治疗用具的进步；历法、农业、地理等各学科也逐渐地促进了中药学的形成和发展等。

（三）古代哲学思想对医学的渗透

笔者坚定地认为，医疗行为一定是古代哲学思想诞生之前就存在的。

在古人眼中，医疗行为大概为生物本能。《冷庐医话·慎药》说："虎中药箭而食青泥；野猪中药箭食荠苨；雉被鹰伤贴地黄叶；鼠中矾毒饮泥汁；蛛被蜂蜇以蚯蚓粪掩其伤，又知啮芋根以擦之；鹳之卵破以漏药缠之。方书所载，不可胜数。"

学术期刊《科学报告》上有一篇文章，提及2022年6月在印尼苏门答腊勒塞尔火山国家公园进行动物行为研究时，发现一只名为拉库斯（Rakus）的雄性苏门答腊猩猩，咀嚼一种已知具有抗发炎和止痛特性的攀爬植物叶子"黄蝉"（Akar Kuning），接着用手指反复将汁液涂抹在脸部的伤口上。伤口在5天内闭合，1个月后已痊愈，几乎看不见旧伤。可见，类人猿物种可使用具有生物活性的植物主动治疗伤口。

在精气学说、阴阳学说、五行学说盛行之时，大家谈的都是这些学说。医疗行为一定是在这些学说发明之前就诞生的一门学科雏形的知识，不可能不受到这些世界观、方法论的影响，包括我们现在的思维，也会受生存环境、经济形势等因素的影响，如在临床上遇到问题，要多实践，因为"实践是检验真理的唯一办法"；如看到有人拘泥于用经方还是时方时，我们会想到"不管黑猫白猫，能捉老鼠的就是好猫"等。由此及彼，古代人在医疗实践之中，也一定会受当时人文环境的影响。

这世界上，有各种说法、各种想法，它们都可能会影响医者对中医学的认识，我觉得有些思想对中医学可以完善、丰富并查漏补缺。作为中医人，可能会不自觉地被各种学科影响，然后好的就留下，错的就被淘汰。这种不断筛选和完善的过程，使得中医学得以一代又一代地发展完善。

四、中医学理论体系的形成方法

在中医领域，对于那些已经有一定基础但想要进一步提升自己的医者来说，他们需要思考如何深入研究中医。这种追求进步的心态是每个有上进心、不满足于现状的中医人都会有的。

像我这种天天在门诊看病的医生要想深入学习只有两个方法。第一个方法就是研究文献，自己多看书。遇到一个搞不定的病的时候，就去查古代人怎么去解决这个问题的，有什么想法，有什么见解，多参考前人经验；或者查发表的期刊论文等，看看当代人的看法，这就是文献研究。第二个方法是临床研究。临床研究就是在门诊多看病，多对比总结。

除了上述方法，还有实验研究，多学科多方法研究，这种研究不可能由一个人完成，而是需要院校、科研机构等很多部门与很多科研人员共同完成。在这种情况下研究中医我觉得会越来越好。

那古人是怎么研究中医的？

第一种方法是直接观察法。

解剖直接观察，像古代的《黄帝内经》中的《灵枢·经水》里面有"……其死可解剖而视之"的记载。

公元16年，王莽活捉政敌王孙庆，"使太医、尚方与巧屠共刳剥之，量度五脏，以竹筳导其脉，知所始终，云可以治病。"

北宋庆历年间（1041—1048），有个起义领袖叫欧希范，他被杀害后，被解剖并由画工记录绘制，后来由宜州推官吴简主持编撰为《欧希范五脏图》。

清朝的《医林改错》作者王清任不避污秽，多次到义冢处看到许多被狗咬过的破腹露脏的小儿尸体，基本弄清了会厌、胰管、腹主动脉等一些前人未曾认识或认识模糊的人体器官及解剖部位。

以上都是用直接观察的方法。

第二种是整体观察法。

整体观察法就是司外揣内。我们先观察整体，整体是个什么样的，去揣测它里面是什么样，《灵枢·本脏》里面说"视其外应，以知其内脏，则知所病矣"。

当一个人身体感到不适时，其外在表现可能会提供一些线索。例如，看到某人下眼睑颜色紫暗，并且伴有浮肿，俗称"眼袋"，多数人首先会考虑到他可能熬夜了。然而，仔细观察后，我们会发现，这个症状实际上与长期的过敏性鼻炎有关。鼻部的炎症导致局部静脉回流障碍，淤积在下眼袋部位。两者的生理位置也较为靠近，因此可以看出鼻子与眼袋之间的关联性。另外，眼袋这个部位有承泣穴，是足阳明胃经的所过之地，而足阳明胃经同样也经过鼻子。我们还应该了解，上眼睑属脾所主，下眼睑属胃所主。脾胃的问题得到解决，下眼睑的黑色眼袋也可能随之消失。这就进一步表明了眼袋的问题与鼻子、足阳明胃经，以及脾胃的关系。这正是中医所说的"有诸内必形诸外"的体现。

其实这种司外揣内的方法，并不只是中医会用，很多行业都有。

比如说有个纪录片叫《大海追鱼》。它里面讲到，一艘船到远洋去捕捞金枪鱼。捕鱼的人会提前在海面上放置观察鱼群的可漂浮的鱼标，再用卫星探测鱼标感知鱼群位置，找到鱼群后将大网撒下去，再合起来，把一群金枪鱼给围起来。这个网的直径是1850米，垂直深度310米，重约85吨，如果放小艇下去放网、拉网，在海浪大的情况下，随时都可能翻船，所以每下一网都很谨慎。一旦不小心造成翻艇掉网，经济损失就非常大。每一次下网都需要较大的运作成本，捞够了才能回本，有时候下了一网捞的鱼太少，就得考虑多捞一网。

这种临时起意决定下网捕鱼的情况下，卫星定位系统可能无法及时找到鱼群。因此，渔民们会采用一种更原始的方法来寻找金枪鱼。他们通过观察一种海鸟的行为来判断金枪鱼的位置。这种海鸟会吃一种特定的小鱼，而这种小鱼又是金枪鱼的食物。因此，当看到这种海鸟盘旋飞翔时，可以断定海里有金枪鱼群存在。此时，就可以下网捕鱼了。

又比如，有一种植物探矿法，就是通过观察地表生长什么样的植物，判断底下有什么样的矿藏，这也是一种司外揣内的方法。在我国古代，就曾记载有"草茎赤秀，下有铅，草茎黄锈，下有铜器""山上有葱，其下有银；山上有薤，其下有金；山上有姜，下有铜锡""山中有玉者，木旁枝下垂"的论述。有记载，铜元素进入植物体内能使植物的花朵呈现为蓝色；锰含量高时，扁桃花冠颜色会由白色变为粉红色；矮灌木林一般生长在有石膏的地方等，有的植物在生长发育中特别需要某些矿物元素，即对某金属具有一定的特殊依赖性，喜欢生长在富含这种金属的土壤上，这种依存关系便是人们寻找矿藏的重要依据。

又比如，瓜农拍打法，通过震感和声响来判断西瓜的含水量，从而推测西瓜熟不熟、瓤沙不沙。

在前面的描述中，我们了解到了一些司外揣内的观察方法，这是我们经常需要运用的思维模式。我们应该不断训练和培养自己的洞察能力，通过表面现象深入探索事物的内在规律和本质。

当我们看到一个表面上的症状或者体征时，就得会推导体内的一系列运动变化，就是脏腑气机的变化，生理病理的变化。通过这种司外揣内的方法，我们能够窥一斑而知全豹、一叶落而知秋。例如我们想知道饭馆的菜好不好吃，看看排队人数，大概心里就有点数了。础润知雨，柱子的基石变得潮润了，就是天要下雨的征兆。上小学时课文学过，看到燕子飞得很低，就知道要下雨了。因为虫子飞得很低，所以燕子飞得低，虫子飞得低是因为翅膀被湿气打得重了飞不高，湿气重是因为要下雨了，最后结果是燕子飞低等于快下雨，通过步步推导预测天气变化。如何能够做到司外揣内？其前提是要基础知识牢固。

这些都是中医人应具备的基本素养。

五、中医理论体系的形成与发展

任何一门学科,都是由稚嫩向成熟发展,不是一步到位的,中医学也是。

中医理论体系的形成时期,大体上可以分为五个时期。

(一)先秦、秦、汉时期

这时期是中医理论体系的形成时期,该时期的代表性著作,主要有四部。

表绪-1 中医理论体系形成标志

《黄帝内经》	是我国现存最早的一部医学经典巨著,它奠定了中医学理论基础。
《难经》	对经络、三焦、命门等的论述,它在《黄帝内经》的基础上有所发展。
《伤寒杂病论》	创建了较为系统的辨证论治理论体系。
《神农本草经》	是我国现存最早的药学专著,它为中药学理论奠定了基础。

(二)魏晋隋唐时期(220—960)

魏晋隋唐时期丰富的医疗实践使中医理论体系得到充实和系统化,是中国医学发展史上承前启后的重要时期。代表作品有:

第一部脉学专著——西晋王叔和著的《脉经》;

第一部针灸学专著——晋代皇甫谧著的《针灸甲乙经》;

第一部临床急症专著——东晋葛洪著的《肘后备急方》;

第一部病因病机证候学专著——隋代巢元方著的《诸病源候论》;

第一部医学百科全书——唐代孙思邈著的《备急千金要方》《千金翼方》。

(三)宋金元时期(960—1368)

这一时期的医家们在前代的理论和实践的基础上,结合自己的阅历和经验体会，提出了许多独到的见解，在各抒己见、百家争鸣的气氛中，中医学的理论体系产生了突破性的进展，是中国医学发展迅速、流派纷呈、建树颇多的时期。

如宋代陈无择在其著作《三因极一病证方论》中提出著名的"三因学说"（外因：外感六淫；内因：七情内伤；不内外因：饮食所伤、叫呼伤气、虫兽所伤、跌打损伤、中毒、金疮等）。

另外，金元四大家的学说影响力也非常大。

表绪-2 金元四大家以及其理论

代表医家	主要学术观点	学术派别	代表著作
刘完素	倡导火热论的观点，认为各种疾病皆源于火热，因此在治疗过程中，主要采用寒凉清热的药物	寒凉派	《素问玄机原病式》《素问病机气宜保命集》
张从正	倡导攻邪论的观念，认为邪气并非人体固有，因此在治疗疾病时，主要采用汗、吐、下三种方法来驱除邪气	攻邪派	《儒门事亲》
李杲	创建脾胃论的理论，认为"内伤脾胃，百病由生"，因此在治疗各种疾病时，重点在于调补脾胃	补土派	《脾胃论》《内外伤辨惑论》
朱震亨	创建相火论的理论，认为"阳常有余，阴常不足"，因此在治疗各种疾病时，主要采用滋阴降火的方法来缓解病症	滋阴派	《格致余论》

（四）明清时期（1368—1911）

这一时期的主要特点是医家在集古代中医基础理论大成的基础上，结合同时期医家的临床经验和哲学研究成果，经过反复探讨，提出许多创见，大大地提高了中医对正常人体和对疾病的认识水平，是中医学理论的综合汇通和深化发展阶段。

如温补学派有张介宾（号景岳）提出，"阳非有余""真阴不足"，强调温补肾阳和滋养肾阴在养生防病中的作用；赵献可（字养葵）提出"命门为人身之主"，注重"命门之火"在养生防病中的作用。

如温病学派，明代吴有性（字又可）《温疫论》的"戾气"致病，清代叶桂（字天士）《温热论》的卫气营血辨证，吴瑭（字鞠通）《温病条辨》的三焦辨证，薛雪（字生白）《湿热条辨》的湿热病因，王士雄（字孟英）的"新感""伏邪"辨证纲领。

如医学全书、类书、丛书的编撰及经典医籍的注释：明代徐春甫所著的《古今医统大全》是一部中医学全书；明代李时珍所著的《本草纲目》是中药学巨著；明代王肯堂所编著的《证治准绳》是中医学临床医学丛书；清代陈梦雷主持编纂的《古今图书集成·医部全录》是中医学类书；清代吴谦领衔主编《医宗金鉴》是清代太医院的教科书；清代王清任所著的《医林改错》创建了瘀血致病理论，创设了行之有效的活血化瘀方剂。

（五）当代（1949年至今）

是中医药传承与创新发展的时期。以"继承与创新并重，中医中药协调发展，现代化与国际化相互促进，多学科结合"为基本原则，推动了中医药传承与创新的发展。

六、中医理论体系的主要特点

中医学理论体系主要特点有两大部分：第一个部分是整体观念，第二个部分是辨证论治。

（一）整体观念

整体观念是中医学认识人体自身以及人与环境之间联系性和统一性

的学术思想。它包含了三部分：人是一个有机的整体；人与自然环境的统一性；人与社会环境的统一性。

1. 人是一个有机的整体

首先人自身就是一个有机的整体。人体是以五脏六腑（含奇恒之腑）为中心，外有形体、官窍，通过经络系统的联络作用，内外联系成一个完整的整体，构成了心、肝、脾、肺、肾五个生理系统，还有精、气、血、津、液流通其间，提供了物质活动的能量基础，同时以神来主宰整个机体。一个完整的"人"，既有这些物质（形体），也有精神，不仅有生理结构和机能上的完整统一，还有形神上面的完整统一，相互促进、相互制约，共同维持生命活动的正常进行。

怎么去具体理解人自身是一个整体呢？

比如说，有个人得了牙周炎，通过洗牙、牙周治疗之后，不仅牙周炎治好了，腹泻也好了，这反映出口腔与腹部有关，因为胃肠的经络经过牙龈，治疗牙龈相当于调理了胃肠。

再比如说，有个人肚子疼，我给他按揉膝关节附近的足三里，再用艾条灸一灸，他肚子就不疼了。膝盖怎么会跟肚子联系在一起呢？这是因为人是一个整体，能够通过体表去治疗内脏的疾病。

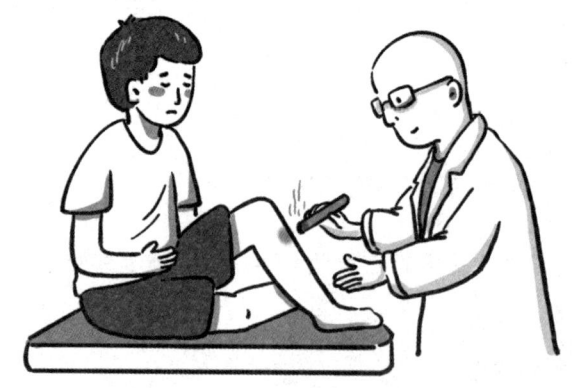

人是一个整体，能够通过体表治疗内脏疾病

如果看到一个人面目通红,可能他的肝火、心火很旺,有失眠的表现,这也是基于整体观念的观察。

上面说形体之间是一个整体,可形体跟精神也是一个整体,因为精神是要操控整个机体的。

比如说,有一则新闻报道,有个小偷入户盗窃,突然遇见主人回家了,然后小偷竟然被吓死了。突然的精神刺激,会导致人死亡,这是精神对机体的一种影响。

我在门诊上遇到不少精神压力影响机体的患者。比如有一个患者来看病,怀不上孩子,家里的老人还陪着她一起看病。老人说医生能不能快点,已经看了一两年,都怀不上。婆婆(妈妈)跟着儿媳妇(女儿)来看病,试想,她作为一个适龄女性精神压力大不大?她的精神压力很大,所以她一直排卵不规律或排不出卵。发现了这种情况之后,我就劝她,让她和爱人出去旅游散心。然后他们就开着车自驾,在路上就怀上了。这说明一旦精神压力得到缓解,身体的生理机能便可恢复正常。

还有一对长期不孕的夫妻,尝试各种方法仍无果,后来放弃了自己生育,领养了一个孩子,之后精神一放松,竟然怀上了。

上面这些案例,都是精神对机体的影响。那么反过来,形体会不会对精神产生影响呢?会的。

早年我在门诊接触过一些中风的患者,他们在中风之前精神很正常,中风之后却性情大变,会骂人,变得暴躁、刻板。还有一些老年痴呆的患者,他的小脑开始萎缩了,这是形体上的改变,但也让他精神发生了变化,变得不认得人,会骂人。

还有一些患者自诉有抑郁症。追溯一下,发现长期日夜颠倒,饮食上不吃主食,喜欢吃一些生冷瓜果,然后胃口越来越差,气血不足,常常头晕、有气无力,精神状态也越来越差,对任何事情都提不起兴趣,不觉得开心,也不觉得悲伤,就觉得人慢慢往抑郁的方向发展。这是形体对精神造成的影响。可见，身心是相互影响的。

总之，人体在结构上不可分割，在功能上相互协调，在病理上相互影响，在诊断上察外知内，在治疗上着眼全局。

2. 人与自然环境的统一性

自然环境里面，气候和地理环境，以及昼夜时辰等因素对人体影响比较大。

夏天的时候，人的汗比较多，尿比较少而黄；到冬天的时候，汗比较少，尿比较清而长。

北方的人，长得相对比较壮实、比较高，南方的人比较清瘦。

一个人搬到另一个地方住，可能就会出现水土不服。

易长湿疹的患者，在阴天要下雨之前，空气变得潮湿，他的湿疹就会发得很厉害；有些西北地区的患者在岭南这边湿疹发作很严重，但回到老家，湿疹就消失了。

不说生病的人，就是有一些正常人，身上携氧能力稍差点，到夏天下雨之前（南方的夏天，下雨之前是非常闷热的），又闷又热，气压很低，这时候他就会觉得喘不过气，下一场大雨之后，这种喘不过气、憋气的难受症状马上就缓解了。

常清嗓子的咽炎患者，抑或有哮喘的患者，待在岭南就发病重，回到北方老家症状就缓解了，咽炎、哮喘就不易发作了。有一些腰疼、膝关节痛的患者，只要开始疼或者有加重的情况，就知道天要下雨了，比天气预报还准。

这些都是人受环境影响的地方。

所以我们中医讲，治病，就是要因人、因时、因地的不同而制定适宜的治疗方法，你是什么地方的人，有什么样的饮食习惯，在什么样的季节气候，就要用什么样的方子，冬天和夏天用的药都不一样，剂量上、处方的组成上也都有变化。

3. 人与社会环境的统一性

人是一个生物人,也是自然人,同时也是社会人。

政治、经济、文化、宗教、法律、婚姻、人际关系等社会因素,必然通过与人的信息交换影响着人体的各种生理、心理活动和病理变化。人也在认识世界和改造世界的交流中,维持着生命活动的稳定、有序、平衡、协调,此即人与社会环境的统一性。

比如说,有些患者只要一上医院,就会心慌,血压升高(这就是我们所说的白大褂综合征);有些员工,只要老板一找他谈话,就会胃痛,各种不舒服;有些妈妈,只要一给孩子辅导作业,就会胸闷,有时候还心绞痛;有些老人,只要一催儿女结婚,喉咙就会像梗住了一样,有梗阻感;有些小孩,只要一上学,就会腹痛或发低烧,回家就好了。这些都是社会关系造成的。

再举个例子,深圳有一位男性,一年的收入大概20万,本来生活还算富足,但是有了二胎之后,经济上不够请人帮忙带,孩子就要自己带,所以夫妻双方晚上都睡眠不足,长期的睡眠不足,导致肾阴不足兼肝火旺盛。

他不仅掉发、健忘,思维也变得迟钝,有一回上班时做的报表,出现了一些低级错误,让老板和公司在经济上蒙受了一些损失,被老板骂了他一顿,还被降薪降职。

他下班之后在路上就忍了一路,正好电视新闻、手机信息,到处都是讲某个地方战争的事情。回到家,他老婆也刚刚好看到新闻。因为他们对战争的观点不同,两个人就吵了起来。

男人说:"我都忙一天了,被老板骂了,你还跟我吵,婚姻到底给男人带来了什么?"

女人说:"我嫁给你,事业没了,身体也熬垮了,成天给你带孩子,还要给你当保姆,还没有人给我发工资,试问你,我的人生还剩下些什么？婚姻又给女人带来了什么？"

说着说着，女人就手脚发麻起来，四肢发冷，头晕目眩，直接瘫软在沙发上。

他们吵架被四岁的大娃见了，吓得哇哇大哭。

大娃好不容易安抚下来，可是半夜睡觉时，突然惊醒尖叫，连续几晚都这样，甚至还出现了白天耸肩抻脖子的动作，时不时还伴有一声叫声。

家庭是最小的社会单元，一家人的情绪会相互影响。首先，在生完二胎后，男女双方精力透支，出现肝火旺盛而易怒的表现，其次吵架后，女方又出现肝气郁结的四逆散证（四肢厥逆的症状），孩子在这种氛围的压力下，出现惊啼与抽动。这无不体现着人与社会的统一性。

（二）辨证论治

辨证论治，是中医学认识疾病和治疗疾病的基本原则，贯穿于预防与康复等医疗保健实践的全过程，是运用中医学理论辨析相关临床资料以明确病变本质并确立证，论证其治则、治法、方药并付诸实施的思维和实践过程。

1. 病、证、症的基本概念

中医学在认识疾病和处理疾病的过程中，既强调辨证论治，又讲究辨证与辨病相结合，所以我们要先清楚什么是病，什么是证，什么是症，它们之间有什么不同和联系。

病是疾病的简称，指有特定的致病因素、发病规律和病理演变的一个完整的异常生命过程，常常有较固定的临床症状和体征、诊断要点、与相似疾病的鉴别点等。

证是对疾病过程中一定阶段的病因、病位、病性、病势等病机本质的概括，证具有个体差异性、时相性、空间性和动态性特征。

症即症状和体征,是机体发病而表现出来的异常表现,包括患者所诉的异常感觉与医生所诊查的各种体征。

病、证、症,侧重点有区别,病的重点是全过程,证是全过程中的某一段,而症的重点是当下的症状与体征。

我绘制了一张图,图中的省略号代表一个病可以有多种证型(包含各种症状)。每个证型都有不同的发展方向,比如其中一个证型可以向证型1、证型2、证型3等发展。它可以有多种证型的变化,甚至可能倒退。最后的结果就是人要么痊愈,要么死亡。

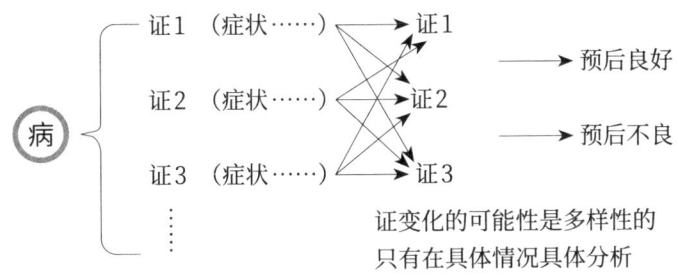

证型发展过程

一个病,中间可以有很多证的分型发展,都是阶段性的证,但所有的证,都由不同的症状、体征等要素构成。

尝试再进一步理解这个病、证、症。

我们想要深入了解一个人,就要全方位地观察分析他。以朱元璋为例,当你谈论朱元璋时,你可能会想到他坐在龙椅上的形象。然而,这种印象可以看作是他的一种"症状",一个非常片面的他。

要全面了解朱元璋,需要从他的一生各个阶段入手,包括少年时期、青年时期、中年时期和老年时期。每个阶段的经历和心境,展现出他不同时期的面貌。

少年时期的朱元璋是一个放牛娃,经常饥一顿饱一顿,此时的他是"饥饿症状",而这个阶段代表了他的"证型",需要解决的是温饱问题。解决的方法是给他一份稳定的工作，让他能够吃饱饭。

青年时期的朱元璋因为生活所迫当了和尚，后来因为种种缘故参加了农民起义。这个阶段的他需要的是政治诉求的满足，才能真正解决问题。

中年时期的朱元璋已经成了皇帝，他面对的是外忧内患，需要解决对外战争和对内统一的问题。

老年时期的朱元璋则更加关注皇位的传承问题，需要考虑到后世的安稳和繁荣。

通过这样的全程了解，我们才能真正认识一个完整的朱元璋。

完整的朱元璋就像是一个完整的"病进"过程，每个时期的朱元璋就是"证"，即"证型"。而每个时间段（阶段）他的心理变化或诉求都是"症状"，比如说少年时他想吃饭，这是"症状"；青年时期他想推翻元朝，是"症状"；中年时期他对外抗敌、对内治国，这些都是"症状"；老年时期，他考虑皇位传承等，这些都是他各种各时期的"症状"。

所以这样去理解一个病，如同认识一个多面的人一样，每个阶段有不同的变化和表现。

如果证型发生变化，比如说，早年的朱元璋他放牛，但因某些原因，不再让他饿肚子，造成了他"证型"的变化，他就不会去参加起义，改写了人生。那"证型"的不一样，他的走向也不一样，所以人的未来发展是有很多可能性。

疾病和证型之间的转化也有很多可能性，它会变成这个证，也可能会变成那个证，要看影响的因素。

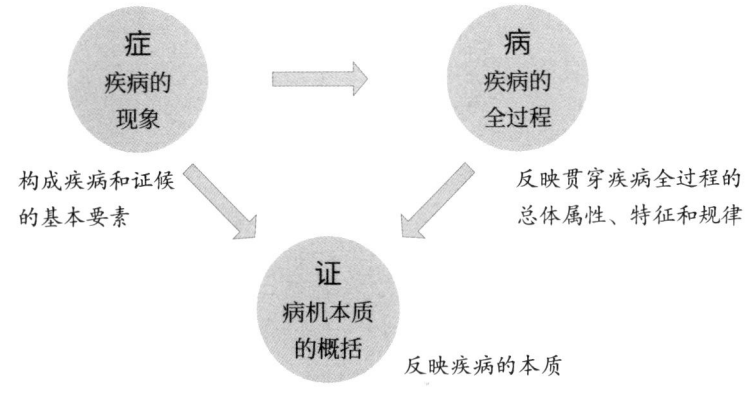

病、证、症的关系

2. 辨证论治的基本概念

辨证,是以中医学理论对四诊(望、闻、问、切)所得的信息进行综合分析,明确病变本质并确立为何种证的思维和实践过程。

论治,又称施治,是根据辨证的结果确立相应的治疗原则和方法及方药,选择适当的治疗手段和措施来处理疾病的思维和实践过程。

如何论治?

第一步我们先辨病因。

现在的结果是怎样产生的?什么东西造成他生病了,是外因还是内因?外因一般从外感邪气,称外感六淫,即风、寒、暑、湿、燥、火来分析;内因从内生五邪、饮食内伤、七情内伤等方面来分析病因,有了病因,要针对病因寻找解决方法,先记录下来病因是什么。

第二步我们再考虑病位。

这个病因伤到哪个部位,比如说风寒袭肺,病因是风寒,病位是肺,这个病位定好了,我们用药要考虑既针对风寒,又能入肺经的药。

第三步就是辨病机。

辨病机就是要辨析出病因作用于病位后发生变化的机理(这点在后文《病机》篇章会详述),主要是辨寒热虚实。比如风寒袭肺,风寒可以闭肺,这机理是闭肺,肺的宣发肃降功能失效,所以我们要开毛窍,让肺不要闭,这样它的宣发肃降就能恢复正常。

第四步就是辨病势。

考虑势态的发展,就是这个疾病是往严重走,还是往轻走;是机体已经能够有自愈的倾向,还是暂时不能自愈,甚至还会加重。我们要判断这个病势的走向、发展趋势,病势是由表入里,还是由里出表,我们要从这个角度去观察这个疾病的转归,然后确定怎样用药。假如这个疾病是要由里出表,我们就要放一些解表药,如果说这个疾病已经入里了,很严重了,出表出不来了,里面已经化热、化燥(大便都已经结块了),这时候我们应该用清里的方法,将热邪排去。总之,看病势,这就结合了前面所说的需要具备"司外揣内"的能力,如果通过症状的变化发现邪气越来越盛,我们就以驱邪为主,如果正气越来越弱,我们就要以扶正为主。

当学会了辨别病因、病位、病机、病势之后,我们再来讲论治。

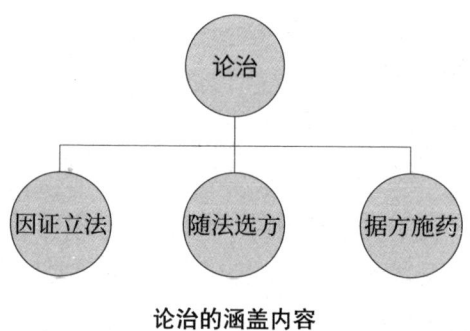

论治的涵盖内容

怎么治疗呢?一般情况下,有什么样的证型,我们就有什么样的治法;有什么样的治法,我们对应选择什么样的处方;有了什么样的处方,我们就给出相应的治疗方式,给相应的药,或者是针刺相应的穴位或采用其他治疗方法等。

治病是一步一步、层层递进的过程。没有前面的辨证,就没有后面的论治，所以治疗疾病，一定要先议病，再确定病是什么证型，在确定这个证型的基础上，我们才可以施治。如果贸然用药，可能会无作用，出现副作用，甚至反作用。

比如日本的小柴胡汤事件就是患者不分辨证型，长期服用小柴胡颗粒，最后吃出了肺纤维化，导致死亡，这就是没有经过辨证就直接去施治造成的后果。

现在有一些人胡乱去养生，在不去辨证的情况下就施治用药。如果不辨证，一个阳虚的人常喝绿豆汤就容易腹泻；而一个因肺寒咳嗽的人喝梨水，就可能逐渐发展成变异性哮喘。

如果你想治疗疾病，在使用中药之前，必须先进行辨证。不分辨就进行治疗，可能会导致严重的后果。你一定听说过长期服用中药后造成肝损伤或肾损伤，事实上这是因为在没有辨证论治前提下就胡乱吃药或辨证不对而用错药造成的后果，这是使用者的问题，而不是中药本身的问题。

3. 同病异治和异病同治

同病异治，指的是同一种病由于发病的时间、地域不同，或所处的疾病的阶段或类型不同，或患者体质有异，反映出的证不同，因而治疗也有异。

甲是便秘，三天排一次，大便干硬，有口臭，感觉腹中胀气难受；乙也是便秘，大便也是三天排一次，大便也干，但是前头干后尾软，口不臭，相反还口淡，平时没有便意，排完便还觉得身子发虚。甲就是实的便秘，可以服用保和丸；而乙是虚的便秘，无力推动大便，所以要补，可以服用补中益气丸合健脾丸。甲、乙使用药物后均有改善，这就是同病异治。

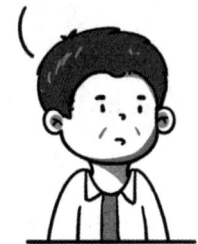
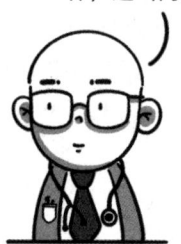

异病同治,指的是不同的疾病在其发展变化过程中出现了大致相同的病机,表现为大致相同的证,因而采用大致相同的治法和方药来治疗。

有人便秘,有人口臭,有人发热,有人咳嗽,他们在发病之前都存在饮食过量的现象,这表明他们都有食积的证型。针对这一证型,他们可以用保和丸消食导滞,这就是异病同治的理念。

很多人不理解为什么不同的病有相同的治法,相同的病又有不同的治法?

关键点在于证,只要证型相同,不同的病可以治法相同;但如果证型不同,相同的病治法也不同。

七、中医基础理论的主要内容

(一)中医学的哲学基础

主要阐释中国古代哲学的精气学说、阴阳学说、五行学说及其在中医学中的应用。

(二)中医学对人体生理的认识

主要阐释中医学有关人体生理方面的基本理论、基本概念和基本知识,包括精、气、血、津、液、神学说、藏象学说、经络学说、体质等学说。

(三)中医学对疾病及其防治的认识

主要阐释中医学关系疾病的发生原因、发病机理、病变机制、预防和治疗的理论、知识和方法,包括病因、发病、病机和防治原则四部分。

以上所提到的三点,是一个大框架,是中医师必须牢记于心的知识框架。初学者可以先有一个大致的印象,随着学习的深入和反复的实践,这些知识会逐渐变得清晰明了。

作为中医,这些基础知识掌握得越牢固,在临床面对患者时,治疗方向就会越精准。即使每日看诊,我每年都要温习、熟读、回顾中医基础理论,在临床中和生活中加以体会。

第一章

中医学的哲学基础

读小学时，我是个爱胡思乱想的小孩。

那时候，我在学校的阅览室里面借了一整套《十万个为什么》。

看完之后，我就想，电子绕着原子核转，真的很像我们这个行星绕着太阳转。

地球上住着人，那原子里面的那些电子上有没有住着人呢？

当然我这个想法就是出于对这个世界的好奇心罢了。有一门学科就是教我们怎么去认识世界，这门学科就是哲学。

哲学是一种对世界和人类存在最基本、最普遍问题进行探究的学科，它是世界观的系统化和理论化形式。世界观是对世界本质、发展规律、人的思维与存在根本关系等普遍基本问题的总体认识和理解。方法论是关于人们认识世界、改造世界的方法的理论。

想认识世界，就要先认识人，我们人类也是这个世界的一部分。要认识人，首先要认识自己：我是谁？我从哪里来？我要到哪里去？这好像是永恒的灵魂三问。

不管怎么说，人类的生命也是哲学思考的中心问题。

中医学作为自然学科，它的形成和发展肯定离不开哲学，也必然受着哲学思想的支配和制约。

在中医理论形成之前，我们中国人肯定有很多的临床实践经验，这些经验随着几千年的发展，积累得越来越多。一个普通人很难去用大脑有效地把这些知识给记下来，面对海量的知识，就像打开一个从来不整理的手机，里面有数万张照片，让人眼花缭乱，所以这些照片要归类。同样，早期人类实践的一些医疗知识也要归类。

人类在实践中不断积累知识，随着知识越来越多，有效地记忆、传授和运用这些知识，就需要一个理论工具来沟通、串联和整合运用，于是诞生了哲学。

哲学将这些知识进行有序的归类、串联和整合，最终将其浓缩为几个核心点，使得知识的传递和应用更加高效和准确。

先秦、秦汉时期盛行的哲学有精气学说、阴阳学说、五行学说。因此那个时候的中医知识，不可能不受这三种学说的影响。最后，我们有丰富实践经验的中医知识，借鉴了精气学说、阴阳学说、五行学说，并用这些学说来阐述人体的生理功能、病理变化以及疾病的诊断与治疗等。

这些学说，是我们用来认识世界、解释世界的世界观和方法论，也是我们认识人体生理、病理和指导治疗的工具，不仅能在当时有效指导医疗实践，经过了两千多年的发展，到了今天，仍然十分有效、准确。甚至可以说，在两千多年前诞生的这些中国古代哲学是十分超前的，这就是为什么我们学习中医的人有必要去了解和学习这些中国古代的哲学内容。

第一节　精气学说

精气学说认为，精气是宇宙万物的本原。无论是存在于宇宙中的有形物质还是无形物质，以及运动于有形物质之间的极细微物质，都以精气的形式存在。宇宙万物及其发展变化是精气作用的结果。

精气学说的基本内容包括：精气是构成宇宙万物的本源；精气是不停地运动和变化的；精气是宇宙万物之间相互感应的中介；天地精气化生为人。

从精气学说来理解，世界上所有的东西都是由精气构成的，其大无外，其小无内。这些物质运动不息。精气作为宇宙万物之间的中介，具有信息感应、互联、传导的作用。"精"与"气"虽为两个概念，本质却高度统一，二者实则是同一种物质的不同存在形态："气"泛指一切无形且处于持续运动中的物质；而"精"则是气中极其精微、精粹的部分。二者可相互转化，气聚则为精，精散则为气，它们是一种物质的两种不同状态。

中医早期是怎么认识气及人体身上的气呢？在早期，中医通过观察和体验认识到了气的存在。人们能够通过呼吸感受到气，尤其是在寒冷的冬天，可以看见自己呼出的白气。此外，人们还能够感知到身体产生的热气，特别是在年轻力壮、气血充盈的小伙子身上，这种热气表现得尤为明显。例如，在寒冷的冬天，观察篮球场上打球的球员，尽管他们只穿着短袖短裤，却仍然汗流浃背。当他们下场休息喝水时，可以观察到他们头顶不断地散发着蒸汽，好像冒烟一样。

另外还有谷气。食物被消化后转化的营养就是谷气。人受气于谷，谷入于胃以传肺，肺朝百脉，主治节，故而五脏六腑皆以受气，即清者为营、浊者为卫。若不吃饭（五谷）的话，半日则气衰，饿一顿，人就没有力气走不动路。这个力气，也是对气的认识。

还有一种气叫真气。将家族成员进行比较，可以发现不同家族的成员在体力和智慧上存在差异，这种差异与他们的祖辈有一定的关联。父母通过生殖之精的方式，将生命物质遗传给后代。后代在禀受父母的生命之精后，依靠其所化生的动力、真气和元气，推动自身的生长发育，最终具备生殖能力，并将生命物质传递给下一代。这种遗传物质在生命力的缔造和传递，就是真气的体现，它在一代又一代中传递着遗传信息。

在临床上，患者进行针灸治疗时，一些敏感的人能够感觉到体内的气沿着经络流动。

此外，习武之人练功的过程中，能够体会到气在体内上下流动或沿着经脉流注的感觉。

浩然之气也是一种气。它是一种精神力量。人们在进行各种活动时需要精神力量的支撑。

总之，医家通过各种观察、感受气在人体中的作用，总结规律来指导中医实践。

总结为一句话，我们整个宇宙（包括人）都是由精气构成的，精气是不停运动变化的，中间还有相互联系的作用，使得万物相互感应。

气究竟是怎样运化的呢？它依靠气机，以及气化。气机，就是气的运动；气化就是气的运动产生的各种变化。

气的运动，有升有降、有出有入、有聚有散。

气化则是气可以在气形之间的转化，气化的形式包括：气与形之间的转化；形与形之间的转化；气与气之间的转化；有形之体自身的不断更新变化。

比如说"聚"跟"散",拿人体来讲,在气的正常运动下,上半身的肿块(如霰粒肿、颏下淋巴结肿大、腋下皮脂腺囊肿、幼女乳房异常发育等)通过气的升降聚散的运动后,肿块能自行消失,在这个变化当中,可以理解为气与形之间的转化;拿自然环境来讲,高山会削平,大海会被填平,石块会风化,这些都在气的运动变化之中,它的形态发生了变化,这就是气化。

精气学说对中医学最大的影响,应该是构建了中医学的精气生命理论。

第一,精气生命理论认为,人是由精气构成的,精气又是维持人体生命活动的最基本物质。在精气学说理论基础之下,我们一定要深刻地认识到精、气、血、津、液是人体生命活动中非常重要的支撑物质。

第二,精气学说认为宇宙的本源就是精气,精气构成了宇宙中所有的物质。人也是由精气构成的。人是一个整体,人与天地也是个整体,由此构建了天地人合一的中医整体观。可以说整体观念就是由精气学说延伸过来的。只有在这种精气学说理论的支持下,整体观念才能成立。如果没有整体观念,我们的藏象、经络学说,诊断学上的司外揣内,这些都不能成立。

换言之,精气学说是一个原点,是我们学习中医、认识中医的一个原点。我们一定要理解,所有的东西都是由精气构成的,就像我们所知的绝大多数物质都是由原子构成一样。

精气学说,在中医学上的应用体现在整体观念和运动变化以及气的失常。

一、整体观

对于一个人而言,如果一个人失精,即他的生命本源的物质流失了，就会呈现一个虚弱的状态。拿出自己三十岁与五十岁的照片比对，就能明显感觉到这种精气的流失。

不管你身上是哪一种病症，病位在哪，如果基本的病机是精、气、血、津、液的流失，即生命本源的流失，我们只要补充这个精、气、血、津、液，很多病都能够得到缓解。

比如，有人出现睡不好、心慌、胆小易惊、手脚麻、健忘、掉头发、四肢冰冷等症状。当我们去辨证的时候，可能认为这个是心的问题，是肝的问题，抑或是脾的问题。我们再进一步观察一下，是不是各种脏腑能量不够了？就是说每个脏腑的"电量"不足了，我们需要给它们统一地补下"电"。比如给患者开归脾汤（归脾汤以补血为主），补心血、肝血、脾血。精血同源，也可以认为血是我们生命活动的一种物质。

血补上后，这个人就满血复活了，头也不晕了，也不健忘了，睡觉也睡得着了，手脚也不麻了，也不怕冷了，头发也不掉了。此外，患者的活力也会增强，能够更好地工作和生活。

当我们能够掌握这种本原物质的知识后，可以用同样的方法去治一些症状看起来不同的病（即前异病同治）。这就要求我们平时要去观察，熟悉基础理论，最后才能熟练地去治疗各种疾病。

二、运动变化

由于气是运动变化的，这就要求我们一定要用动态的思维去看病，切忌刻舟求剑、按图索骥。

我们在运用辨证论治的时候，不能够一方用到底，不能给一个患者开一个方子一直吃。因为人体是运动变化的，他的证型有可能会改变，或者他的病势有所改变，药方或者是药量都需要在到达一定的时间且产生质变的情况下调整。

比如说患者平素虚弱、乏力、怕冷，我们给他用归脾汤或者补中益气汤，一个月之后他觉得有所好转，他的精力逐渐恢复，但还没有恢复到之前相对健康的那种状态，这时候处方可以不变，但药量上可以减一减。

患者在恢复到一定程度的时候，体质可能由寒转热，出现了畏热、咽痛等症状，这时候应该停药或结合清热解毒药治疗。

三、以气的失常来解释人体疾病变化

人体之气常见的失常问题如下图所示，具体内容在《病机》的一章中详述。

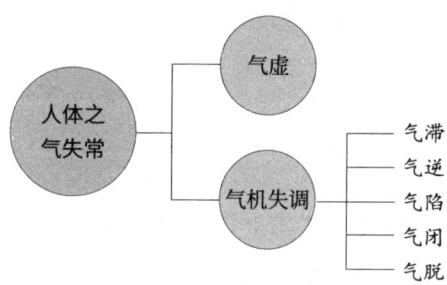

人体之气常见的失常问题

第二节　阴阳学说

阴阳学说，在我个人的观念里，只需要大概了解即可，不必过于深究，故本节以略说为主。

一、阴阳的概念

阴阳，属于中国古代哲学范畴，是对相关事物或一个事物本身存在的对立双方属性的概括，既可表示相关联又相对应的两种事物或现象的属性划分及运动变化，又可表示同一事物内部相互对应着的两个方面的属性趋向及运动规律。

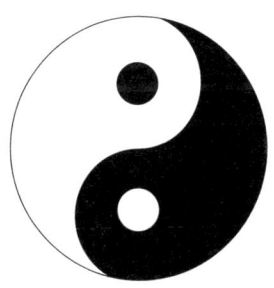

太极图

阴阳学说，是古人用以认识自然和解释自然变化的一种自然观和方法论。阴阳的对立统一是天地万物运动变化的根本规律。

阴阳最初的概念源于对于日光向背的观察。阳光照射到的地方叫阳面，阳光照射不到的地方叫阴面。随着古人观察面的拓宽，观察深度的深入，阴阳原始而朴素的概念逐渐得以引申。也就是在这个基础上，古人观察到越来越多的具有对立关系的事物和现象都具有阴阳属性。

《周易》将一系列具有对立关系的事物或现象都赋予阴阳的属性，使阴阳成为对立统一的哲学范畴。

阴阳上升到哲学范畴后，就开始成为我们认识世界、解释自然变化的一种方法论。

二、阴阳的特性

（一）阴阳的普遍性

世界上很多事物和现象都可用阴阳来标示。"阴阳者，数之可十，推之可百；数之可千，推之可万；万之大，不可胜数，然其要一也。"就是说阴阳具有普遍性，哪里都有阴阳。随手拿一张 A4 纸，朝上那一面就是阳，朝下那一面就是阴。人体组织结构、生理功能、病机变化及诊断治疗皆可用阴阳概括说明。

伸出手，手背是阳，手心是阴。

（二）阴阳的关联性

阴阳所概括的一对事物或现象应是共处于统一体中，或一个事物内部对立的两个方面。关联性是主要被观察的对象处在统一体中或者一个事物内部的两个方面。

比如说方位的上与下、内与外，时间上的春夏秋冬、白天黑夜，温度上的寒与热。

用男人和摩托车来分阴阳是不行的，因为两者不在一个统一体中。

（三）阴阳的规定性

阴阳各自的属性有着明确的规定，阴阳属性具有不可变性和不可反称性，阴就是阴，阳就是阳，内就是内，外就是外，不能反过来称呼。

表 1-1　阴和阳的体现

阳	光明	温暖	向上	趋外	兴奋	发散
阴	晦暗	寒冷	向下	内收	沉静	凝聚

阴阳与矛盾虽然很像，但是有重要的区别。

矛盾范畴的对立面除了具有对立统一关系外，对对象的性质不加任何限定，它可以互换。甲乙之间，甲可以作为矛，乙可以作为盾，反过来也一样。但阴阳就不行，对事物或现象及其属性作出了某些特殊的质的规定，以水为阴，以火为阳，它是确定不变的，不可以反称。

阴阳是具有特定属性的特殊矛盾范畴，它仅可用于标示宇宙，以及人体内那些既相互关联又对立相反的一对事物和现象，或者某一事物、现象内部既相关联又相反的一对属性，无法如矛盾一般概括说明宇宙里的所有事物和现象。

阴阳的内涵大但外延小，矛盾则是内涵相对小而外延大。总之，阴阳仅仅是针对宇宙中和人体内部分特殊矛盾范畴的表达。

（四）阴阳的相对性

阴阳属性可以相互转化，阴阳之中复有阴阳，阴阳属性随比较对象而变。

阴阳的互相转化是有一定条件的。一般情况下，在同一个事物内部，比如说血液在人体内是循环的：在上部的血液为在上（属阳），在足部的血液称为在下（属阴）。当上部的血液循环到足部的时候，它就变成了在下；足部的血液循环到上部的时候，它就变成了在上，这就是一种相互转化。

三、阴阳的基本内容

阴阳学说可概括为阴阳交感、阴阳对立、阴阳互根、阴阳消长、阴阳转化、阴阳自和六个方面。这六个方面既互为基础，又相互包含。

（一）阴阳交感

阴阳交感，指阴阳二气在运动中相互感应而交合，即相互发生作用。

阴阳交感是宇宙万物赖以生成和变化的根源，是在阴阳二气运动的过程中进行的。

相互交感，相互感应而交合，发生相摩、相错、相荡的相互作用。

这话让人理解起来有点摸不着头脑，但是你可以认真体会一下相摩、相错、相荡是什么样的状态：就像一杯水，兑点白糖，拿根筷子搅拌成糖水，这个过程就是交感。只有通过交感，阴和阳才能融合在一起，并发生反应和变化。所以阴阳就是纠缠在一起的。这种"搅拌"类似于水蒸气往上升变成云；云又变成雨水往下落——云升雨降，这就是一个阴升阳降的过程，它就是交感。

（二）阴阳对立

阴阳对立，指阴阳"一分为二"，即对应、相反的关系，是事物或现象固有的属性。

阴阳对立的形式，通过阴阳之间的斗争、相互制约而发挥作用。阴可制约阳，阳可制约阴。

阴阳对立制约的意义，在于防止阴阳的任何一方不至于亢盛为害，以维持阴阳之间的协调平衡。

阴阳双方不仅是对立的，而且是互相制衡的，不能一方太强。

（三）阴阳互根互藏

阴阳互根，指相互对立的阴阳两个方面具有相辅相成、相互依存的关系。

阴阳互藏，指阴阳双方中的任何一方都蕴含着另一方，阴中有阳，阳中有阴。

阴阳互藏互根常用来阐释自然界的气候变化和人体的生命活动。

阴与阳任何一方都不能脱离另一方而单独存在，每一方都以相对的另一方的存在作为自己的前提条件，阴阳在互根的基础上又相互滋生、相互促进，相互为用。有阴必有阳，有阳必有阴，阴生阳长，阳生阴长。若互藏互根关系失常则"孤阴不生，独阳不长"。任何一方遭到破坏，都会损及另一方，出现"阳损及阴"或"阴损及阳"的情况。

（四）阴阳消长

阴阳消长，即阴阳双方不是静止不变的，而是处于不断地消减和增加的运动变化之中。

阴阳消长的原因是阴阳对立制约与相互依存。

阴阳消长的形式是阴阳互为消长与同消同长。

阴阳互为消长即此长彼消，此消彼长。

阴阳同消同长即此长彼长，此消彼消。阴阳消长的意义在于维持阴阳双方相对的、动态平衡状态。阴阳消长平衡，在自然界体现为气候的正常变化，在人体则体现为正常的生命活动；阴阳消长失衡，在自然界体现为气候的异常变化，在人体则体现为发生病变。

阴阳对立制约关系失常的异常消长会导致阳胜则阴病、阴胜则阳病、阳虚阴盛、阴虚阳盛。

阴阳互藏互根关系失常的异常消长会出现阴损及阳、阳损及阴、精气两虚、气血两虚。

（五）阴阳转化

事物的阴阳属性，在一定的条件下可以向其相反的方面转化。即属阳的事物可以转化为属阴的事物，属阴的事物可以转化为属阳的事物。

转化的条件——事物发展变化的"物极"阶段，即事物发展到了重、极、甚的阶段。

转化的内在根据——阴阳互藏。

转化的形式——渐变：如一年四季之中的寒暑交替；突变：夏季酷

热天气的骤冷、冰雹。

阴阳转化是阴阳学说中比较深奥的部分,尤其是"重阴必阳,重阳必阴"的观念。前面说过,阴阳是相对的,不可互换,那么为什么它们还能转化呢?为了解释这一点,我们可以借助一些实例。比如,人体内血在全身循环,当血流向头部时为阳、当血流到足部时为阴,这是同一观察条件下的状态变化,就是阴阳转化的生动体现。这种转化是有条件的,即事物发展到一定阶段,也就是到了所谓的"物极"阶段时才会发生。而且,这种转化并不是无中生有,而是基于一种内在的机制——阴阳互藏,也就是说,阴阳属性在一定的环境和条件下是可以相互依存、相互转化的。比如,在24小时内,白天变黑夜,黑夜变白天,这是时间上的转化。白天和黑夜的转换是遵循天体运行规律的,不能随意转变。但时间上的转化,就不能够跟空间的上下来转化,二者不在同一个条件环境内。

比如,我在山下海拔10米的小区A栋楼里的第十六层的人,自说是在上为阳,你在海拔100米的半山上的小区B栋楼里的第一层的,自说是在下为阴,这种对比就是不成立的。因为它们不在同一栋楼里,不能作为参照。但如果我们以海拔为参照,那么在海拔高的地方的人就是阳面,在海拔低的地方的人就是阴面。这样就可以进行比较和转化了。

(六)阴阳自和

阴阳自和指阴阳双方自动维持和自动恢复其协调稳定状态的能力和趋势。人体阴阳二气具有在生理状态下进行自我协调、疾病状态下自我恢复平衡的能力。

阴阳就像一对夫妻,每天"交感",吵架拌嘴、情感交流,然后衍生出很多家庭琐事。同时它们两个又相互对立。今天是你洗碗还是我洗碗?你带娃还是我带娃?你辅导孩子功课还是我辅导孩子功课?……夫妻俩经常对着干。

但是两个人的收入,终归是要放在一起用的,丈夫还房贷不够了,妻子挣了钱就补一点;妻子挣的钱不够家用了,这个月丈夫奖金多点便又补贴点。这就是阴阳互根互藏。

阴阳同消同长,夫妻一起吃胖,一起减肥变瘦,一起慢慢成熟,一起慢慢变老……

阴阳要怎么转换呢?阴阳转换需要在一定条件下,比如说教育孩子,这次你唱红脸,我唱黑脸,下次你唱黑脸,我唱红脸,这就是阴阳转换。

阴阳自和是怎么回事呢?夫妻和平相处,家和万事兴,阴阳自和,身体就会健康,使家庭生活始终在一种动态平衡当中。

综上,阴阳如下图所示需要处于动态平衡中。

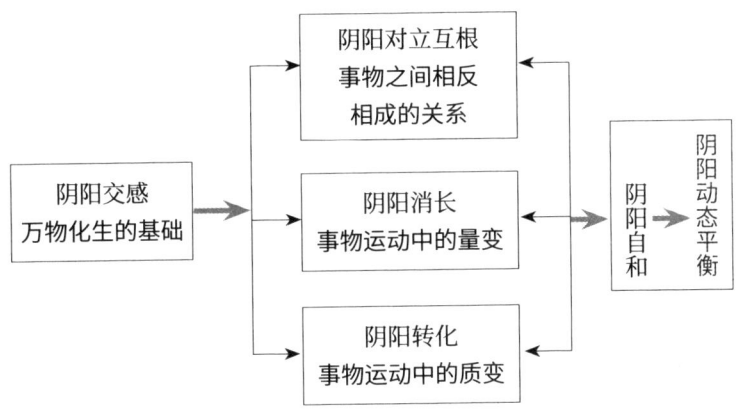

阴阳交感、对立、互根、消长、转化和自和,从不同角度说明了阴阳之间的相互关系及其运动变化规律。

阴阳动态平衡

四、阴阳学说在中医学中的应用

不论学习阴阳学说,还是学习其他学说,最重要的目的都是为了学以致用。那阴阳学说究竟有什么用呢?尤其在中医学上又可以如何应用呢?

(一)说明人体的组织结构

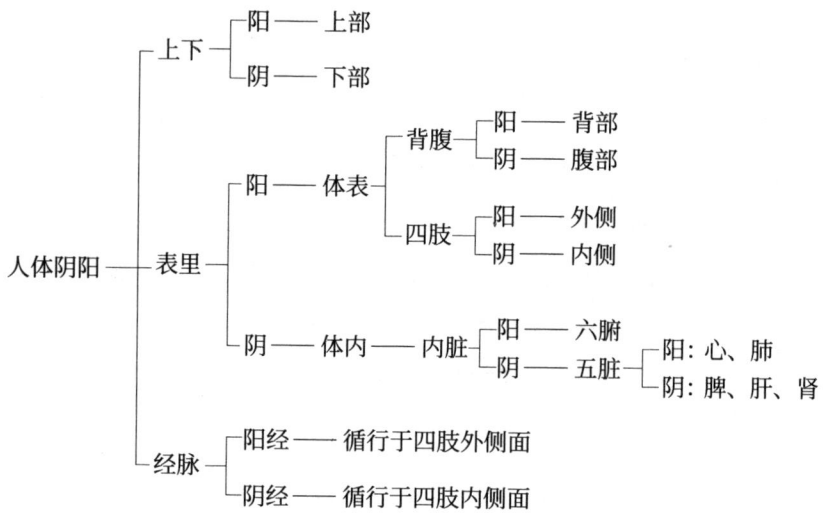

阴阳在人体的体现

(二)概括人体的生理功能

人体的正常生命活动,是阴阳对立互根的协调关系处于相对动态平衡的结果。阴阳协调平衡则机体健康。在这个动态平衡过程中,大体可分成三种状态:"阴平阳秘,精神乃治";"阴阳盛衰,此消彼长";"阴阳离绝,精气乃绝"。

表1-2 人体脏腑功能的阴阳协调平衡

属性	脏腑功能	
阳	五脏之阳	温煦、推动、兴奋、化气
阴	五脏之阴	清凉、宁静、滋润、成形

(三)用来阐述人体的疾病变化

首先是分析病因的阴阳属性(如表1-3)。

表1-3 病因的阴阳属性

属性	病因	六淫
阳	六淫	风邪、火邪、暑邪、燥邪
阴	情志失调、饮食居处	寒邪、湿邪

其次，就是分析病机的基本规律，即阴阳失调（如下图）。

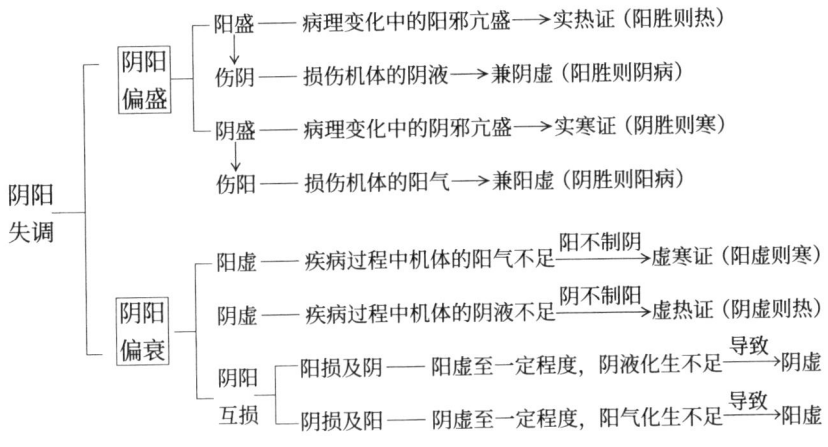

阴阳偏盛、偏衰与证候性质关系归纳图

（四）用于疾病的诊断

首先就是用来分析四诊的材料。

表1-4 症状体征分属阴阳表

四诊		属阳	属阴
望诊	望色泽	色泽鲜明	色泽晦暗
闻诊	闻语声	语声高亢洪亮，多言，伴躁动	语声低微无力，少言，伴沉静
	听呼吸	呼吸有力，声高气粗	呼吸无力，声低气怯
问诊	寒热喜恶	身热怕热喜冷	身寒怕冷喜热
	问口渴	口干而渴	口润不渴

续表

四诊		属阳	属阴
切（脉）诊	从部位分	寸部	尺部
	从动态分	起者	伏者
	从至数分	数者	迟者
	从形态分	浮、数、洪、滑脉	沉、迟、细、涩脉

然后，辨别疾病证候。

表1-5 八纲辨证中证候分属阴阳

阳	表、热、实证
阴	里、寒、虚证

最后一个作用就是指导疾病防治。

法于阴阳，春夏养阳，秋冬养阴。

首先是指导养生保健。

对于"春夏养阳，秋冬养阴"的说法，很多人将其解释为"春天、夏天就是养阳气的时候，秋天、冬天是养阴气的时候"。这样解释，我觉得有点不恰当。我认为这应该是一种互文的修辞手法，类似于"秦时明月汉时关"。这个明月不可能是秦朝时期的明月，关也不可能是汉时的关塞。其实是秦汉时期的明月，秦汉时期的关塞。"春夏养阳，秋冬养阴"的意思应该是春夏秋冬，该养阳养阳，该养阴养阴，根据不同的体质，使用不同的养生手法。

因为阴虚火旺的人在夏季的时候症状会表现得更加明显，他更应该吃一些养阴的药物。体质偏虚寒的人到了秋冬，会四肢冰冷，这个时候他应该吃养阳的药物。倘若我们简单地按字面理解"春夏养阳，秋冬养阴"，并用这种刻舟求剑的方法去养生，就会出问题。

应该根据人体的偏盛、偏衰情况去补充另一方面，或者是抵消另一方面。要么制约偏盛的一方,要么补充偏衰的一方,从而达到阴阳平衡、阴阳自和的目的。

这才有了第二条:指导疾病的治疗,即调整阴阳。

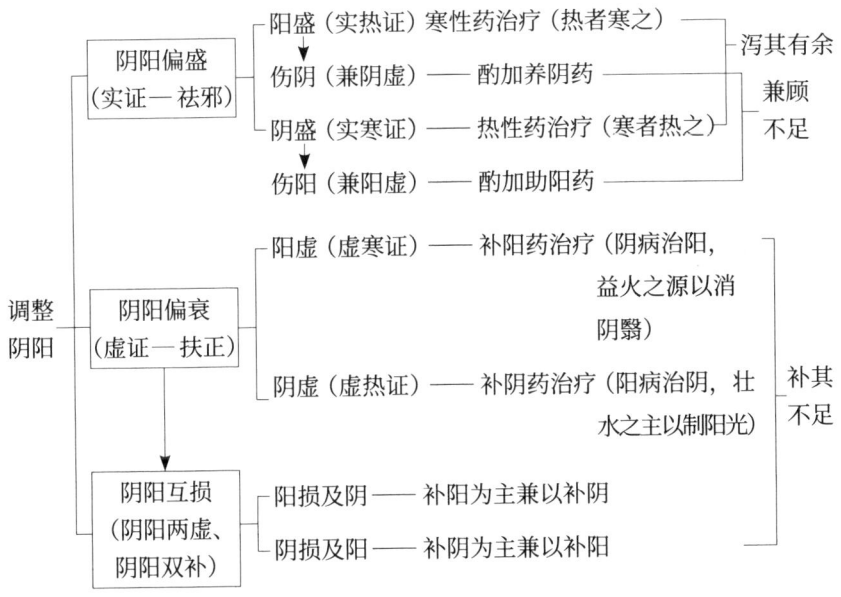

调整阴阳示意图

最后,还能够归纳药物的性能。

表1-6 药物性能的阴阳属性归类

药物性能	属阴	属阳
药性(四气)	寒性、凉性	温性、热性
五味	酸、苦、咸	辛、甘(淡)
升降浮沉	沉、降	升(浮)

对于阴阳学说,我们不必深入记忆每一个细节,而是要在脑海中建立一个基本框架,理解阴阳对立制约、互根互用、消长和自和的原理。因为阴阳属于哲学范畴,我们需要培养一种思维模式,成为我们思考问

题的默认方式,而不是通过死记硬背来学习。随着后续内容的深入,阴阳学说的内容将贯穿整个中医基础理论,我们要逐渐将其内化为自己的潜意识,从而在实践中自然而然地运用。

第三节 五行学说

五行的产生与五材有关。

我国古代人民在长期的生活与生产实践中,逐渐认识到木、火、土、金、水这五种物质,是日常生活中最为常见和不可缺少的五种基本材质(基本物质),因此这五种物质又称"五材"。五行学说就是木、火、土、金、水五类物质属性及其运动变化的理论体系。

后来人们对木、火、土、金、水这五种具体物质本义进行抽象化、引申运用,上升为哲学性的理念,认为世界上一切事物均可由木、火、土、金、水五种物质之间的运动变化而生成。从这个时候开始,五行已经超越了木、火、土、金、水的具体物质本意,演化为归纳宇宙万物并阐释其相互关系的五类物质属性。

这里的"五",就是指宇宙本源之气分化的构成宇宙万物的木、火、土、金、水五类物质属性。"行",就是指运动变化。

宇宙中所有物质虽然都由精气构成,但是又分阴阳,通过归纳演绎,再分为五类物质属性,这五种物质属性之间运动变化,相生相克和制化。在这种生克制化的作用下,衍生万物。

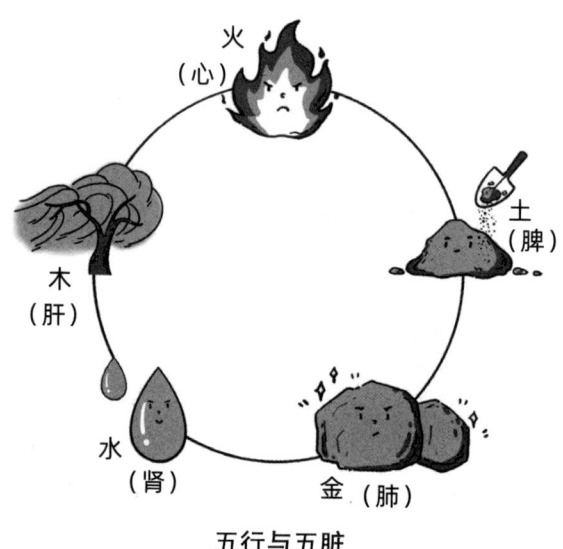

五行与五脏

精气、阴阳与五行是古人认识物质世界的重要哲学工具,是同一哲学体系在不同维度上的表达方式,从不同认知角度构建的三种物质划分方式,它们共同构成了对物质与功能的不同划分与阐释形式。

一、五行各有特性

《尚书·洪范》曰:"水曰润下,火曰炎上,木曰曲直,金曰从革,土爱稼穑。"

1. 水曰润下。润就是滋润;下就是向下。润下就是水具有滋润向下的特性。凡具有滋润、向下、寒凉、闭藏等性质或作用的事物和现象,都可归属于水。

2. 火曰炎上。炎,而炎热;上,为向上,炎上就是指燃烧的火,具有炎热上升的自然属性。凡具有温热、升腾、明亮等性质或作用的事物和现象都可以归为火。人一上火,血就往上蹿,脸就通红了。

3. 木曰曲直。曲是弯曲的意思,直是伸直的意思,曲直是指木的生长状态，既能曲又能伸，向上、向外舒展的自然属性。凡是具有生长、升发、舒畅、条达的性质或作用的事物和现象，都可以归为木。曲与伸，有点像弹簧，压得太曲太回缩了，就是木郁，要弹回去；拉得太伸太长了，就是木泄，要缩回来。人的肝便属木，不能郁结，郁结要疏肝；不能上亢，上亢要敛肝、镇肝、柔肝。

4. 金曰从革。从，顺从之义；革，变革之义。这个从革，就是指金属物质具有刚柔相济，对其熔炼、铸造、变革成各种器具的特性。我们该怎么理解"从"呢？比如我们常常讲人剑合一、如臂使指，就是说这剑成为人的手臂的一部分，可以顺从人的意志使用它，其意志必然要收拢如一方能剑顺人意。又怎么理解"革"呢？革就是变革，金属在受到锻造之后，会变成各种形态。历史上，凡王朝变革，无不伴随人员死亡。故凡具有收敛、沉降、肃杀性质或作用的事物和现象都可以归为金。

5. 土爱稼穑。稼，就是播种谷物，穑就是收获谷物，稼穑就是土具有提供人类播种谷物和收获谷物的特性。万物土中生就是这个意思。凡具有化生、承载、受纳等性质或作用的事物和现象都可以归为土。

这就是五行的特性。

那该如何把世间万物归类到五行之中呢？有两个方法，一个是取类比象，一个是推演络绎法。

五行归类方法

取类比象	推演络绎法
以五行特性为基准，与某种事物所特有征象相比较，以确定其五行归属	根据已知某些事物的五行归属，联系推断其他与之相关的事物，从而确定这些事物的五行归属
日出东方，与木的升发特性相类，故东方属木 日落西方，与金的沉降特性相类，则西方属金	肝属木，由于肝合胆、主筋、其华在爪、开窍于目、在志为怒，可推演络绎胆、筋、爪、目、怒，皆属于木

五行的归类方法

（一）取类比象法

以五行特性为基准，与某种事物所特有征象相比较，以确定其五行归属。

日出东方，与木的升发特性相类，故东方属木；日落西方，与金的沉降特性相类，则西方属金；南方炎热，与火的特性相似，故南方属火；北方寒冷，与水的特性相似，则北方属水。

（二）推演络绎法

根据已知某些事物的五行归属，联系推断其他与之相关的事物，从而确定这些事物的五行归属。

肝属木，由于肝合胆、主筋、其华在爪、开窍于目、在志为怒，可推演络绎胆、筋、爪、目、怒皆属于木。

在五行学说看来，世间万物都能归到五行系统之中，如表1-7所示。

表1-7 事物属性的五行归类表

自然界							五行	人体							
五音	五味	五色	五化	五气	五方	五季		五脏	五腑	五体	五官	五志	五声	五变	五脉	五液
角	酸	青	生	风	东	春	木	肝	胆	筋	目	怒	呼	握	弦	泪
徵	苦	赤	长	暑	南	夏	火	心	小肠	脉	舌	喜	笑	忧	洪	汗
宫	甘	黄	化	湿	中	长夏	土	脾	胃	肉	口	思	歌	哕	缓	涎
商	辛	白	收	燥	西	秋	金	肺	大肠	皮	鼻	悲	哭	咳	浮	涕
羽	咸	黑	藏	寒	北	冬	水	肾	膀胱	骨	耳	恐	呻	栗	沉	唾

二、五行学说的基本内容

五行学说的基本内容分两大类，一类是五行生克制化，一类是五行生克异常。

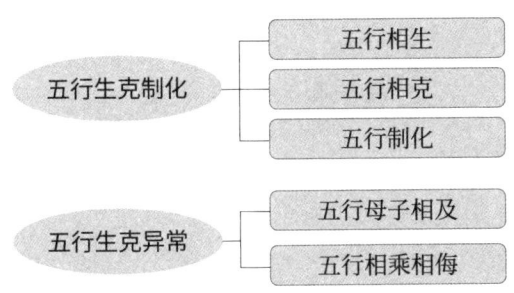

五行学说的基本内容

（一）五行相生

五行相生，指木、火、土、金、水之间存在着有序的递相资生、助长和促进的关系。

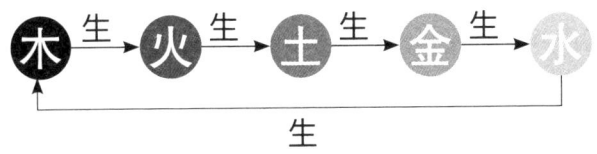

五行相生的关系示意图

人们对于五行相生的认识一开始是很朴素的。具体来说，就是木头可以生火，火烧完后变成灰烬，灰烬也就是土。再深挖泥土，里面藏有金属矿石。这些金属矿石经过熔化后变成液体，类似于水。而水又能滋养树木的生长。这就是五行相生的朴素认识。

有了相生之后，就引申出了有人生我，我也生人，形成了一种母子关系，生我者为我之母，我生者为我之子。所以，相生就是一种母子关系。

母子关系：《难经》把相生关系比喻为母子关系

"生我"——母
"我生"——子

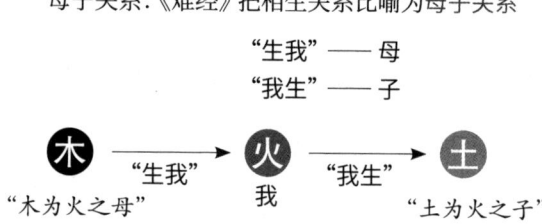

五行相生的关系示意图

（二）五行相克

五行相克，指木、火、土、金、水之间存在着有序的递相克制、制约和抑制的关系。

其实五行相克一开始也是出于一种朴素的认识。因为水能灭火，所以水克火；火能炼金，所以火克金；金能伐木，所以金克木；木能疏土、固土，防止水土流失和山体滑坡，所以木能克土；水灾的时候，用泥土去截流，所以土能克水。

所以五行之间就形成了"所不胜"和"所胜"的关系，其实就是克我和我克的关系。

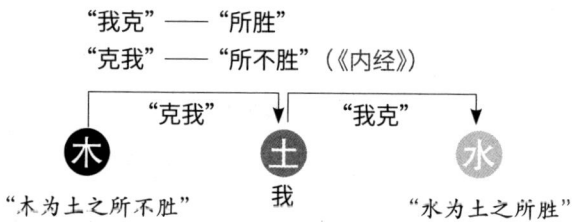

五行相克的关系示意图

（三）五行制化

制，指克制；化，指生化。五行制化，指五行之间相互滋生，又相互制约，生化中有制约，制约中有生化，二者相辅相成，从而维持其相对平衡和正常的协调关系。

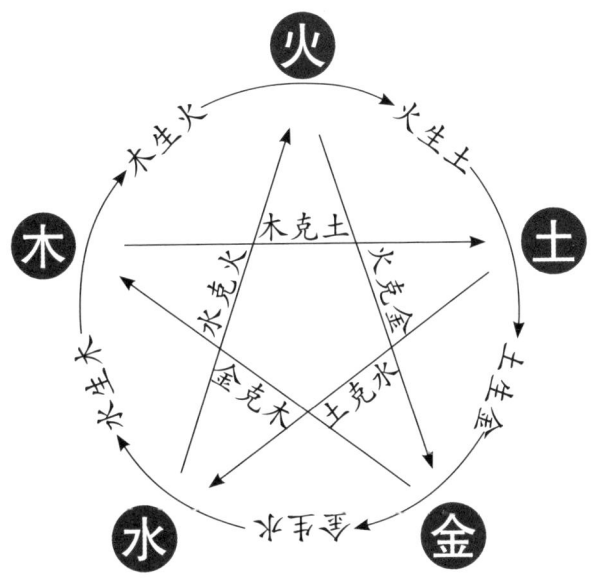

五行制化的关系示意图

五行中一行亢盛时，必然随之有制约，以防止亢而为害；一行相对不及时，必然随之有相生，以维持生生不息。

此时你应该也发现了一个次序规律：

木生火，火生土，而木又克土。

火生土，土生金，而火又克金。

土生金，金生水，而土又克水。

金生水，水生木，而金又克木。

水生木，木生火，而水又克火。

如此循环往复。

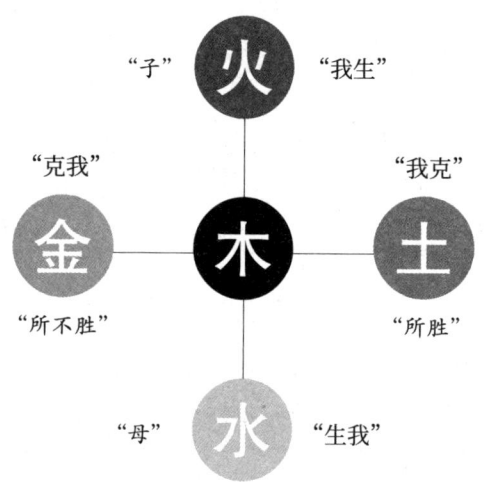

以木为核心的五行生克关系示意图

任何一行与其他四行都会发生关系，不是孤立的。

我有生我养我的父母，我有要养育的孩子，我要作为监护人监督着孩子，同时我还受着家人的监督。意思就是我既受着别人的供养，我也要供养别人；我既要监督他人，也要受到他人的监督；所以五行关系是密切相关的，必须在这样的动态之中，才能达到一种平衡。

（四）五行胜复

五行胜复，指五行中一行亢盛（即胜气），则引起其所不胜一行（即复气）的报复性制约，从而使五行之间复归于协调和稳定。

一定是先有胜气，才会有复气。比如说肝火（木气）特别旺盛的时候，肺气（金气，木所不胜）就会变成复气来克制木气，让肝木的胜气不要太旺盛。

当一个人情绪激动时（肝木旺为胜气），自然而然地会加深呼吸（肺金来复）来平复。

就像每当有一个人洋洋自得的时候，他的监督者就会过来，他的复气就会过来，让他不要骄傲，要低调。

五行生克制化和五行胜复都是一种生理状态下的平衡。五行之间就是一定要达成一个平衡，谁也不要冒头（太过），谁也不能掉链子（不及），冒头不行，掉链子也不行。

只有这样才能让人体，或者天地万物生生不息地运行下去。如果出现五行生克制化异常或者说五行失衡的情况下，就会出现如下两种极端的情形。

1. 五行母子相及

（1）母病及子：指五行中的某一行异常，累及其子行，导致母子两行皆异常。如肾病及肝。

（2）子病及母：指五行中的某一行异常，累及其母行，导致子母两行皆异常。如心病及肝。

母病及子和子病及母都是相生链条之中发生的一种异常关系。

（3）相生的异常。

木虽生火，但木多火塞（母病及子），火多木焚（子病及母）。

火虽生土，但火多土焦（母病及子），土多火熄（子病及母）。

土虽生金，但土多金埋（母病及子），金多土泄（子病及母）。

金虽生水，但金多水浊（母病及子），水多金沉（子病及母）。

水虽生木，但水多木漂（母病及子），木多水竭（子病及母）。

凡事都有两面性，都得讲一个度，补得太过，泻得不及，都会生病，五行生克也一样。

木虽生火，但是**木多火塞**。在农村烧过柴火的人都知道，往柴火灶里添柴火不能添得太快，添得太快了，不仅会让柴会压到火苗，还会导致灶里氧气不足，最后火就会熄灭，这就是木多火塞。反映到人体就是肝气长期郁结（木气过多），阳气不得舒展，手脚会冰凉。可常服用四逆散，只要疏肝了，手脚就不凉了。

再说**火多木焚**，就是火大了，整片森林都会被烧掉。反映到人体就是心火旺，会出现口干舌燥、心烦易怒、口舌生疮。心火旺的人多半会有多梦的情况，因为它消耗了肝血，肝血少了之后，魂失所养，不能潜藏，人就会特别多梦，睡不好了，就会易怒（肝火旺）。

火虽生土，但有**火多土焦**的情况，如火灾过后一片焦土。通常表现在人体上，心烦口苦，没有胃口，根本不想吃饭。

土多火熄呢？野炊过的都知道，我们在野外埋锅造饭，或者用土窑煨地瓜之后，为了防止熄灭的火复燃，都会用一些泥土将这个火堆给埋上，这火自然就熄灭了。人体上的"土多"，并不是说脾功能强，而是指脾虚运化不力，导致痰湿等病理表现。脾病最常见的就是湿气多、痰多，容易痰蒙心窍，这时就易出现反应迟钝，或者是昏迷的情况（即心火将熄则神昏）。

土虽生金，但**土多金埋**。土埋金，这是很容易理解的逻辑，金属矿藏就是埋在土里。在人体而言，脾虚生痰，而肺为储痰之器。脾的痰就往肺里面埋，往肺里面传导，然后引起咳嗽，这就是脾虚导致的咳嗽。通常可以用六君子汤治疗这个症状。

金多土泄，意味着金属过多会导致土壤流失。打个不恰当的比如，如果一座山被发现有金矿，人们很可能会挖掉山土。对于人体而言，金多意味着肺病了，可能会出现气喘、多汗等症状。气喘会伴随着汗出，导致气随津泻，引发脾虚乏力。

金虽能生水，但**金多水浊**。例如，将铁器或铜器浸泡在水中，金属氧化后产生的铁锈或铜绿会使水变得浑浊，这就是金多水浊的现象。肺肾综合征是由于病毒感染或吸入某些化学物质引起的原发性肺损害，进而引起继发性肾损害。这是因为肺泡壁毛细血管基膜和肾小球的基底膜之间存在交叉反应抗原，从而引发肾损伤。初期可能只是出现咯血和肺部浸润，逐渐发展为肾小球肾炎。

水多金沉，就像铁船在大风大浪中容易翻沉。从人体角度观察，肾病综合征可能导致肺部积水。当肾衰后，水代谢不畅，导致肺积水，进而引起呼吸困难、咳嗽等症状。

水虽能生木，但**水多木漂**。例如，人们利用水流运输木头，上游的木头顺着水流漂流而下。对于人体而言，肾病可能导致尿少，体内水液过多，进而引起高血压，出现头晕、头痛等症状。

木多水竭，意味着过多的树木会消耗大量的水分。例如，有一种速生桉树，生长迅速需要大量的水分，因此被人们称为"抽水机"。对于人体而言，原发性高血压病常常伴有眩晕，随着血压的持续升高，可能会发展为高血压肾病。这可以被看作是木多水竭的现象。

2. 五行相乘相侮

（1）五行相乘

指五行中某一行对其所胜一行的过度制约或克制。次序与相克相同：木乘土，土乘水，水乘火，火乘金，金乘木。导致五行相乘的原因有"太过"和"不及"两种情况，如"木旺乘土""土虚木乘"。

五行的相乘，是五行的相克链条之中发生了异常，是顺着克制的这条链条走。

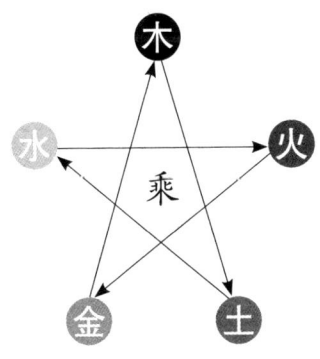

五行相乘示意图

（2）五行相侮

指五行中某一行对其所不胜一行的反向制约和克制。次序与相克相反，即木侮金，金侮火，火侮水，水侮土，土侮木。

五行相侮其实是一种反克，比如本来是金克木，变成了木侮金，可以理解成木反克金。"太过"和"不及"都会造成五行相侮。如"木亢侮金""木虚土侮"。

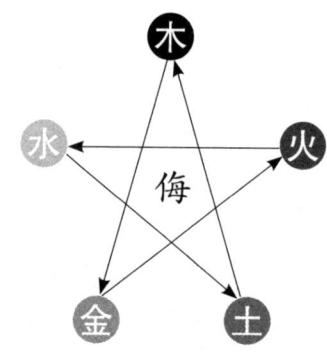

五行相侮示意图

这两类五行生克异常说明，无论是哪一行出现问题，都会影响到其他四行；或者说五行中不管哪一行，如果虚弱了，都会受到其他四行的伤害。

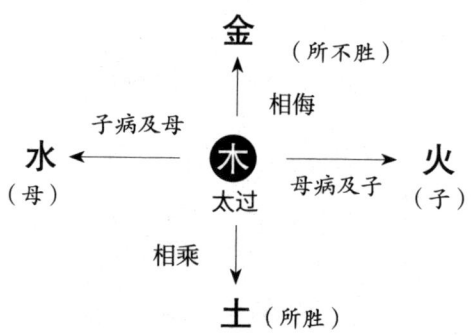

五行生克制化关系失调示意图1

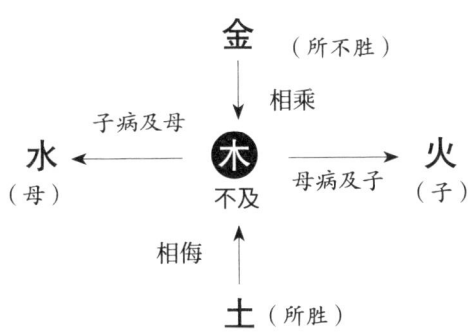

五行生克制化关系失调示意图2

比如木很旺盛，本来应该金克木，结果被木侮金给反克回去；而木太旺本身就能够克土，所以木乘土；木太旺时又会子病及母，会让水也生病；同时木太旺，母病及子，木旺会让火也跟着旺起来。总之一行太旺，会累及其他四行。

如果是木不及（木的力量不足），金就会来乘木。本身金克木，克是指正常情况下的克制制约，当异常时就要相乘，金乘木。当木的力量不及的时候，土就来侮木。木不及了，母病及子，虚弱的木气会让火气也不足。木不及时，子病及母，可引起水亏。

比如肝藏血，肝不足就会消耗很多血，连累到心血也不足，就是母病及子。

相克的异常：

木旺乘土（相乘），但土旺木折（相侮）。

土旺乘水（相乘），但水旺土溃（相侮）。

水旺乘火（相乘），但火旺水枯（相侮）。

火旺乘金（相乘），但金旺火熄（相侮）。

金旺乘木（相乘），但木旺金钝（相侮）。

下文所说的旺，是指病理上的旺。

木本应克制土，这种克制在正常情况下是一种监督和制约机制。然而，当木的力量过旺，就形成了**木旺乘土**的失衡状态。在人体上，这种情况表现为肝木对脾胃的过度克制，这种情况很常见。有些胃病就是由肝旺引起的，比如情绪波动或吵架后出现胃痛的情况。

土旺木折，就像一股泥石流猛烈冲下，成片的树林被摧毁。对应到人体上就是脾胃病导致无法正常生血，从而使肝木缺乏足够的营养。这种情况容易引发失眠、易怒或者筋失血养引起的抽筋等症状（也属于风病的表现）。

土本应克制水，但当土的力量过旺时，就会形成**土旺乘水**的失衡状态。如果一个人吃了大量寒凉冷饮，导致脾受凉，若长期不改这种饮食习惯，身上的水肿会越来越严重。这是因为寒凉的食物会损伤脾阳，进而影响肾阳（肾主水），导致肾阳虚。肾阳虚会导致更多的病理水产生。

水旺土溃，就是水太多了，把大坝给冲垮。比如肾衰之后，尿毒症后期会出现恶心呕吐等症状，中医将这种情况称为"关格"[①]，表现为影响胃口，严重的会引起的消化道的溃疡、出血。

水旺乘火，比如肾病之后，身体水肿，体内水分代谢不出去，导致血管压力高，心脏泵血泵久了之后，心力也衰竭了。

火旺水枯，就是说火烧太旺了，把锅里的水烧干了。比如说心火旺时容易心烦易怒，口舌生疮。其实引发这些症状最常见的原因就是熬夜。熬夜就是熬心火，心火熬了就会烧肾水，慢慢会出现入睡困难、失眠，接着五心烦热，就是手心脚心都发热、心烦，然后会盗汗，最主要还体现在腰酸膝软、遗精。

火旺乘金，反映到人体，比如心衰的患者，最后出现肺部问题，如咳出粉红色的泡沫痰。

---

① 关格：中医病名。是指以脾肾虚衰，气化不利，浊邪壅塞三焦，致小便不通与呕吐并见为临床特征的危重病证。

同样反过来，**金旺火熄**就是肺病得很重，时间又久，引起了肺心病，导致心功能衰竭，火熄灭了，心就不跳了。

金旺乘木。有一种疾病叫过度通气综合征，肺司呼吸，过度通气，就是肺金旺。呼吸的幅度过大，会引起手脚麻木，肌肉痉挛，甚至是强直，这就是金旺乘木。

木旺金钝，打个比方，某些木材密度极高，如铁木、乌木等。如果斧子质量不佳，砍伐这些木材可能会导致斧子崩裂。在人体上，肝肺综合征是一种急慢性肝病或门静脉高压引起的肺内血管扩张，导致气体交换障碍，动脉血氧合作用异常，从而引发低氧血症等一系列生理病理变化和临床表现。

朱进忠先生有一个病例。有一位三十七八岁的女患者，每次月经来临时，就会出现鼻塞流涕等类似感冒的症状。她曾多次使用疏风解表药，如感冒颗粒；或认为是虚证而服用玉屏风散、补中益气汤、桂枝汤等药物，但都没有效果。后来发现这是月经前的病变，并伴有胸胁苦满、心烦心悸等肝火旺的表现。朱进忠先生认为这是肝的问题，因此采用丹栀逍遥散治疗。每次来月经前吃，每次吃四剂，吃了三个周期，这个长达七八年的肺系病得以治愈。这表明一些看似肺系（金钝）的症状（如喷嚏、流涕、易感冒），实际上是肝的问题。当肝火旺盛时，会相侮金，导致肺金失去一些功能。

生活中，生气时（肝火旺），我们常会感到喘不上气（肺司呼吸，喘不上气即金钝），这是一个简单的木侮金的表现。

只有深入理解生克制化与生克异常，才能真正熟练运用五行学说理论指导判断病证。五行中的每一行都与其他四行相互影响，既受其他四行影响，又可影响其他四行，每一行都在整体中占据着不可或缺的位置。这种五行间的相互关系，实际上是精气学说中天人一体、阴阳学说中对立统一思想的延伸和发展。

三、五行的运用

学了五行学说，目的还是为了要用，特别是在中医学上的运用，主要涉及五大方面。

（一）构建天人一体的五脏系统

表1-8　天人一体的五脏系统

自然界						五行	人体					
五音	五味	五色	五化	五气	方位	季节		五脏	五腑	五官	形体	情志	五声	变动
角	酸	青	生	风	东	春	木	肝	胆	目	筋	怒	呼	握
徵	苦	赤	长	暑	南	夏	火	心	小肠	舌	脉	喜	笑	忧
宫	甘	黄	化	湿	中	长夏四时	土	脾	胃	口	肉	思	歌	哕
商	辛	白	收	燥	西	秋	金	肺	大肠	鼻	皮	悲	哭	咳
羽	咸	黑	藏	寒	北	冬	水	肾	膀胱	耳	骨	恐	呻	栗

（二）五脏的生理功能及其相互关系

1. 五脏的生理功能

肝属木，其性生长、条达、升发。肝气上升，喜条达（恶抑郁），具有疏泄的功能。

心属火，具炎热、向上之性。心位于膈上，主动，具有温煦的功能。

肾属水，具滋润、下行、闭藏之性。主潜藏（纳气、藏精），主水。

脾属土，敦厚，长养化生万物之性。脾位于中焦，主运化，具有化生气血的功能。

肺属金，清肃，收敛肃杀之性。肺主气，清肃，坚劲，主持肃降。

2. 五脏相互滋生

木生火，肝藏血以济心、肝主疏泄以助心行血，"肝生筋，筋生心"。

火生土，心之阳气可以温暖脾阳，以助运化，"心生血，血生脾"。

土生金，脾运化水谷之精微，充养肺气，"脾生肉，肉生肺"。

金生水，肺气布津，滋养肾阴；肺气肃降，助肾纳气，"肺生皮毛，皮毛生肾"。

水生木，肾精化血养肝；肾阴资助肝阴抑肝阳，防其上亢，"肾生骨髓，髓生肝"。

3. 五脏相互制约

木克土：肝木的疏泄条达，可以防止脾土的壅滞。

土克水：脾土可以健运水湿，可以制止肾水泛滥。

水克火：肾阴上济心阴，共制心阳，以防心火亢盛。

火克金：心阳可温煦肺脏，推动呼吸，制约肺使其不致清肃太过。

金克木：肺金清肃下降，可以制约肝阳的上亢。

（三）五脏病变的相互影响

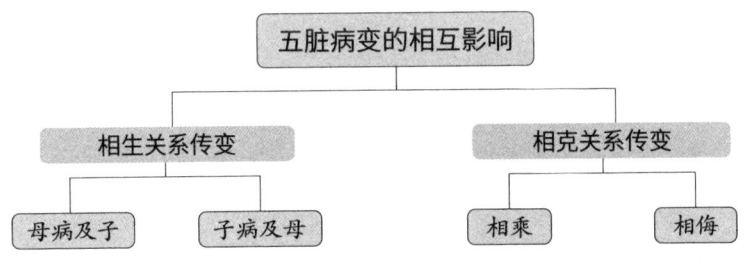

五脏病变的相互影响

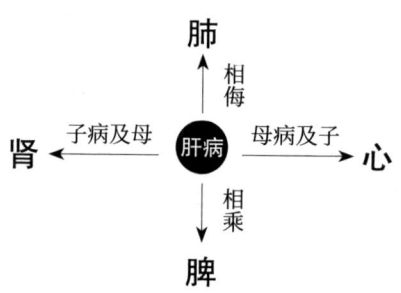

相生相克关系的传变

如上图,任何一脏出现疾病,都可以累及到其他四脏,任何一脏出现疾病也可以是受到其他几脏的影响。

例如,一个急性胰腺炎的患者可能会突然出现肺功能和肾功能衰竭。这表明一个脏器的病变会影响其他多个脏器,导致多脏器病变甚至衰竭。

人是一个整体,不要小瞧任何一个病,在病很浅的时候,我们要及时把它治好。

(四)用于疾病的诊断

五行关系还可指导疾病的诊断,将病变的脏、腑、体、窍,与病症表现的脉、色、味、声、形、舌等进行联系,用以确定五脏的病变,明确病证诊断。

1.确定五脏病变

青色属木,肝亦属木,小儿高热时鼻梁发青多为欲作肝风。

甘味属土,脾亦属土,口甜多为脾胃湿热。

咸味属水,肾亦属水,口咸多为肾病(肾水上泛)。

怒属木,肝亦属木,急躁易怒者多为肝火旺。

2.确定脏腑相兼病变

可以通过观察其他脏器所主之色、味、脉,以确定五脏的相兼病变。

例如，脾虚患者面部呈现青色，为木旺乘土，这是肝气犯脾的表现。心脏病患者面部呈现黑色，为水旺乘火，是肾水上凌于心的征兆。肺脏病患者面部呈现赤色，为火旺乘金，则是心火犯肺的迹象。

(五) 指导疾病的治疗

1. 指导脏腑用药

青色和酸味与肝相关，在治疗肝脏方面的疾病时常用药物如白芍、山茱萸。

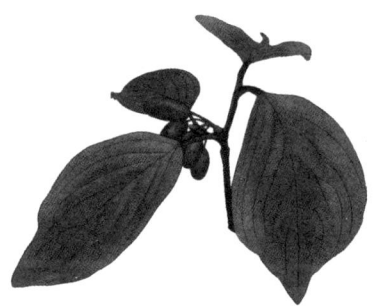

山茱萸

赤色和苦味与心相关，在治疗心方面的疾病常用药物如丹参。

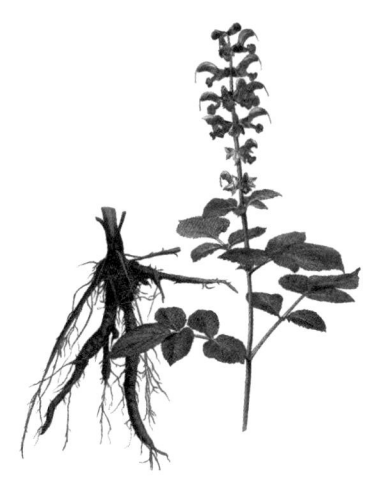

丹参

黄色和甘味与脾相关，在治疗脾方面的疾病常用药物如白术。

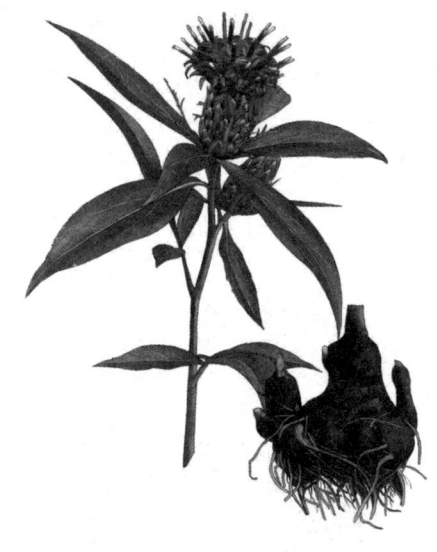

白术

白色和辛味与肺相关，在治疗肺方面的疾病常用药物如石膏。

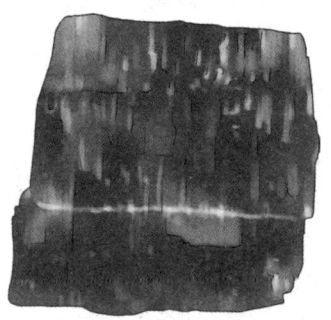

石膏

黑色和咸味与肾相关，在治疗肾方面的疾病常用药物如玄参、生地黄。

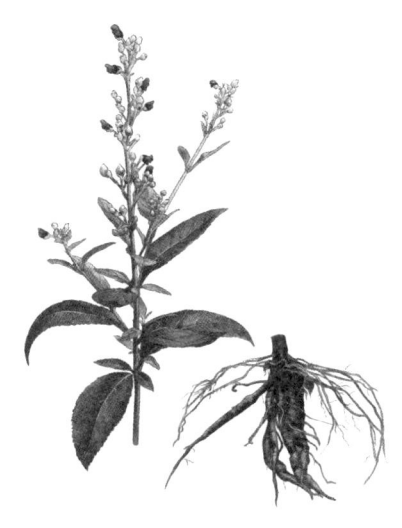

玄参

2. 控制疾病传变

根据五行生克乘侮理论，一脏有病可以传及其他四脏，其他脏腑有病亦可传及本脏。疾病的传变与否，主要取决于脏气有盛有衰。"盛则传，虚则受"，是五脏疾病传变的基本规律。

举个例子，家长对孩子要求很高，不许孩子做这个，不许他做那个。这会让孩子的情绪得不到舒展，也就是说肝的疏泄功能得不到舒展。这样就会导致他的肝气郁结在里面，肝郁生风，就出现了动风的表现。他肢体上的一些抽动，这就是"盛"。因为脾主肌肉，所以他的肝风克到脾土，克到这些肌肉，他就开始抽动，这是"盛则传"。

还有一种是"土虚木摇"，就是"虚则受"，即患者的肝气本不旺，但他的脾胃虚弱，导致肝风内动。由于脾胃虚，容易受到肝气的克制。脾虚引起的肝风，大多伴有大便不成形、胃口差、口淡、少气懒言、汗淡无味等症状。肌肉抽动也是由虚引起的一种表现。

所以在这里肝风内动可以有两种情况，盛则传这种需要疏肝，需要泻法，比如用四逆散；而虚则受，脾虚的这种，需要补，需要健脾，比如用参苓白术散。

3. 确定治则治法

（1）根据五行相生规律确定治则和治法。

治则：虚则补其母，实则泻其子（《难经·六十九难》）。

常用相生治法如下：

滋水涵木法是通过滋养肾阴来濡养肝阴的方法；

益火补土法是通过温补肾阳来补益脾阳的方法；

培土生金法是通过健运脾气来补益肺气的方法；

金水相生法是通过养肺阴来滋补肾阴的方法。

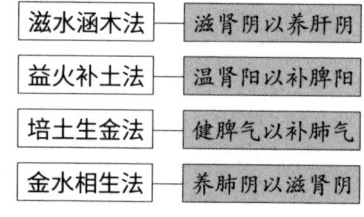

常用五行相生治法

（2）根据五行相克规律确定治则和治法。

治则：抑强扶弱（《难经·六十九难》）。

常用相克治法如下：

抑木扶土法是通过疏肝和健脾的方法来抑制过旺的肝气，从而调和脾胃功能；

培土制水法是通过温运脾阳或温肾健脾的方法来利水，以治疗水湿泛滥的病证；

佐金平木法是通过清肃肺气来抑制肝气上逆，以平衡金与木的关系；

泻南补北法是通过泻心火和补肾水的方法来平衡心火和肾水的关系，以治疗心火亢盛或肾水不足的病证。

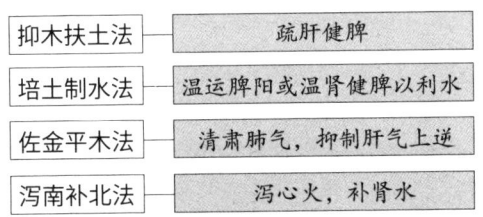

常用五行相克治法

4. 指导针灸取穴

针灸疗法中，每条经络都有的五输穴——井、荥、输、经、合，它们每个穴位都有不同的属性，同时也在五行的归属，阴经经络的井穴，跟阳经经络的井穴，它的属性是不一样的。在针灸治疗时，根据病证，可按五行生克规律选穴施治。

阴经：井属木，荥属火，输属土，经属金，合属水。

阳经：井属金，荥属水，输属木，经属火，合属土。

据"虚则补其母"的治则。治疗肝虚证时，取肾经（母经）的合穴（属水）阴谷，或取本经的合穴（属水）曲泉。

据"实则泻其子"的治则。治疗肝实证时，取心经（子经）荥穴（属火）少府，或取本经荥穴（属火）行间。

5. 指导情志疗法

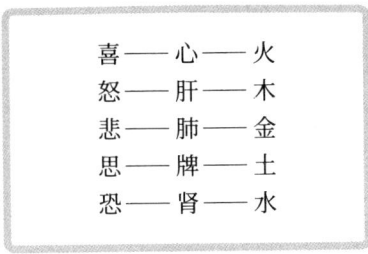

五志属五脏

```
悲胜怒 —— 金克木
恐胜喜 —— 水克火
怒胜思 —— 木克土
喜胜悲 —— 火克金
思胜恐 —— 土克水
```

五志相胜

心理学是一门听起来很高深的学问，但其实我国古代的情志疗法（七情五志）也非常高深。什么是七情？七情可以理解为七种情绪，包括喜、怒、忧、思、悲、恐、惊。

讲中医，离不开五行，这七情也有五行归属。

喜属火、怒属木、忧思属土、悲属金、惊恐属水，既然有五行属性了，当然也就有五行的规律在里面的，即五行的生克制化。

关于七情疗法，有这么一则趣谈。有一老头，家里几代单传。着急地给儿子找了房媳妇，急着抱孙子。后来，他儿媳妇终于给生了个大胖小子，遂了他的意。他乐开了怀，成天眉开眼笑，合不拢嘴，结果人笑傻了，成天喃喃自语："我有后了，有后了。"说几声，就笑几下。就这么笑了两三年，到处找医生都看不好，也没给诊断出什么病。后来找了一个中医大夫。这大夫医术很高明，擅长七情疗法。所谓七情，就是喜、怒、忧、思、悲、恐、惊，也分五行。既然是五行，就有生克。他这是喜病，属火。惊恐属水，水克火，得用惊恐来治。这大夫跟他的家人商量了一下，说明情况，让大家吓他一吓。于是，家人配合好，当着老头的面，说孙子失踪了不见了，哪都不见人影，全家着急火燎地找他孙子。

这老头听到大家喊孙子失踪了，那还淌着口水微张的下巴，迅速地就收回去了。变脸似的换上了惊慌的神色，拉着儿子的手，让他赶紧出去找,他自己也要出门去找。他边跑边说:"我上派出所报案去。"

家人见有点过了,又赶紧把他拉回来,他还不乐意。直到家人把情况跟他说一遍,这老头才知道,自己精神恍惚了两三年,终于让人一吓,给吓好了,从此再没有傻乐了。

小结

我们回顾一下整个中医的哲学部分。

中医学作为人类发明的一门学问,其核心是以人为本。在思考问题时,我们也应以人为中心。

精气学说(气一元论)揭示了整个宇宙是由精气构成的,作为天地万物之间的中介,维系万物之间相互感应,使之成为一个整体,并处于不断运动和变化中。在阴阳学说中,可以将万物理解为阴和阳两个部分。但阴阳对立统一、相互制约、交感互藏,互根互用,消长转化以达到自和与动态平衡。

五行学说进一步将整体划分为五个部分,但这五个部分并不是独立的。它们在生克制化的过程中如环无端,仍然是一个整体,相互制约,相互化生,紧密联系。

人置身于天地万物之间,与之相互感应,且自身也是一个有机整体。

这三种学说深入到我们脑海里面,一定要有一个整体观念,而且是不停运动着的整体。

我们也许不能一下子就吸收这三个学说,但是不要紧,随着后面的内容逐渐深入,我们不停地回味这三个学说,就会慢慢地将它内化到我们的潜意识之中。

不要认为这是封建迷信,这是我们古人认识世界、解释世界的一种方法。因为它确实是有用,这些古代哲学思想不仅对中医学理论体系的形成和发展有着深刻影响,且至今仍可以指导我们运用在中医当中。古人从日常生活中常见的事物开始认识世界。例如，精气学说从云和风等自然现象中得到启示，阴阳学说从朝阳和背阳的现象中领悟，而五行学说则从五种基本材料中获得灵感。他们都通过大量的生存实践、社会观察，总结各种因素之后，摸索规律，发现世间万物确实是可以这样分类的，也确实有这样的生克制化的关系。

尤其是使用中医中药，以及使用针灸、推拿、刮痧、拔罐等外治法，用这种思维模式去实践，至今仍然可行，所以我们就要学下来，就要用下来，还要传下去。不要一提到阴阳五行，就无理由地排斥。这是一种世界观，是一种方法论。你只要朝哲学的方面去考虑问题就行了。我们先接受它，了解它，再研究它。如果你了解它后仍然觉得它不可信，你再扬弃也不迟。如果你连了解都不去了解，你就先排斥它，我们就没有办法进行下一步了。

同样我也不会去神化它，它只是一种规律，是我们认识世界的一种工具。因此，我们应该正确地、避免神秘化地理解和运用精气学说、阴阳学说和五行学说等古代哲学思想。

当确立了上述基本认知后，我们再研究中医就会发现它十分有趣，广袤无垠，里面有丰富的内涵，你可以尽情地在广袤无垠且具有丰富内涵的精神世界中畅游。

第二章

精、气、血、津、液、神

中医认为，精、气、血、津、液是构成人体的基本物质，人体所有的器官、组织均由这五种物质构成。

精、气、血、津、液就像起源，有了它们之后人才能够慢慢地长成一个完整的人。等到各种器官构成之后，这些器官本身又能再产生精、气、血、津、液，形成一个循环。

精、气、血、津、液既是脏腑、经络、形体、官窍等功能活动的产物，又是其功能活动的物质基础。

如一粒苹果的种子可以长成一棵苹果树，苹果树又可以继续结出了一个个苹果（包含种子）。也就是精、气、血、津、液构成了这棵苹果树生长所需的物质基础，最后它又化生出"基本物质"——苹果。就相当于精、气、血、津、液孕育了人，人体本身又产出精、气、血、津、液。

在中医理论中，精、气、血、津、液被视为维持人体脏腑、经络、形体、官窍等正常功能活动的物质基础。日常生活中你手挥舞、眼睛观看、耳朵聆听、嘴巴品尝食物时，这些动作看似简单，实际上都需要体内精、气、血、津、液的协同作用。它们为这些动作提供必要的物质能量支持，确保身体各部位能够正常运作。

若将此概念作个类比，精、气、血、津、液对人体的意义，就像汽车行驶需要汽油，房屋的居住条件需要水、电、燃气、网络等基础设施一样。

第二章 精、气、血、津、液、神

精、气、血、津、液既构成了我们的人体,又为我们提供能量。

五种物质不但各有各的特性和功能,而且在一定条件下可以相互转化。类似水可以发电,电解水可以产生氢气,氢气又可以燃烧成火,火力又可以发电等。

神是人体生命活动的主宰及其外在总体表现的统称。神以精、气、血、津、液为物质基础,并对这些基本物质的生成、运行及功能等发挥调节作用。

在中医理论中,神主宰和控制着整体生命活动。就像一辆汽车,仅仅加油并不能使其立即行驶,还需要启动和控制系统。神类似于汽车的信息系统,掌控着整个机体的运作。然而,真正驾驶汽车的司机(即人的意识和行为)才是最终的决策者。同样地,一个房子在接通水、电、煤、气网络后,仍需要有人居住并操控其各种开关、阀门。所以,人体的神会对精、气、血、津、液进行操控。

神是一种客观存在,在精、气、血、津、液这些物质基础上诞生,并且需要这些物质提供支持才能发挥其作用。正如电脑的中控系统,如果没有电力支持就无法启动。同样地,人类如果不摄取食物,缺乏营养,就会感到精神不振。

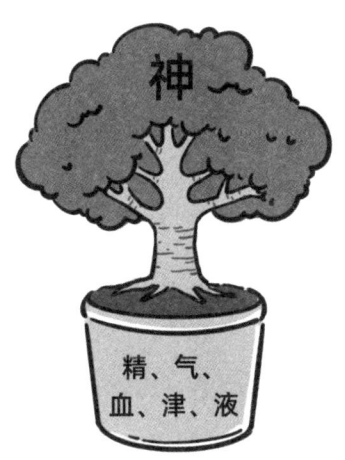

精、气、血、津、液、神这六者互相作用、互相影响，是密不可分的。

很多时候正是某种物质亏虚才导致疾病。通过辨证论治，只要补充这种物质，人的疾病状态就能得到缓解甚至痊愈。健康状态，首先是精、气、血、津、液的量要充足，其次要运动和谐。若精、气、血、津、液停滞，便会导致一系列的病理变化，甚至产生病理产物。比如说精淤的就会瘀精，血淤的就会瘀血，津液聚集成痰湿，气停为气郁等。

若是精、气、血、津、液缺失了，或运行状态出现了问题，身体就会出现问题。比如同房次数过多之后出现了腰膝酸软、腰痛如折等，这是精亏造成的；比如说常吃肥甘厚味，出现了心绞痛，有可能是痰阻心脉造成的，也有可能是瘀血造成的；一个人被管制得太严，出现了抽动、胁痛，可能是气郁造成的。

曾见一位长辈因带孙子出现腰痛如折的症状，我建议她吃六味地黄丸补肾精，后腰痛缓解。我自己有一次春节期间吃太多的肥甘厚味，出现心慌的感觉，最后用温胆汤（化痰湿）加苏木（活血化瘀）就解决了心悸的问题。有一位男生因为感情出现问题而肝气郁结致手脚冰凉，我用四逆散疏肝解郁让他的手脚恢复了温暖。这些都是从基本病机上去考虑，从精、气、血、津、液去辨证。故除了要认识到精、气、血、津、液是很重要的物质之外，还要了解它们各自的特性，根据它们的特性进行辨证论治。

需要补充的是，这里的精、气、血、津、液、神，与前面哲学部分的"精气学说"是不一样的概念，"精气学说"讲的是构成宇宙本源的东西，是宇宙万物及其发展变化，特指哲学上的精气，乃构成宇宙的本源，但本章节所述的精、气、血、津、液、神，是构成人体、维持人体生命活动最基本的精微物质及信息。

第二章 精、气、血、津、液、神

第一节 精

精是构成和维持人体生命活动的最基本的物质,是人体生命的本源。

需要明确的是,本章所讨论的内容,其范畴限定于人体。

人体之精有广义和狭义之分,广义之精包括气、血、津、液等人体一切精微物质;狭义之精专指生殖之精。

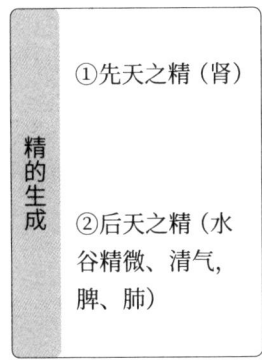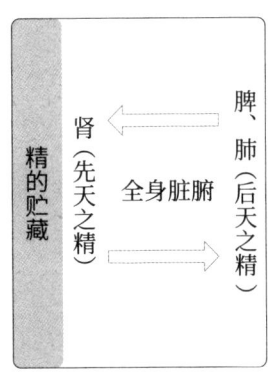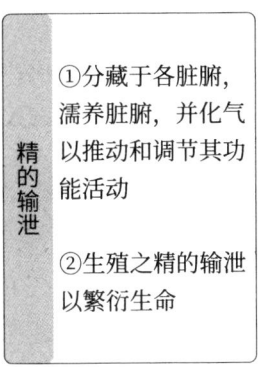

人体之精

精是从何而来?一是先天之精受之于父母,是构成人体胚胎和繁衍后代的基本物质。生殖之精形成受精卵之后,必须要有供养,有了供养,它才能发育成人,所以先天之精必然是受后天之精的供养,最终形成人体之精。故人体之精是以先天之精为本,赖后天之精不断的充养,先后天之精彼此促进,人体之精方可充盈、充盛、盈满。

人体之精生成之后,要藏于脏腑和身形之中。先天之精作为生命的本源，在胎儿时期就储藏在肾中，后天之精则经由脾、肾等输送到各脏腑，所以全身脏腑都有脏腑之精。脏腑之精中还有一部分要输送回肾中，以补充、充养肾所藏的先天之精。

精有生成、储藏，也有排泄。其中排泄是指脏腑之精藏于各个脏腑之中，要发挥濡养脏腑的作用，还要气化推动调节其功能，简单来说就是脏腑运转时将精消耗掉了，其代谢产物通过经络输送到合适可排泄的脏腑而排出体外。而生殖之精的排泄则是用以繁衍生命，发挥繁殖功能。

精的"气化推动调节各脏腑的功能"是怎么实现的呢？

肾所藏的先天之精化生为元气，元气以三焦为通道，输布到全身各脏腑，推动和激发其功能活动，发挥生命活动的原动力作用，故肾亏会影响全身脏腑的生理功能。如果一个人房事过多、熬夜等，把肾精耗掉了，会导致心气不够、心神失养，出现失眠等症；脾没有精化气来补充脾气，消化能力会变差，导致胃口不好；肝失去精的濡养，人就会急躁易怒；肺得不到精的补充，人就容易受风寒出现咳嗽，或者是怕冷起鸡皮疙瘩等，故肾亏可导致全身多脏器亚健康状态。

陈士铎在《本草新篇》说："用地黄汤而痰消者，往往多能健饭，是熟地乃开胃之圣品也。其所以能开胃者何也？胃为肾之关，肾水旺而胃中之津液自润，故肾气足而胃气亦足，肾气升而胃气亦升也。然则熟地行气而非滞气，不又可共信哉。气行痰消，乌能作喘，尤所不必疑者矣。"

通过不停地补充肾精，可能使肺的气化功能恢复了，过敏性鼻炎跟着好了，脾气也变温柔了，又睡得着了，胃口也开了，精神状态就更好了，家庭关系也变和谐了。

精究竟有什么用？

第二章 精、气、血、津、液、神

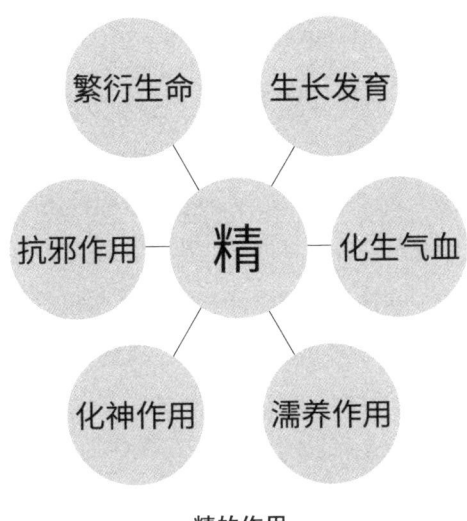

精的作用

（一）繁衍生命

先天之精具有遗传功能，其在后天之精的资育下所生成的生殖之精，具有繁衍生命的作用。

先天之精不足，人体繁衍生命的能力就会减弱。男性的弱精、死精，女性卵巢功能早衰、卵泡发育不良等都可以被视作为精亏方面造成的一些问题，因而补肾、补精对治疗不孕不育症具有相当重要的作用，适孕适育年龄的人通过补肾大多可恢复繁衍生命的能力。

（二）生长发育的基础

人体之精是机体生长发育的物质基础，具有推动和促进人体生长发育的重要作用。

小孩子个子长得慢，或者鸡胸、龟背，通过慢慢地补肾，就能够长身高，胸平背直。我曾经治过一个12岁的小患者，患有成骨不全症（诊断属于一种染色体遗传性结缔组织病），身高停止生长，骨头很脆，经常骨折，腰疼，少气懒言，跑走两步就没有力气了。后来他吃了近两年的补肾中药，这些症状就慢慢改善，身高也在一年之后长了两三厘米，很少出现腰痛，以前走50米就要坐下休息，后来可以一口气走一小时。

（三）濡养脏腑、形体、官窍

精在中医理论中扮演着极其重要的角色，具有濡养和滋润脏腑、形体、官窍的功能。

当先天之精与后天之精均充盛时，脏腑之精才会充盈，各种生理功能才能正常运作。人体各项生理功能正常，才能跑能跳，能吃能喝，做事情才能有精力，才能胜任各种工作，这就是精充盛所发挥的濡养作用。如果先天禀赋不足或后天之精化生乏源，就会导致脏腑之精不足，从而影响人体的正常生理功能。

先天精气不足可能会导致生长发育迟缓、未老先衰、性功能减退，以及生育能力下降等。脾精不足会影响食欲和营养吸收、营养不良、气血衰少。肺精不足则可能导致呼吸障碍和皮毛干枯无泽。精之亏损甚至可能影响寿命。

人生整个"生长壮老已"的过程都要有精来濡养着，精足的人就能走到天年（上天安排的年限），甚至能超标一点点。若失去精的濡养，人体"生长壮老已"的过程就会缩短，衰老较快。

人体的形体官窍也需要精来濡养，若是耳目不再灵敏，口味变重，走路时关节发出咔咔的声响时，这就表明，我们的五官、骨骼和关节已经缺乏足够的精的滋养。此时，补肾是一种有效的缓解方法。

（四）能够化生气血

精能化血，精可化气。

《张氏医通·诸血门》中说："精不泄，归精于肝而化清血。"

精是生成血液的主要物质。再生障碍性贫血是由多种病因所致的骨髓造血功能衰竭性综合征，以骨髓造血细胞增生减低和全血细胞减少为特征，临床以贫血、出血和感染为主要表现。骨髓不能造血了，中医认为肾主骨生髓，骨髓的问题，就是肾的问题，在《专科专病名医临证经验丛书·血液病》（梁冰、李达主编）中所介绍医家经验，再生障碍性贫血的治法，大多从肾虚论治，肾精补足后，造血功能便能得到恢复。由此可见精能化血。四物汤是补血最重要的一个方子，它的组方里有熟地黄，熟地黄就是补肾精的，必须要有肾精才能够生出血来。

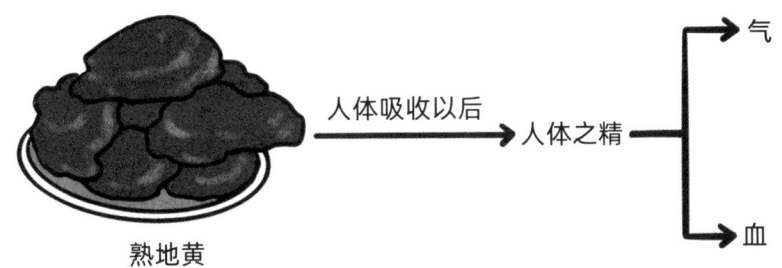

熟地黄

《素问·阴阳应象大论》中说："精化为气。"

什么样的人有气呢？声音洪亮、走路带风，这个人就是有气。先天之精充足的人，六脉和缓有力，连绵不绝，精力充沛。这种脉象的人哪怕70多岁了还能够天天开会，一个月还出差一趟，就是说明他的先天之精非常充足，他还有很多的动力和能量去工作。

（五）化神

精是神的物质基础。神对精的生成、输泄又具有促进和调控作用。

积精才能全神，精亏则神疲，精亡则神散。

我们常说精神，从中医角度去看就是"精化神"，先天之精充足的人精神状态非常好。同样是在学校学习，有些孩子看一整天书都不累，有些孩子看一个小时就犯困了，这就是精神的区别。有精才有神，精足，人的精神就能充沛。

（六）保卫机体，抵御外邪

精具有保卫机体、抵御外邪入侵的功能。

精足则正气盛，抗邪力强，不易受外邪侵袭；精虚则正气不足，抗邪力弱，易受外邪侵袭，无力驱邪，邪气潜伏，在一定条件下发病。

《素问·金匮真言论》说:"故藏于精者,春不病温。"

有些男士同房之后就感冒,有些女士同房之后就得阴道炎。因为同房会消耗掉一部分先天之精,人体抵御外界入侵的功能就下降了,导致男士感冒,女士阴道感染。

第二节 气

本节讲的"气"主要是指人体之气,与我们前面哲学部分"精气学说"中的气,在研究对象和范围上有不同。"精气学说"研究范围之广包含天地,如邪气(各种致病因素的统称)、自然界的六气、归纳药性的药物之气等。

而人体之气一般指我们人体的正气。气是存在于人体内的至精至微的生命物质,是生命活动的物质基础。气从何而来呢?人体之气,一是来源于父母的先天之气;二是自饮食化生的水谷精气;三是自然界的清气,再通过肾、脾胃和肺等脏腑生理功能的综合作用而生成的。

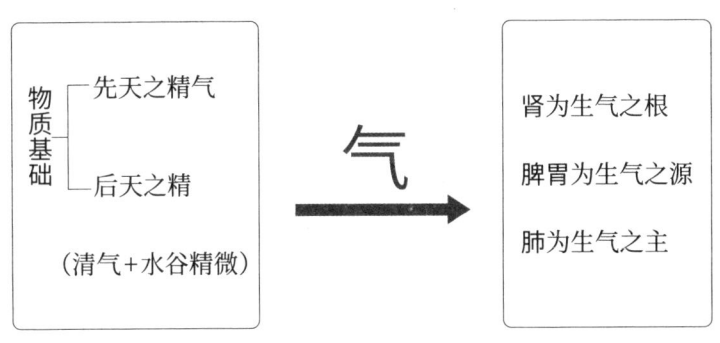

气的组成和来源

肾气之根。有些人在气虚时,会感觉吸不到气,怎么吸都吸不进,叫"肾不纳气"。我曾碰过很多这样的患者。我会在他的关元穴扎一针,在针柄上烧艾条,做温针,以补肾气。扎完针之后,患者就觉得气就够了,没有缺氧的感觉了。

脾为气之源。饮食水谷经过脾胃的消化吸收之后，产生了提供我们生理活动的气。《灵枢·五味》里面说："故，谷不入，半日则气衰，一日则气少。"不吃饭，半天你就觉得气不够用了，一天不吃饭的话，就会手脚发抖。

肺为气之主。呼吸要靠肺，如果吸不到足够的清气，也会觉得气不足。最明显就是在夏天暴雨前那种闷热，低气压状态下，吸不到足够多的氧气，就会有喘不上气的感觉。肺部若是患过疾病，会影响气的生成，人整体的气的状态就很差。

肺、脾、肾不管哪个出现问题，气的生成都会造成困难。熬夜消耗肾精，最常见的结果就是次日睡醒气短，吸不进气。

同房过度会消耗肾精，导致腰酸背痛，整个人的气不够；吃饭三餐不定时，或者经常处于饥饿状态的人，气也不够，你看纪录片里，饱受饥饿之苦的人，都有气无力；有肺病基础的人通常容易感到气喘、气短。以流感病毒肺炎为例，许多患者在康复后会出现气短、呼吸困难、疲乏难解等后遗症。这些症状往往与肺功能受损有关，导致肺部吸入的清气不足。

人体之气不停地运动，流行全身，内至五脏六腑，外达筋骨皮毛。气的运动，中医称之为气机。

气的运动有升、降、出、入四种基本形式。升是指气自下而上的运动，降是指气自上而下的运动，出是指气由内向外的运动，入是指气自外向内的运动。

气的运动可以推动和激发全身脏腑、经络、形体、官窍的各种生理活动。全身各脏腑、经络、形体、官窍也是气的运动场所，其生理功能就是气的运动的具体表现。

气升降出入的同时，脏腑也跟着气的升降出入发挥其生理功能：脾升胃降、肾升心降、肝升肺降。

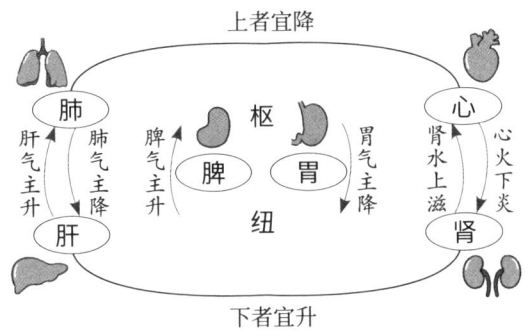

脏腑之气运动规律图

气的升降出入失调，我们称为气机失调，主要有气滞、气郁、气逆、气陷、气闭、气脱。气机受阻，局部阻滞不通称为气滞。气上升得太过，如肝气上升太过（头晕目胀），或者胃气要下降但降不了（胃胀呕吐），称为气逆。气上升不及，如脾气不升（头晕发空），或是大肠之气下降太过（脱肛），称为气陷。气外出太过不能内守，称为气脱，如突然间大汗淋漓人有虚脱感，就是气脱了，也有人称为气泄。当气无法顺畅外达，郁结并闭塞于体内时，这种情况被称为气闭。典型的表现为高热而不出汗，或者突然陷入昏迷状态，眼睛和嘴巴都紧闭。而气郁则是一种程度较轻的气闭与气滞相结合的状态，是一团气郁结不动。

表2-1 气机

气机的概念	气的运动				
气运动的基本形式与意义	升降出入	气机调畅	生命活动的根本		
脏腑之气的运动规律	心肺之气宜降	脾升胃降为枢纽	肝肾之气宜升		
气机失调	气滞	气逆	气陷	气闭	气脱

表2-2 气机失调的类型

气的运行受阻而不畅通	气机不畅
受阻较甚，局部阻滞不通	气滞
气的上升太过或下降不及	气逆
气的上升不及或下降太过	气陷
气的外出太过而不能内守	气脱
气不能外达而郁结闭塞于内	气闭

那还有一个概念要理解，叫气化。

气化是指气的运动所产生的各种变化，具体表现为精、气、血、津、液等生命物质的生成及其相互转化的过程。

气化与气机既有区别又密切相关。气化强调气的变化，基本形式是生命物质的新陈代谢。气机强调气的运动，基本形式是脏腑之气的升降出入。气机和气化是生命最基本的特征。

如果只把气化单纯理解为气的变化还不太够。实际上气到了人体的脏腑，可以实现脏腑的功能，这个过程叫气化。比如说，气到心，就是心发挥主血的功能；气到肺，就是肺主气司呼吸；气到肾，肾主水主生殖发育；气到经络，它实现了沟通联络的功能，这些都是气化。

这里具体再说一下经络气化。

经络气化能起到沟通联络的作用。

比如脾胃在中焦消化吸收产生的精微物质本来要传到肺，让肺实现自主呼吸的功能，或者宣发肃降的功能。如果此时经络之气不够，脾胃生成的气就无法通过经络传导到肺，从而导致肺气不足。肺气不够了就会失去卫外功能（肺主皮毛），容易自汗，不能挡风而感冒。如果这时候调理一下肺经，让经络恢复自身气化功能，比如说扎一下太渊穴，补充上肺经的气，恢复从脾到肺的气化功能，肺主皮毛的功能恢复，就不自汗了，也不感冒了。

因此，气化不仅涉及精、气、血、津、液之间的相互转换和变化，还包括脏腑和经络的功能的实现。

气化的形式有精化为气、气化为精、精血同源互化、津液与血同源互化。除此之外，呼出的浊气，排出的汗液、尿液生成，粪便的生成排泄等都属于气化。气化过程是脏腑生理活动相互协调的结果，必须是有序进行的。如果气化过程出现问题了，人就会生病。

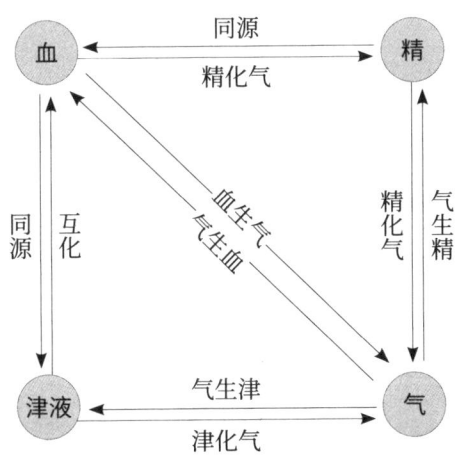

精、气、血、津、液之间的相互转换和变化

一、气有五大功能

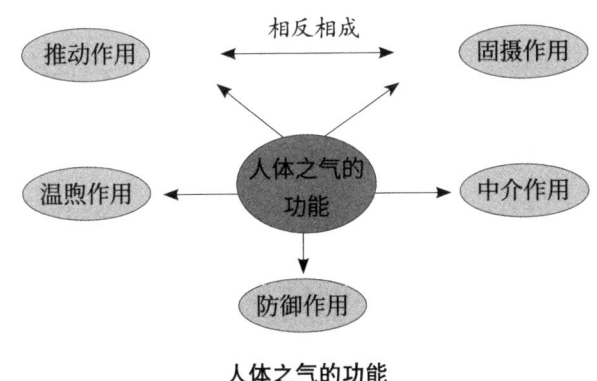

人体之气的功能

1. 推动作用

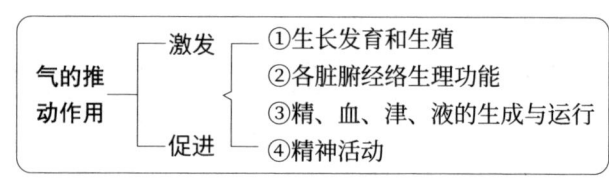

气的推动作用

人体的生长发育和生殖、各个脏腑的生理功能、精、血、津、液的生成与运行,还有精神活动都离不开气。

如果要实现推动作用,首先要有足够的气,才能去推动。

气足了之后,各个脏腑的生理功能得以实现。心脏的气足,血液循环才能推动;膈肌和腹肌力量不够,不能推动气参与呼吸,呼吸肌力量不够,推动不了气在气管里面运行,就不能够正常呼吸;胃肠道的气如果不够,肠胃蠕动不足,导致气虚便秘。

气足了,可以促进精、血、津、液的生成与运行。如当归补血汤中,黄芪和当归是6∶1的比例,就是通过大量的气去激发血液的生成。

气足可以激发和兴奋精神活动。气不足的孩子学习不在状态,老师讲什么听不进去,根本就没有办法去思考,稍微复杂一点的书看不进去,气足的孩子,专注力和耐力都更好。

2. 温煦作用

气能提供人体能量,维持基础体温,恒定体温,让人觉得温暖。如果气不足,身体就不暖,还会产生寒冷的感觉,甚至怕冷。

冷的时候新陈代谢会变慢。比如说精的生成不足,或者说血液运行不畅,时间久了就会生瘀血、痰湿等。气的温煦功能恢复之后,痰也化了,瘀血也能走,精的生成也够了。

冷的时候脏腑的功能下降,人体的工作效率也会下降。就像盖房子,东北地区到了冬天,就不能盖房子了,因为土都给冻住了,挖地基都挖不了。

3. 防御作用

气有抗御外邪的作用,气足就不容易感冒生病。

以前我上学的时候,校长是教化学的,他要下地干活,同时还要给我们上课。但他的气很足,上课声音洪亮,50岁冒雨下地干活都不生病,可见气对于我们来说是很重要的。

4. 固摄作用

气的固摄作用是指气对体内液态物质的固护、统摄和控制,不使其无故丢失的作用,具体表现为3个方面:①固摄血液;②固摄汗液、尿液、胃液、肠液等;③固摄精液。

气不能固摄血液,血液就会一直流。一些女士气不足,会经历月经持续多日、淋漓不尽的情况,用归脾汤之后就可以把血收回来。

气不摄津会导致自汗、多尿、小便失禁、流涎。如小儿流口水、小便清长,用补中益气汤之后,尿频、流口水都会好转。

气不固精会引发遗精、滑精、早泄,可以使用补气药如党参、黄芪等。

气虚而冲任不固会导致早产、滑胎。对于容易滑胎的患者,可用大剂量黄芪炖鸡汤,以预防胎滑的发生。

气的固摄作用和推动作用,其实是相辅相成的两个方面。这些液态类的生命物质要运动,但必须是要在一定的范围内运行才是正常的,不能"离经叛道"。

5. 中介作用

气是弥漫于全身的,是感应传递信息的载体。外在的信息能够传递于脏腑内脏,内脏的信息反映于体表,还有内脏之间的各种信息相互传递,都是以人体之气作为信息载体来感应和传导的。最常见的就是用针灸于体表的穴位,通过补泻手法,因气在经络和脏腑间的传导,调节脏腑的运行，或补不足，或泻有余。

另外，气还有一个营养的作用，如水谷精气和营气，有濡养的作用。

二、气的分类

人体之气，因其生成来源、分布部位及功能特点不同而有各自不同的名称，其分类有：

第一层次：人气（人身之气）；

第二层次：元气、宗气、营气、卫气；

第三层次：脏腑之气、经络之气。

（一）元气

元气是以先天精气为基础，赖后天精气充养，而根源于肾的气，是人体最根本、最重要的气，是生命活动的原动力。

元气由肾中先天之精化生，根于命门，通过三焦流行于全身。

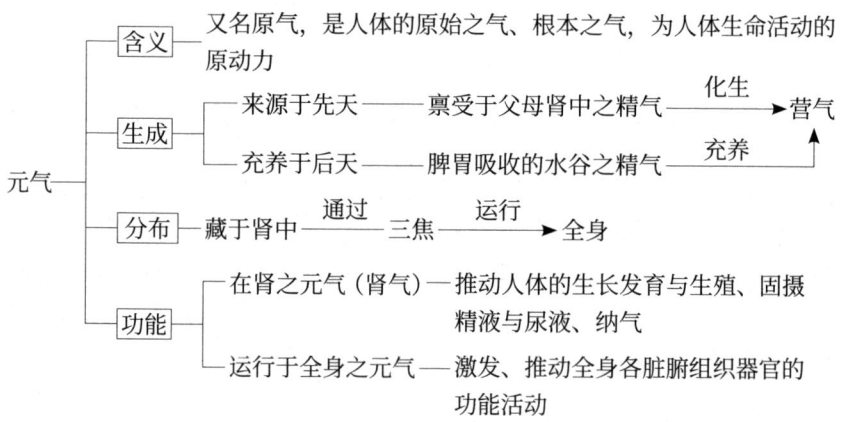

元气的含义、生成、分布和功能归纳图

功能：①推动和激发人体的生长发育和生殖功能；②推动和调节各脏腑、经络、形体、官窍的生理活动。

元气激发推动全身各脏腑组织器官的功能活动,它相当于一个总开关,元气一旦不足,心、肝、脾、肺、肾所有的功能都会下降,所以一定要保全元气。

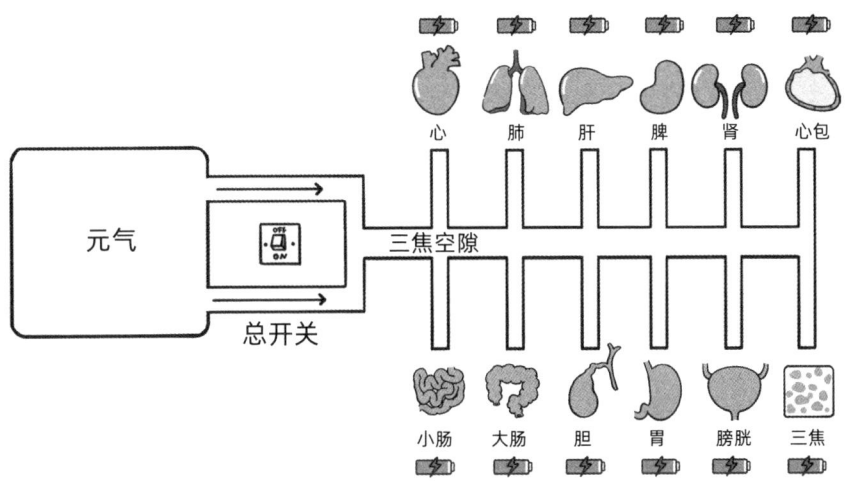

(二)宗气

宗气是积于胸中之气,由脾胃运化的水谷精微之气与肺吸入的自然界清气相结合而成。

宗气走息道,司呼吸;贯心脉,行气血;下丹田,入气街。

功能:①上走息道,推动肺的呼吸;②贯心脉,推动血液运行;③资先天元气。

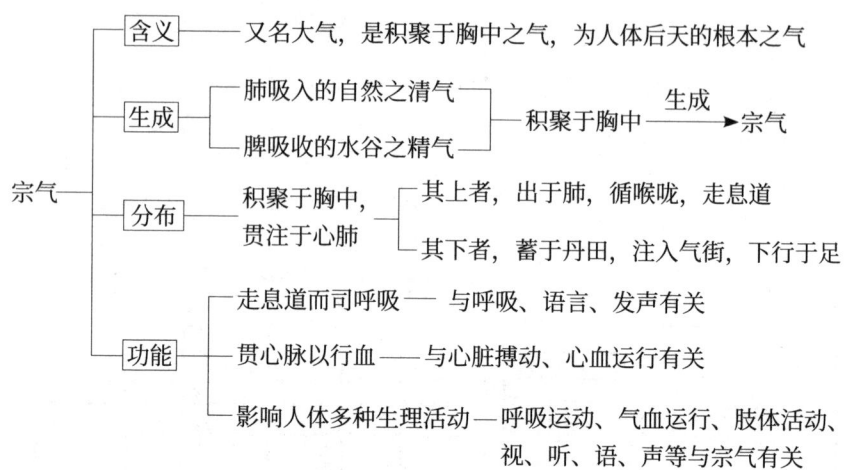

宗气的含义、生成、分布和功能归纳图

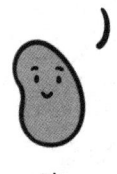

观察宗气的分布,我们可以看到它"其上者,出于肺,循喉咙,走息道"。当宗气不足时,人们会感到呼吸困难,喘不上气来。而"其下者,蓄于丹田,注入气街,下行于足",因此宗气不足会影响到人们的行动能力,导致行走困难,容易感到疲劳。即使是站一会儿,也可能会觉得累,逛街时难以持久。"宗气留于海,其下者,注于气街,其上者,走于息道。"(《灵枢·刺节真邪》)

宗气不足的人,常会出现呼吸不畅。

虚里是中医经络学说所称的胃之大络。位于左乳下心尖搏动处,是宗气汇聚之处,为十二经脉气所宗。

"喘不上气"的人心尖处跳得很厉害,隔着衣服甚至都可能看得到在跳。他们常会觉得胸口像被石头压住一样,干啥都没有力气,干啥都喘气。此宗气外泄要用升陷汤,里面的黄芪的量是非常大的,就把气给补起来。这种情况多见于三十岁至五十岁之间的中年妇女,家里小孩还没有长大,老人又易生病,要用非常多的精力去照顾孩子的学习、成长,同时还要兼顾很多家务活,处理各种家族关系等,这些都非常耗气,就容易出现这种喘不上气的情况。这时可用升陷汤,这里面黄芪的量是非常足的,目的就是把气给补起来。

(三)营气

营气是由饮食水谷所化生的精气。

生成:水谷精微中的精华部分,"荣①者,水谷之精气也。"②

营气行于脉中,循脉运行全身,内入脏腑,外达肢节,终而复始,周而不休。

功能:①化生血液;②营养全身。

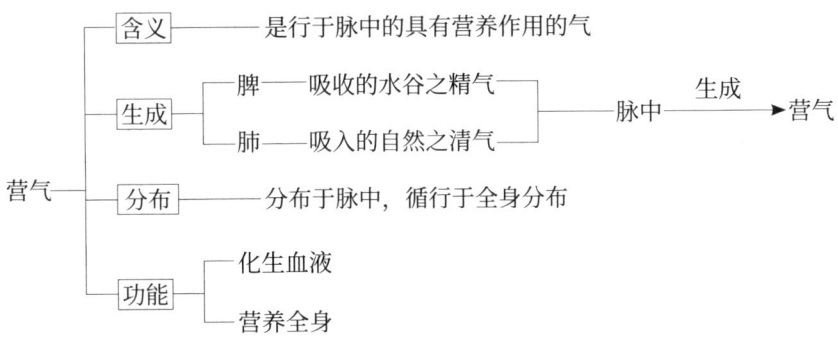

营气的含义、生成、分布和功能归纳图

(四)卫气

卫气是由饮食水谷所化生的悍气。

---

① 荣即营。
② 出自《素问·痹论》。

生成：水谷精微中的剽悍部分，"卫者，水谷之悍气也。"[1]

卫气：行于脉外，布散全身。

功能：①防御外邪；②温养全身；③调节腠理；④关乎睡眠。

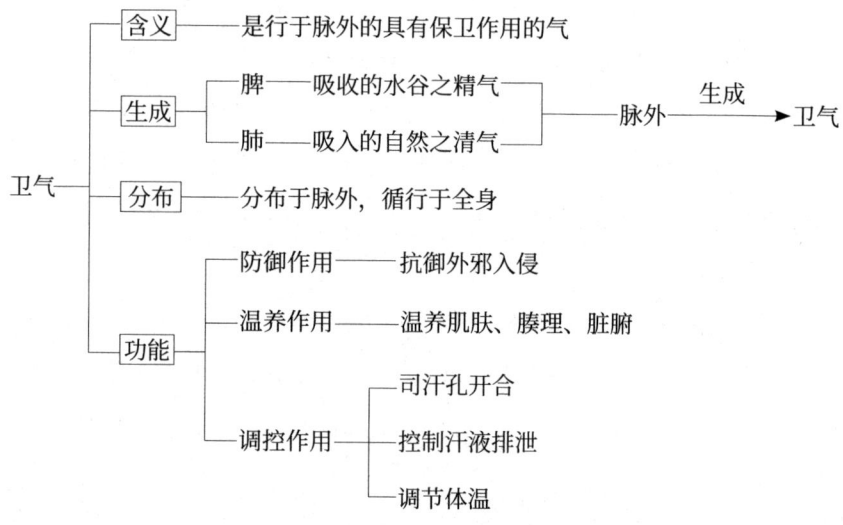

卫气的生成、分布与功能归纳图

营气、卫气皆从中焦出来，起源部位也在中焦。宗气主要部位是在上焦。元气根植在肾。所以宗气在上、营卫在中、元气在下，它们之间又相互影响。

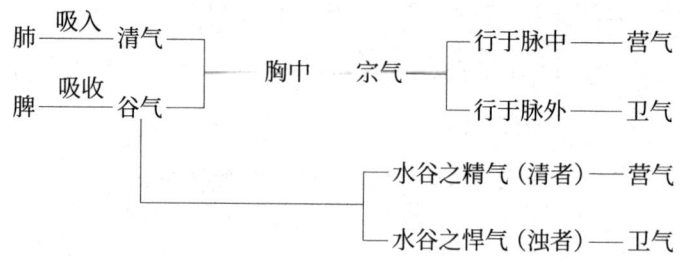

宗气、营气、卫气的生成与分布关系简图

---

[1] 出自《素问·痹论》。

表 2-3 营气和卫气的比较表

	相同点	不同点			
		性质	分布	功能	阴阳属性
营气	生成来源相同，是脾吸收的水谷之气与肺吸入的自然之气相结合而化生	水谷之精气（清者）	行于脉中	化生血液 营养全身	属阴
卫气		水谷之悍气（浊者）	行于脉外	防御外邪入侵温养脏腑、肌表调节汗孔开合控制汗液排泄	属阳

营气是能够化成血液的，所以血虚的人可以通过健脾而得到好转。卫气也在脾诞生的，所以容易感冒的或气不足的人，通过健脾也可以好转。同时因为卫气、营气能周流全身、营养全身，当脾好转时，身上营卫不足的地方都能得到改善。此外，营气卫气到了一定的地方之后，会发生气化转变。进入血管化为血液，进入脏腑变成了脏腑之气，进入经络变成了经络之气。

元气是能够通过三焦分布到全身的。营卫之气通过经络跟血脉的循环，它也能够到达全身。宗气通过走息道而司呼吸，还有贯心脉以行血，通过呼吸循环、血液循环影响到全身。

（五）脏腑之气

脏腑之气是人体全身之气的重要组成部分，当全身之气分布到各个脏腑时，它就成为该脏腑特有的气，这种气主要起到推动和激发脏腑生理活动的作用。

（六）经络之气

经络之气同样是全身之气不可或缺的组成部分。当全身之气分布到某一经络时，它就转化为该经络特有的气功能。这种气功能的主要作用是推动和激发经络的生理活动。

气生成之后,进行升降出入的运动,它走到哪里,就被称为哪个地方的气。比如走到肝就叫肝气,走到肾就叫肾气,走到胃之经脉上就是胃经之气。

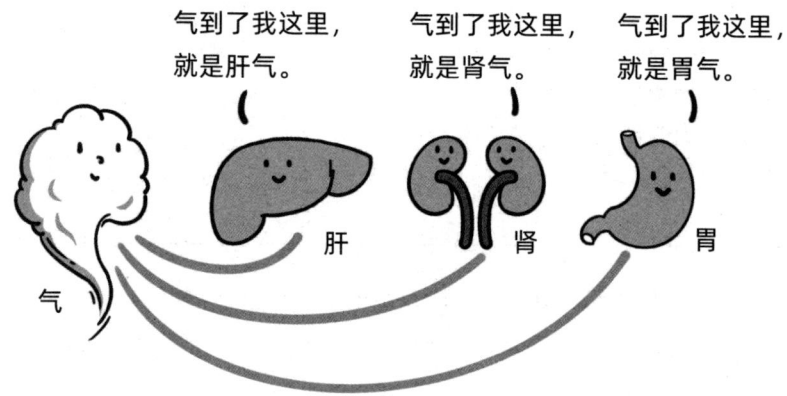

为什么调理脾胃很重要呢?因为脾胃中焦决定着水谷精微之气的吸收,这是后天之气的来源,既参与了宗气的生成,也参与了元气的生成和供养。

无论哪一脏腑、经络之气亏虚,都可以通过补营卫而间接补到各脏腑经络之气。

第三节 血

血，就是血液。血行于脉中，循环流注于全身，是具有营养和滋润作用的红色液态物质。这个概念的重点之处在于，血要"行于脉中"，血必须在脉中正常运行，才能发挥其生理作用。

理解血液概念有两个关键点：一是血液必须是正常运行的，不能停止，如果因为某些原因导致血液在脉中运行迟缓涩滞，就会形成瘀血；二是血液必须在血脉之中运行，不能行于脉外，如因为外伤，溢出了脉外的血，则称为离经之血。离经之血或者是运行涩滞迟缓的血液，都是瘀血，瘀血不能及时消散或排出，就丧失了血液的生理功能，还可能引发新的病理变化，进而成为一种新的致病因素，持续影响机体健康。

一个人平时怎么会产生瘀血呢？手术是一个常见的导致瘀血产生的原因。比如进行过剖宫产的女士。手术后，由于离经之血的存在，很容易在下焦部位产生瘀血，这类患者通常会因为腹痛或经血淋漓而前来就诊。其实身上任何部位在手术后都容易形成中医病机中的瘀血。

再举一个例子，经常坐飞机的人易患"经济舱综合征"，这种疾病在医学上则被称为"深度静脉栓塞"。其原因在于，乘客在飞机上长时间保持相对固定的姿势，缺乏运动，导致腿部静脉血流速度减慢。此外，飞机内的环境湿度较低、气压也较低，这使得乘客体内的水分容易散失，进而使血液变得黏稠，一部分人就容易形成血栓。如果形成的血栓流到肺部，就会阻塞肺部血管，导致呼吸困难，严重的可造成死亡。

一、血的生成

中医认为,水谷精微和肾精是血液化生的物质基础,在脾、胃、心、肺、肝、肾等脏腑的共同作用下,化生为血。

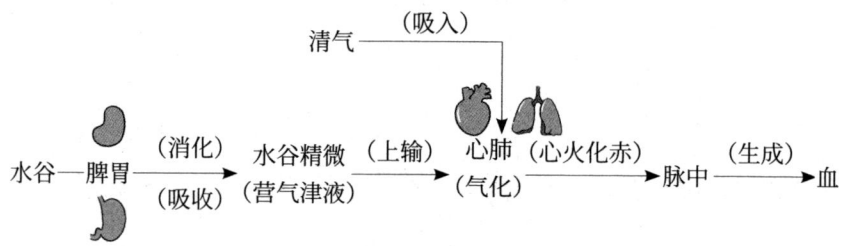

水谷之精化血过程示意图

脾胃是气血化生之源,脾胃吸收营养(食物精微),食物精微化生的气和津液是血液的主要成分。由此我们知道,产生血液的一个很重要的地方就是脾胃。

即使是先天性的贫血,如地中海贫血,虽然目前医学尚无法完全治愈,但我们可以通过调理脾胃,强化其化生功能,就能够改善患者的贫血症状。

血液的生成,还有肝、肾的参与。精血同源,肝藏血,肾藏精,精生髓,髓又能够化血。

"奉心化赤而为血"——从现代医学角度看,心脏不参与造血,但是从中医气化的角度来看,"奉心化赤而为血",认为心脏参与了血液的生成。

肺对于血液生成也有重要作用。《灵枢·营卫生会》中说:"此所受气者,泌糟粕,蒸津液,化其精微,上注于肺脉,乃化而为血。"

由此可见,血液的生成,是以水谷之精、肾精、髓为基础,由脾、胃、肝、肾、心、肺共同参与完成的。

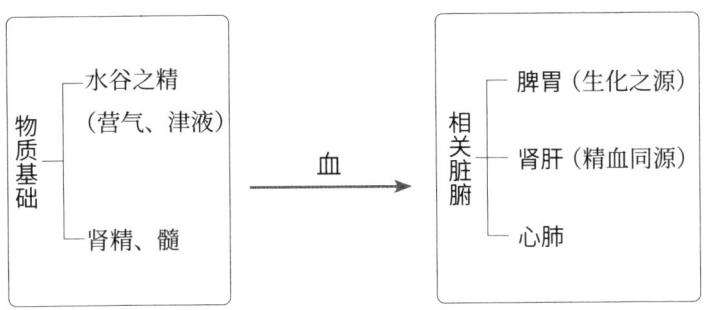

血的生成物质基础和参与的脏腑示意图

二、血液的运行

血液的运行是必须在脉中，循环不移，流布全身的。血液的正常运行，要受很多种因素影响，同时也是多个脏腑共同作用的结果。

表 2-4　影响血液运行的因素示意表

影响血液运行的因素		
气的推动、温煦、固摄	血之寒温清浊	脉道通畅（血府）

什么因素会影响血液的运行呢？影响因素有三。

（一）血液的运行有赖于气的推动、温煦和固摄作用

血，非气不运。血液无法自行流动，需要依赖气的推动，如宗气和心脏的心气。这些气能够推动血液在身体内循环流动，从而维持身体的正常生理功能。如果气推动不足，就会导致血液流通不畅。

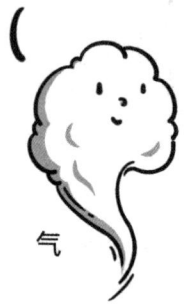
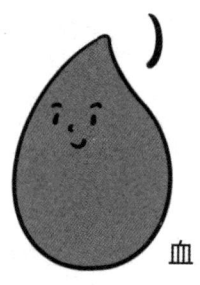

我推你,你才能行走,不然你自己根本动不了。

是的,只有你推我,我才有力气,不然我只能停下了。

气

血

"血得温则行,得寒则凝"——这点很重要。比如在遇冷的情况下,血液循环就不好,特别是本身气血不足的人,一遇到天冷,血管一收缩,血液运行就变得很迟缓。以极端情况来举例则有典型的病种——雷诺氏综合征(一种由寒冷或情绪激动引起发以手指或足趾苍白、发紫、潮红为特征的综合征)。

一些女性在月经期间,可能因为喝了一杯冰奶茶,原本顺畅且鲜红的经血会突然变得暗红,并出现血块,甚至伴有小腹痛。这就是宫寒导致的血液凝结现象。

虽然我们需要血的温煦作用,不能让它冷,但是太热了也不行,热了之后血就会妄行。而血液妄行就会造成出血。就像行驶的汽车,油门给多了,容易开到马路外面去。常见到的血热妄行表现之一,就是小孩子吃得过多煎的牛排时,容易引发流鼻血。另外,如果小孩本身内在就有很多热气,然后夏天正午出去晒太阳,晒得厉害了也容易出鼻血。

为了确保血液的正常运行,需要气的固摄作用来防止其飘出。这就像风筝需要线的牵引,否则它会随风乱飞。如果气虚,血液的固摄作用就会减弱,导致血液外溢,常见的症状如气虚型崩漏,月经淋漓不尽,持续不断地出血。在这种情况下,使用归脾汤可以帮助补气,从而缓解这一症状,使血液得到正常的固摄。

（二）血液的运行，还与血液的清浊状态有关

血液虽然是在脉中行，但是血里面还掺杂着津液，津液如果害化成痰湿，就变成痰浊，从而影响血液运行，就像老旧水管里面产生了很多铁锈，水流量就会变小。

（三）血液运行的管道——血脉，必须保持完整无损

血脉是血液流动的通道，它必须保持完好无损、通畅无阻的状态。如果血脉受到挤压或外伤导致破裂，血液循环就会受到影响。

除了上述因素影响血液运行外，还有相关的脏腑对血液运行也有影响。

举例来说，心主血脉的功能实际上是由气的推动作用所实现的；肺朝百脉、辅心行血的过程也体现了气的推动作用；肝主疏泄、主藏血的功能可以调节脉道中血液运行的血量。脾主统血的功能实际上是气的固摄作用的具体体现。脾通过气的固摄作用，统摄血液在脉道中正常运行，防止血液溢出脉外。

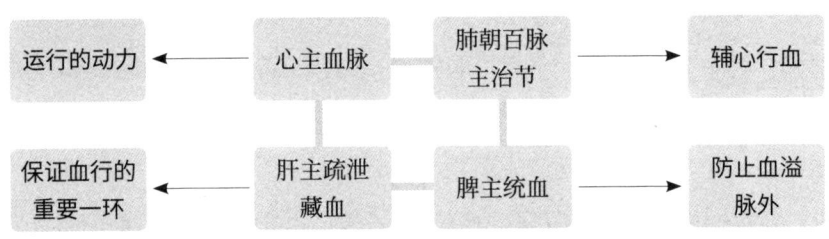

相关脏腑对血液影响示意图

这几个脏腑的功能不能失常，一旦失常就肯定会影响人体血液循环，造成瘀血的产生，或者是造成出血的产生。

三、血液有什么功能

血液具有濡养和化神两大功能。

濡养作用指血液具有营养和滋润全身的生理功能。血不足时脸色就不好看，皮肤萎黄，脱发，肢体感觉麻木，运动也没力气。所以血不能亏，一定要充盈。

化神作用指血是机体精神活动的主要物质基础。如果血亏，我们精神活动的物质基础就不够了，精神就不够了，就有可能会出现精神方面的问题。常见的例子是产后抑郁，生孩子对于女性来说是一个极其耗费气血的过程。在长达十个月的怀孕期间，胎儿会吸收母体大量的气血。当血亏后，精神活动的物质基础变得不够充足，这种状态下，人们可能会对任何事情都没有兴趣，情绪上既不喜也不悲，甚至可能对生活失去热情。

那么，日常生活中还有哪些行为习惯容易耗损血液并影响人的精神状态呢？

叶天士曾经常提到"任劳办事"。这是指过度烦劳地处理事务，这种情况下，心阳会过度消耗，进而暗中损耗心阴，心阴常由肾阴滋养，故又间接损耗肾阴，导致下元亏虚。这种状态很容易耗损我们的心血。此外，晚上熬夜也是一个常见的耗血行为。夜晚是阳气收敛、阴气滋生的时候，如果此时不睡觉而熬夜，就会导致心阳过用，进一步耗损阴血。

还有一种是"操持劳思，心营受病"的情况。这通常发生在那些为家庭付出巨大努力的人身上。以女性为例，为了经营好家庭，她们可能会进行各种深思熟虑的"头脑风暴"式的"隐形家务"，如规划家庭开支、安排家庭成员的日程等，这些都会造成精神内耗。此外，女性照顾孩子、陪伴玩耍、辅导作业、做饭洗衣也会消耗大量的心血。

"冲年久坐诵读，五志之阳多升"这句话描述的是小朋友长时间坐着读书，缺乏活动的情景。"五志之阳多升"指年幼的孩子立下了远大的志向，他们怀揣着对未来的期望和抱负，这样的心理状态会激发他们的相火。这种状态也会消耗他们的肾阴和心阴。

当血被消耗过度的时候，就容易出现精神情志方面的问题，比如说神疲、失眠、健忘、多梦、惊悸烦躁，甚至精神恍惚、谵妄昏迷。

所以平时不要过度地消耗我们的心血，但凡耗心血的事情，最后都会影响我们的精神状态。

第四节　津液

津液是津和液的合称，指人体一切正常水液的总称，包括脏腑、形体、官窍的内在液体及其正常的分泌物，是构成人体、维持人体生命活动的基本物质之一。

津液在人体中主要发挥两大功能。首先是濡养功能，它能够滋养全身，包括皮毛、肌肉、孔窍、关节、脏腑、骨髓、脊髓和脑髓等各个部位。其次是充养血脉的功能，津液能够渗入血脉，转化为血液。

津液分布于全身，如果津液出现问题了，全身任何一个器官、脏腑组织都有可能出现问题。

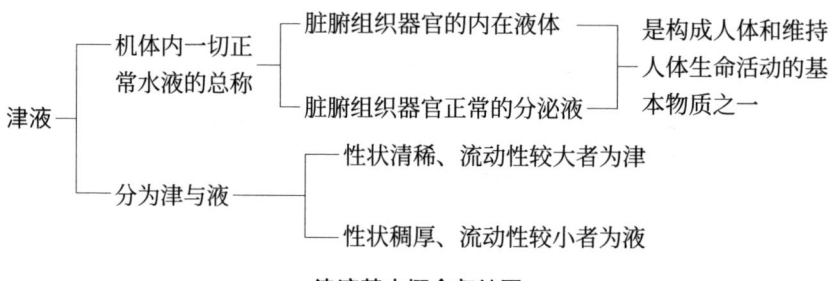

津液基本概念归纳图

津和液虽然有一定的区别，但是两者同来源于饮食、水谷，依赖脾胃的运化而生成。

表 2-5　津和液的区别表

	性状	分布	功能	病变
津	清稀 流动性大	皮肤、肌肉 孔窍、血脉	滋润	轻
液	浓稠 流动性小	骨节、脏腑 脑、髓	濡养	重

表 2-6　津和液的联系表

来源	转化	病变
脾胃 水谷 精微	相互渗透补充	伤津为脱液之渐，脱液必兼伤津

实际上，我们学习津液时，并不需要过于纠结它具体的形态或详细的功能。有一个核心观念需要铭记于心——那就是人的生存离不开津液。这一认知足以作为我们学习的起点。

津液是如何生成的？它又是如何被运输和分布的？最终又是如何被排泄的呢？

津液的代谢环节至关重要，它涉及三个核心步骤，我们必须清晰地理解这些步骤，以便更深入地掌握津液的奥秘。

首先，津液的生成涉及胃的受纳腐熟功能、脾的运化功能、小肠的主液作用以及大肠的主津作用。这些器官共同协作，将摄入的食物和水分转化为津液。

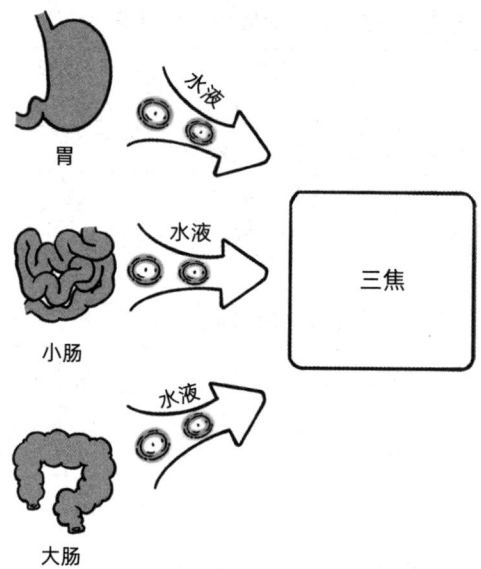

生成的津液通过脾气的散精作用,以及肺的通调水道功能,还有肾主水、心主血、肝主疏泄的综合作用,在三焦内分布到全身。

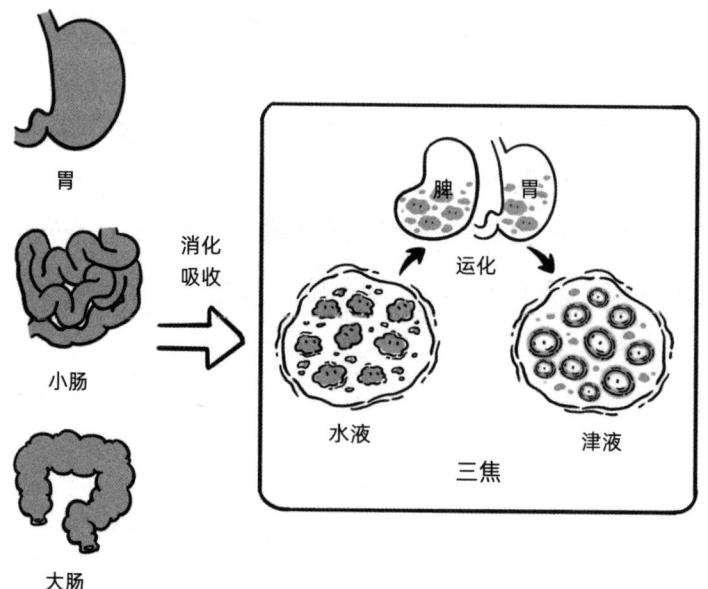

第二章 精、气、血、津、液、神

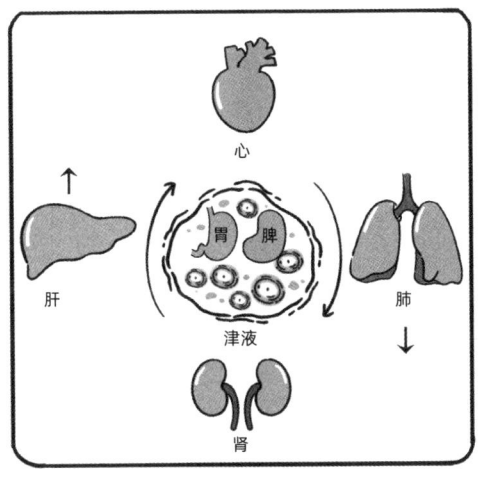

三焦

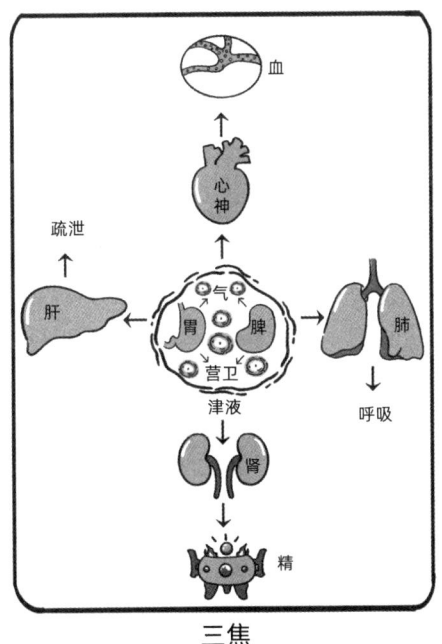

三焦

当津液被身体利用过后，会通过多种方式排出体外。通过肾和膀胱的作用，津液变成尿液排出体外；通过肺的作用，津液变成汗液和呼气排出体外；通过大肠的作用，津液转化为粪便排出体外。

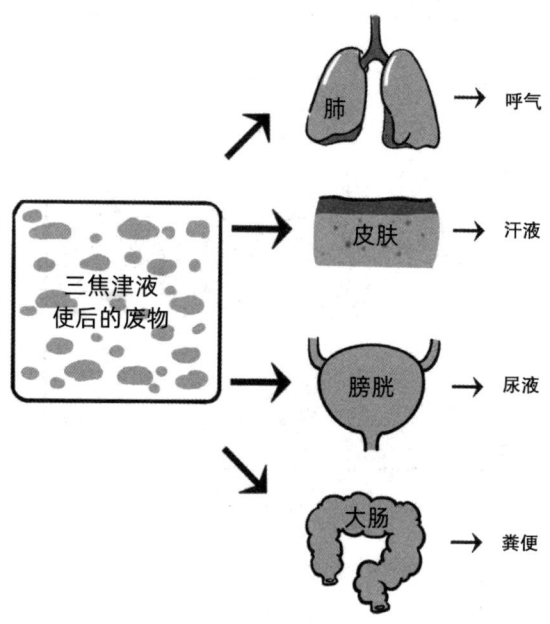

表 2-7 津液生成、输布和排泄的过程示意表

生成	输布	排泄
胃受纳腐熟	脾气散精	肾、膀胱→尿液
脾主运化	肺通调水道	肺→汗液、呼气
小肠主液	肾主水	脾、大小肠→粪便
大肠主津	心主血	
	肝主疏泄	
	三焦决渎为水道	

在津液生成、输布和排泄的整个过程中，五脏六腑都参与了。尽管胆没有单独列出，但胆与肝有着紧密的联系——胆依附于肝，当肝主疏泄时，胆也会协同进行津液的疏泄。

任何一个脏腑的功能失调，都有可能导致津液代谢的失常。一旦津液代谢出现问题，就可能转化为痰或湿等病理产物。这些病理产物不仅会对身体造成损害，还可能成为新的致病原因，引发更多的健康问题。

第五节 神

神有广义和狭义之分。广义的神，指人体生命活动的主宰及其外在的总体表现的统称。狭义的神则专指意识、思维、情感等精神层面的活动。重要的是，神并非独立存在，而是依附于形体之上。形体的存在是神存在的前提，形体的消亡意味着神的消散。

表 2-8 广义和狭义之神的区别表

人体之神	广义	人体生命活动的主宰及其外在总体表现的统称，包括形色、眼神、言谈、表情、应答、举止、精神、情志、声息、脉象等
	狭义	指意识、思维、情志等精神活动

得形聚，神才能生。这意味着，我们必须先有一个形体，才能有一个神。形体与神是同时发育的，它们在生命的诞生过程中紧密相连。当生命诞生的瞬间，两精相搏，生成了有形之体，同时神也在这个形体中诞生。

当肉身在发育，慢慢成长、成熟之时，里面的人体之神也在慢慢发育、完善人格。

同样地，有的人精神也可能会有所缺失。从某种角度来看，所谓的"反社会人格"可能就是在精子和卵子结合的过程中，神出现了残缺。

当神存在残缺时，用我们通俗的话来说，就是这个人给人一种失魂落魄的感觉。

其实这种现象现实中很多，比如老年痴呆，就像丢了魂魄一样，失去了一部分的记忆,认知能力也开始下降。如果这些人去做头颅的检查,往往会发现脑部有萎缩。形开始有残缺、萎缩,那么脑为元神之府,它相对应的神,也出现了残缺,所以会出现痴呆的症状。从这个角度也可以看出形神是合一的。

那神是怎么生成的呢?这个神是哪来的呢,如何生成?

首先,先天之神是神活动的原动力,它源自先天精气,这种精气来自父母的遗传。当父亲的精子和母亲的卵子结合时,神便随之诞生。接下来,作为人体基础构成的生命物质——精、气、血、津、液,在人体内不断流动,为神提供养分,使其得以生长壮大。

随着胚胎的发育,五脏六腑逐渐形成,它们所产生的精、气、血、津、液共同滋养神、藏神。

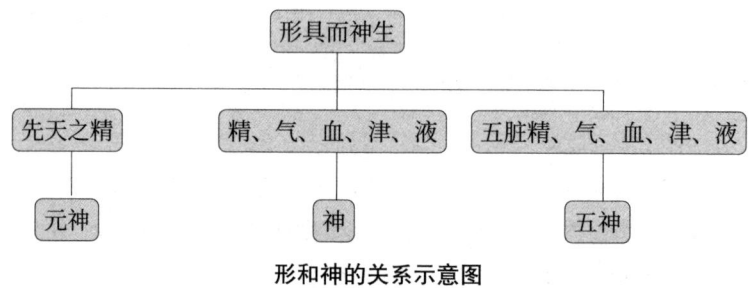

形和神的关系示意图

神于我们而言,究竟有什么功能呢?

神在人体中起着主宰的作用,它调控着各种生命活动,如呼吸、血液循环、消化、津液的输布与排泄,以及生长发育和生殖功能等。这些生理活动只有在神的统帅和调节下才能正常进行。

神主宰精神活动,人的意识、思维、情志等精神活动,是由神统率的。心藏神,心统帅神,进而由神统率魂、魄、意、志。

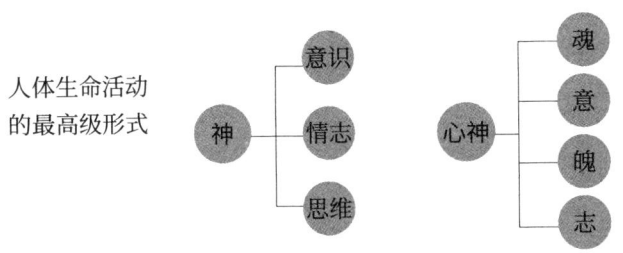

神主宰精神活动示意图

神调节精、气、血、津、液的生成运行，具有统领调节的作用。五脏精气也产生神，神要通过对五脏精气的主宰来调节生理功能。五脏也藏五神，所以有些人就是通过调神，能够调理脏腑的气化。

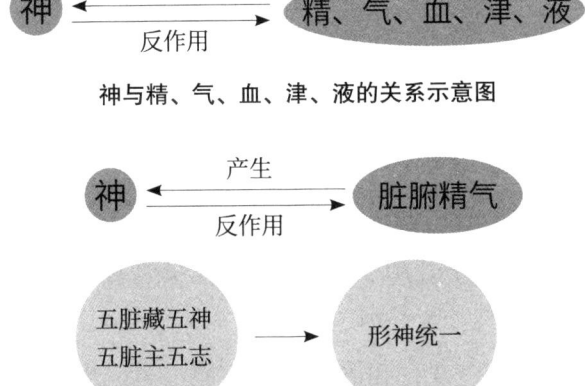

神调节脏腑功能示意图

表2-9 人体之神的功能示意表

人体之神的功能			
主宰生命活动	主宰精神活动	调节精、气、血、津、液	调节脏腑功能

人体之神分类吗？首先，是五神；其次，是情志；最后，是思维。

表 2-10 人体之神的分类表

人体之神		
五神	情志	思维

五神就是神、魂、魄、意、志。

神：依存先天之精生成而表现于外的生命活动。

魄：与生俱来的本能的感知觉和运动能力。

魂：随心神活动所做出的思维意识活动。

意：意念，获得印象，形成记忆。

志：志趣、志向等的神志活动。

我在《做自己的中医》一书中已经描述过五神。

前面我们讲主宰生命活动的时候，讲到过形与神聚则生，形与神离则死。

五神中的"志"，代表了一个人的志向和志趣，是人的一个神的思维活动。

以一个生活中的例子来说，当一个人的"形体"条件相对较差，比如年轻、社会阅历少、社会能量有限时，如果他立下了一个远大的志向，希望成就超越当前能力范围的事情，那么这个时候，形体与神之间就可能出现不和谐。这种不和谐就像阴阳不相吸引，有分离的趋势。在轻度的情况下，可能会导致入睡困难，或者头面部位出现上火的症状。

这实际上是形与神不能合一的表现。

神、魂、魄、意、志，是对感觉、意识、思维等精神活动的概括。

在人体中，神藏于心，魂藏于肝，魄藏于肺，意藏于脾，志藏于肾。

人体之神还包含了七种正常的情志活动，即喜、怒、忧、思、悲、恐、惊，这被称为七情。同时，五志则是心在志为喜，肝在志为怒，肺在志为忧，脾在志为思，肾在志为恐。

这是五脏与情志之间的特定联系。

人的情绪受到神的统率，当情志出现问题时，可能会对人体造成伤害。

思维活动同样是神的重要组成部分。

在思维过程中，意、志、思、虑、智五个环节相互关联，共同构成了思维的完整过程。《灵枢·本神》中明确提到："所以任物者谓之心，心有所忆谓之意，意之所存谓之志，因志而存变谓之思，因思而远慕谓之虑，因虑而处物谓之智。"

意是通过心的回想活动，对事物表象形成认识的过程。

志是将这种回想保存下来，通过记忆来累积对事物表象的认识，进而形志向。

思则是在志的基础上进行的深入思索，它涉及对事物的反复分析、比较和推理，从而更深入地理解事物的本质和规律。

虑则是在反复思索的基础上，进一步由近及远地谋划未来的思维过程。

最后，智是一种能够理智处理事物、支配行为方式并使其得以正确实施的能力。它基于前面的思维过程，通过综合分析和判断，做出明智的决策，并付诸实践。

我们将人身上的神大致分为三个部分，即五脏之神——神、魂、魄、意、志，以及情志和思维。这些元素基本上涵盖了心理学的很大部分内容。然而，要深入理解心与神的关系，我们必须避免将人的精神与肉体割裂开来，而应该从统一的角度去认识它们。在面对疾病时，去治疗，要兼顾形与神。

在治疗疾病的过程中，医生的话语对患者具有不可忽视的重要性。在我看来，医生的话语大致可以分为两类。

1. 祝，即祝福。祝就是正能量的话。

当医生说出具有安慰作用的话语时，这些话语就像是一剂良药，一剂安神定志的药，一剂疏肝解郁的药，一剂醒脑开窍的药。通过这种语言交流，医生的祝福能够帮助患者稳定五神，舒畅情志，畅通思维，避免钻牛角尖。

这种做法在古代的医学体系中被称为"祝由"。医生会向患者解释疾病的成因，通过祝福的话语，即传递良性信息，让患者了解疾病的来龙去脉，以及预防和康复的方法。当患者明白了疾病的真相后，心中的恐惧感会减轻，进而减少不必要的心理压力（一种慢性的有害的应激反应），这对疾病的康复是非常有益的。

因此，医生除了开具药物治疗外，与患者沟通时的语言技巧也至关重要。

作为医生，我们必须认识到，仅仅注重物理上的"形"方面的治疗（如药物、针灸、推拿、艾灸等），而忽略了语言表达方式，是不行的。医生的话语能否让患者感到舒适和宽慰，对于治疗效果有着显著的影响。

神是生命活动的主宰，能够调节情志、精神，并统管精、气、血、津、液化生运行和脏腑功能活动。通过语言的疏导和安抚，把神安抚好了，使五脏活动恢复正常。在这样的前提下，再结合药物治疗，往往能够达到事半功倍的效果。

综上所述，医生在治疗疾病时，必须兼顾患者的形与神。

2. 咒，即咒语，通常指的是带有负能量的话语。

当医生使用带有强烈负面情绪的语言时，这种行为实际上就像是对患者施加了"咒语"。例如，直接且生硬地告诉患者他们的预后很差，尽管这可能是事实，但由此引发的恐惧，可能会让患者产生一系列不利的应激反应，这对疾病的康复是不利的。那么，我们是否可以尝试使用更为温和、委婉的方式来传达这些信息呢？

在医学中，尽管"神"这一章节的内容篇幅可能并不长，但我们要从内心深处要把它重视起来，要不然现在不会有一门学问叫心理学，而且这么发达。

良言一句三冬暖。它们就像是在绝望之中突然听到的一句鼓励，能够给人带来希望和力量。而恶语伤人六月寒，它们有可能像网络暴力一样，给人带来深深的伤害，甚至可能导致人选择自我了断。

小结

在之前学习的五行学说中，我们了解到任何一行都可以对其他四行产生影响，同时任何一行也会受到其他四行的影响。虽然这是哲学上的概念，可能显得有些空泛，但当我们引入精、气、血、津、液学说，这一概念就变得更为具体和实在了。

精、气、血、津、液，这些都是物质，是存在于我们身体中的客观实体。它们是全身五脏六腑、形体、官窍、经络运作所必需的物质基础，是我们身体构成的基石。

更进一步说，这些实实在在的物质，是决定五行间相互作用、脏腑间关联的根本。这意味着，五行理论在人体中并非空谈，而是有物质基础的。由于结构决定功能，因此负责生成精、气、血、津、液的脏腑，能通过影响这些物质作用于全身；反过来，全身任何脏腑若受影响出现问题，进而影响精、气、血、津、液的生成或代谢，也会牵连到最初的"肇事脏腑"。

举例来说，脾胃是生成气和津液的主要场所，因此它们的健康状况会直接影响全身。肺参与宗气的生成，肝参与血的储存，心参与血的运行，肾参与精的生成。这些都表明，五脏中的每一脏都参与了精、气、血、津、液的生成过程。

此外，其他的器官也参与了这些物质的输布、排泄等过程。也就是说，从生成到排泄，每一个环节都有相应的脏腑参与精、气、血、津、液的新陈代谢。而精、气、血、津、液是全身各部位都需要的，因此，人体是一个紧密相连的整体。任何一个脏器的问题，都可能影响到这些基础生命物质之间的新陈代谢，从而对整个身体产生影响。因此，五脏六腑之间既影响整体，也受整体所影响。

通过对精、气、血、津、液的学习，我们更加深刻地认识到，人体是一个紧密相连、不可分割的整体。随着后续对脏腑经络的学习，我们将进一步体会到中医学关于人体功能的论述及其理论体系。这些理论并非空中楼阁或臆想，更不是封建迷信，而是基于客观存在推导出来的，可用于指导临床实践的重要思想。

精、气、血、津、液作为营养全身、维持人体生命活动的基本物质，神则对全身功能起调控作用，二者共同保障生命活动正常运行，其重要性不言而喻。每一位对精、气、血、津、液、神的理解深度不一样的医家，都会运用这些要点，又有所侧重地治疗全身疾病。

例如，有些医家擅长补肾精，被尊称为"地黄医生"，他们通过调节肾精来治疗各种疾病。同样，也有医家更侧重于气的作用，他们擅长运用补气、理气的方法来治疗全身疾病。

血液在人体中扮演着营养全身的角色，它的循环必须不断且顺畅，一旦血液代谢出现障碍，就会产生瘀血等问题。有些医家深刻认识到血液的重要性，他们擅长运用活血化瘀的方法来治疗全身疾病。

也有医家深刻认识到津液在人体中的重要性。他们认为津液需要在全身不断循环，一旦这种循环停止，津液就可能转化为痰湿，对人体造成不良影响。因此，这些医家擅长运用化痰的方法来治疗全身疾病，帮助恢复津液的正常循环。

而"神"作为调控和协调人体及精、气、血、津、液的重要因素，其重要性不言而喻。尽管神并非属于物质范畴，但有些医家们深知神是能够调控全身机能的，神对我们人体是很重要的，由此就产生了一些专门注重给患者调神的医家，比如说古代的祝由。

正如王冰在《素问·移精变气论》中对"祝由"所作的注文所述："祝说病由，不劳针石而已。"

这里的"祝说病由"中的祝是祝福的意思，以祝福的语言和心理暗示来安抚患者，使其心情放松。患者由于不了解疾病而产生恐惧心态，而这种恐惧心态会影响全身，他的神就是不稳定的。通过祝说病由，给患者讲述这个疾病的缘由，怎么来的，怎么去的，患者的心情放松了，神安宁了，精、气、血、津、液就流通顺畅了，这个病就会慢慢地恢复了。

一个患者如果活在恐惧当中，他的病是好不了的。通过调神的方法，祝由的方法，让这个患者精神放松，病就能够得到缓解。

中医为什么会出现这么多流派？其中一个原因是医家对精、气、血、津、液、神的理解和应用存在差异。他们根据自己的实践和经验，形成了各自独特的观点和治疗方法，从而衍生出多个流派。

第三章

藏象学说

在藏象学说中,"藏"应读作"zàng",这是因为该学说与五脏紧密相关,并且"藏"还蕴含着储藏的含义。因此,在藏象学说中的"藏"字具有双重意义:一方面,它指代深藏于人体内部;另一方面,它也象征着这些内脏器官是储藏精气的场所。简而言之,我们可以将藏象学说理解为人体内部内脏器官及其气化过程的综合体现。

"象",就是形象、现象,是可以看见的,指外在的现象。这里的象主要是指内脏的象,因为内脏藏于体内,不容易观察,所以我们通过它延伸到体表的现象,来认识藏于内在的脏腑器官。

所以藏象就是指藏于人体内的内脏器官的形态结构和生理病理表现。

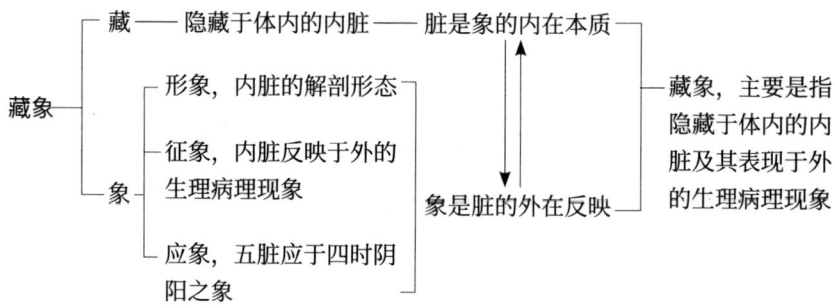

藏象含义简图

那藏象学说是怎么形成的呢?

第一点毫无疑问,是古代解剖学的认识,这奠定了形态学的基础。如果没有看到一些实在的东西,不可能凭空去想象出一个内脏。

古人是怎么具体通过解剖学知识去认识内脏的呢？有可能是通过屠宰动物，或者从战争中人的尸体上观察到这些解剖结构。一开始是被动的，后来可能会主动，比如说解剖尸体。

古人在长期的生活实践中，发现了大量的事实现象。比如观察到胃能够容纳食物，肺主呼吸，膀胱储尿，这些都是可以在生活中观察到的。

古人在医疗实践的积累上，再加上精气、阴阳、五行学说的思想渗透，把藏象学说变得更具逻辑性。

中医学把人体的内脏分为脏和腑两大类，所以传统上内脏统称为脏腑。按照《黄帝内经》的分类方法，人体的脏腑分为三类，即五脏、六腑、奇恒之腑。

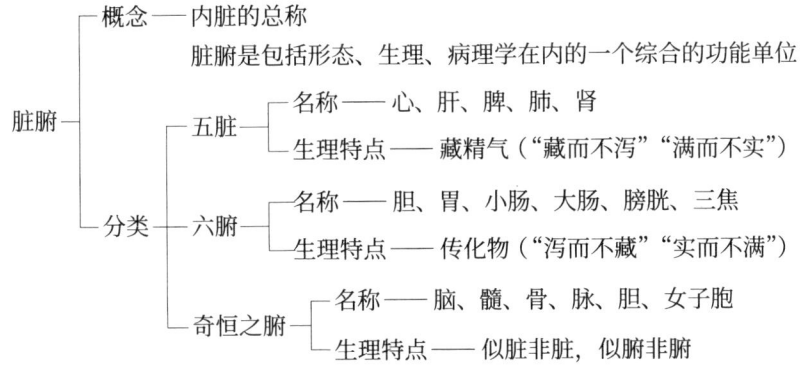

脏腑的概念及内容分类归纳图

藏象学说主要探讨的是脏腑的功能与特点。在中医理论中，脏腑包括五脏和六腑，以及奇恒之腑。值得注意的是，五脏之中还包括心包，因此实际上五脏与六腑相加，形成了六脏六腑的配对关系。这点大家要留意一下，不要说五脏六腑就只记五个脏六个腑。

五脏与六腑都有各自的特点，五脏主要是藏精气，将精华的物质，藏在脏里面，所以五脏藏精气是满而不实，只能藏着精气不能有邪气。

当有邪气入侵五脏时，人体会尽量将外邪给挤出五脏，挤到哪里呢？挤到与它们相表里的另一腑上。因为腑是传化物，"泻而不藏"，是用来泄的，所以邪气要从六腑走。这是由它们的生理功能所决定的，这样的生理功能，决定了这个病理怎么变化。

藏象学说里关于脏腑的观念中，五脏系统占据着至关重要的地位。这一模式，我们必须深入理解和熟练掌握。五脏系统巧妙地将人体内众多组织结构统一归纳进五个系统之中，并在这些系统之间建立起各种各样的关系。

藏象学说的核心理念是以五脏为中心的整体观。五脏被视为人体生命活动的核心，六腑、形体、官窍、四肢百骸，以及精神意志等都被分属于五脏，从而形成了以五脏为中心的五大系统，即五脏系统。

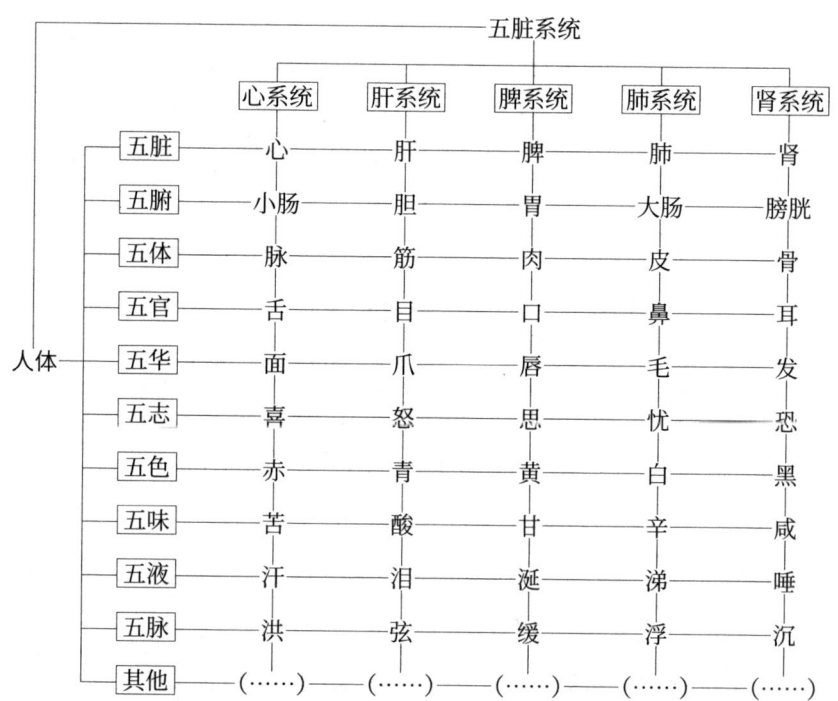

五脏系统结构模式示意图

以五脏为中心的五大系统，我们必须深刻了解其结构、分布部位，以便在治病时准确定位。一旦确定了问题所在的系统，便能给出相应的治疗方案，大大提高治疗的准确性。但也不能仅仅从解剖学的角度去理解，认为心就是单纯的心脏，肝就是单纯的肝脏。脏腑涵盖了解剖学、生理学、病理学等多个方面，远远超出了形态器官的范围。

我们在学的时候，会觉得心、肝、脾、肺、肾跟西医学的器官名完全相同，因此很容易将它们进行直接对照。但这种对照是错误的，并且会带来很严重的后果，就是人们习惯片面地以西医学的概念为准，简单地对中医学进行评头论足。

在实际的临床场景中，我们经常会遇到患者以西医的解剖学概念来向中医医生提问，比如，"医生，我乙肝怎么治""医生，我冠心病怎么治""医生，我胃炎怎么治"，诸如此类，就是很典型的以西医解剖学概念片面地来问中医的情况。可他所认识的脏腑，其角度跟我们中医是不一样的。

中医的历史比西医长得多，五脏的名称在中国使用了至少2000年，而西医传入中国的历史才短短几百年。

西医学从西方传来，在西方的语言体系里，它有自己的词汇，有专门的发音，原本就与中医不同。最初翻译的时候，翻译者借用了中医学的名词，目的是便于中国人理解，但这也造成了现在很多人对中医西医认识上的一些混乱。西医学的心、肝、脾、肺、肾只是解剖器官而已，可是中医学的五脏早已突破了解剖的束缚，演变成了关于人体功能系统的特殊单位。

中医学的五脏概念并非排斥解剖结构，反而，五脏学说的起源正是基于解剖。然而，解剖仅仅是定位的一种方式，它并不能完全涵盖五脏的内涵。

除了物理结构上的问题，中医还关注气化功能。比如心主血脉，当血管发生堵塞时，这也归属于中医学中心脏所主，因此我们会采用活血化瘀的方法来治疗心脏的问题。此外，心主神明，当人精神异常时，养心血可改善精神状态；在脏腑之中，还要从精、气、血、阴、阳等多方面考虑，如当血不足时，我们需要加强心脏的功能，使其参与血的生成，从而达到补血养血的目的。

学习中医藏象学说时，我们必须牢固树立脏腑观念。这一观念首先是基于解剖结构的定位，该在哪就在哪，一定没有错。然而，中医的脏腑观念并不仅限于解剖结构，它还衍生出了各脏腑自身的气化功能、生理和病理变化。因此，脏腑在中医中是一个综合性的功能单位，我们在认识脏腑时，必须超越单纯的解剖结构，深入理解其功能和作用。

除了从解剖的角度去认识脏腑，我们还需要将其与经络、形体、官窍、精、气、血、津、液、阴、阳等联系起来，形成一个整体观。

最后，我们还需要关注内脏功能活动的物质基础，主要是气血、阴阳。中医学认为，内脏的结构决定其功能，它有什么样的形态结构，它就有什么样的功能。但是我们还要重视每个脏腑之中的气血阴阳，主要是因为气血阴阳是内脏功能活动的主要物质基础。

气和阳是有温煦、推动和固摄作用。其中气主要发挥推动和固摄的作用，而阳则主要负责温煦功能。另一方面，血和阴同样各有其重要性，血主要起到营养作用，而阴则负责滋润功能。

当我们讨论五脏的阴阳时，需要明确其与阴阳学说中的阴阳概念有所不同。在阴阳学说中，阴阳是一个抽象的概念，但五脏阴阳则是一个具体的概念，是一种物质，代表着维持五脏功能活动的物质基础。

在五脏的生理活动中，具有滋润和营养作用的物质被称为"五脏之阴"，例如心阴和肝阴。而具有温煦和推动作用的物质则被称为"五脏之阳"，例如脾阳和肾阳。

在诊断疾病时，医生必须清楚地了解每个脏腑自身的气血阴阳状态，它是气少了，还是血少了，还是阴少了，还是阳少了，这一点一定要牢牢地记在心里。

第一节　五脏

一、心

当我们学习脏腑时，首先要从解剖学的角度去理解，确保我们能够清晰地掌握每个脏腑的物理位置。这样，一旦某个位置出现问题，我们就能迅速判断出是哪个脏腑出现了异常。例如，当左胸口出现疼痛时，我们可以迅速判断可能是心脏出现了问题。

人的心脏位于胸中，两肺之间，且在膈膜之上，外部则由心包络保护。

人的心脏大小与本人的拳头相近，外形像一个倒置的、前后略扁的圆锥体，与桃子的形状相似。心尖部分钝圆，朝向左前下方，并与胸前壁相邻。心尖的体表投影位于左胸前壁的第五肋间隙，锁骨中线内侧1～2厘米处，因此，我们可以在这个位置观察到或触摸到心尖的搏动。

我们一定要搞清楚，当胸口出现疼痛时，是不是心脏的问题？从生理结构定位来看，这一点是有提醒意义的，所以我们要了解心脏的解剖位置——这里所说的确实是实实在在的心脏。在此基础上，我们再通过中医的观察方法对其进行延伸，丰富它的内涵。

（一）生理功能

从中医的视角来看，心脏最为核心的生理功能有两点。

1. 心主血脉

心气推动血液在脉管中运行，遍布全身，形成循环，从而为身体各部分提供营养和滋润。

心主血脉功能细分为两部分：一是心主血，二是心主脉。从结构上看，心、血和脉三者共同构成了一个相对独立的心血脉系统。血液在脉管中流动，而脉管与心脏紧密相连，心脏在其中发挥着主导作用，形成一个闭环系统。血液在心、血、脉三者的协同作用下，由心气推动，使心血充盈并运行，进而营养全身。

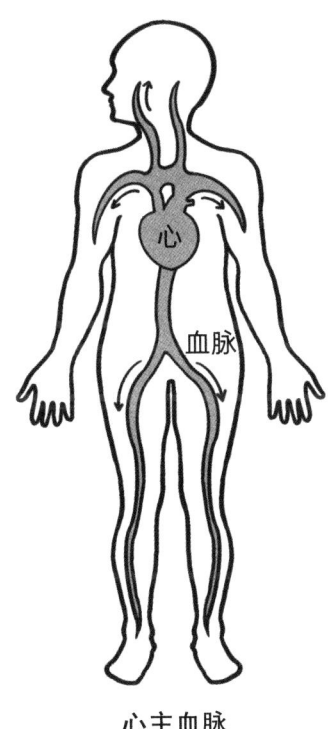

心主血脉

当心主血脉的功能正常时，它能够确保心脏具有正常的搏动力量、节律和频率。

心主血还有另一层含义，即它对血液的生成也起着一定的作用。前文提到的"奉心化赤"就是指心脏参与血液的生成过程。因此，当心脏出现问题时，不仅会影响其泵血功能，还可能影响血液的生成，导致血液不足。如果心主血脉的功能出现失常，我们体内的血液循环速度就会变得迟缓，不仅会导致周边系统（如四肢末梢）供血不足，还可能影响其他脏腑的供血和供氧。

心主脉，其"脉"主要是指血管。当血管发生病变时，我们可以从心的角度去考虑治疗方法。之前，我曾将心脏的"脉"与周边血管割裂开来理解，后来的观念转变是受到一个处方——四妙勇安汤的启发。

四妙勇安汤原本主要用于治疗脉管炎，具有清热解毒、活血止痛的功效，特别适用于治疗脱骨疽。四川郑惠伯老中医常用此方治疗冠心病心痛。这就将心与血脉联系起来了。

通过倒推这个处方，并结合临床观察，我更加深入地理解了"心主血脉"的深层含义——心主本脏，也掌握血脉。这个理念告诉我们，不论是治心脏的方子，还是治脉管的方子，它们的治疗范围都不仅仅局限于本部。实际上，治疗心脏的方剂同样适用于脉管的治疗，反之亦然，治疗脉管的方剂也可以用来治疗心脏的病变。这种相互关联和交织的关系为我们提供了一个更全面、更立体的理解方式。

因为心主血脉，所以除了治疗脉管炎的四妙勇安汤可以通过治疗脉管回过头来治心脏，同样地，治疗心脏的药也可以治疗周边的脉，治疗四肢末梢的手脚冰凉，比如我们用归脾汤养心血，就能改善手脚冰凉的状况。

2.心藏神，主神明

首先，我们要探讨一下"神"这个概念。在中医理论中，"神"有广义和狭义之分。

广义的"神"指的是心神调控各脏腑功能的能力。在人体中，脏腑、经络、形体、官窍等各有其独特的生理功能，但它们必须在心神的主宰和调节下协同工作，共同完成整体生命活动。

而狭义的"神"则主要指意识、思维、情志等心理活动。心具备接收外界刺激并作出相应反应的能力,包括进行意识、思维、情志等活动的功能。

我们的思维能力都是心所主导的。但从现代医学的角度来看,人的思维能力通常被认为是由大脑所主导的,而非心脏。这与中医的理论存在一定的差异。

当一个人的思维出现异常时,有可能是心的功能失调导致。同样地,如果一个人的血脉运行不正常,我们也可以将其归因于心的问题。在中医的辨证施治过程中,我们通过观察和分析患者的症状,可以准确地判断问题所在,一旦确定问题在心,我们就可以采用相应的方法来调节心的功能,从而改善血脉的流通或调整神志状态。

心主血脉与心藏神之间的关系密切相连,因为血是维持神志活动的物质基础。只有当血液充盈并流动顺畅时,人的思维才会活跃、清晰和富有逻辑,整个人活得就很通明。通明什么意思呢?就是说你跟讲道理讲得通,而不会表现出固执或蛮不讲理的态度。如果真的出现一个蛮不讲理的人,一定要考虑到他的心是不是有痰湿、瘀血产生了,淤堵导致这个人不通透。

另外,当一个人的思维出现卡顿现象,即在思考过程中突然停滞不前,无法继续明晰地思考下去,这种情况也可以从心的角度考虑治疗。

曾有一些报道提到有人做心脏移植手术后,受者的性格发生了转变,可能与移植前心脏主人的性格有相似之处。虽然目前尚未看到相关的科学研究报道来证实这一点,但这些案例报道仍然引起了人们的关注和思考。当然,对于这些报道的真实性和科学性,我们需要持谨慎态度。

还有一些影视作品也涉及了心脏移植后主人公性格转变的主题,如美国的《陌生的心灵》和《21克》,以及香港的《夺命心跳》。这些电影虽然引人入胜,但只能作为趣谈,不能作为科学依据。

有些观点认为，心脏除了其主导的血液循环功能外，还具备内分泌功能。它能分泌一些激素，如心钠素、脑钠素等。这些类激素可能蕴含了捐献者个体的某些信息，因此有可能导致被捐献者在性格、生活习惯、饮食习惯以及梦境等方面发生改变。

此外，心脏移植是一项重大的手术，对患者而言几乎是从生死边缘走过一遭。经历过这种生死考验的人，在性情上或多或少都会发生一些变化。移植后，随着心功能的恢复，机体的各个机能也会有所改善。在这种情况下，患者可能会觉得身体状况好转，性格也随之发生一些转变。这种变化在某种程度上是正常的生理和心理反应。这些都是作为趣谈的一部分。

（二）系统联系

当我们讨论心时，讨论的不仅仅是心脏的生理结构位置，还是包括了与其相关联的功能，以及与心之外的结构相互作用的整个系统。这意味着在这个复杂的系统中，无论哪个部位或功能发生变化，我们都可以将其归因为心的问题，并据此制定相应的处方用药或选择相应的穴位归经来进行诊断和治疗。

心在志为喜。喜是心对外界刺激做出的一种良性情绪反应。《素问·举痛论》中提到："喜则气和志达，荣卫通利。"

曾有一位患者脸上长痘、憔悴、油腻，感觉燥热、易流鼻血，抑郁不开心，又急躁易怒，脉象弦旺。结合中医理论中的心"其华在面"——其实这些症状都显示出她的心脏功能不佳，可能存在心血不足或心气不畅的问题。虽然她的脉象是弦的，但人却是萎靡的。后来，这位患者交了一个男朋友，两个人很合得来，她每天都感到开心和愉悦，这逐渐影响了她的身体状况。随着时间的推移，她的脉象变得柔和，脸上的痘痘消失了，容光焕发，鼻血也不再流了。这个例子生动地说明，当一个人处于不开心的状态时，可能出现心系统的问题。

喜作为一种情志活动，属于心藏神的功能范畴。神与血液之间存在着密切的联系，只有当血液充盈时，才能产生相应的情绪活动。

在我的临床实践中，遇到过许多不开心的患者，尤其是产后的女性，她们的精神状态往往不佳。针对这种情况，我通常会为她们开一些补心血的药物，以归脾汤为基础方，并根据具体情况进行加味。例如，加入女贞子、鸡血藤或龟甲胶等能够养阴血的药物。患者在服用这些药物后，通常能够明显感受到自己情绪的改善，变得更为开朗。

在学习中医基础理论时，我们往往容易忽视系统之间的联系。然而，这种联系实际上对于指导临床实践具有重要意义。因此，我们需要认真对待每一个细节，逐步深入理解和领悟其中的奥秘。只有这样，我们才能更好地运用中医理论来指导实践，为患者提供更为精准和有效的治疗。

1.心在体合脉，其华在面

要理解"心在体合脉，其华在面"这一中医理论。心在体合脉，意味着心脏与脉络紧密相连。这一点在上文关于心主血脉的论述中已经详细阐述，不再赘述。

"其华在面"是指心脏功能的盛衰可以从面部的色泽和表现上反映出来。例如，当脸上出现褐色的淡斑时，通过补养心血、保持愉悦心情，面部的斑点可能会逐渐淡化。

同时，"其华在面"也是我们进行辨证定位的重要依据。如果一个人的脸色㿠白或苍白，可能提示心血不足；面部色泽晦暗则提示心脉瘀阻；脸色红赤提示心火亢盛。

2.心在窍为舌

舌头作为心之外候，被誉为"舌为心之苗"，有赖于心主血脉和藏神的生理功能。《灵枢·脉度》中明确指出："心气通于舌，心和则舌能知五味矣。"

心在窍为舌，从外观上看，人的舌头缩起来时与心脏相似。其主要功能是负责司味觉和表达语言。

当我们谈论味觉时，通常会说"脾胃者，仓廪之官，五味出焉"，但实际上心脏也有司味觉的功能，这两者是密不可分的。因此，当味觉出现问题时，可能是心脏的问题，也可能是脾脏的问题。心火会通过苦味来表达。临床上，在为感冒后味觉失常的患者治疗时，我会在心经上取一穴位（通里）扎一针，味觉可以加速恢复。

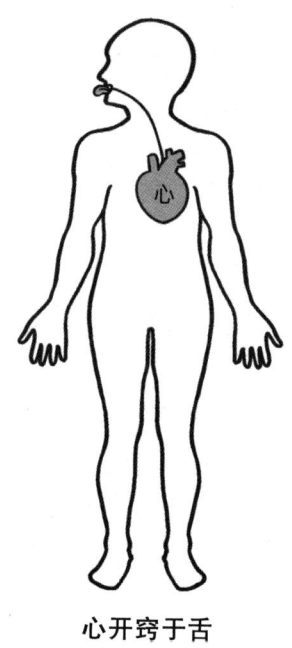

心开窍于舌

如果一个人说话时结结巴巴、颠三倒四、不利索，或者缺乏条理和逻辑时，这可能是因为心窍被痰阻、湿气蒙蔽或瘀血阻滞所导致的。

一个小女孩在感冒后出现了语言表达变得结结巴巴的情况，这可能是邪气入侵致一部分湿气蒙在了心包上。针对她这种情况，我采用了养心血和开心窍的治疗方法，给她开了一些养心血的药物，同时加入了如石菖蒲、郁金、灯芯草、淡竹叶、连翘等能够开心窍的药物。经过一段时间的治疗,大约两三个月之后,她的结巴症状逐渐缓解,最后完全消失。

3. 心在液为汗

心气与心血共同构成了汗液生成的源泉——汗血同源。心神在其中扮演了调节汗液生成与排泄的重要角色。

过度出汗会导致心的气阴不足,进而可能引发心悸和惊慌。因此,无论我们进行何种运动,都应慎重行事,避免大汗淋漓。在大汗淋漓之后,我们必须及时补充气阴。最简单的方法就是饮用糖盐水,即在水中加入一些糖和盐搅拌均匀。此外,也可以服用中成药——生脉饮口服液,它是补气阴的。

临床上,我在为盗汗的患者治疗时,常在心经上的阴郄穴上扎针或直接灸,常能取得较好的效果,这也提示着汗为心液,调心可调汗。

4. 心应夏

心为火脏,阳气最盛,同气相求,故心脏疾患与夏季相通应,特别是对于那些心阳虚衰的患者,他们的病情通常在夏季得到缓解。然而,对于阴虚阳盛体质的人来说,心脏病和神志病往往会在夏季加重。

附:心包

心包络,简称心包,是指裹护在心脏外面的包膜。心包为心脏的外围组织。为心脏提供了一层额外的保护。正如《医学正传》所描述:"心包络,实乃裹心之包膜也,包于心外,故曰心包络也。"

在经络学说中,手厥阴经属于心包络,与手少阳三焦经相为表里,三焦为六腑之一,与之相对应,故心包络亦称为"脏"。

中医学有一传统的观点,心脏被赋予了极高的地位,被誉为

"君主之官",意味着它不容受邪。若外邪侵入心脏,心包络会挺身而出,代替心脏承受这一攻击。这一观点在《灵枢·邪客》中有明确的阐述:"心者,五脏六腑之大主也,精神之所舍也,其脏坚固,邪弗能容也。容之则心伤,心伤则神去,神去则死矣。故诸邪之在于心者,皆在于心之包络。"

《内经》中的这一理论在温病学说中得到了进一步的发展。例如,当外感热病发展到一定程度,出现高热、神昏、谵语等神志异常的病理变化时,这被称为"热入心包"。

我们常听到说"心脏不受邪,是心包络代心受邪"。如外感病中的神昏谵语、心神失常等症状,大多数情况下,中医认为这是热邪侵入心包所导致的。实际上,我们在临床实践中会遇到心内膜炎、心肌炎等直接损害心脏的疾病,这些病情往往相当严重,随时可能威胁到患者的生命安全。

在治疗心包受邪时,常用的药物多以化痰透热为主。例如,化痰的温胆汤或透湿热的菖蒲郁金汤等。为什么这样呢?这是因为心包是由膜形成的膜腔,这个膜腔具有一定的空隙,这些空隙可以容纳痰湿、湿热等病邪。因此,即使是心肌炎、心内膜炎等疾病,如果其病机与痰湿、痰热或湿热有关,我们也可以从治疗心包的角度出发,采取相应的治疗策略。

二、肺

肺位于人体的胸腔内,左右各一,且覆盖在心脏之上。

要想理解肺,首先要从解剖结构的角度去探究,明确其位置对于临床实践至关重要,很多中医有时候会忽略掉物理定位这一点,而过于关注气化层面上的"肺"。

例如，当患者出现胸腔疼痛时，我们就要按定位考虑到是不是肺出现问题。我曾亲身经历过这样一个病例。

一位患者前来就诊，她的主要症状是胸闷、打嗝、嗳气、反酸，并且易怒，经常与丈夫发生争执。某次争执后，又食用了椰子鸡，随后出现干呕、恶心、入睡困难、烘热自汗、白带增多及脚跟疼痛等症状。

我认为她的症状是肝气侵犯胃部，导致胃部出现嗳气和反酸的反应，所以根据她的主诉，我当时的诊断是"嘈杂"。

患者身体柔弱，体格偏瘦，皮肤灰暗无光，舌苔淡嫩且薄，看不到火气，脉象沉细。

由于她情绪容易激动，我认为她的肝阴不足。因此，我只是从养肝阴的角度出发，给她养肝阴，柔和她的脾气，再加点调胃的药，不让肝去乘胃。

我一直认为，她的这一系列症状是肝乘了胃之后导致气血化生不足。在给予患者补气药物后，她的胸闷症状得到了缓解。同时，我结合针灸治疗，整体效果相当不错。通过健脾的方法，她的身体状况逐渐改善，体重也有所增加。

后来，由于疫情的影响，有一段时间没有前来复诊。当她再次出现在我面前时，她突然告诉我她患上了肺结核，并且出现了咳血的症状。这个消息让我瞬间感到震惊，我意识到自己在诊断上出现了失误。

在整个调理期间，患者一开始出现的胸闷症状，我完全没有从肺结核的角度去考虑。我只是一味地认为她是气虚导致的胸闷气短，但实际上她的肺部已经被结核分枝杆菌感染。直到后来看到她的检查报告，我才如梦初醒，改变了治疗策略，采用了百合固金汤、月华丸等中药来治疗她的肺结核。

这个案例让我深刻体会到定位的重要性。这就是我为什么一定要强调定位的原因。作为医生，我们不仅要熟悉每个脏腑的抽象概念，还要深入了解它们的具体解剖位置。我们不能仅仅满足于学习抽象的"肺"的概念，还要熟悉肺部的具体位置和功能。中医的藏象学说是基于解剖学发展而来的，我们不能忘记这个根本。

因此，我希望大家能够重视定位的学习和实践。只有深入了解每个脏腑的解剖位置和功能，我们才能更好地诊断和治疗疾病，为患者提供更有效的治疗方案。

（一）生理特性

1.肺为"华盖"

"华盖"一词，源于古代帝王车架上的顶盖，用以象征其高贵与尊贵。将肺比喻为"华盖"，是因为它是体腔内最高的脏器，覆盖着五脏六腑。肺的这种高位，使得进入肺部的气和水都能自然地从高处流向低处，就像喜马拉雅山脉作为水之上源，水从其高处倾泻而下。

2.肺为娇脏

肺是一个相对娇嫩的脏腑，容易受到外界邪气的侵袭。它受不了寒，也受不了热的。吹点风，它咳嗽；受点凉，咳嗽；太阳晒一晒，也咳嗽；你吸个桑拿房的水蒸气，也咳嗽，所以一定要好好保护肺。

戴口罩对保护肺有着显著的效果。口罩能够阻挡外部的寒风、病气等，为肺建立了一个防护屏障，减少了肺受到干扰和生病的几率。有些鼻炎患者在戴口罩后，症状也有所缓解。

3.肺气宣降

我们所说的宣降，实际上包含了两个相互关联又相对独立的概念：宣发和肃降。这两种运动形式在肺部运作中相互协调，共同维持着肺部平衡的状态。

（1）肺气宣发

肺气的宣发就是向上、向外升宣而布散，就是将体内的浊气呼出，肺热患者咳出浓黄痰,甚至在他们开口说话之前,我便就能闻到他们呼吸中带有腥臭味,这就是体内浊气被呼出的表现。

肺负责将水谷精微输送到头面诸窍及皮肤。一个人的皮肤水润光泽,说明其肺的宣发功能良好。

肺气还负责将卫气宣发于皮毛、肌腠,以温分肉①,充皮肤,肥腠理,司开阖,将津液化为汗液排出体外。如果宣发功能正常,汗液就能顺畅排出,一旦宣发功能失常,就可能出现气喘、胸闷、鼻塞、喷嚏、怕冷、无汗,以及皮肤干涩等症状。

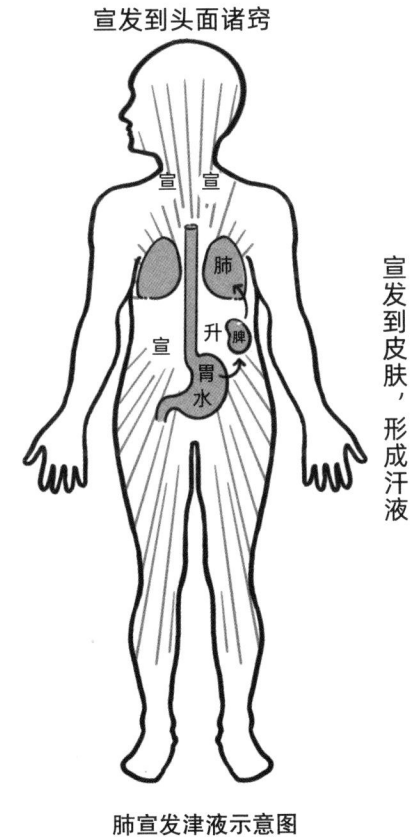

肺宣发津液示意图

---

① 分肉:肌肉。

（2）肺气肃降

肺气肃降，指的是肺气具有清肃和下降的特性。这种肃降功能首先体现在吸入自然界的清气上。从现代医学的角度看，这就是指肺部的携氧能力。有些人就是吸不进气，俗称"拔气"，他们感觉缺氧。

天气闷热时，气压通常会相对较低。当气压下降时，压入水中的氧气量就会减少。因此，小鱼儿就会浮到水面来呼吸。

对于人类来说，情况也是相似的。我们的氧气同样需要通过气压被压入血液中。当外部气压降低时，血液中的氧气含量也会不足。这种情况下，你可能会感觉不管怎样用力吸气都感到不够用。

特别是在夏天，对于那些容易感到气短的人来说，这通常意味着他们的肺气肃降能力略有下降。为了改善这种情况，我们应该补充肺气，增强肺的携氧能力。

之前讲过，肺脏能将脾脏传输的水谷精微布散到皮肤表面，使其以汗的形式排出。肺脏还有一个重要的作用，那就是它通过肃降功能，将水液向下、向内输送，下注于肾与膀胱，成为尿液生成之源。

运用宣肺法，通过选用具有调理与恢复肺部气化功能的药物，可同步恢复肺气宣发与肃降的生理特性。该疗法能有效解决因肺脏功能失调所致的汗出异常与排尿异常问题。临床实践证实，众多水肿患者经发汗治疗后，水肿症状均获得显著改善。

此外，肺脏还具有肃清肺和呼吸道异物，保持呼吸道清洁的功能。如咳嗽排痰。如果一个人的肃降功能出现异常，就可能出现呼吸急促和喘息（痰无法排出才喘）的症状。

（3）宣发与肃降的关系

宣发使肺气向上向外，肃降使肺气向下向内，两者相互作用，共同维持肺的生理平衡。

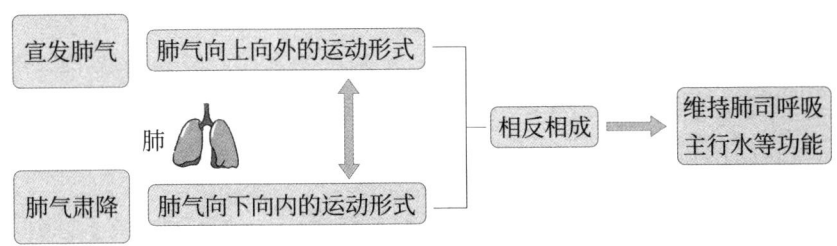

宣发和肃降的关系示意图

4. 肺喜润恶燥

肺脏具备一个独特的生理特性，那就是它喜欢湿润而厌恶干燥。干燥的环境容易耗损肺部的津液，导致鼻咽部位干燥不适，出现干咳少痰的症状。

特别是在秋季，中国北方的空气变得格外干燥，人们更容易感到喉咙瘙痒，甚至干燥到气管也发痒。为了缓解这种情况，许多人会选择使用秋梨膏来润肺。秋梨膏确实具有很好的润肺效果，但需要注意的是，它主要适用于因燥气伤肺引起的咳嗽。对于其他类型的痰咳或寒咳，不要轻易使用。

（二）生理功能

1. 肺主气司呼吸——肺具有主持和调节人体之气的作用

肺主气司呼吸。一是指肺脏在呼吸过程中的生理功能，即吸入自然界的清气，同时呼出体内的浊气的生理功能。二是指肺具有主导全身之气的作用。

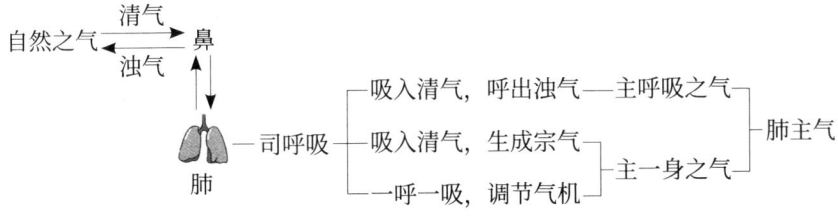

肺司呼吸与肺主气关系示意图

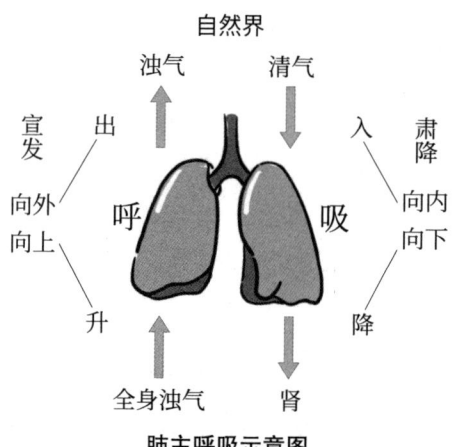
肺主呼吸示意图

人的生存离不开呼吸，我们的肺部必须时刻保持呼吸运动的进行，以维持生命的延续。

那么，如何理解肺主一身之气呢？肺参与了宗气的生成，调节全身的气机，我们在本书的前面了解到，宗气是由肺吸入的清气与脾胃运化的水谷精气相结合而生成的气。宗气在胸中积聚之处为气海，又名为膻中，它上走息道出喉咙，以司呼吸，并能贯心脉以行气血。当宗气的生成出现障碍时，人体的全身功能会相应减退，表现出身倦乏力、语声低微等症状，出现血行不畅和水液代谢障碍等问题。

此外，肺主一身之气，还体现在它对气的运动的调节上。肺通过宣发和肃降将气输布到全身各处，以满足各个脏腑的生理需求。这种调节作用确保了人体气机的平衡和顺畅，从而维持了身体的正常生理功能。

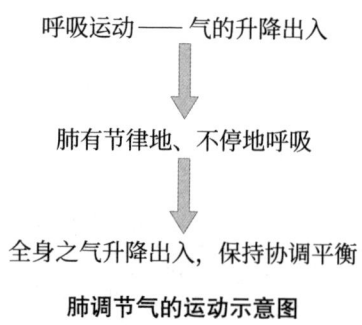
肺调节气的运动示意图

肺主气司呼吸是指，我们每一次呼吸，气都会在身体内升降出入。与此同时，当肺脏持续地进行呼吸运动时，经络内的气也会一寸一寸地向前流动。如果一个人的肺气出现壅塞，就可能导致咳喘、胸闷等症状，严重时还可能影响全身经络中气的正常运行。

2. 肺主通调水道

在肺气宣发的过程中，肺接收由脾转输至肺的津液，并通过宣发作用，将这些津液向上、向外布散，使得这些津液能够上达至头面部的各个孔窍，如鼻腔、口腔等，在宣发的过程中，部分津液会转化为汗液，并通过皮肤的毛孔排出体外。

而在肺气肃降的过程中，肺同样接收由脾脏转输至肺的津液，但这次是通过肃降作用，将这些津液向内、向下布散。具体来说，这些津液会下输至肾脏，成为尿液生成的重要来源。

宣发肃降过程中的出汗和排尿，直接决定人体水分的平衡。一旦出汗和排尿出现问题，就会导致少汗、少尿、水肿等，还会产生水饮痰湿等病理产物。

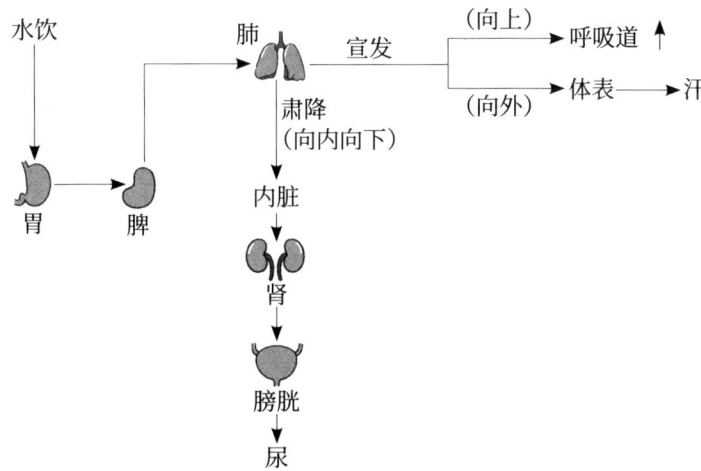

肺主通调水道作用示意图

3. 肺朝百脉

全身的血液都要通过经脉而会聚于肺，再经肺的呼吸进行气体交换，而后输布于全身，即肺气助心行血的生理功能。

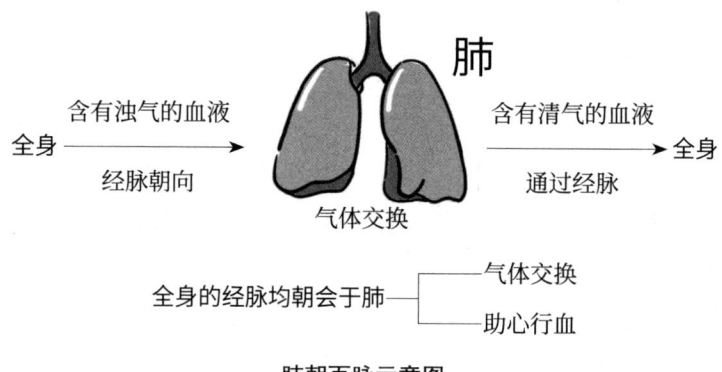

肺朝百脉示意图

4. 肺主治节

肺主治节，就是肺对气、血、津、液治理调节的作用。治理调节呼吸运动，治理调节全身的气机，治理调节血液运行，治理调节津液的布输排泄。

在日常生活中，我们可以观察到肺主治节的体现。例如，当一个人因为吵架或其他原因情绪崩溃时，他的呼吸、心跳、出汗等生理节律都会被打乱。这时，他可能会感到心跳加速、血压上升、肌肉紧绷，甚至胃肠道蠕动的节律也会受到影响。在情绪极度激动的情况下，甚至可能会出现晕厥的迹象，如咬牙切齿、紧握拳头、手指发白、血液循环加速、全身皮肤通红、喘气如牛等。

此时，可以让他深呼吸，帮助他平复情绪，逐渐使所有的生理节律恢复正常。这就是肺主治节在生活中的具体体现。

当然，我举的这个例子是突然且剧烈的生理节律被打乱的情况。那么，是否存在慢性的节律紊乱呢？答案是肯定的。例如，家长与孩子之间可能因为管教问题发生冲突，这种冲突或大或小，持续时间可能从几天到一两个月不等。这种长期的冲突会慢慢地、持续地打乱家长和孩子的生理节律。

对于这种情况，女生可能会出现内分泌的紊乱，如催乳素异常，从而导致乳房胀痛。此时，仅仅通过呼吸调节可能无法立即缓解乳房胀痛。那么，有没有更快的方法呢？

在《席弘赋》这本古代医书中，有一句口诀："气刺两乳求太渊。"这句话的意思是，当乳房胀痛到刺痛的程度时，可以通过针刺太渊穴来治疗。

太渊是肺经的原穴（原穴是补充脏腑原气的重要穴位），通过针刺太渊穴补原气的方法，加强肺的功能，当肺的功能得到全面增强时，它会迅速调节人体的生理节律，包括内分泌的节律。乳房胀痛很快就能得到缓解。

（三）肺的系统联系

所谓肺的系统联系，涵盖了与肺相关的多种功能。这些功能包括肺藏魄，即肺与人的精神意识活动有密切关联；肺在志为忧（悲），指的是肺与人的情绪，特别是与忧伤、悲哀等情绪有着直接的联系；肺在体合皮，其华在毛，指的是肺的功能与皮肤的健康、毛发的光泽有密切关系；肺在窍为鼻，喉为肺之门户，表明肺与鼻窍、咽喉部位有着直接的联系；肺在液为涕，意味着肺与涕液的生成和排泄有关。

当这些与肺相关的功能出现异常时，可将病位定位到肺，通过调理肺脏来缓解症状或解决问题。

1. 肺藏魄

魄是精神活动中与生俱来的、与本能相关的感觉和支配动作的功能，属于无意识的身体活动。比如心跳的节律、呼吸的节律、肢体的感觉等，这些都是魄的表现。

在《灵枢·本神》中，有"并精而出入者谓之魄"的说法。这里的"并精"指的是与精一同发展，精是生命诞生时的物质基础，是肉体，而魄则是与精一同出现的。

我们常说的"体魄"一词，其实就体现了体和魄的一体性。肉体和魄是同时发展的，它们相互依存。

《类经·脏象类》曰："魄之为用，能动能作，痛痒由之而觉也。"

婴儿一开始的抓握、睁眼、吸吮等无意识的随意动作，另外还包括痛、痒、冷、热感觉，以及视觉、听觉、嗅觉、味觉、触觉、四肢活动，这些无需训练的、与生俱来的功能，都应该属于魄，由肺主管。（引自《做自己的中医》）

当魄不足时，人们可能会表现出感觉或运动迟钝的现象。有些人在撞到小脚趾后，过了两三秒钟才感觉到疼痛。这个时候，我们可以考虑通过调理肺脏来补充魄。

2. 肺在志为忧（悲）

一个人如果常常唉声叹气、伤春悲秋，这可能暗示着其肺气的不足或受到其他病邪的干扰。反之，如果一个人总是过度悲伤或频繁哭泣，也会出现气短伤肺。值得注意的是，有些人在感冒后可能会出现抑郁的症状，这也可能与肺气的状况有关。

3. 肺在体合皮，其华在毛

实际上，当说肺在体合皮时，主要指的是肺所宣发的卫气对于皮毛的抗邪能力。肺气宣发时，以温分肉，充皮肤，肥腠理，司开阖及防御外邪。此外，肺气宣发还负责将水谷精微和津液输送到皮毛。

皮毛对肺具有重要的作用。皮毛宣散肺气，以调节呼吸，皮毛受邪，可内合于肺。当肺出现问题时，除了皮毛抵御外邪的能力会降低之外，皮肤也会因为得不到足够的滋养而变得粗糙。例如，曾经有一个孩子患有哮喘，由于肺部的问题，津液不能够滋养，皮肤变得非常粗糙，用了很多治疗方法但效果都不理想。在这种情况下，我尝试了一种反向的治疗方法。通过在皮肤上进行米粒灸，并特别针对肺俞穴进行灸疗，我成功地治疗了他的哮喘。随着哮喘的改善，他的皮肤也逐渐变得光滑细嫩（因肺主皮毛）。这就是一个相互作用。通过皮毛来治肺，肺反向过来修复皮毛。

4. 肺在窍为鼻，喉为肺之门户

肺主呼吸，鼻是呼吸的通道，喉为呼吸之门户。

肺在窍为鼻，更多时候我们要强调的是鼻子的嗅觉功能，如果嗅觉出现异常，我们更多时候要考虑一下肺。此外，鼻还有通气功能，若通气不畅，需考虑调理肺。但需注意，除肺外，其他经络也经过鼻部，并非所有鼻部问题都仅与肺相关，所以并非所有鼻子的问题从肺治，切忌古板地只调理肺。

同样，喉部出现问题也有可能是肺出了问题，也常从肺进行调理。

5. 肺在液为涕

鼻涕，作为鼻窍的分泌液，具有润泽鼻窍、防御外邪和利于呼吸的作用。但当分泌异常导致流鼻涕时，我们仍需考虑从肺的角度进行调理。

6. 肺应秋

秋季，肺燥症状较为常见，主要表现为干咳无痰、口鼻干燥，以及皮肤干裂等。主要是因为秋天的气候较为干燥。肺脏本身喜欢湿润而厌恶干燥，所以随着秋季燥气的加重，肺脏容易出现问题，出现咳嗽等症状。在治疗时，应遵循秋季敛降之性，避免采取过度发散的治疗方法。

此外，秋季还容易引发人的悲伤惆怅的情绪。肺本来就在志为忧，这个时候诱发了人的忧。因此秋季落叶等景象容易使人触景生情，产生悲伤的情绪。我个人也有这样的体验，每当秋天来临，情绪容易变得悲伤。

三、脾

脾位于腹腔上部，横膈下方，紧邻胃部。

在古医籍《难经》中提及的"散膏"，有观点认为其即为胰腺。胰腺色泽灰红，质地轻盈，形态细长，外观与脂肪相似，其位置隐蔽，不易观察。因此在早期医学的时候，古人认为它是没有特殊功能的肉质器官，并将其与脂肪、韧带等组织归为一类，视为脾的附属。然而，后世的医学家张锡纯和唐宗海明确指出，散膏（即胰腺）作为脾的附脏，具有一定的生理功能。

在中医理论中，脾的概念实际上是融合了脾和胰腺的功能。那么，我们应如何认识脾呢？从西医的角度看，脾是人体最大的免疫器官，它是T细胞和B细胞的栖息地，也是免疫反应和生物活性物质合成的重要场所。同时，脾还具有过滤作用，能够净化血液。因此，当我们健脾时，人体的免疫力会相应提高。这与中医关于"脾生成卫气""从中焦生出卫气"的观点相吻合。

脾内含有众多被称为"血窦"的结构，这些血窦在常态下会滞留部分血液。当人体失血时，血窦会收缩并将这部分血液释放到外周，以补充血容量。血窦壁上附着大量巨噬细胞，它们具有吞噬衰老的红细胞、病原体和异物的能力。这正好证明了脾不仅是生血之地，而且通过血窦上的吞噬细胞实现血液的更新换代。

胰腺是消化系统中的一个关键器官，具有外分泌和内分泌两大功能。

胰腺外分泌功能主要是分泌胰液，这种胰液在促进蛋白质、脂肪和糖的分解消化方面起着重要作用。这种消化能力与中医理论中的脾的运化功能相类似。

胰腺的内分泌物质包括胰岛素、胰高血糖素、生长激素和胰多肽等。其中，胰高血糖素可以升高血糖，而胰岛素则能降低血糖。这种升降作用与中医理论中的升清降浊功能相类似。

人的血糖水平变化也会反映在身体的感受上：血糖升高时，人们会感到口干；血糖降低时，口干症状会减轻，但血糖水平过低则可能导致心慌气短。这进一步体现了脾在津液布输中的升清降浊作用。

胰还分泌一种名为生长抑素的激素，它具有止血和抑制胰腺酶的作用，这体现了脾统血的功能。例如，当胰腺酶分泌过多时，运化消化的时候把胃肠黏膜也要给消化掉了，导致出血。此时，生长抑素就能够起到抑制过多胰腺酶的作用。

胰多肽则能抑制胆囊收缩素和胰酶的排放，使胆囊平滑肌松弛，从而降低胆囊内的压力，并加强胆总管括约肌的紧张，抑制胆汁向十二指肠的排放。其生理作用是抑制餐后胰液和胆汁的分泌，以维持胰液和胆汁分泌的平衡，这正好符合中医所说的升清降浊的平衡理念。

虽然理解这一过程可能不是很容易，但我们可以这样思考：胆汁的疏泄对于胆和胰的正常功能至关重要。例如，胆囊炎患者可能会感到右胁疼痛；而胰腺炎患者通常会感到左胁疼痛。在中医看来，无论是胆的问题还是胰的问题，都需要疏肝利胆，确保肝胆功能的正常，从而使两胁的经气得以顺畅流通。

分析代谢性疾病有助于我们深入理解其机制。在正常情况下，胰腺的内分泌与外分泌应维持平衡状态。"内分泌和外分泌胰腺向来被认为相互独立存在，但其解剖和功能关系紧密，任何疾病影响其中之一，必然会影响另一部分。"[1] 若胆囊或胆总管发生堵塞，胰液的分泌便会受阻，进而可能影响其内分泌功能，导致胰岛素分泌不畅，从而使血糖无

---

[1] 可参考阅读《胰腺内分泌与外分泌之间的相互作用》贺佳佳综述，孙子林审校，医学研究生学报 2012年5月第25卷第5期。

法有效降低。

从这一角度来看,无法降低的过高血糖可视为痰湿。那我们就要去利胆。利完胆之后,胰液的分泌顺畅了,即外分泌顺畅,它的内分泌也会顺畅,内外分泌一顺畅,就有类似于提壶揭盖的作用,血糖就降下来了。

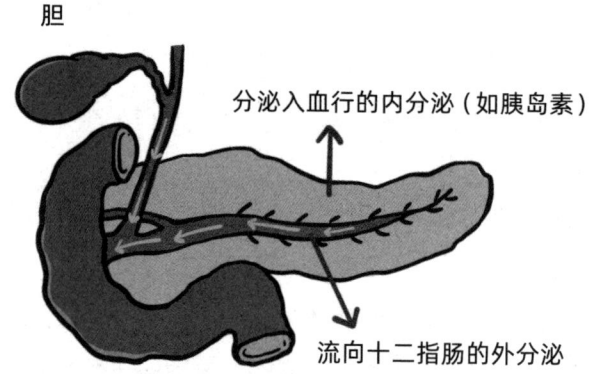

利胆让外分泌和内分泌平衡示意图

观察上图,我们可以清晰地看到胆汁的正常疏泄对胰液的正常疏泄起着决定性作用,而胰液的正常疏泄又进一步决定了胰腺内分泌的正常功能。只有当胆汁的疏泄功能正常时,胰液的内外分泌才能维持正常,进而确保血糖的稳定。

在临床上,为什么使用小柴胡汤合平胃散能够有效降低高血脂、高血糖的指标呢?小柴胡汤有利胆作用,平胃散可降胃[①],而降胃也可加速利胆,利胆之后,胰液分泌(外分泌)就可转为正常,那胰腺的内分泌

---

① 降胃:即调理胃的通降失常,针对胃失和降(表现为胃脘胀、恶心呕吐、嗳气反酸、食后饱胀、便秘等),以恢复胃气机下行,使浊降清升、脾胃平衡。因六腑之间有"更虚更实"的生理功能,胃降之后,胃虚小肠实,小肠之气下降之后,小肠虚而大肠实,大肠再降,即是将粪便排出体外了。总之,降胃,有利于小肠之气下行;小肠之气下行,则有利于胆汁排出。

也会得到改善。这也可以通过我们之前提到的类似于"提壶揭盖"的方法来理解和应用。

综上，我们将胰腺的一部分功能与脾的某些功能相结合，形成中医理论中的脾的气化功能。但重要的是，我们要以抽象的方式进行理解，不能完全按照西医的逻辑思维去深究胰腺内外分泌或脾的各种吞噬功能。

最后，我们需要进行高度抽象的理解。为了更好地掌握这一概念，我们可以总结出以下几个特性。

（一）生理特性

1. 脾气宜升

脾气必须以上升为主，以升为健。脾气负责将胃肠吸收的水谷精微上输至心肺、头面，通过心肺的作用化生气血，以滋养全身。同时，脾气还维持内脏位置的相对恒定，防止内脏下垂。当脾气不升时，可能导致多种症状，如胳膊抬不起来、眼皮抬不起来、嘴角下垂、法令纹加深等。诸如此类，我们都可以从脾不升清的角度去考虑。

又如鼻涕，正常情况下应该是往前流的，但如果鼻涕往后流，这即是脾不升清的一个明显表现。再比如尿液，虽然它本应是往下流的，但如果尿液过多，导致尿频尿急，这实际上意味着尿液应该需要有一些往上升的力量，即膀胱不应有明显的下坠感。当膀胱持续有下坠感并出现尿频时，这同样是脾不升清的症状。血液的正常流向是向前的，但如果出现倒流，如二、三尖瓣反流这类体征，这同样也是脾不升清的表现。

2. 脾喜燥恶湿

脾喜燥洁而恶湿浊，内湿、外湿易困遏脾气，致脾气不升，脾燥则升。这是《医学求是·治霍乱赘言》一书中的观点。因此，保持脾的干燥对于维护其正常功能至关重要。

（二）生理功能

1. 脾主运化

（1）运化谷食

脾负责运化水谷，将食物转化为精微物质，无论是蛋白质、脂肪还是糖，脾都能进行消化吸收，并转化为能量供给全身，这一过程称为脾主运化。当脾的功能正常且健运时，人的胃口会很好，肌肉丰满，四肢有力。

如果脾失健运，即脾功能失常，不能正常进行运化，就会出现胃口差、吃得少、肚子胀、大便容易稀等症状。这种情况下，由于气血不足，四肢肌肉得不到充分的滋养，人们会感到倦怠、四肢乏力，面色也会变得萎黄无华。

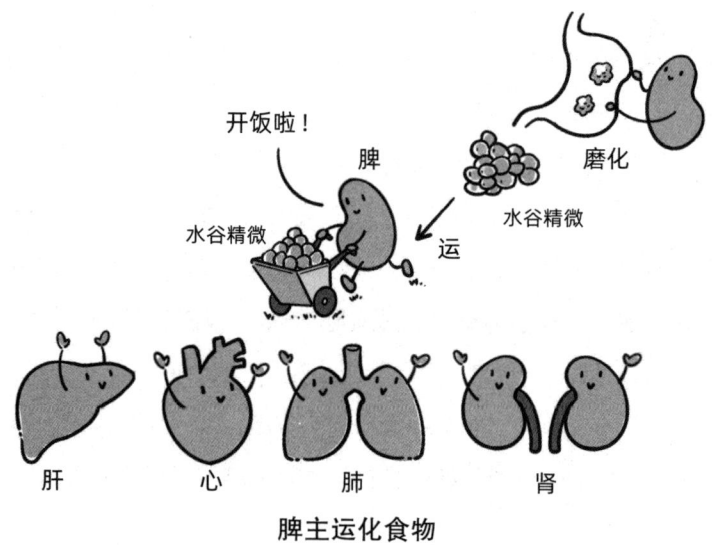

脾主运化食物

（2）运化水液

脾运化水液，指的是脾能够将水液化为津液，并将其吸收、传输到全身脏腑、四肢百骸的生理功能。

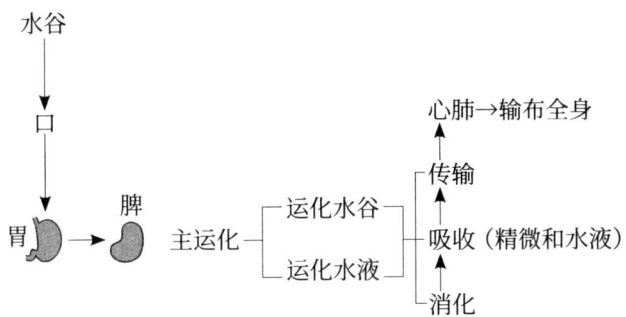

脾主运化作用示意图

如果脾运化水液的功能失常，体内的许多津液就可能转化为痰饮水湿。实际上，有些水肿正是由于脾虚造成的，正如古语所说："诸湿肿满，皆属于脾。"

为什么脾被称为"气血生化之源"和"后天之本"呢？

食物是生成精、气、血、津、液的主要物质基础。脾负责消化食物，并主导精微物质的吸收、转输和布散。通过脾气的作用，食物被转化为水谷精微，为化生精、气、血、津、液提供了充足的原料，因此脾被称为"气血生化之源"。

脾气能够将水谷精微吸收并转输至全身，滋养五脏六腑和四肢百骸。同时，它还能充养先天之精，促进人体的生长发育。因此，脾在维持人体后天的生命活动中起着根本作用，被誉为"后天之本"。

脾的运化功能极为重要。在面临众多疾病而无从下手时，从脾入手往往是一个有效的策略。我们首先要确保人体的气血充足，为生命活动提供必要的物质基础。一旦五脏六腑得到了充分的滋养，其功能便会逐渐恢复，从而增强自身的抗病能力。所以在治疗毫无头绪的时候，从脾的角度入手，往往能够找到突破口，因为脾的功能对于人体健康具有至关重要的作用。

2. 脾主统血——气的固摄作用体现

当脾不统血时，多数情况下是由于脾虚导致的固摄力不足。这种情况下，血液可能会妄行，即不按照正常路径流动，导致各种出血症状。常见的例子包括女性的月经淋漓不尽、皮肤容易出现出血点，以及牙龈色淡且容易出血等。

脾主运化功能与统血功能这两个生理功能，不可能一个功能低下了，另一个功能完好。当脾主统血功能低下时，脾的运化功能也会受到影响。反之，如果脾的运化功能不足，气血化生就会不足，导致血液不足，并可能伴随出血。这种出血通常表现为血液偏淡，以渗血为主。然而，在特殊情况下，若脾气大量耗失、固摄功能大幅减退，就可能出现大量出血。

以上所述是一般情况下的规律，但也会存在特例。在临床实践中，我们需要结合其他症状来综合判断出血的原因。

（三）脾的系统联系

表 3-1 脾的系统联系表

脾的系统联系	脾藏意
	脾在志为思
	脾在体合肉，主四肢
	脾在窍为口，其华在唇
	脾在液为涎
	脾应长夏，主四时

1. 脾藏意

脾藏意主要体现在思维、记忆、意念等方面，尤其是短期记忆力。当脾气健运且营血充足时，人的思路会清晰，意念丰富，记忆力也会变强。相反，如果脾失健运导致气血不和，人们可能会健忘、呆钝，思维能力下降。

《灵枢·本神》中提到："心有所忆谓之意。"这可以理解为，人们通过思维对从外界获得的信息进行取舍，并将其保留下来形成记忆。

《类经·脏象类》则进一步解释说："谓一念之生，心有所向而未定者，曰意。"从字面上看，意指的是短期的记忆，例如当天背诵的一首诗，可能在两三天后就会忘记，因为它还没有经过心的定向保存。这只是意，是短期的记忆，很快就会淡化掉。

脾藏意，所以短期的记忆力跟脾的关系密切。如果脾虚，短期记忆力会明显下降，表现为健忘，例如刚刚说过的话就忘记了，或者刚刚想起要做的事情转头就忘了。

2. 脾在志为思

"思"是指思考、思虑。脾胃运化的水谷精微是思维活动的物质基础。

我认为这里的"思"涵盖了思考和理解力。在脾失健运的情况下，人的思考能力会下降，常见为算术能力减弱、理解能力下降等。通过健脾可有效提升逻辑能力、算术能力和理解能力。

3. 脾在体合肉，主四肢

脾气健运时，四肢和肌肉得到充足的滋养，表现为肌肉丰满、活动轻劲有力。相反，当脾失健运时，四肢和肌肉失去充足的滋养，可能导致四肢瘦削、软弱无力，甚至发展到痿废不用的程度。

4. 脾在窍为口，其华在唇

脾开窍于口，这意味着食欲和口味可以反映脾的运化功能状态。正如古语所说："脾气通于口，脾和则口能知五谷矣。"脾与心的开窍有所不同。心开窍于舌，主要关联发声和味觉，而脾开窍于口，更侧重于食欲和味觉，并参与食物的咀嚼过程。

当脾功能正常时，食欲和口味都是正常的。如果脾虚或者脾经有湿，食欲会受到影响，可能会出现口腔糜烂。值得注意的是，心火引起的口腔糜烂多发生在舌尖，脾引起的口腔糜烂可能发生在口腔的各个部位。

脾其华在唇，意味着口唇受到水谷精微及其化生气血的滋养。因此，嘴唇的色泽可以反映气血的盈亏，以及脾胃运化功能的强弱。当脾气健旺、气血充足时，嘴唇会显得红润光泽；相反，如果脾失健运、气血衰少，口唇则会显得淡白不泽。

5. 脾在液为涎

涎是口津，也就是唾液中较为清稀的部分，它是由脾气布散脾精上溢于口而化生的。当脾气充足时，涎液的化生是适量的。如果脾气不摄，口涎可能会不自觉地流出。另外，当脾精亏虚时，可能会出现口干舌燥的症状。

6. 脾应长夏与脾主四时

长夏（夏至至处暑）季节，天气下沉，地气上升，湿气被热气蒸腾，酝酿生化。脾主运化，能化生精、气、血、津、液，类似于"土爱稼穑"的原理，因此脾与长夏相感应，同气相求而相感应。在南方，尤其是岭南地区，长夏季节湿气很重，这时候脾的功能很容易会被抑制，反而不是得到了助长。

另一种长夏的概念是，每个季节的最后18天都被视为长夏。因此，与四时对应的肝、心、肺、肾四脏在四季中都有土气的影响。这意味着在任何时候，我们都可以通过调理脾来调理其他脏腑。所谓"四季脾旺不受邪"，即指脾的功能在四季都保持旺盛，就能抵御外邪的入侵。

然而，我们不应过分拘泥于四季对五脏六腑的影响。尽管本书提到了四季与五脏的对应关系，但是不要刻板地认为春天就一定是肝生病，只能在这个季节调理肝脏，或者夏天一定是心生病，只能在这个季节调理心的病变。这种理解过于教条和死板。书中所举的例子只是为了说明五脏与四季之间的呼应性，但并不意味着它们之间可以完全画等号。在实际应用中,我们应该根据具体情况灵活处理,遇到什么问题就解决什么问题,而不必拘泥于刻板的教条。

四、肝

肝位于腹腔,横膈之下,右胁之内。

如果平时感到右胁不舒服,首先要考虑是不是肝出现了问题,当然也可能是胆的问题,因为胆也附属在肝上,肝胆互为表里,可以同调。调肝有助于利胆,利胆也有助于疏肝。

从经络上来看,肝经是左右对称的,它既走右边的胁下,也走左边的胁下,所以两边胁下的不舒服,都可以去从肝去调理。

(一)生理特性

1. 肝主升发

如果肝向上升动、向外发散的特性被压制了,就会出现问题。

2. 肝喜条达而恶抑郁

肝不喜欢郁结,喜欢舒畅。所以人得保持心情愉悦,肝的功能才能够正常。

3. 肝为刚脏

"刚"指的是刚强。由于肝内寄相火,主升主动,当阳气得到利用时,肝脏便表现出刚强的特性。在病理情况下,这种刚强的特性可能导致患者表现出攻击性。"刚不可久,柔不可守"意味着一个人身上"刚"和"柔"两种特性需要相对平衡。过于软弱可能会让人吃亏,因而要具有一定的攻击性,即"善良里要带点锋芒",才能更好地保护自己。在紧急状况下,"刚脏"需要迅速作出反应。

所以肝脏内必须要阴阳结合,在生理上需要"刚柔并济"。肝被称作"将军之官",将军要带兵打仗,要做出决断,这种就是阳性的、刚烈的。同时，肝脏也负责储藏血液，当给予足够的血液时，它便能展现出温柔的一面。

肝脏以阳性为主导，但不能一直刚下去，因为会消耗能量——"刚不可久"。因此，需要不断滋养肝阴和肝血，保持阴阳平衡，才能有足够的力量应对挑战。这也验证了人们常说的"吃饱了才有力气吵架"。

（二）生理功能

1. 肝主疏泄

肝具有维持全身气机疏通畅达，通而不滞，散而不郁的生理功能。

肝失疏泄有三种情况。

一是当肝主疏泄的功能受到压制时，人体在应对事件时的自然反应被阻止，从而导致疏泄功能失职，进一步引发肝气郁结。

二是疏泄太过，就是遇事反应太过，导致肝气亢逆。

三是肝气虚弱，导致疏泄功能不足。这是由于肝脏的气血严重不足，使其无法有效应对众多的应急事件，最终表现为无反应状态。

疏泄功能失常的表现与现代医学中的应激反应非常相似。目前，众多研究已证实，在"社会事件"（如战争、社会动乱、罢工、配偶或亲友的死亡、失业等）的长期刺激下，个体可能形成慢性心理应激状态，进而引发生理和心理上的异常。这种异常状态严重影响着人们的身心健康，并可能导致亚健康。

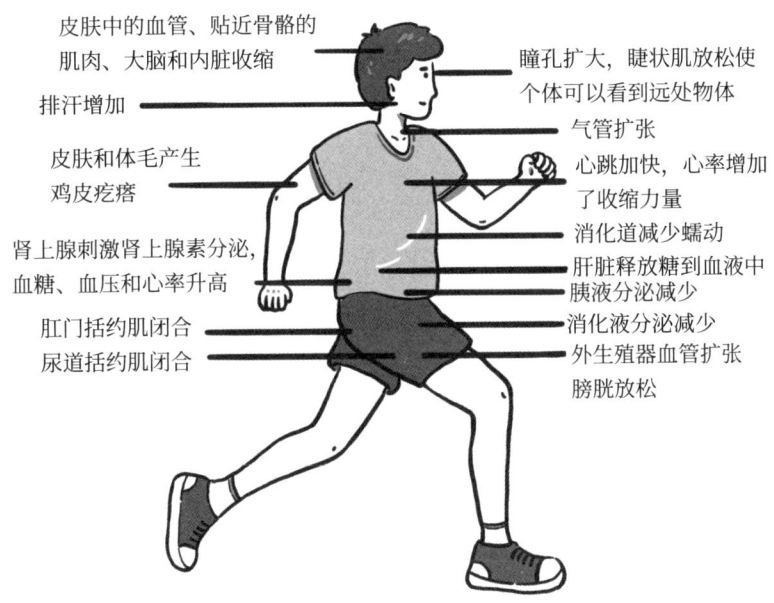

应激反应示意图

如上图所示，一个人生气时会出现应急反应，表现为目露凶光，瞳孔扩大，肝气郁结。因为金克木，肺气克制肝气，所以气管扩张从而增加肺的通气，通过提升肺气平复肝气。随后，消化道蠕动减少，胰液、消化液分泌降低，这实际上反映了肝乘脾。身体选择暂停消化，将能量保存下来以备逃跑或战斗之需。同时，排尿和排便功能也暂停，整体生理活动减缓，皮肤中的血管、贴近骨骼的肌肉、大脑和内脏的收缩，这个收缩的反应不就是肝气郁结的症状吗？此外，皮肤和体毛产生鸡皮疙瘩，肺主皮毛，这是肺气闭住，这应该是由于肝气反侮肺所引起的。肾上腺刺激肾上腺素分泌，导致血糖、血压、心率上升，不就是肝火燃起来了吗？在面临挑战或需要应对紧急情况时，要战斗（将军之官主战），或者逃跑，身体需要调动肝火和相火，为战斗或逃跑做好准备。若肝火和相火不足，可能导致应对不力。此外，外生殖器血管扩张和膀胱放松的现象，是因为肝绕宗筋，因为肝气被调动了，生殖泌尿系统也活跃了。

这种现代医学讲的应激反应,从中医的角度可以说是肝失疏泄导致身体里面发生了一系列的反应。

肝主疏泄,都疏泄了哪些东西呢?以调畅气机为中心环节,其派生的功能活动有六种。

(1)调畅精神情志

肝脏具有疏泄、畅达气机以及调节气血的功能,对情志活动有重要的调节作用。

当人体肝血充足时,能够更好地管理自己的情绪。

我们日常生活中会遇到各种问题,如家庭成员矛盾(夫妻感情不和)、人际关系复杂、工作不满意、社会动荡、网络负面信息过多等,都可能对我们造成"创伤"。这些都需要肝脏的疏泄功能来调畅气机,维持我们的心理平衡。因此,肝脏在调节精神情志方面的作用至关重要。

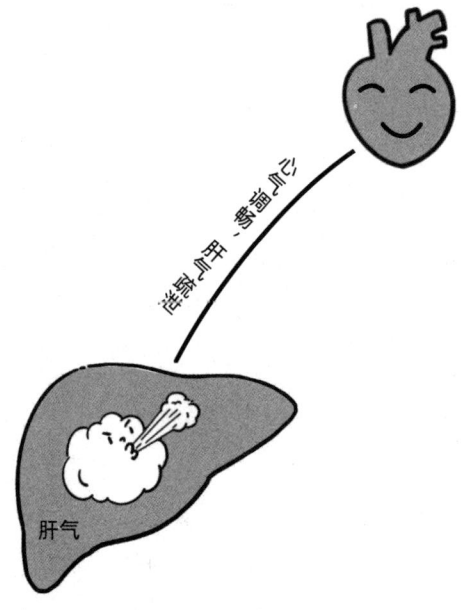

肝气疏泄,情志舒畅

（2）协调脾升胃降

肝气疏泄，有助于气机畅通，促进脾升胃降，从而有助于食物的消化和吸收。为脾胃正常受纳运化创造条件。

心情愉悦时有助于进食，比如心情好（加薪、考第一名等喜事时），人们往往愿意外出聚餐，享受美食。

若用餐时被他人进行说教，尤其是小孩被父母说教时，他们往往会就气呼呼地说吃不下、不吃了，甚至愤怒地摔下碗筷。

从应激角度来看，人被说教后，这种信息会传递到胃部肌肉，导致消化等特定功能停止。而从中医学的角度来看，这表现为"肝乘胃"。肝脏的经络环绕胃部并贯穿膈肌，当情绪不佳时，肝脏的疏泄功能会受到影响，导致肝郁结，进而影响胃的运化功能，就没胃口，不想吃了。因此，保持心情愉悦是至关重要的，只有心情舒畅，才能思维通达，要不然啥事儿也干不了。

（3）促进胆汁泌泄

肝气疏泄有助于气机的畅通，这是胆汁正常化生和顺畅排出的关键。

肝气的疏泄作用能够促进胆汁的分泌。由于肝胆经络相互表里，且肝之余气泄于胆，胆汁被视为肝的余气。尽管胆汁储存在胆中，但只有通过肝气的疏泄作用，它才能顺利排入小肠参与食物的消化过程。

因此，胆结石的形成往往与胆汁疏泄不畅有关，反过来也表明胆结石患者的肝气并不特别舒畅。

（4）维持血液运行

血液的正常循环，有赖于气的推动和调控。

我们平时遇到与肝相关的血液运行不顺畅更多的是肝失疏泄，成年女性肝失疏泄常体现在月经周期、月经量、行经过程的异常等方面。比如可能出现下面的情况：一是月经延迟，如原本28天的周期因情绪波动而推迟至35天、40天，甚至数月；二是情绪变化导致的月经暂停，刚好这两天又遇到开心的事情，一下子肝气条达了，血液运行正常了，月经就正常来了；三是月经周期正常，但行经过程不顺畅，可能表现为腹部不适、血块排出困难或月经点滴而下。这些现象都表明，肝脏的疏泄功能在维持血液正常运行中起着重要作用。

（5）维持津液输布

津液的正常输布依赖于气的推动和调控。

一旦肝失疏泄了，肝气运行不顺畅，津液停滞必然会化为痰。在临床上，常见的症状包括：一是梅核气，表现为咽喉部有异物感，患者常需咯痰、清嗓子，而生气常常是引发此症状的诱因；二是乳癖，即乳房内可触及痰核；三是水肿，如在争吵后，第二天可能出现手脚浮肿的现象。

（6）调节排精及行经

男子排精、女子排卵，以及月经来潮等生理活动，都依赖于肝气的疏泄功能。

如前所述，肝失疏泄会影响到月经的正常运行。在临床上，肝失疏泄还可能导致男子排精异常，表现为同房时男方不射精。这种情况有时需要通过疏肝的方法来调理，以恢复肝气的正常疏泄功能，从而维持正常的生理活动。

肝的正常疏泄需要物质支持，就是肝所藏的血液要充足。疏泄属刚，但刚性不能持久，必须有血液的柔和来平衡。

除了药物治疗，社会支持同样重要。当人们遇到了必须应对困难情境的时候，人们渴望来自社会的心理和物质支持，如家庭和谐、良好的师生关系和工作关系等，这些都有助于缓解我们在应激状态下所产生的反应，或者说是我们都能够正常地疏泄情绪，保证肝疏泄正常。

有一项心理学研究表明，"握住配偶的手（甚至是陌生人的手）是一种平淡无奇的社会支持，但却能影响女性大脑的反应，就好像威胁变

得不那么危险一样"。(引自《心理学与生活》)

当我读到这段话时，我立刻想到了在临床上把脉时出现的一种神奇的反应。有些女性因为焦虑引起肝失疏泄，导致她们的月经不来了，下腹部憋得特别难受，脾气也特别暴躁，想要吃点中药来疏泄一下。患者进入诊室后，我为她把脉，不可避免地会触碰她手指尖，看其温度是凉的还是热的，探察下她的手掌心是否有汗出。这一行为类似于上面提到的握手，同时我本人手温偏高，给患者一种温暖的感觉。完成把脉和开具处方后，患者在前台交费时突然感到下体有液体流出，随即跑去厕所，一看是月经来了。这就是患者在与医生交流的氛围中，患者通过与医生的交流和肢体接触获得了社会支持，从而缓解了她的威胁感和焦躁情绪。这有助于患者的肝脏恢复正常疏泄功能，进而使月经恢复正常。

2. 肝主藏血

肝具有贮藏血液、调节血量和防止出血的功能。

（1）贮藏血液

肝脏被誉为"血之府库""血室"和"血海"。它具备两方面的功能：首先，肝脏自身能够储备大量的血液，以满足机体各部位的需求，并为肝系统的组织，如指甲、毛发和眼睛等提供营养；其次，肝脏中所藏的血液能够滋养肝脏本身，保持肝体的柔和并制约肝的阳气，从而防止肝气升动过度。

因此，当机体出现因血虚而引发的病理变化时，通过恢复肝脏藏血的功能可以达到调理的目的。简言之，当肝脏得到充足的血液滋养后，某些病理状态可以得到改善。

（2）调节血量

人体各部分的血量是相对恒定的，但这一恒定状态会随着机体活动量、情绪、外界气候等因素的变化而有所调整。

肝脏在其中扮演着调节血量的重要角色。当人体处于安静休息状态时，四肢外周的血液需求减少，这些多余的血液会回流并储存在肝脏中。这在《素问·五藏生成》中也有提及"人卧则血归于肝"。王冰注解道："肝藏血，心行之，人动则血运于诸经，人静则血归于肝脏。何者？肝主血海故也。"这进一步强调了肝脏在调节血量方面的核心作用。而当人体进行剧烈运动或情绪激动时，四肢末端需要大量的血液供应，此时肝脏能够迅速调节并释放储存的血液，以满足四肢的运动需求。

要实现这种调节功能，前提是肝脏必须储备足够的血量。当肝血不足时，即使外周需要血液，肝脏也可能无法有效调节，导致血液无法充分到达四肢，进而出现四肢发麻、发凉的现象。

（3）防止出血

明代章潢《图书编》中提到："肝者，凝血之本。"这句话揭示了肝脏在血液凝固中的核心作用。

肝气具有收摄血液的功能，这体现了"气之摄血"的原理。同时，肝气的疏泄和畅达气机则有助于血液的流畅运行，这体现了"气之行血"的作用。

肝脏主导凝血功能，其背后的机制在于肝阴的充足。肝阴充足能够涵养肝阳，从而防止血液妄动，发挥凝血作用。

当肝脏不能有效藏血时，可能会出现吐血、衄血、咯血等出血症状，或在女性中表现为月经提前、崩漏等出血征象。

值得注意的是，肝脏防止出血的功能与脾脏主统摄下的固摄血液功能有所不同。脾脏固摄血液依赖于脾气的固摄作用，脾气亏虚，易致血液逸出脉道，而肝脏收摄血液则更侧重于凝血功能。肝脏收摄血时，更侧重通过肝阴涵养、肝阳潜藏以稳定血，针对的是血热妄行的血液，治疗方法需要采用养阴的药物来防止血液因过热而导致的出血。人体需要充足的肝阴来涵养肝阳，使肝火平息，血液得以冷却，否则可能出现血热妄行的现象。脾脏固摄无权时，由于脾固摄无权通常偏阳虚，治疗采用补气补阳的方法，需要强而有力的阳气来将血固定在轨道中。

（三）肝的系统联系

表 3-2　肝的系统联系表

肝的系统联系	肝藏魂
	肝在志为怒
	肝在体合筋，其华在爪
	肝在窍为目
	肝在液为泪
	肝应春

1. 肝藏魂

肝主导意识、思维活动以及梦幻活动。《灵枢·本神》中提到"随神往来者谓之魂"，同时提到"肝藏血，血舍魂"，这意味着，当肝血充足时，魂有所依托，人们的睡眠会安稳，神志保持正常。相反，肝血不足会导致血不能滋养魂，从而引发失眠多梦、梦魇、梦呓、梦游或幻觉等症状。肝火过于旺盛时，魂不守舍，可能表现为狂乱、烦躁、夜寐不安等。

肝藏魂，涉及意识思维活动及梦幻活动，临床中碰到的更多的是与睡眠相关的状况。若患者在睡眠时频繁出现多梦现象，如同连续剧般持续不断，我们应考虑是不是肝血不足所致。肝血不足，魂不守舍，便会导致多梦等问题。

"肝藏血，血舍魂"意味着血是魂的居所。当血液不足时，魂无法稳定地居住，便会飘散出来，导致做梦。补充足够的肝血后，魂有了栖息之地，便会回归并安定下来。

2. 肝在志为怒

怒是一种正常的情绪变化，是人在情绪激动时一种正常变化。怒，人人皆有，就没有不发脾气的人，但是要做到当怒则怒，怒而有节，即在一定限度内的情绪发泄，对维持机体的生理平衡有重要的意义。若是大怒、无休止地发脾气，或者不发脾气，忍怒不解，会对机体造成不良的刺激。如大怒会使肝气过度升发，太过疏泄，过亢；郁怒会导致肝失疏泄，肝气郁结。

由上面可以看出，若情绪管理失度，无论过度愤怒还是刻意忍怒，都会直接对肝脏造成不良刺激——大怒不止会让肝气过度升发、疏泄过亢，如同强行过度拉伸弹簧，弹簧可能无法复原，肝脏的正常机能会因此受损；而忍怒不发则会导致肝失疏泄、肝气郁结，恰似过度压缩弹簧使其失去弹性，肝脏同样会因气机不畅受到伤害。

对待愤怒，我们应像合理使用弹簧一般：不随意放纵怒火，避免情绪失控带来的破坏；也不刻意压制愤怒，防止负面情绪在内心滋生蔓延。唯有找到"发泄"与"克制"的平衡点，让愤怒在可控范围内合理释放，才能找到平衡才能守护身心稳定。

3. 肝在体合筋，其华在爪

（1）肝主筋

筋附着于骨并聚集于关节，起到连接关节和肌肉的作用。筋，实际上就是我们现代所说的韧带、肌腱。当肝血不足时，容易出现身体各部位的酸痛，这多数是筋的问题所导致，此时补充肝血即可缓解。

关于"筋"的理解，需要关注两个主要部位：一是宗筋，二是膝关节。宗筋与生殖系统紧密相关。无论男女，生殖器周围都是宗筋所在，生殖器出现问题大多是宗筋出现的问题，如阳痿，这通常是宗筋松弛的缘故，此时需要补充肝血以恢复性功能。膝为筋之府，意味着膝关节是筋的主要聚集地。老年人的退行性膝关节炎，很多时候是肝的生理功能退化，肝气、肝血不足，无法充分滋养"筋"而造成的。

（2）爪为筋之余

爪，即爪甲，包括指甲和趾甲，是筋的延续。肝血充足时，筋得到滋养，爪甲坚韧、红润光泽，相反，肝血亏虚、筋脉失养，爪甲会变得萎软而薄，枯而色夭，甚至变形、脆裂。

灰指甲久治不愈，除了感染因素外，也有可能是抵抗力不足，也就是肝血不足，不足以对抗这个感染的问题。我在临床中曾遇到一位女士，通过补肝血调理月经，经过大约八九个月的治疗，她的月经逐渐恢复正常，面色红润，同时她的灰指甲不治而愈了。

从中医角度看，肝主筋，爪为筋之余，意思是说指甲其实是肝的余气。有些小孩爱啃指甲，可能与家庭关系紧张、郁怒不发导致伤肝有关。这种情况下，肝血和肝阴被消耗，啃噬指甲可能是一种暂时的补肝行为。

4. 肝在窍为目

目，又被称为"精明"，其视觉功能主要依赖于肝血的滋养和肝气的疏泄。当肝血充足、肝气调和时，眼睛能够正常视物并辨别颜色。若肝阴血不足，则可能出现两目干涩、视物不清、目眩、目眶疼痛等症状。

肝经风热时，眼睛可能出现赤红、痒痛等症状。

肝风内动可能导致目睛上吊、两目斜视。

若肝气郁结，火动痰生，导致清窍被蒙蔽，则可能出现两目昏蒙、视物不清的情况。

在临床实践中，观察到女性在月经期时突然出现视物模糊，而月经结束后的一个星期内，视力逐渐恢复正常。

为何会这样呢？女性在月经期间会出血，这种出血导致血亏。血亏之后，肝血便无法充分滋养眼睛，从而引发视物模糊。因此，视力的维持在很大程度上依赖于肝血的滋养。对于那些深度近视或视物模糊的人，我们可以考虑从补肝血的角度来改善这一症状。当然，这并不是说可以完全治愈，但至少可以缓解这些症状。

5. 肝在液为泪

泪液由眼睛产生，主要由肝精、肝血经过肝气的疏泄作用而滋润眼球，具有保护眼睛的功能。若肝血不足，会导致双眼干涩。而肝经风热或肝经湿热时，可能出现目眵增多、迎风流泪的症状。

在临床实践中，对于眼睛干涩的患者，从养肝阴的角度进行治疗往往能取得显著效果。例如，使用明目地黄丸、杞菊地黄丸等药物。

6. 肝应春

肝属于木属性，肝气具有升发的特性，喜欢条达而厌恶抑郁，故与春气相感应。肝脏与春季相应，因此肝病往往在春季复发或加重。

尽管常说春季是养肝的好时机，倒也不是说一定非要在春季养肝，保持情绪舒畅在哪个季节都是十分重要的，只是说在春天的时候要特别注意情绪方面。千万不要教条，认为只有在春天才能养肝，实际上五脏六腑的保养是全年都需要进行的。

五、肾

肾位于腰部，脊柱两侧，左右各一。据《素问·脉要精微论》所述："腰者，肾之府。"

有时，患者可能因为习惯性腰扭伤而寻求伤科医生的帮助。伤科医生可能会将病因局限于筋骨问题，考虑是不是腰部肌肉力量失衡导致反复扭伤。然而，如果换一位擅长开汤药的中医内科医生来治疗，他可能会采用补肾的方法。

在临床上，我经常遇到老年人特别容易扭伤腰部的情况。这些患者在服用补肾药物后，扭伤的频率会明显下降。这进一步证明了腰部不适与肾的密切关系。

因此,在治疗疾病时,我们必须有清晰的定位。当腰部出现问题时,不管是腰椎间盘突出、习惯性扭伤、肾绞痛,还是其他症状,都可以初步将病位定在肾。

在中医理论中,肾被誉为"先天之本"。这里的"先天"指的是胎儿从母体娩出前的胚胎时期。

肾负责储藏先天之精,这种先天之精又被称为"元精",它禀受于父母,与生俱来,是构成胚胎的基本物质和生命的源泉。

正因为肾的重要性,中医治疗中形成了专门补肾的派别。这一派别的存在本身就证明了肾在中医中的重要性。为了更好地了解和治疗与肾相关的疾病,我们需要深入了解中医眼中肾的主要特点。

(一)生理特性

1. 肾主蛰藏

以越冬虫类伏藏来比喻肾的生理特性,即肾具有潜藏、封藏、闭藏精气的生理特性。因此,肾又被称为"封藏之本"。

肾的这种作用体现在多个方面,如人体藏精、藏血、纳气、固水津、摄二便、固胞胎,以及封藏膏脂等。

实际上,从这一角度,我们还可以推测某些人的性格特点。例如,那些先天不足的人,可能在性格上表现出喜欢封藏的特点,比如喜欢囤积物品,或者有收集的癖好,总是将家里塞得满满当当的,难以舍弃已有的物品。这种心理状态可能源于肾的亏损,导致过度启动封藏功能。身心是相互影响的,肾气的亏损可能使他们在心理上产生封藏的需求,从而表现出"囤积癖"的行为。

2. 肾水宜升

肾虽居于人体下焦(下部),但其气机却需向上运化。肾水(即肾中精气所化之阴液)的上升,与心火(心之精气所化之阳气)的下降,二者相互交感、彼此滋养，共同维系着人体阴阳水火的动态平衡与协调。

肾中精气进一步分化为肾阴与肾阳：肾阳具有温煦、推动之力，能促使肾阴向上输布，让下焦的肾阴得以与居于上焦（上部）的心之阴阳相互交融、调和。当肾水无法顺利向上运行时，最常见的症状便是咽喉干燥——这是因为肾经的循行路线经过咽喉，肾水若不能上达濡养咽喉，就容易引发咽干不适。针对这类情况，一方面可选用能补益肾中精气的药物进行调理，另一方面也可通过刺激肾经上的照海穴，来帮助缓解咽干症状。

3. 肾恶燥

肾为水脏，主藏精，主津液，故喜润而不喜燥。易燥伤津液而为病。

肾为水脏，这是它天性决定的，它就是不喜欢燥。

（二）生理功能

1. 肾主藏精

肾主藏精，讲到这个精的时候，它的功能就很宽泛了。它有几个生理效应。

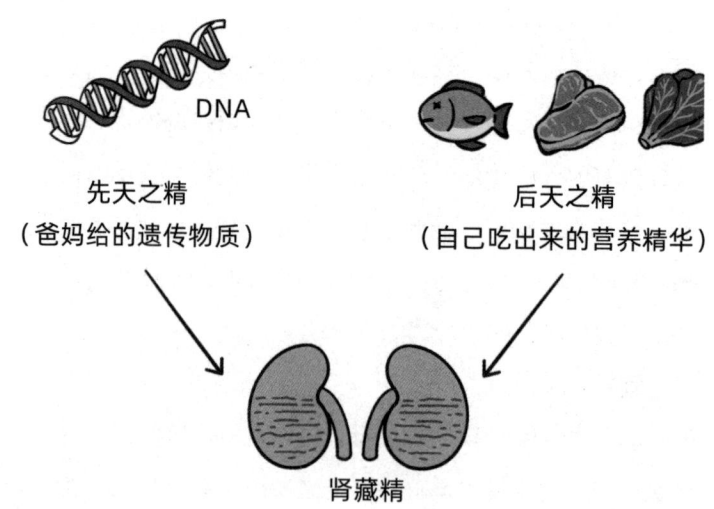

（1）主生长、发育和生殖

中医理论上认为肾是主管生长、发育、生殖，而临床上也印证了这一点。

田淑霄教授的《中医妇科五十六年求索录》中有句话："……不孕症及先兆流产患者，经补肾治疗后，所生的孩子均健康聪明。1984年我曾让经我治疗后生的30多名孩子到石家庄和平医院检查智商，平均高于同龄1岁以上。"

田淑霄教授认为通过补肾安胎之后，生出来的孩子的智商要比同龄人要高一点点。

在临床上，我也遇到过一些孩子说话晚、走路晚的情况。通过补肾治疗，确实可以促进这些孩子的发育，包括智力上的发育。因此，肾气在人体生长发育中起着至关重要的作用。

肾气充足具有促进发育的作用，反过来也证明，肾的生理功能包含了主管生长发育的方面。

肾主生殖就更不用说了。临床上很多不孕不育的患者治疗所服用的中药都含有补肾的药物，比如菟丝子、仙灵脾、鹿角胶、鹿茸、蛇床子、补骨脂、枸杞、覆盆子、沙苑子、杜仲、桑寄生等。

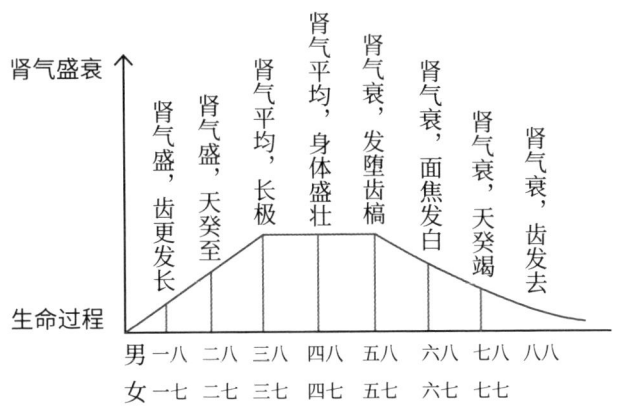

生命过程中的肾气盛衰示意图

生长壮老的过程，都与肾中精气的盛衰密切相关。肾气的强弱对人体整个生命过程产生深远影响，它决定了我们何时长牙齿、何时来月经、何时身体变得壮实。牙齿、骨骼和头发的状况都是肾中精气状况的外在表现，也是判断机体生长发育状况的客观标志。

人在肾亏虚时，会有哪些常见的表现呢？

我们可以分几个阶段来观察。

首先，如果一个人在小时候就肾气不足，他可能会出现发育迟缓、身材矮小、智力低下等问题。

当人达到一定的年龄并性成熟后，他们就具备了繁殖能力，这时就可以结婚生子。然而，有些人由于肾精亏虚可能会出现性功能低下的问题，如男性阳痿，精子数量少、质量差、畸形率高，而女性则可能出现性冷淡，闭经、多囊卵巢等问题。

而对于成年人来说，肾精不足的表现多为未老先衰、腰膝酸软、脱发、须发早白、耳鸣、牙齿松动易落、智力减退等。肾精亏虚还会表现为精神萎靡、精神恍惚。

由于肾被视为先天之本，而先天之本的补充是相对困难的，因此补肾的效果往往不会迅速显现，需要长时间的调理和补充。当遇到肾亏或肾虚的情况时，不要着急，慢慢来。

肾主蛰藏，这意味着我们要珍惜自己的肾精，避免过度消耗。无论是男性还是女性，都应避免肾阴肾阳的过度消耗。

当肾精充盈到一定程度后，天癸这一物质便会出现。天癸源于肾精，它起着促进生殖器官成熟和维持生殖功能的重要作用。

当天癸正常时，女性会按时来月经，而男性则能正常排泄精液，从而具备了生殖能力。

同样，随着肾中精气的逐渐衰退，天癸的生成会减少并最终耗竭，这导致生殖功能逐渐下降直至消失，生殖器官也开始逐渐萎缩。对于女性而言，这表现为绝经；对于男性，则可能出现阳痿，从而丧失生殖能力。

虽然天癸是肾中精气的一种，但其消失并不意味着一个人完全丧失了肾气。只能说肾气中的某一种功能减弱或消失了。实际上，我们身体的许多其他部分，如牙齿和骨头，都需要肾精的支持。

表 3-3 肾的生理功能归纳表

功能	含义	生理作用	主要病变
肾主藏精	精是构成人体和维持人体生命活动的精微物质 肾藏精是指肾具有封藏精气的作用	主生长发育：肾中精气是生长发育的物质基础和原动力；肾中精气充足，则生长发育正常	肾中精气不足：婴幼儿生长发育不良或迟缓，成人早衰
		主生殖：肾中精气产生天癸，肾中精气充足，生殖功能正常	肾中精气亏虚：生殖器官发育不良，性功能减退，造成不孕不育症
		化生肾阴肾阳：肾阴滋润各脏腑之阴，肾阳温煦各脏腑之阳，肾阴、肾阳为人体阴阳之根本，调节全身阴阳平衡	肾阴、肾阳不足：肾的生理功能衰退，产生阴虚内热或阳虚内寒的病变；可导致其他脏腑的阴虚或阳虚
		生髓、充脑、化血：肾精充足，脑髓充满，记忆力强，思维敏捷，耳目聪明；精生髓而化血，精足血亦足	肾精亏损，脑髓空虚：记忆力减退，思维迟钝，头昏耳鸣；精亏则血虚

（2）肾主藏精，为脏腑之本

"肾主藏精"这一概念蕴含着肾为脏腑之本的意义，意味着肾中的精气、阴阳对先天脏腑的生成和后天脏腑的功能具有至关重要的生理作用。肾精是肾中所藏的精微物质的总称，它能够转化为肾气。肾气是由肾精转化而来的气，是肾进行生理功能活动的物质基础。

根据肾气的不同功能，我们可以将其分为肾阴和肾阳两种。

那么，如何理解肾之阴阳呢？

肾精可以比作蛰伏的能量。在未活跃时，它就像冰块一样处于静态。但当它受到激发而变得活跃时，它就转化为肾气，如同冰块融化成液态的水或水蒸气。

这里需要强调的是，这并不是说，液态水就一定为阴，气态水就一定为阳。例如，液态水在经过加热后流向暖气管可以为房子加温，而水蒸气通过加湿器则能为屋内空气带来滋润作用。因此，我们不能简单地将液态水视为阴、气态水视为阳。同样地，肾阴和肾阳也不能被简单地划分为两个完全独立的实体。我们只能说，肾气中具有滋润作用的部分我们称为肾阴，而具有温煦作用的部分我们称为肾阳。

肾阴，也称为元阴或真阴，具有宁静、滋润、抑制的作用，是全身各脏腑阴液的根本。一个人的脾阴、胃阴、肺阴、肝阴、心阴等在内的所有阴液，都需要肾阴的滋养。

肾阳，又称为元阳或真阳，具有温煦、推动、兴奋的作用，是全身各脏腑阳气的根源。五脏六腑的阳气都需要肾阳的滋养和温煦。

因此，肾被视为脏腑之本。

为什么中医有句话叫"久病及肾"呢？当一个人患有慢性病，并经历了长期的病痛后，最终通过补肾的方法得以治愈。这是因为无论哪个脏腑的疾病，最终都会影响到"脏腑之本"——肾。

以胃病或脾病为例，如果在疾病初期未能正确治疗，疾病会持续消耗患者的"本"，如胃阴胃阳、脾阴脾阳。当这些脏腑的阴阳资源不足以支撑时，身体会自动调动脏腑之本的精，就是肾精，来应对疾病。如果这种消耗持续很长时间，并且不断累积，最终会伤害到肾。这时，患者会出现腰酸、疲乏、缺乏精力等症状，这些就是更加严重的一步。

在这个阶段，采用补肾的治疗方法，为身体提供足够的正气和自我修复的物质基础，能够帮助身体进行自我修复，从而治愈疾病。

（3）肾主藏精——主生髓化血

肾藏精，精生髓，髓化血。这是中医理论中关于肾与血液生成的重要论述。《张氏医通》直言："血之源头在乎肾。"这句话强调了肾在血液生成中的重要作用。

脾胃可以将水谷精微转化为气血；肾精也能生髓，髓充于骨，髓又能化血，所以肾也是血液生成的源头之一。

临床中，有些血虚的患者，我们通常会采用补血的方法进行治疗。其中，有一个著名的方剂叫作四物汤。四物汤中的主药地黄，既是一个补肾药，也是一个补血药。这从一个侧面反映了血与肾之间的密切关系。

（4）肾主藏精——主抵御外邪

《灵枢》第十八篇《营卫生会》中有这样的话："黄帝曰：愿闻营卫之所行，皆何道从来？岐伯答曰：营出于中焦，卫出于下焦。"但在《痈疽》一篇中又有："黄帝曰：余闻肠胃受谷，上焦出气，以温分肉，而养骨节，通腠理。"这里提及的上焦所出的气，显然指的是卫气。

我们常说，卫气主要是根于肾。

确实，《营卫生会》也强调卫气与下焦，与肾有关。但令人困惑的是，《痈疽》却指出卫气来自上焦。这种卫气能保护身体，对抗外部病邪。那么，它到底是从下焦还是上焦产生的呢？

在过往讨论卫气时，我们还曾指出它与脾胃有关。

事实上，这三种说法都有其合理之处。

卫气根源下焦，经中焦滋养，再通过上焦宣发，以保护身体。

我在临床中遇到一些易感冒咳嗽的患者时，常给他开升阳益胃汤。升阳益胃汤中有作用于上焦的解表药，如羌活、独活和防风；还有滋养中焦的药物，例如六君子汤加黄芪；此外，我还会特别添加两味补肾的药材，即杜仲和补骨脂。通过这样的配方，我们首先从肾为人体奠定卫气防御的基础，随后利用中焦的六君子汤加黄芪滋养卫气，最后在上焦宣发卫气，使之充盈于气道和肌肤。对于那些容易感冒，以及一旦受风便着凉咳嗽的患者，采用这种方法治疗效果显著。

人体抵御外邪的根本在于封藏。当人体卫外固密的时候，适应能力便随之增强，外邪难以侵入。我曾诊治过一位患者，诊脉时发现他的六脉都很旺盛，提示精力充足，完全不像一个年逾七十的人，反而更像是身强体壮的运动员。他是一位企业高管，工作极其繁忙，即便年近七十，依然频繁出差开会，却从未感到精神疲惫。他几乎从未生过病，甚至连感冒发烧都极为罕见。这充分说明，当先天之气肾精充足时，人体自然容易抵御外邪，不易生病。

人一旦肾气衰弱，便容易感冒。因此，在日常保养中，除了正常调理体质外，可以适当加入一些补肾药物。这样做可以降低感冒的频率，是一个切实可行的养生思路。

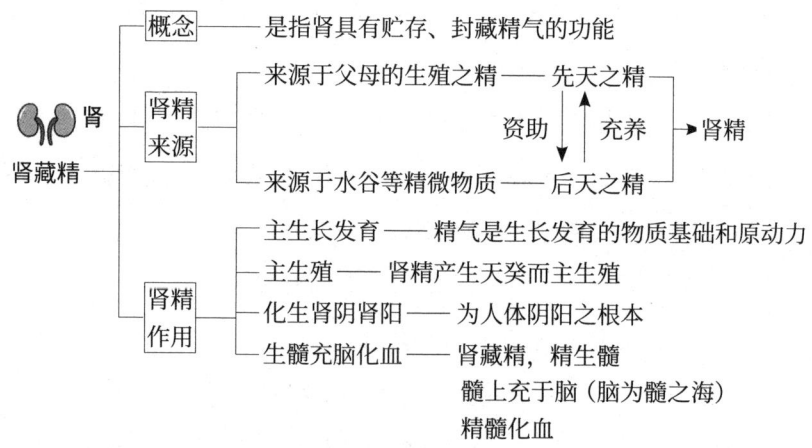

肾藏精的概念及作用简图

精充则生命力强，卫外固密，适应能力强，邪不易侵；精亏则生命力弱，卫外不固，适应能力弱，邪易侵犯而致病。

2.肾主水

肾主水,即指肾脏在人体水液代谢过程中起着主持和调节的作用。这种作用主要体现在两个方面。

其一,肾能够调节参与津液代谢的相关脏腑功能。

我妹妹因肾阴不足而影响了水的代谢,导致脚部出现湿疹。最初我的治疗方向有误,没有给她治好。后来,我注意到她还有口干、腰酸的症状,便认为是肾阴亏虚所致。于是,我给她用了滋补肾阴的药物。随着肾主水功能的恢复,她的湿疹也逐渐消退了。

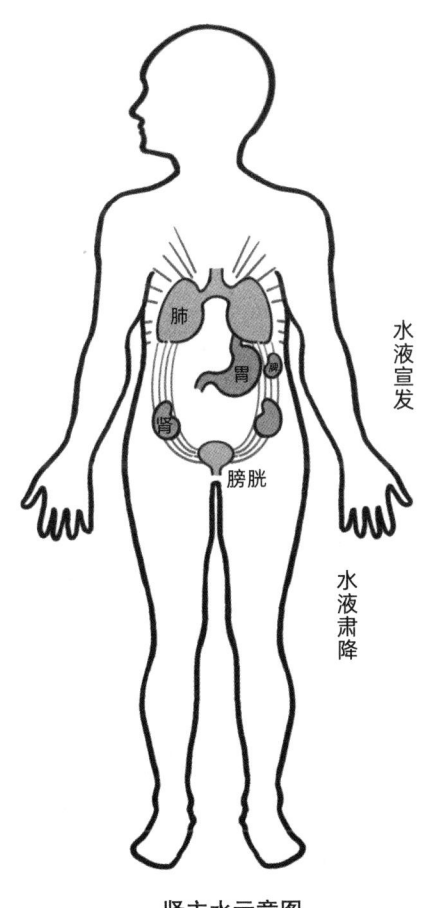

肾主水示意图

在水代谢过程中，各个相关脏腑，如肺、脾、肝、胃、小肠、大肠、三焦、膀胱等，都在肾的调节下共同参与津液的生成、输布和排泄。这一过程依赖于肾气的蒸腾气化、肾阴的滋润宁静，以及肾阳的温煦作用，从而推动肾脏有效地调控人体的水液代谢。

肾主水——肾的气化贯穿于整个人体水液代谢的过程之中。人体的水液代谢是一个错综复杂的过程，涵盖了水液的吸收、输布，以及浊液的排泄等诸多环节。在这个过程中，肾阳起着推动作用，使得肾精的产生、输布和排泄得以加速；而肾阴让津液的产生、输布和排泄得以放缓。

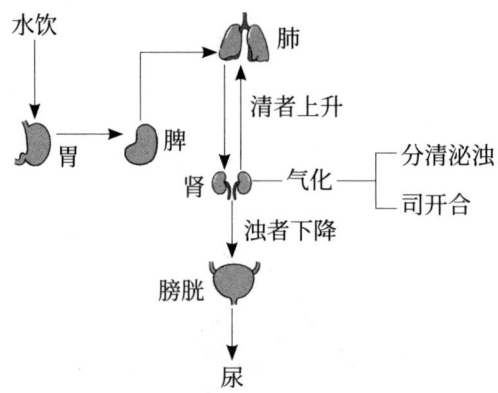

肾主水的气化作用示意图

关于水液具体如何代谢的详尽阐释，在我所著的《痰湿一去百病消》一书中已有详尽的呈现，感兴趣的读者可以参阅此书以深入了解。

其二，肾在调节尿液的生成与排泄的时候，还有封藏的作用。

一旦肾主水的功能出现失调，尿液无法得到有效封藏，患者便可能会出现尿频或尿少的症状。针对这类情况，补肾成了行之有效的治疗方法。具体而言，若患者为肾阳虚，可选用金匮肾气丸进行治疗；若患者为肾阴虚，则可使用六味地黄丸来调理；倘若患者是肾阴虚并伴有湿热的情况，那么知柏地黄丸将是更为合适的选择。

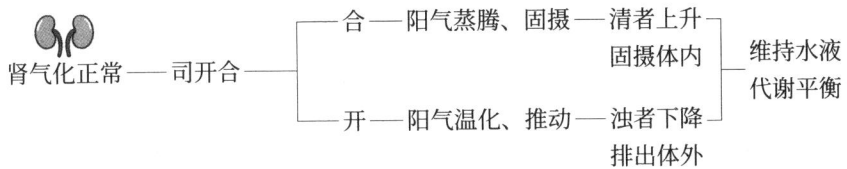

肾气化水液过程中肾阳肾气作用图

司开合,就是开张闭合。

肾阳蒸腾和肾气固摄,使清气上升,固摄于体内为合;由肾阳温化,肾气推动,使浊气下降,排出体外,称为开,这些就是肾司开合的作用,它维持了身体水液的代谢平衡。

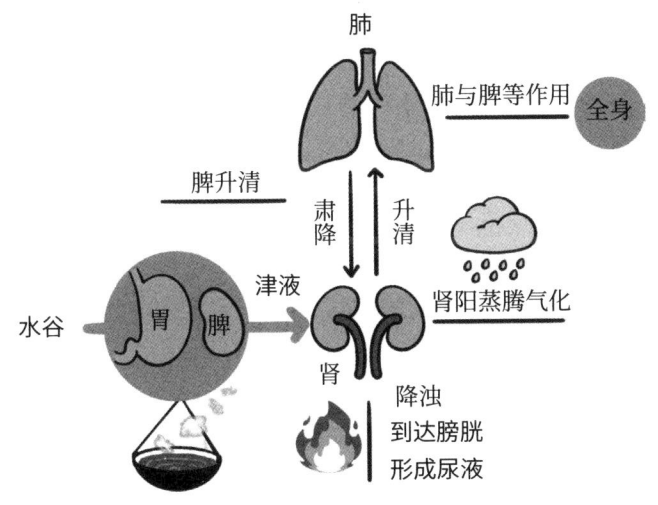

肾司开合示意图

3. 肾主纳气

肾具有摄纳肺吸入的清气而维持正常呼吸的功能。

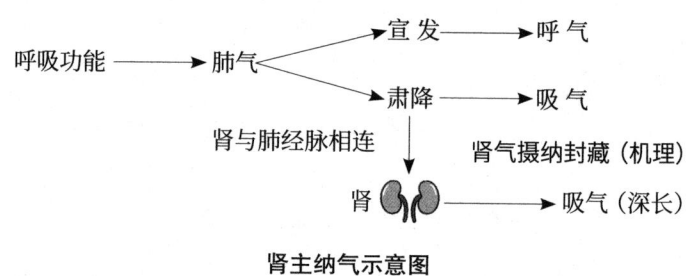

肾主纳气示意图

《难经·四难》提到:"呼出心与肺,吸入肾与肝。"

《类证治裁·喘证》提到:"肺为气之主,肾为气之根。"

肾主纳气,这一功能仍旧体现了其"封藏"的特性。有一个明显的表现就是,我们在晚上睡觉时需要将心神深藏,只有当心神藏入肾水之中,我们才能拥有安稳的睡眠,从而在第二天保持充沛的精力。如果我们睡不安稳或者无法入睡,这就意味着"封藏"的特性被打破。第二天醒来时,我们就会感到气短,仿佛无法深吸进空气,尤其是在熬夜之后,这种气短的感觉更加明显。这种情况的出现,实际上就是"封藏"被干扰的结果。

一些重病患者,尤其是肾气衰弱的患者,他们躺在床上时呼吸会变得十分表浅——呼出的气多,吸入的气少,稍微一动就会气喘吁吁。这种情况就属于肾不纳气比较严重的状况了。不过,通过采用补肾的方法,我们能够有效地改善患者这些状况。

肾藏精为肾的根本功能。肾主生长发育和生殖,以及肾主水和肾主纳气等,都是肾藏精的延伸。所以,我们要把肾藏精作为最根本的功能来理解和把握。

藏就是蛰伏,安安静静地潜伏。当肾的封藏功能正常时,人自能静心宁神,安然地看世间万物。反之,若一个人躁动不安,则是其肾的封藏功能出现问题的征兆。譬如,有人手足不宁,时而东动,时而西移;上课注意力不集中,东看一下、西看一下,这些都是肾之封藏失职所致。针对此类病症，当从肾入手，施以调补之法，恢复肾主收藏的功能，使患者得以安定。

（三）肾的系统联系

表 3-4　肾的系统联系表

肾的系统联系	肾藏志
	肾在志为恐
	肾在体合骨，荣齿，其华在发
	肾在窍为耳及二阴
	肾在液为唾
	肾应冬

1. 肾藏志：肾主意志和记忆的功能

意志中的意和志有什么关联性呢？意之所存者为之志。志是指长期存留在心中的意向，它既是我们的意志，也代表了长期的记忆。与此相对，"意"则藏于脾，表现为短暂、即时的记忆。

肾所藏的"志"，更倾向于长期且带有倾向性、定向性的记忆与志向。例如，当一个少年立下远大志向，决心未来要有所成就时，他会投入大量精力去学习。在求学过程中，这种高度集中的精神和志向会加速肾气的消耗。

当一个人的肾气不足时，他的定向能力也会受到影响。他可能会无法专注于一个目标，一会儿想做这个，一会儿又想学那个。从表面上看，他可能会给人一种意志不坚定的印象，但实际上这是肾气不足导致的定向能力减弱。

当肾精充盛时，个体会展现出足智多谋、反应灵敏，以及活动敏捷有力的特质。相反，肾精不足则会导致行动迟钝、健忘甚至痴呆。

《灵枢·本神》中有言："肾藏精，精舍志。"同时，《灵枢·本神》也指出："肾盛怒而不止则伤志，志伤则喜忘其言。"

"喜忘其言"即指说话不算话的现象。从中医理论的角度来看，一个人的性格形成可能与其肾气状态有关。例如，一个人经常忘记自己的话语或承诺，可能源于肾气不足所导致的记忆力减退，这种情况下，他可能会被误认为是故意食言或不可信赖的人。还有可能是，真的说话不算话。然而，在贴上这样的标签后，如果个体自我认同并强化了这种负面形象，他可能会逐渐变成一个真正爱骗人的人。

唯有肾气充足的人，他才有一个定志的能力去做一件事情，而且也言出必行。

2. 肾在志为恐

肾是主管精神活动中恐惧的情志。当感到恐惧时，潜意识会触发自我保护的反应，使人避开危险，一个人若不知道害怕，可能会鲁莽行事，但恐惧感能使人谨慎，避免危险。

西方一些著作指出，连环杀手小时候常有三个特点：虐杀小动物、玩火和尿床。我们可以推断：尿床，是因为肾失封藏，是不是肾亏？玩火是否为了壮胆、释放恐惧？人喜欢玩火会不会是肾阳不足？虐杀小动物则是愤怒的发泄方式。他由恐惧引发愤怒，再由愤怒导致攻击，最终造成残杀无辜小动物，甚至伤害他人。

他的根源中是否存在先天不足的成分，进而造成人格上的缺陷呢？我们可以从"肾在志为恐"的角度进行深入思考。

在临床上，我还遇到过一种与肾主恐相关的情况。有位患者总是做噩梦，梦中频繁经过一个十字路口，那里总有已故之人和坟地。每天晚上，她都重复着做同样的梦。

这样的噩梦使她变得极为胆小，生活中的微小事情都能引发她的恐惧。我后来持续为她进行补肾治疗，经过一段时间，她终于摆脱了这种噩梦的困扰。

恐惧，作为一种情绪，能使我们自觉地规避危险，保护自己。然而，过度的恐惧会伤害肾脏，导致气下，还可能引发二便失禁，甚至遗精、滑精等症状。

3. 肾在体合骨，荣齿，其华在发

发为血之余，毛发的生长，赖精血以养，肾藏精，精生血，精血旺盛，毛发粗壮、浓密而润泽。

齿为骨之余，牙齿为骨之延续，有肾中精气充养，肾藏精，生髓养骨，牙齿骨骼坚固有力。

齿、发、骨，都是肾中精气的外候。

表3-5 肾与骨、齿、发的关系归纳表

关系	联系的基础	生理意义	病理意义
肾与骨	肾藏精生髓养骨	精髓充足，骨骼生长发育正常，则骨骼坚固，不易折断（肾主骨）	肾精不足，骨髓空虚：小儿骨骼生长发育不良，老人骨质脆弱，易于折断
肾与齿	肾精充养牙齿	肾精充足，则牙齿生长发育正常、坚固整齐（齿为肾之标，骨之本）	肾精不足：小儿牙齿生长迟缓，成人牙齿松动、脱落
肾与发	肾精化血精血养发	精血充足，则头发茂密乌黑而光泽（发为血之余）	精血不足：头发枯萎、稀疏、早脱、早白（发为肾之外候）

肾在体合骨，主骨、生髓、荣养牙齿，这三者与肾气紧密相关。若一个人骨头状况不佳，如骨头软，小儿囟门晚闭，或老人骨质脆弱易折，都表明其肾气不足。

我曾经遇到过一个患有成骨不全症的小朋友。这是一种先天性的染色体遗传性结缔组织病。这个十几岁的孩子精神状况很差，走几步路就会感到腰痛，无法正常行走，还经常骨折。不论其病因为遗传还是后天形成，既然问题出在骨头上，我便从补肾的角度出发进行治疗，给他服用了补肾药物。

经过补肾治疗，孩子的精力得到了显著提升，腰痛症状也有所缓解，能够正常上学，甚至身高也有所增长——原本他的身高已经停止发育，但在服用补肾药物后，还能继续增长。

当身体出现骨头问题时，我们可以从肾的角度入手治疗。例如，我有一个朋友突然患上了股骨头炎，当时他这个病刚发现了一个月，时间很短，我认为这是肾的问题，因此给他用了金匮肾气丸。同时，我还认为他的股骨头炎存在瘀血问题，所以又让他服用了桂枝茯苓胶囊。经过一个月的药物治疗，他的股骨头炎得到了治愈。

在这个简单的病例里面，治病思路是中医基础理论给我的提示，"肾在体合骨"，就是这么简单的五个字，给了我临床治病的启发。

老年人肾亏常常会引发骨质疏松。我曾治疗过一个八十多岁的老人，他的骨质疏松就是由肾亏引起的——他仅仅是坐在那里，什么都没做，身体自身的重量压迫就能使脊椎骨发生压缩性骨折。肾亏是人到一定年龄后的正常生理现象，但我们可以通过服用补肾药物来延缓这一过程，强壮骨骼，使骨头更加坚硬，从而减少骨折的风险。

人在受伤骨折后，接完骨为了让骨头更好、更快地愈合，可以服用一些补肾药物。我父亲当年摔伤导致第12胸椎压缩性骨折后，也持续服用了补肾药。

牙齿被视为骨头的延伸，因此我们常说"齿为骨之余"。当小孩子牙齿生长缓慢，无法顺利长出，或者换牙过程中新牙难以顶出，旧牙不易脱落时，这些都与肾气有关。在我的临床实践中，我会给换牙慢的孩子开一些补肾药物，很快他们的牙齿就会自然脱落，新牙也能顺利长出。

有些人牙齿早早脱落，其实也是肾气不足所致。如果牙齿显得特别枯槁，那么还需要考虑肾精亏虚无法荣养的问题。

"其华在发"也是中医理论中的一个重要观点。像我这样的脱发，其实就是肾气亏损的表现。在现代社会，大家经常熬夜，熬夜会消耗肾气，使其无法封藏。当一个人肾气消耗过多时，他的发际线就会开始上移。

头皮油可能是湿气外溢的表现——这个油本来可能是滋养我们身体的"膏脂"。因为熬夜了之后，这个肾气不固了，"膏脂"不能固定在皮肤以内了，它就分泌到外面去，其实这是一种精华物质外漏的表现——肾气不能固了，所以外溢掉了，头皮油了，脸也油了。这时候用一些补肾的药物，比如说知柏地黄丸，我们一边去湿热，一边封藏，这个头皮的油很快给收回去了。当然，同时也要控制饮食，不能过度吃油腻的东西。

头发的色泽荣枯直接反映了肾脏的功能状态。头发被视为血的余气所化，依赖于血的滋养——肾脏藏精，精能生血，因此精血旺盛则头发粗壮茂密。小孩子在他们身体尚未充盈发育时，头发往往呈现枯黄状态，随着肾气的逐渐充沛，他们的头发会逐渐变硬、变多。

一些产妇在分娩后会出现脱发现象，这是因为生育过程极大地消耗了她们的气血和肾气。因此补肾补血是有效缓解产后脱发的关键。

长期的强烈脑力劳动也会比较消耗肾气。如果先天精力不足，头发更易受损。有些人虽未脱发，但头发却逐渐变白，这也是肾气亏虚、未老先衰的一种体现。

对于已经脱发甚至秃头的情况，要使头发重新生长是一个漫长的过程，并非几天内就能通过药物治疗实现。此外，必须避免继续熬夜等消耗肾气的行为，只有这样，头发才有可能重新生长出来。

4. 肾在窍为耳及二阴

肾开窍于耳，其精濡养于耳以维系听觉之能。当肾精肾气充溢，髓海得以滋养，则听觉敏锐。反之，若肾精肾气虚损，髓海失养，则听力渐衰，甚或耳鸣耳聋。

凡听力有碍，当思从肾调补之法。我们最容易观察的是人至老年多耳背，你喊他什么，他听不到，即是此理。

肾又开窍于二阴，前阴的排尿与生殖功能为肾所主，粪便的排泄亦与肾有关。若肾阴不足，内生虚热，耗伤津液，则肠液枯涸而见便秘。若肾阳虚损，温煦之力减弱，气化失常，则可见泄泻或便秘之症。

人体水液经脾运化、肺宣降后，需依赖肾的"气化功能"（肾中阳气蒸腾推动水液）完成代谢：肾阳将水液分"清液"（供人体吸收）与"浊液"（待排废水）。浊液下输膀胱后，肾阳需平衡"固摄"与"推动"以控膀胱开合——肾阳充足则小便排泄正常且无尿失禁；肾阳虚则气化无力，致小便清长、夜尿多、尿不尽；肾阴不足则虚火灼津，引发小便短少色黄。

肾的"封藏功能"可固摄肠道津液、糟粕等精微，防其流失。肾阳充足时，既能温煦肠道助糟粕传导以利排便，又能防大便失禁（如老人肾虚易腹泻失禁）；肾阴不足则肠道失养，致干燥干结（如阴虚便秘）。肠道传导需津液濡润与阳气温煦，肾阴为全身阴液之本、肾阳为全身阳气之本，二者不足均影响排便，如肾阳虚致五更泄泻（黎明腹泻伴怕冷腰酸），肾阴虚致顽固性便秘。

综上，肾通过"气化水液"调控小便，以封藏和温煦濡养肠道调控大便，体现其"先天之本"对人体排泄功能的核心主导作用。

表 3-6　肾与耳及二阴的关系归纳表

关系	联系的基础	生理意义	病理意义
肾与耳	肾藏精充养耳	肾精充足，髓海充满，则听觉灵敏	肾精亏损，髓海空虚：听力减退或耳聋、耳鸣
肾与前阴	肾主水	肾气化水液正常，则尿液生成、排泄正常	肾气化失常：排尿失常，如尿频、尿失禁、遗尿、尿少或尿闭
肾与前阴	肾主生殖	肾精充足，产生天癸，则生殖功能正常	肾精亏损：生殖功能减退，如男子阳痿、早泄、遗精，女子月经不调、宫寒不孕
肾与二阴	肾中精气阴阳	肾中精气阴阳充足，滋润、温煦肠腑，则大便排泄正常	肾阴不足，肠液干枯：大便秘结 肾的阳气虚衰：排便艰难或大便失禁、久泄滑脱

5. 肾在液为唾

唾是口中的津液，它能润滑口腔、滋润食物，以及滋养肾精。唾的来源是肾精，如果我们把它咽下去而不吐出来，就能回馈肾精，起到滋养作用。但是，如果我们频繁地吐唾，长时间这样做就会消耗肾精。

古代的养生家们把唾看作是珍贵的琼浆玉液，他们主张"吞唾"来养肾精。

涎虽然也是口腔分泌的液体，但与唾存在明显区别。涎是由脾经化生的液体，质地清稀，主要来自两颊的腮腺分泌，有时会从口角流出，比如睡觉时；而唾则是由肾精所生，质地较为稠厚，主要来自舌下腺分泌，通常是从口中唾出的。

我小时候经常听老人们说，不要总是吐口水，口水是"财"，不能轻易吐掉。那时候我不太明白，口水怎么会是"财"呢，为什么不能吐掉呢？现在回想起来，吐口水的时候会把唾一起吐掉，而唾是由肾精所化生的。如果把唾吐掉了，就等于把肾精给吐掉了，人的精力就会下降。一个没有精力的人就自然无法好好工作，难以创造财富。所以，口水不能随便吐掉。

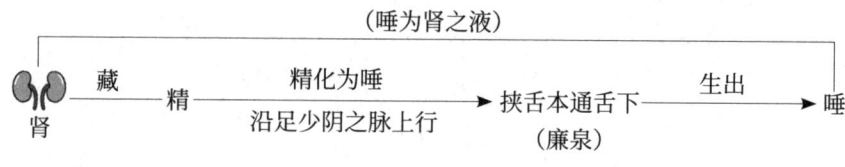

肾与唾的关系示意图

6. 肾应冬

冬季是肾精静谧内守的时节，这个时候，阴精得以积蓄，而阳气则潜藏不露。

《素问·四气调神大论》中给出了明确的指导："冬三月，此谓闭藏，水冰地坼，无扰乎阳。早卧晚起，必待日光。"

根据肾气与冬季的相应关系，为了保养肾气，我们在冬天的早晨应该多睡觉，避免过早起床。同时，过度的夫妻生活也会消耗肾气，因此应该有所节制。

因此在冬天要保存好精气，只有这样到了来年春天的时候，我们会有充沛的精力去应对各种工作。

第二节　六腑

谈到肝，我们自然会联想到胆，正如成语"肝胆相照"所表达的，肝和胆是相互关联的脏腑；同理，脾与胃也是紧密相连的。然而，肺与大肠的对应关系则稍显特别，它们在生理位置上并未紧密相连，肺在上，大肠在下。心与小肠对应。当我们谈及肾时，就会和膀胱联系在一起。此外，还有心包，它与三焦相互呼应。因此，我们所说的六腑实际上包括了胆、胃、小肠、大肠、膀胱及三焦。

这些腑都具有一个共同特点，都是一个"腔"，它们都是中空的，内部有管道或腔体。这种结构特点使得六腑主要与消化系统相关，负责传输和转化食物、水液等生命必需物质，与我们的能量摄取息息相关。例如，当我们吃下的食物会依次经过胃、小肠和大肠，水分则会通过膀胱排出。胆汁在这一过程中起着辅助消化的作用。可以说，整个六腑系统都与我们的消化功能紧密相连。

1. 六腑的生理功能

六腑的生理功能是传化物，消化、传导和输送水谷、津液及糟粕。其中，胃、小肠和大肠直接参与食物的消化过程；胆负责分泌胆汁以助消化；膀胱负责排泄多余的水分；三焦则在整个过程中起着气化和输送的作用，将营养物质输送到各个脏腑。

我们每天都需要摄取食物以维持生命活动。《内经》中就有提到："谷不入，半日则气衰，一日则气少矣。"

我上班时，一早上就要看四五十个患者，大脑需要高速运转。到了早上十点左右,早餐的能量就已经被消耗殆尽了。这时,我就会感到心慌手抖,急需吃点东西来补充能量。

当一个人大脑高速运转或进行强体力劳动后,如果不及时进食,就容易出现低血糖的情况。正如俗话所说"人是铁饭是钢,一顿不吃饿得慌",饮食是人体获取能量的重要来源,绝对不能忽视。而与饮食紧密相连的就是六腑,所以六腑非常重要。

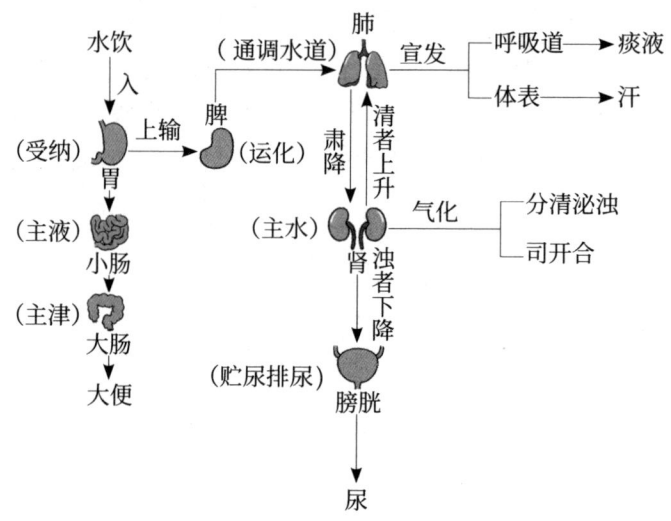

津液代谢与主要内脏关系示意图

2.六腑的生理特点

"六腑者,传化物而不藏,故实而不能满。"一旦六腑填实食物,机体就会迅速将其化解,确保不会持续充盈其中。要"更虚更实[①]",虚实交替,这个过程就像是一个传导带在运行:当食物进入胃部,胃实而小肠空;随后食物由胃进入小肠,胃空而小肠实。如此更替,形成了"泻而不藏,实而不满"的循环。

---

① 更虚更实:指六腑在传导食物时,呈现出一个腑由实转虚、另一个腑由虚转实的交替变化状态。

六腑的功能特点在于其向下运行的趋势,"以降为顺,以通为用"。当胃满时,食物会排入小肠;小肠满时,又会排入大肠;大肠满时,最终会被排出体外。胆汁分泌后会排入小肠,再经由大肠排出体外。膀胱中的尿液满了也需要及时排出。而三焦,作为水液的通道,特别容易受到痰湿的困扰。如果痰湿无法顺利排出,就会在三焦聚集,引发问题。由于三焦本身没有直接对外的通道,因此需要借助胆道进行排泄——三焦与胆被称为同名经。

按照陈潮祖教授的观点来解释,我们可以将三焦理解为身体内所有相关的焦膜和间隙的集合。除了经络外的所有间隙都可以归入三焦的范畴,这些间隙主要集中在人体的躯干部位。

《素问·五脏别论》有言:"此不能留久,输泻者也。"

我们吃进去的食物,并不能被百分之百地利用,总会有一些剩余的残渣需要排出体外。这些残渣如果不及时排出,就会在体内形成痰湿、水饮、积食、结石等。因此,六腑的生理机制决定了它们不能容纳这些滞留物。

就像我们喝炖汤,吸取了汤中的精华后,剩余的废料糟粕就会被丢弃。同样地,当我们食用海参、阿胶、鱼胶等滋腻食物时,经过胃、小肠、大肠的消化吸收后,精华物质进入三焦。如果代谢不完全,这些黏稠的物质既无法返回大肠、小肠,又不能被三焦气化蒸腾,只能滞留在三焦中,最终形成痰湿。长时间滞留会生火,引发少阳风火,进而波及厥阴变成肝风。肝风下迫大肠可能导致便血、便秘,下迫子宫则可能导致月经量多等问题。这些物质可能会直接堵塞经络,出现寒与瘀同现,身体一部分热、一部分寒,寒热错杂的情况。此外,一些不能消化的黏稠物质如果停留在大肠中,就会变成阳明湿热。这种湿热沿经络上行到面部就可能形成痤疮。这也是为什么保和丸能够治疗多种疾病的原因。保和丸中如陈皮、半夏能够排掉水饮痰湿,莱菔子、焦三仙则能加速胃肠道堆积物的排泄。总体来说，保和丸能够帮助恢复六腑往下通降的功能。

一、胆

胆与肝相连，附于肝之短叶间，肝与胆又有经脉相互络属。

胆为"中精之腑"，属奇恒之腑，胆形中空似腑（六腑），藏精汁似脏（奇恒）。

胆是中空的囊状器官，胆内贮藏的胆汁是一种精纯、清净、味苦而呈黄绿色的精汁。

胆有两种生理功能：一是贮存和排泄胆汁；二是主决断。

（一）贮存和排泄胆汁

胆汁，作为肝之余气所化生之物，汇聚在胆中，并泄入小肠，参与食物的消化过程。它是脾胃运化功能得以正常运行的重要物质。

脂类的消化与胆汁的代谢紧密相关。人体每天需要分泌大约800～1000毫升的胆汁。尽管胆汁本身并不含有消化酶，但它具有乳化脂肪的独特作用。胆汁在分泌后，首先贮存在胆囊中，随后由胆囊进入到小肠。脂肪虽是一种重要的营养物质，但过量食用会对身体造成不良影响。过多食用五花肉、奶油、坚果等高脂食品，会刺激身体不断分泌胆汁，进而加重胆囊的负担。当胆汁分泌过多或无法正常参与消化时，可能会淤积形成痰湿。这些痰湿在浓缩后可能导致胆结石、息肉或胆囊发炎等问题。因此，肥胖患者常见的并发症就是胆囊炎或胆结石。

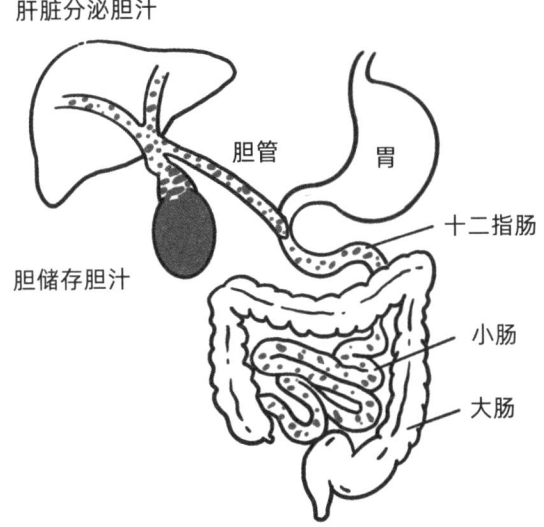

胆主储藏和排泄胆汁示意图

胆汁在排泄后应当往下降，而不应上逆。如果出现上逆情况，可能引发一系列病理状态，如上火、口苦、呕吐黄绿苦水，以及胆汁外溢至肌肤导致的黄疸等，患者会出现见油荤即泻肚、厌油腻等症状。

如果患者出现胆囊疼痛，可以采用针刺胆囊穴或阳陵泉的方法，也可以按压胆囊的募穴——日月穴。日月穴位于乳头直下、第七肋间隙、前正中线旁开 4 寸的位置。同时按压外关穴也可起到一定的缓解作用。平时应注意减少油腻食物的摄入，避免使胆"过劳"，尤其是体脂较高者或肥胖者更应加倍注意。

在治疗痰湿病时，利胆是一个非常重要的环节。临床上常使用黄连温胆汤、温胆汤来化痰湿并促进脂肪代谢。

（二）主决断

胆被誉为中正之官，主决断。

当胆气充盈时，人便能善于应变，判断精准，且能当机立断。相反，若胆气虚弱，人便会显得胆怯怕事，即便多次谋划也难以做出决定，容易感到惊恐，甚至在夜半时分因惊叫而无法入睡。

二、胃

胃呈囊状，位于腹腔左上方，上接食管，下连十二指肠，是一个空腔脏器。

（一）生理功能：主受纳

胃能够腐熟水谷，因此被誉为"太仓"和"水谷之海"。

"人以水谷为本，故人绝水谷则死。""有胃气则生，无胃气则死。"人体所有的生理活动都需要能量来支撑，而这些能量主要来源于我们的饮食。在这个能量转化的过程中，胃扮演着至关重要的角色，它是接受能量的第一站，是能量从无到有的起点。因此，胃的重要性不言而喻。就像一个国家，无论它多么发达，如果没有农业作为基础，没有足够的粮食和耕地，它的命脉就会被人紧紧扼住。同样地，如果一个人吃不下饭，那就是个大的问题。无法进食或者吃不下饭，身体就会迅速出现消瘦、思维迟缓、畏寒怕冷、乏力等一系列不良反应。因此，我们必须高度重视胃的受纳功能，时刻关注并保护它。

古人说："人所受气者，谷也；谷之所住者，胃也；胃者，水谷气血之海也。"所以"保胃气"很重要，为了保养胃气，我们要节制饮食，吃饭八分饱就足够了，这样既能养胃又能保持健康。

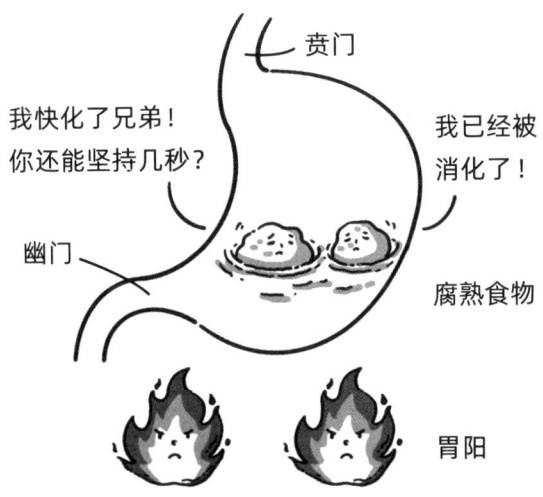

胃主收纳与腐熟水谷示意图

另外，还要避免食用过于寒凉和辛辣的食物。寒凉的食物会刺激胃部导致痉挛和失去弹性，久而久之就会使胃气减弱并引发一系列症状，如食滞胃脘、食后即吐、胃脘胀痛、纳呆厌食、嗳腐或食积过亢、多食善饥等症状。而过热、辛辣的食物则会灼伤胃黏膜。

胃本身也有阴阳之分。当胃阳受伤时容易出现呕吐和嗳气等症状；此时可以服用四君子汤、理中汤或小建中汤来调养。胃阳受伤也会影响到脾的运化功能从而产生水湿，水湿时间停留就会变为湿热环境有利于病菌繁殖，此时可以服用香砂六君子汤。胃阴受损会导致胃功能下降并产生湿热，容易胃痛，感染幽门螺旋杆菌等，这时候就需要采用养胃阴去湿热的方法来治疗，比如可以服用甘露饮（其中包含生地黄、熟地黄、天冬、麦冬、石斛可滋养胃阴，枇杷叶、茵陈可去湿，枳壳、黄芩可去热调气）。注意，该方并不能治疗所有类型的幽门螺旋杆菌感染病症，请在医师指导下使用并进行辨证施治。

（二）生理特点

1. 胃气宜降

（1）胃失通降时，浊气会上升，导致出现口臭、脘腹胀闷疼痛、大便秘结等症状。

（2）当胃气上逆时，人们会感到恶心、呕吐、呃逆和嗳气等不适。

2. 喜润恶燥

一旦过度食用煎炸或辛辣的食物，很快就会感到口干，这是伤害了胃阴的表现。即使喝水也无法缓解这种干燥感。这时，如果服用一些滋养胃阴的药物，如石斛和麦冬，就能够有效地缓解这种不适。

三、小肠

小肠是盘曲于腹腔内的一段长条器官，成人的小肠长约5～7米，分为十二指肠、空肠和回肠三个部分。它的上端与幽门相连，下端通过阑尾与大肠相通。

在中医理论中，小肠的生理功能主要有三个方面。

首先，小肠具有受盛和化物的功能。这意味着小肠能够接收经过胃初步消化的食物，并进一步将其化为精微和糟粕两部分。这与西医所说的小肠主消化吸收的功能是相似的。

如果小肠的受盛化物功能出现问题，就意味着它无法正常接收胃传下来的食物，这会导致腹胀或腹痛等消化不良症状。这些不适症状通常集中在脐部周围。因此，保持小肠功能的正常运作对于维护整体健康至关重要。

其次，小肠还具有泌别清浊的功能。这里的"泌"指的是分泌，"别"是分别的意思，"清"指的是水谷之精微，"浊"则是糟粕。当小肠化物之后，它会把水谷精微和糟粕分开。清气上升，浊气下降，这与脾主升清、胃主下降的功能相似，可以说小肠的功能是脾胃功能的一种延伸。

如果小肠的分清别浊功能出现问题，大便可能会变得稀薄，小便短少，清不清、浊不浊。

到这里，可能有些读者会感到困惑：小肠的问题为什么会表现在排便上呢？

实际上，这里有两个关键点需要理解。

首先，根据《素问·六节脏象论》所述："脾、胃、大肠、小肠、三焦、膀胱者，仓廪之本，营之居也，名曰器，能转糟粕，转味而入出者也。"这意味着脾、胃、大肠、小肠、三焦、膀胱都是水谷仓库的根本，它们共同负责吸收水谷的精华并排泄糟粕。在这六个器官中，它们在处理水谷的精华方面是一致的，但核心在于脾胃。因为《素问·灵兰秘典论》明确指出："脾胃者，仓廪之官。"这意味着脾胃在消化方面起着主导作用，包括小肠、大肠、三焦和膀胱在内的其他器官，在消化方面受其统治，尤其是在排便问题方面。

其次，小肠主液。这意味着小肠在吸收食物精华的同时，也吸收了大量的津液。这些津液与食物精华结合形成水谷之精，通过脾气的转输作用输送到全身。其中部分津液通过三焦下渗到膀胱，成为尿液的生成之源。

《类经·藏象类》有句话："小肠居胃之下，受盛胃中水谷而分清浊，水液由此而渗于前，糟粕由此而归于后，脾气化而上升，小肠化而下降，故曰化物出焉。"

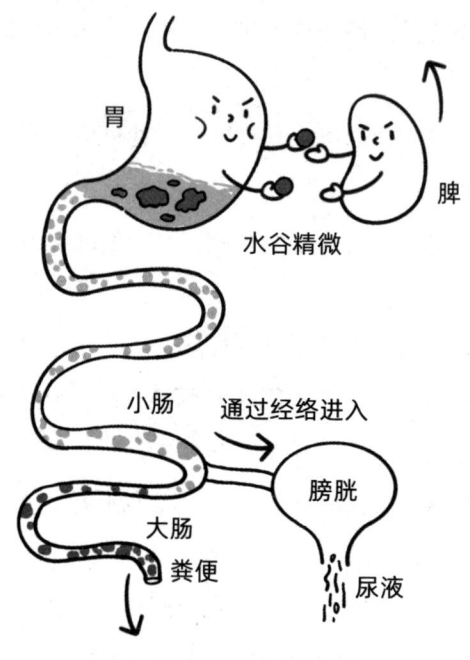

小肠泌别清浊示意图

最后，小肠与脾、胃、大肠、三焦、膀胱同为仓廪之本，是营之居也，营为血之源，故从这个角度看，小肠实际上也参与了造血。

小肠参与造血过程，源于其对水谷精微的运化与吸收。小肠主受盛化物、泌别清浊，能将脾胃运化的水谷精微进一步消化吸收，而水谷精微正是生成血液的重要物质基础。

例如，十二指肠溃疡的患者在饥饿时会感到剧烈的疼痛，出现心慌手抖，这通常是小肠亏虚无法正常吸收精微以化血，导致气血不足。我们只要治好小肠的溃疡，恢复小肠对水谷精微的吸收功能，从而充养血液生成之源。这种因气血不足出现的症状就会消失。

在《黄帝内经》中有句话："中焦受气取汁，变化而赤，是谓血。"

血的生成主要发生在中焦，在这里，脾胃经过运化后的水谷精微与肺吸入的清气混合在一起，取汁（汁就是小肠化物后再分清别浊而得到的津液）之后，变化而赤，这些物质转化为红色的液体，即我们所说的血。

有位老前辈，他擅长通过刺激脾和小肠这两条经脉的原穴来增强患者的造血能力，从而治疗贫血。这一方法的原理在于，脾本身具有生血的功能，而小肠也参与了造血过程。通过刺激这些特定的穴位，可以有效地促进血液的生成，从而改善贫血症状。

综上所述，小肠出现问题时，容易表现为舌头上的溃疡或舌尖疼痛。小肠属于腑，属性为阳，而心脏属于阴。小肠与心相表里，它们之间有经络相互络属。当小肠有火时，火可通过经络传到心，而心开窍于舌。所以，小肠有火时，舌体会感到疼痛并可能出现溃疡。如果小肠有湿热，湿热还可能向下走，导致小便时感到热痛。

有些读者可能还是会困惑：为何小肠会与小便产生关联？这一联系可从两方面理解：其一，就是上面已经讲到的，当小肠完成分清别浊功能后，产生的津液会渗透到三焦中，随后三焦（包裹所有脏腑）在下焦将津液渗灌至膀胱；其二，按照十二经流注顺序，手太阳小肠经的经气会流注到足太阳膀胱经，使得小肠的病理变化（如火热）可直接影响膀胱。

经络不仅是经气流注的通道，邪气也会随着经络的顺序流注。在这种情况下，小肠的火会流注到膀胱，并且由于小肠本身与体外没有直接的通道，它的火需要找到出口。除了流注到膀胱，小肠的火还会影响到手太阳小肠经经过的部位，导致小手臂麻木、小手指外侧麻木等症状。此外，小肠的火还可以引起尿液混浊、尿热和尿痛等问题。

那么，如何治疗小肠火或者说心火呢？答案就是使用导赤散。这个方剂由生地黄、木通、甘草梢和竹叶四味药组成。根据前面所讲，我们知道，当出现心火、口腔溃疡以及小便疼痛等症状时，大多数情况下都与小肠火有关，因为心和小肠是相表里的，它们之间的关系很难分割。

当然，如果出现了神志上的病变，那就可以更明确地定位到心的问题。在这种情况下，如果舌体出现溃疡并伴有小便热痛，以及脐部不时作痛，那么大多数情况下可以明确是小肠病变。此时，使用导赤散是最常用的治疗方法。

四、大肠

大肠位于腹部，它包括盲肠、阑尾、结肠、直肠和肛管这几个部分。它的上端在阑门处与小肠相连，而下端则与肛门相连。从形状上看，大肠就像一个方框，环绕在空肠和回肠的周围。

大肠，传导之官，变化出焉。大肠会再次吸收食物残渣中的水分，然后形成粪便，传到大肠末端，最后通过肛门排出体外。

大肠传导变化功能，其实是胃的降浊功能的延伸。一旦这个功能受损，大便就会出现异常，例如大便稀薄、大便中带有脓血，或大便干燥等。

那么，什么因素可能导致大肠的下降功能不顺畅呢？其中一个重要的因素是肺。肺与大肠是相表里的关系，通过经络相互连接。当肺气下降时，它与大肠的下降功能是一体的。如果肺气不宣，大便也会受到影响，出现异常。例如，紫菀是一种治疗咳嗽、咳喘的药物，但它也可以用来治疗便秘，原理就是利用肺气与大肠之气需要一同下降的特性。用杏仁通便，也是这个原理。

第三章 藏象学说

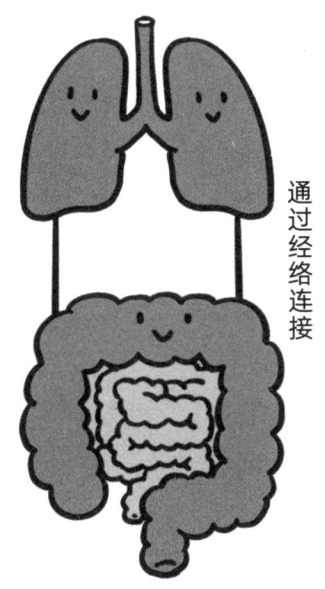

我（肺）与你（大肠）是相表里的关系，通过经络相互连接。

当你的肺气下降时，这是与我（大肠）的下降功能是一体的。如果你肺气不宣，我也会受到影响，出现异常。

肺与大肠互为表里示意图

这种治疗方法类似于提壶揭盖的原理。如果茶壶是封闭的，里面的水往外倒时就会不顺畅。但如果茶壶盖上有个小孔，空气可以流通，水就更容易倒出来了。肺与大肠的关系也是这样，它们之间的协调对于保持大便的正常排泄非常重要。

此外，还有一个重要的概念要理解，那就是"大肠主津"。大肠在接收由小肠下注的饮食物残渣和剩余水分后，会重新吸收其中的部分水液，使残渣糟粕形成粪便排出体外，这个过程就是燥化。同时，大肠吸收的津液会由脾气传输到全身，部分津液还会经三焦下渗到膀胱，形成尿液。由于大肠参与了体内水液代谢的调节，因此被称为"大肠主津"。

当排便不顺畅时，大肠会过度吸收水分，导致粪便变得干燥，从而引发便秘。为了缓解这种情况，我们需要采取润肠的方法。一种常用的润肠方剂是增液汤，它由生地黄、麦冬和玄参组成。此外，还可以使用五仁丸（含有杏仁、桃仁、柏子仁、松子仁、郁李仁、陈皮），火麻仁、芝麻仁等，这些成分都含有油脂，能有效润肠。另外，蜂蜜制作的栓剂和开塞露也具有润肠作用。

如果大肠出现问题，还能会导致汗源不足，表现为无法出汗、出汗不畅或出汗过多。排汗异常又会引发其他两个问题：一是发热问题，二是皮肤问题。因此，在治疗外感发热时，通常会刺激大肠经的原穴合谷来退烧。刺激合谷穴还可以治疗汗出异常问题，如自汗和盗汗。刺激大肠经的曲池穴可以治疗皮肤病。

另外，当大肠气不足或阳虚时，会出现便溏，也就是俗称的"拉稀"或"拉肚子"。

五、膀胱

膀胱是一个囊形结构的储尿器官，它的上端通过输尿管与肾脏相连，下端则与尿道相通。新生儿的膀胱位置较高，位于腹部，但随着时间的推移，膀胱会逐渐下降到盆腔内，最终位于小骨盆腔的前部，耻骨联合的后方。

在中医经典文献《素问·灵兰秘典论》中，膀胱被描述为"州都之官，津液藏焉"。这里所说的"津液"主要有两部分：一是尿液，二是正常的水液。

第三章 藏象学说

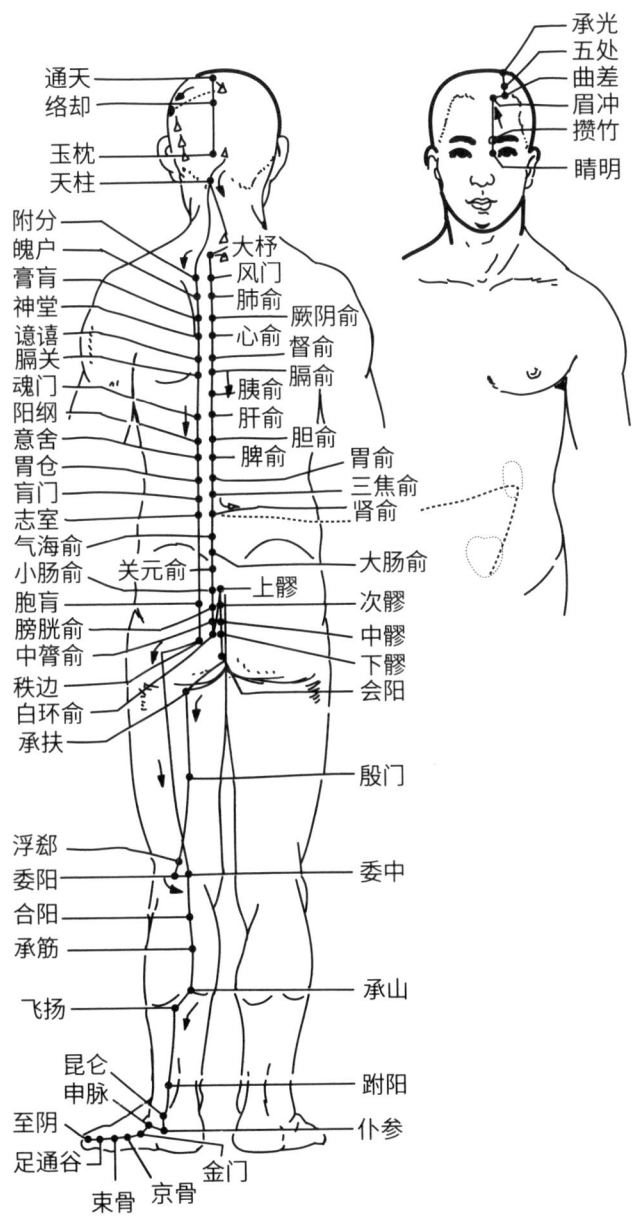

足太阳膀胱经

（一）膀胱的主要功能是储存和排出尿液

当尿液在膀胱内积累到一定程度时，膀胱会将其排出体外。这种功能依赖于肾气的固摄作用。如果肾气不固，膀胱就不能正常控制尿液，可能出现漏尿的情况。例如，有些患者在跳动或进行某些活动时，可能会出现小便失禁的情况。

在治疗漏尿时，仅仅针对膀胱进行治疗往往效果有限，还需要同时调理肾气。膀胱还具有气化作用，即固摄和储存尿液到一定程度后才会排出。如果膀胱的储尿功能失常，通常意味着其气化作用出现了问题。

在中医中，治疗与膀胱相关的问题，常用调理足太阳膀胱经的药物。例如，麻黄，它可以发汗，当水分通过汗液排出时，尿量就会相应减少。另一个常用的药物是五苓散，其中的桂枝具有温膀胱经的作用，可以增强膀胱括约肌的力量。

（二）膀胱所藏之"津液"是汗源

在讨论膀胱的生理功能时，我们经常会将其与膀胱经的经络功能放在一起谈。足太阳膀胱经具有将"津液"转化为汗液并蒸发出去以保持体温正常的作用。

例如，有些人感冒发烧时会出现尿频的症状。我使用桂枝汤为其治疗，结果感冒好了，尿频也随之改善。后来，我发现对于以尿频为主要症状的患者，使用麻黄也能取得良好的治疗效果。这让我意识到，膀胱的"藏津液"功能确实能够调控汗源，从而间接调控出汗与体温的关系。

因此，我们必须理解经络的气化作用与脏腑的气化作用之间的关系。只有这样，我们才能在治疗疾病时融会贯通，达到最佳效果。如果将它们割裂开来，我们可能会遇到一些困难。例如，如何使用麻黄和桂枝来治疗尿床呢？其实，当膀胱经络的气化功能恢复时，膀胱的功能也会得到相应的恢复。

另外，膀胱通过尿道与外界相连，很容易受到湿热之邪的侵袭。当遇到膀胱湿热的情况时，我们可以使用八正散或萆薢分清饮等方剂进行治疗。这些方剂都可以有效缓解由膀胱湿热引起的尿频、尿急、尿热、尿痛等症状。对于膀胱出现瘀血、排尿困难的患者，我们可以使用桂枝茯苓丸进行治疗。

六、三焦

三焦是六腑中最难理解的一个，因为它不像胆、胃、小肠、大肠、膀胱那样有具体的器官形态。

陈潮祖教授在《中医治法与方剂》中提出，三焦是由身上所有的膜凑成的腔，这个腔包容了人体内除脏腑、经络、形体、官窍之外的所有空腔。简单来说，三焦就是一个大腔，里面包含了人体的所有组织。

在中医理论中，三焦被描述为一个孤腑，就像孤家寡人一样。

三焦的第一个功能是输送元气，三焦为元气之别使。

元气从肾中产生，要温暖全身，就需要一个输送的路径，这个路径就是三焦。

三焦第二个功能是负责输送水液。人体消化吸收的营养水液，要在三焦里面的运行——人体吸收的物质会进入三焦，再通过三焦分配到各个脏腑组织中。

三焦第三个功能是参与水谷的运化过程。在这个过程中，它与运行水液的功能有重叠的部分，都涉及消化吸收。

虽然常说三焦具有通行元气、运行水液和运化水谷三大功能，但实际上后两者比较相近。因此，我们可以将这两者合并。

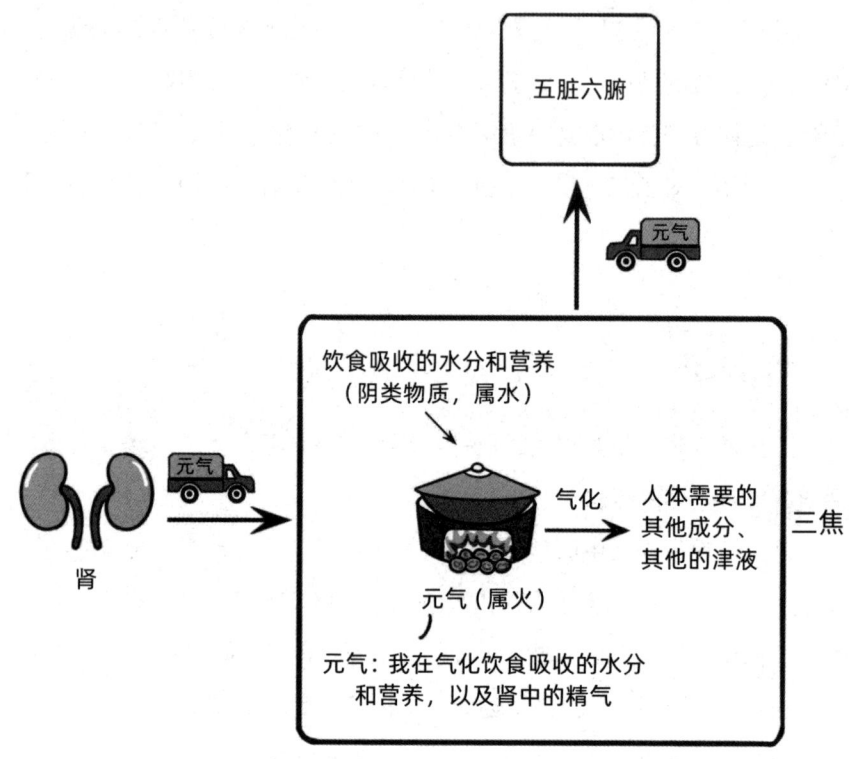

三焦通行水火示意图

因为元气带有温度和热量,我们可以将其视为"火",水液和水谷物质具有凉润作用,可以视为"水",可以说三焦负责水火的流通,当三焦出现问题时,就会导致水火的流通不畅。这种不畅会使水凝聚成痰湿,而痰湿又会进一步阻碍火的通行,使得火气在人体内部分布不均。这种状况常表现为:①时而感觉热,时而感觉寒,盖被子觉得热,去掉被子又觉得冷;②身体外层感觉冷,而内层却感觉热;③上半身热,下半身凉;④口中感到苦涩。

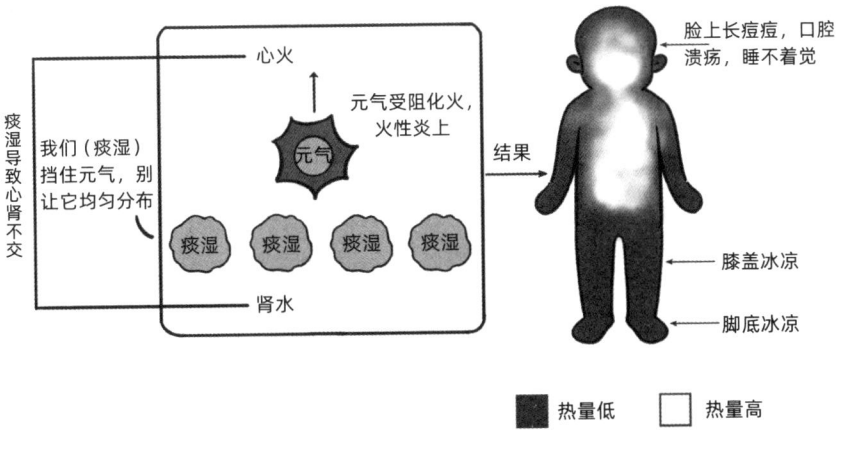

三焦通行障碍示意图

当三焦的水液通行功能出现障碍时，常会导致口干。尽管人体并不缺水，但由于三焦中水液的运行不畅，无法均匀分布，同时对水液的吸收也出现障碍。这种情况下，即使喝水也会很快想要排尿，但仍然会感到口干口苦，大便也变得干燥。

如果患者出现口干和大便干燥的症状是三焦运行水液不畅所导致的，即使用石斛、麦冬、天花粉等滋阴药物，效果也不会明显。这是因为患者的身体并不缺水，而是三焦功能失常导致水液无法正常分布和吸收。

然而，如果给患者服用小柴胡汤，情况就会有所不同。小柴胡汤能够调理三焦，恢复三焦的气化功能，从而使水火能够正常通行，水液能均匀分布。这样一来，口干和大便干燥的问题就能够得到解决。

第三节　奇恒之腑

《素问·五藏别论》中提到："脑、髓、骨、脉、胆、女子胞，此六者，地气之所生也，皆藏于阴而象于地，故藏而不泻，名曰奇恒之腑。"

脑、髓、骨、脉、胆和女子胞虽然是相对密闭的组织器官，并不与水谷直接接触，即似腑非腑；但它们又具有类似于五脏贮藏精气的作用，即似脏非脏。异于常态，所以被称为"奇恒之腑"。

关于骨和脉，我们之前已经讨论过，所以这里就不再重复了。除了胆是六腑之一外，其他的奇恒之腑都没有表里配合，也没有五行配属，但它们与奇经八脉有关联。

奇恒之腑在女子身上有六个，而在男子身上只有五个，这似乎不太合理。实际上，男性和女性都有"胞"，所以不应该只将女子胞作为奇恒之腑之一。为了平衡这一点，明清时期的医学家增加了"精室"这一脏器，使得男子的奇恒之腑也有六个。

一、脑

脑藏于颅腔之中，为脑髓汇聚而成，位于头部之内，故又名"髓海"，又称"元神之府"。

（一）脑的主要生理机能是主宰生命活动

《本草纲目》中提到"脑为元神之府"，意指脑是生命的枢机，掌控着人体的生命活动。当元神旺盛时，人体会感到精力充沛、思维敏锐，脏腑气血安和。

（二）脑主导精神活动

张锡纯曾指出："脑中为元神，心中为识神。元神者，藏于脑，无思无虑，自然虚灵也；识神者，发于心，有思有虑，灵而不虚也。"

人的意识、思维、情志等精神活动都是外界事物作用于脑的结果，但这些活动之间又存在层次差异。意识、思维是精神活动的高级形式，它们是在元神的调控下，通过心的任物①作用，后天逐渐获得的。这些活动属于后天之神，又称为识神。

情志活动是人对外界刺激的情绪反应，与人的情感、欲望等身心需求相关，属于先天元神的控制范畴。

（三）大脑主感觉运动

人体的五官，即口、舌、眼、鼻、耳，都集中在头面部，与大脑紧密相连。无论是视觉的光信号、听觉的声波信号，还是味觉和嗅觉的化学信号，最终都会转化为神经信号，传递至大脑进行识别。

从说话、学习到健身活动，所有这些都与大脑息息相关，甚至感觉和运动功能也不例外。

有一个颇为奇特的病症叫做"幻肢痛"。比如，在战场上有士兵不幸踩到了地雷，导致左腿被炸断。尽管在医院进行了截肢手术，去除了他的左大腿，没有了脚踝和膝关节，但患者仍然可能在以后的日子里感受到左踝关节或左膝盖的疼痛。

针灸治疗竟然能有效治疗这种幻肢痛。为什么呢？这是因为这种痛觉实际上是在大脑中产生的。怎么治疗呢？治疗方法可以是在大脑皮层

---

① "任物"中的"任"有"担任、承受、处理"之意，"物"指外界事物。"任物"本质上是人体对客观事物的感知、识别及初步判断的心理过程，是思维活动的基础环节。例如，当人看到一朵花时，眼睛接收视觉信息，大脑对其颜色、形状等进行识别，这一过程即可称为"任物"。

相应的位置进行头皮针治疗,或者通过经络循行的方式,让患者明确描述疼痛的具体部位。例如,如果疼痛位于左外踝尖的前下方,那么根据经络循行,这个部位对应足少阳胆经上的丘墟穴。虽然我们不能在患者已经不存在的左丘墟穴扎针,但我们可以根据同名经有经气相应的作用原理,根据缪刺和巨刺的理论,"左病治右、下病治上",应该选择扎他右手的阳池穴,这是手少阳经的穴位。

这种治疗方式基于经络学说,通过刺激特定的穴位来影响大脑的反应,进而达到缓解疼痛的效果。实践表明,这种方法确实能够有效地减轻患者的痛苦。

从这个角度,我们可以明显看出很多感觉与大脑有着密切的关系。有时,我们在治疗身体的疼痛时,实际上是在调整大脑的某些功能。当我们对大脑的功能有了初步的了解后,接下来我们要深入了解它与脏腑精气的关系。

五脏都有自己的神——神、魂、魄、意、志,它们分别归属于心、肝、肺、脾、肾五脏。尽管这些神分属于五脏,但大脑为元神之府,负责调节这些神。因此,五脏与大脑之间存在着密切关联。

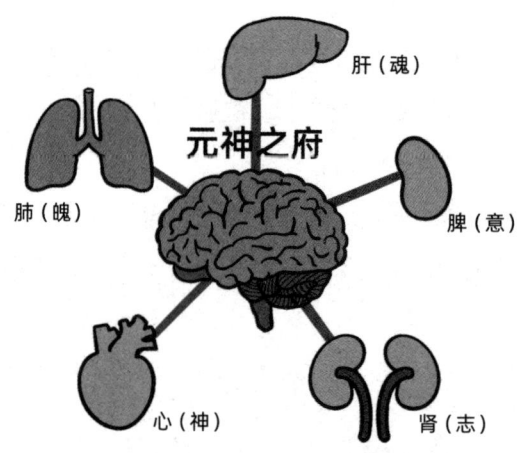

大脑和五脏之神的关系示意图

只有当五脏的功能强健、精髓充足时，这些神才能正常发挥功能。心脑要相通，脑肺要相系，脑脾相关，肝脑相维，脑肾相济，但与脑关系最密切的应该是肾，因为脑为髓海，精是生髓的，而肾则是藏精的。肾主骨生髓，脑为髓海，所以补肾、填精、益髓是治疗脑部疾病的重要方法。

大脑作为中医理论中"奇恒之腑"之一，具有储藏精气的功能。其功能活动以精气为物质基础，它需要人体的基础生命物质（精、气、血、津、液）的充足才能正常运作，而人体的基础生命物质（精、气、血、津、液）的充足与否，则依赖于五脏六腑，这是由于五脏六腑共同参与了这些物质的生成、输布和排泄过程。

基于上述逻辑，脑部疾病的发生与五脏六腑功能失调具有关联性——因脏腑功能异常会影响精、气、血、津、液的平衡，进而波及大脑。因此，在治疗脑部疾病时，除重点调理肾外，还需兼顾其他脏腑的协同调治。

二、髓

髓是骨腔中膏脂状的精微物质，根据所居骨腔部位的不同，可以分为脑髓、脊髓和骨髓。

表 3-7　髓的分布表

髓	脑髓，藏于颅腔之中
	脊髓，藏于脊椎管之内，与脑髓相通
	骨髓，藏于骨骼之中

《素问·脉要精微论》说："骨者，髓之府。"髓能够充养脑神，髓能够滋养骨骼，为骨骼提供必要的养分，髓还能化生血液。

表 3-8　髓的作用表

充养脑髓	脑为髓之海，髓由肾精所化生，肾中精气，注入脊髓，上行入脑，不断补养脑髓，以维持脑的正常生理功能
滋养骨骼	骨为髓之府，髓为骨之充。髓的盈盛亏虚，直接影响骨骼的生长发育和代谢
化生血液	骨髓是化生血液的重要物质基础

从生理联系来看，肾藏精、精生髓，脑为髓海，虽髓属奇恒之腑，但脑与髓皆和肾紧密相连。在物质转化方面，水谷精微与骨髓均可化血，血液又能生髓，形成气、血、精、髓间的相互转化。这种转化机制不仅体现了髓与五脏的整体关联，更凸显了其与脾肾两脏的特殊联系。

三、女子胞

女子胞，也被称为胞宫、子宫、子脏、胞脏、子处等，位于小腹部，膀胱之后，直肠之前，其下口（即胞门，又称子门）与阴道相连。

女子胞负责主持月经。月经是女子生殖功能发育成熟后，每个月周期性子宫出血的生理现象。这一功能的正常运作完全依赖于女子胞的健康状态。

另外，女子胞还具备孕育胎儿的功能。

那么，女子胞与哪些脏腑的关系比较密切呢？

脏腑之中，心主血，肝藏血，脾统血，脾胃又同为气血生化之源，肾藏精，精又化血，肺主气朝百脉而输布精微，脏腑都有分司血的生化、统摄、调节等重要作用。脏腑安和，血脉流畅，血海充盈。当这些上脏腑都满足条件的时候，女性的月经才能够如期，胎孕乃成。

女子胞与心之间有一条特殊的脉络，称为胞脉，通过这条脉络，心血可以充盈胞宫。女子胞还与冲脉、任脉、督脉、带脉及十二经脉都有密切的关系。

女子胞是女性怀孕和来月经的重要器官,它与奇经八脉的关系非常密切,而奇经八脉又隶属于肝肾。因此,在治疗与女子胞相关的疾病时,还需要调肝肾。

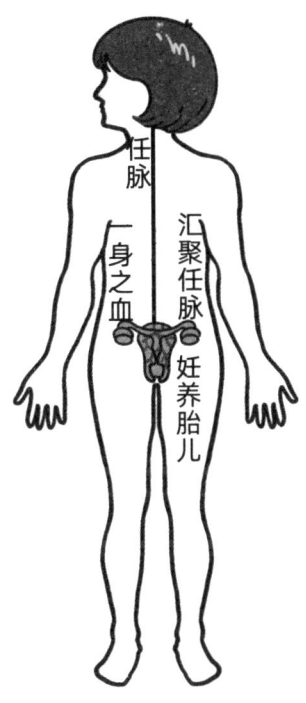

子宫主孕育示意图

附:精室

精室,也被称为男子胞,是生殖之精产生和贮藏的地方。它位于直肠之前,膀胱之后,关元和气海之间,主要包括现代解剖学所说的睾丸、附睾、前列腺和精囊腺等器官。精室与肾相通,是肾的外系,即睾丸的所系。督脉、任脉、冲脉都起始于精室。精室的主要生理功能是产生生殖之精和分泌排泄精液,因此,精室的功能与肝、肾二脏,以及督脉、任脉、冲脉的关系十分密切。

第四节　脏腑关系

藏象学说是一个以五脏为核心的理论体系，它认为人体是以精、气、血、津、液为物质基础，并通过经络系统将脏、腑、奇恒之腑等各个部分紧密地联系在一起的整体。

在这个整体中，我们不能孤立地看待任何一个脏腑，因为它们之间相互影响、相互依存。其关系可以细分为四大类：脏与脏之间的关系、脏与腑之间的关系、腑与腑之间的关系，以及脏与奇恒之腑之间的关系。

一、脏与脏之间的关系

心、肺、脾、肝、肾这五脏，既各司其职，又存在着紧密而不可分割的生理关系。我们不能仅仅将五脏之间的关系理解为五行之间的生克制化关系。实际上，五脏之间的关系远比这更为复杂和精细。它们之间通过精气、阴阳的相互作用，以及生理机能之间的相互制约、相互滋生和相互协调，共同维持着人体的生命活动。

五脏之间还通过经络进行联系。这些经络贯穿全身，将五脏与四肢百骸、五官九窍等各个部位紧密地联系在一起，形成一个完整的网络系统。

此外，在精、气、血、津、液的代谢过程中，五脏之间也表现出了密切的协作关系。精、气、血、津、液是人体生命活动所必需的物质基础，其代谢需要五脏的共同参与和协作，如果五脏生理功能出现异常，精、气、血、津、液的代谢就会出现障碍，从而导致一系列健康问题。

（一）心与肺

心主一身之血，肺主一身之气，两者相互协调，保证气血的正常运行，从而维持各个脏腑组织的正常新陈代谢。

心与肺都位于胸部，这种生理结构上的邻近关系使得它们之间更容易相互影响。心主血脉，而肺朝百脉辅心行血。这也是血液正常运行的一个必要条件。肺的正常工作有赖于心主血脉，而我们呼吸运动的挤压，会对血液循环有所帮助。

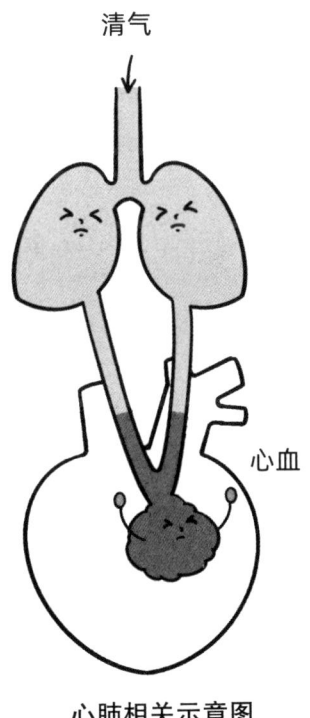

心肺相关示意图

心与肺不仅在生理上紧密相连，而且在病理上也会相互影响。心病会及肺，肺病也会及心。心脏不好，心气不足，心阳不振，会造成血液循环不好，从而影响肺的呼吸功能，然后就出现心悸，胸闷疼痛，唇舌青紫，甚至是咳喘胸闷的心肺血瘀气虚证。

肺病及心，当肺出现问题时，如肺气虚弱，会导致血液循环变得无力。患者就会出现气短的症状，同时伴随着心悸。长时间的咳嗽还会导致心慌和心悸，这是心肺气虚血瘀证的表现。

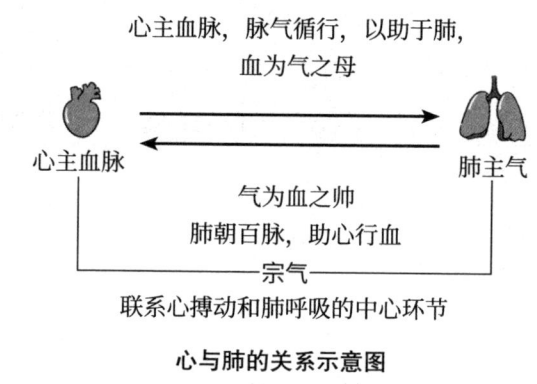

心与肺的关系示意图

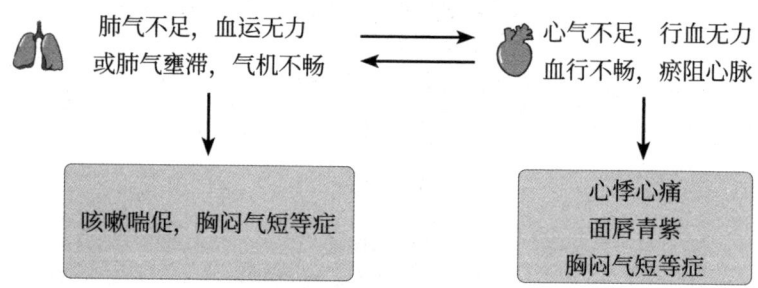

心的疾病与肺的疾病互相影响示意图

（二）心与脾

心与脾关系主要体现在血液生成和血液运行的相互为用、相互协同上。

首先，我们来看看血液生成。血液的生成离不开脾的运化功能。脾是气血生化之源，它负责将摄入的水谷转输至心肺。被输送到心肺的水谷进而灌注心脉，化赤为血。可以说，脾是气血津液的源泉。

其次是血液运行。血是在血管中流动的。而血脉，正是心所主的地方。心血滋养脾，以维持其运化功能。反过来，生成的血液需要储存在血管中，而血管由心所主。因此，心与脾之间存在着非常密切的依存关系。

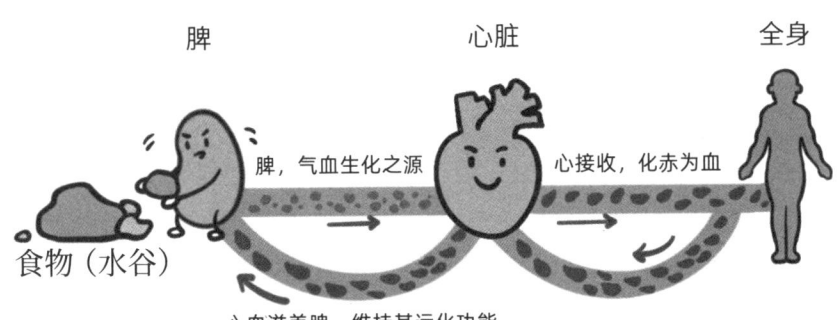

心与脾在造血中的作用示意图

另外，血液的运行有赖于心气的推动。心气要推动血——通过泵血来驱动血液循环。但是，泵出去的血液不能随意流动，这就要依靠脾气的统摄作用，使血液在血管中正常运行。

所以心主行血与脾主统血，相反相成协调平衡，维持着血液的正常运行。

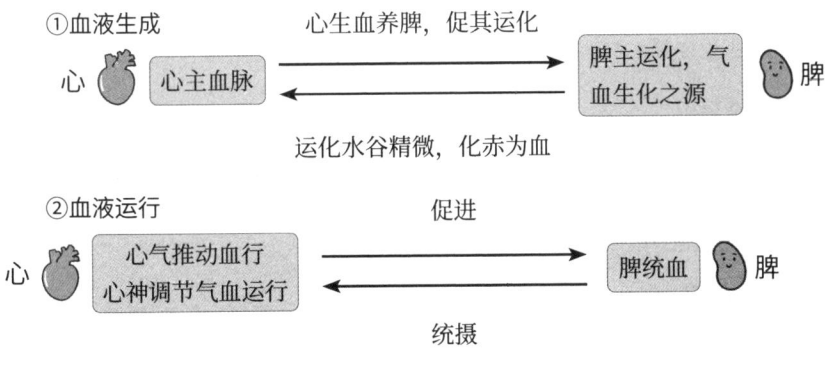

心与脾在造血中的作用示意图

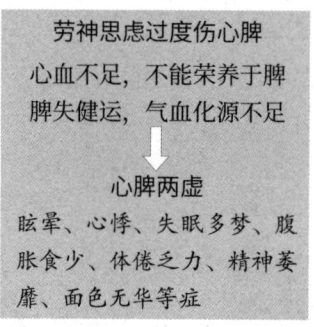

常见的心与脾相关的疾病图

（三）心与肝

心与肝的关系主要表现在血液运行和精神情志两个方面。

首先，从血液运行方面来看，心主行血，肝主藏血。心脏负责推动血液在全身循环，而肝脏则负责储存和调节血液。两者相互配合，共同维持血液的正常运行。

其次，心与肝共同调节精神、情志。心藏神，主宰精神、意识、思维及情志活动，心的功能正常，才能去感受认识这个世界；肝主疏泄，调畅气机，维持情绪的舒畅。只有当肝功能正常时，我们才能有效地管理自己的情绪。情绪和精神相互影响，不良的情绪会影响精神状态，而不良的精神状态也会反过来影响情绪。因此，心肝两脏的功能必须保持正常，相互协调，才能共同维持正常的精神、情志活动。

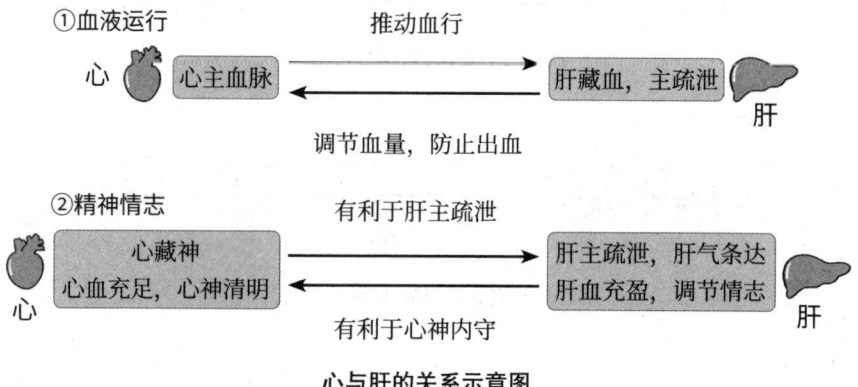

心与肝的关系示意图

表 3-9　常见的心与肝相关的疾病表

血液运行	心血不足与肝血亏虚导致心肝血虚 可见头晕目眩，心悸失眠，爪甲色淡，面色无华等症状
精神情志	心火与肝火母子相及导致心肝火旺 可见心烦易怒，或狂躁妄动等症状。

（四）心与肾

心与肾之关联，集中体现在四个方面：水火既济、阴阳互补、精神互用、精血互化。

水火既济是一个比较抽象的概念，不是很好理解，但借由同样抽象的五行概念，便可豁然开朗。

心火位处上焦，属阳，按五行归类属于火；肾位居下焦，属阴，按五行归类属于水。心火在上，必须下降于肾，以暖肾阳，防止肾水过寒；肾水在下，必须上济于心，资助心阴，制约心火使之不亢。心肾之间的水火升降互补，维系着两脏生理功能的和谐与平衡。总结出来就变成了水火既济的概念。在临床上，我们只要去理解，心火要降下来，肾水要升上去。

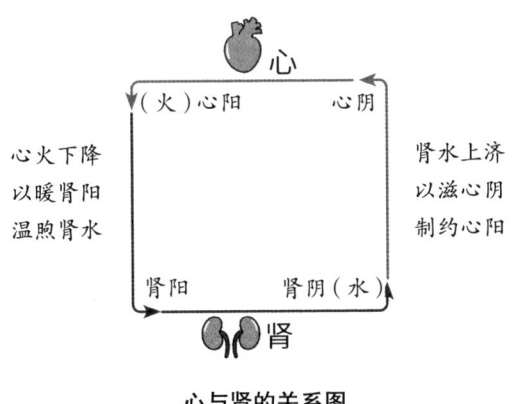

心与肾的关系图

在现实生活中，如何让心火下降，肾水上升呢？有一个药方叫黄连交泰丸，其所含的黄连可降低心火，同时，肉桂可提升肾水。这样心肾一相交，人就能睡好觉了。

在生理状态下，每一个脏腑的阴阳（这里的阴阳特指物质的阴阳）之间有互根互用的作用，从而维持平衡。具体到心与肾，心的阴阳能够补充肾的阴阳，而肾的阴阳也能补充心的阴阳，它们之间存在明显的互补作用。

精血之间可以相互转化。心主行血，肾藏精，心肾之间、精血之间也存在着相互滋生、相互转化的关系。

例如，在胎儿的发育过程中，肾气起到固摄作用，使胎儿能够稳固地待在子宫内，但胎儿同时也接受了心血的滋养。心与胞宫之间有一条胞脉，通过这条胞脉，心血能够滋养胎儿。

精神能够互用，心藏神为精气之主，肾藏精为气神之基。

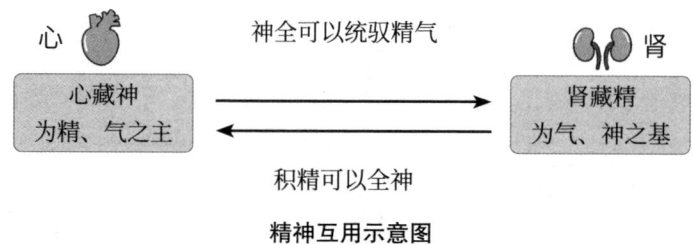

精神互用示意图

我们如何去理解心肾之间的精神互用呢？

当我们保持清醒状态时，神就在活动，因为人的生命活动是神的外在表现。也可以从"破坏"的角度来认识这种精神互用。例如，当一个人长时间加班、熬夜时，他的思维变得异常活跃，这就是用神过度。很快，我们就会观察到这个人出现了肾精亏虚的症状，如早衰、脱发、性能力下降，女性的月经失调、推迟或闭经，以及男性的精子质量下降等。在临床上，我经常遇到这类因过度使用神而导致肾精消耗的患者。

我们常常提到"闭目养神"——当精神状态不佳时，只需闭上眼睛，什么都不想，尽量使自己安静下来。慢慢地，你会感到精神逐渐恢复。而"闭目养神"的更高境界就是早睡，保证充足的睡眠。当你早早地入睡，第二天醒来时会感到精力充沛，许多不适的症状也会逐渐缓解。实际上，睡眠就是藏神的过程，这与肾藏精的生理功能特性相契合。因此，通过睡眠，我们可以积蓄肾精，养精蓄锐。

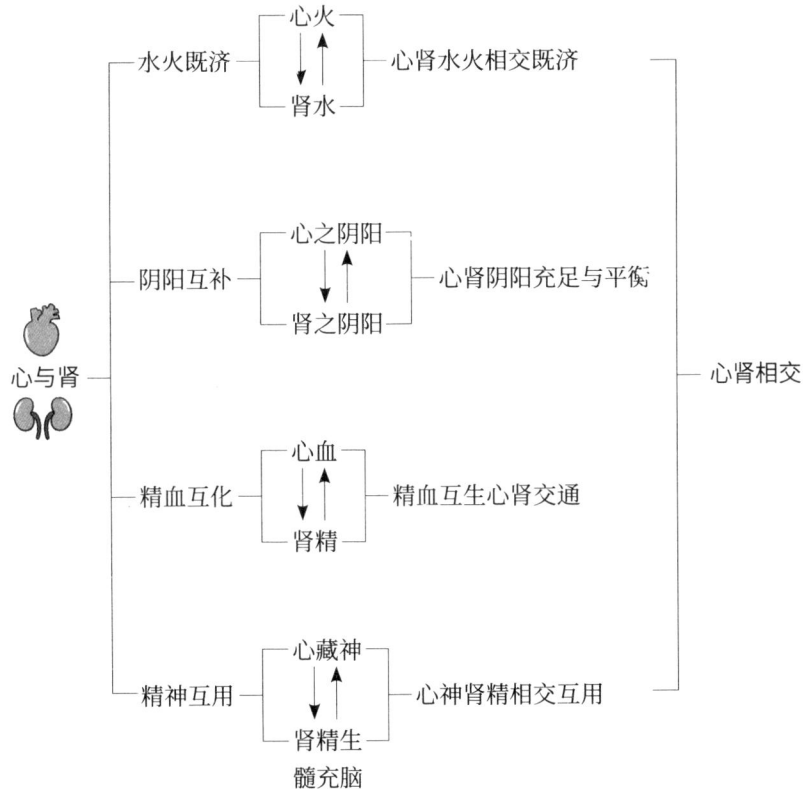

心肾相交关系示意表

表 3-10　常见的心与肾相关的疾病表

心肾不交 （水火未济）	肾阴虚于下而心火亢于上 可见心烦失眠，眩晕耳鸣，腰膝酸软，梦遗梦交，五心烦热等症状
精与神相互影响	可见肾精与心神失调的精亏神逸的病机变化
水气凌心 （心肾阳虚）	君相之火不足，心阳虚与肾阳虚互为因果，导致心肾阳虚之证
	可见心悸怔忡，腰膝酸冷，肢体浮肿，小便不利，形寒肢冷等症状

（五）肺与脾

肺与脾的关系主要体现在气的生成和津液代谢两个方面。

首先，气的生成主要涉及宗气的产生。肺主气司呼吸，负责吸入自然的清气；而脾主导运化，负责吸收水谷中的精气。这两种气在胸中汇聚，从而生成宗气。人出生之后，宗气就成为了全身之气的主要来源。

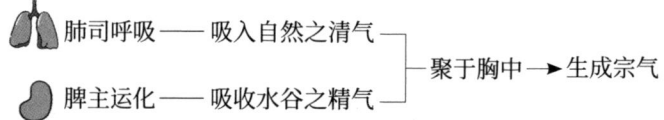

肺与脾对宗气生成作用示意图

脾主运化，为气血化生之源。脾吸收的水谷精气，需要依靠肺的宣发肃降功能，才能输布至全身。因此，我们常说"脾为生气之源，肺为主气之枢"。

其次是水液代谢。脾主要负责吸收和输布水液，使津液得以正常生成。肺具有宣发肃降、通调水道的作用功能，确保津液的正常输布和排泄。脾侧重于吸收，肺则侧重于排泄。

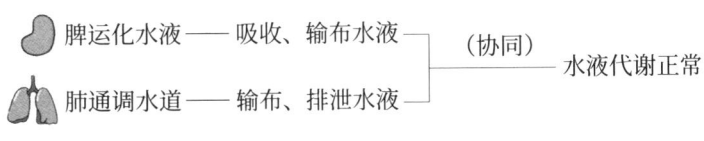

肺与脾对水液代谢作用示意图

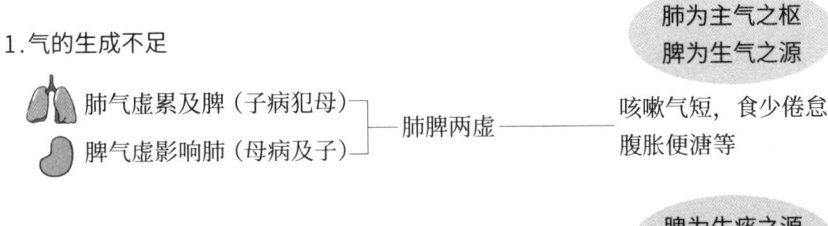

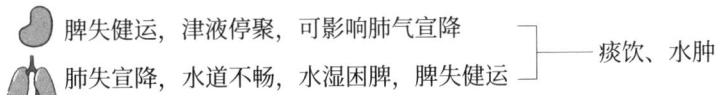

常见的脾与肺相关的疾病图

在临床上，肺与脾关系失常情况较为多见，需要进行调理。例如，当患者出现气短、中气不足的症状时，通常使用补中益气汤、升陷汤等方剂，通过健脾来补益肺气，从而达到治疗效果。

此外，当肺内有痰引发咳嗽时，不能仅仅依赖祛痰药物。虚咳、咳了就出汗、怕冷等症状通常是肺功能下降的表现，肺无法正常宣发肃降，导致痰饮水湿积聚在肺中。若出现这种情况，我们需要使用一些健脾药物，并结合化痰药物，如六君子汤。六君子汤中包含四物汤以健脾，以及二陈汤以化痰。根据中医理论，"脾为生痰之源，肺为储痰之器"，只要脾能够正常运化，就不会产生痰，肺也就没有痰可以储存，自然就不会咳嗽了。

（六）肺与肝

肺与肝的关系，主要体现在调节气机升降方面。

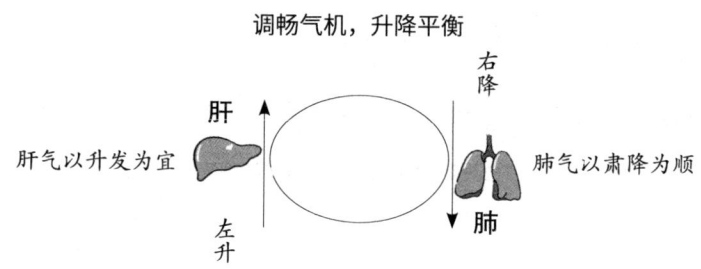

肝与肺的关系示意图

肺气以肃降为顺，肝气以升发为顺。

人们以为"左升右降"，即肝气从人体左侧升起，肺气从人体右侧降落。然而，"左升右降"这种理解主要是基于五行的角度，其中左代表肝木，右代表肺金。但在实际的诊疗过程中，我们更多地依赖于经络的循行路径。这并不意味着左侧一定只与肝相关，右侧一定只与肺相关。

右胁部是肝的体表投影区，所以当我们遇到右胁部的疼痛或胀痛时，通常会从肝的角度来进行调理。然而，左胁部的问题同样可能与肝有关，因为肝的经脉也分布在左侧。

同样地，当肺部出现不适时，无论是按压患者的左侧还是右侧，中府、云门两穴附近都可能出现疼痛，而不仅仅是局限于右侧。这是因为肺的经脉有左右两条，肝的经脉也是左右两条，所以两边都有各自的升降功能。

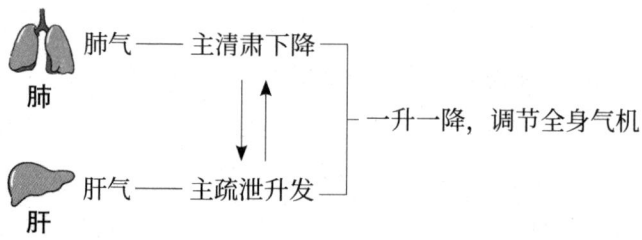

肺与肝对气机调节作用示意图

表 3-11　肝侮肺示意表

"木火刑金"	肝郁化火，灼伤肺阴，出现咳嗽胸痛，甚则咯血等症
"金虚木侮"	燥热伤肺，肺气阴不足，失于清肃，出现咳嗽气短，胸胁引痛等症

我们可以抽象地理解，肺气宜降，肝气宜升，以此调节全身的气机平衡。设想一下，当某人遭遇极其愤怒之事时，其肺气便开始上升，这是因为肝气主升。肝气过度上升后，人可能会感到头晕目眩，手脚发麻。此刻，通过深呼吸可以降肺气，使情绪得以平复。深呼吸之后，肝气不再过度上升，头晕症状自然缓解。呼吸的宣发肃降作用，使得呼吸中的清气能够影响到手脚，从而改善发麻的症状。这一过程生动地展示了气机的升降变化，我们通过情绪的变化与深呼吸的调节，能够深刻感受到气机的升降。

（七）肺与肾

肺与肾的关系主要表现在呼吸运动、津液代谢和阴阳互资方面。

1. 呼吸运动

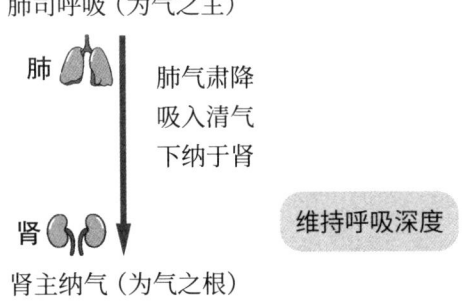

肺与肾的关系示意图

健康人都能正常进行呼吸，这是因为肺主气司呼吸，肾主纳气，维持呼吸的深度。然而，有些人却常常觉得无论怎么呼吸都缺氧——他们尽管能进行深呼吸，但总觉得气吸不到位，只能不停地用深呼吸的方式呼吸。

我在临床实践中就遇到过这样的患者。他主诉自己吸不进气，我让他躺在床上，尝试深呼吸，并尝试去吸气。他表示吸不到气，但并非真正意义上的吸不到气，而是氧气吸收利用能力下降，从而导致他总感觉缺氧。

我首先通过按揉关元穴来判断他的肾气虚实——关元穴在很大程度上能够反映肾气的充盈状态。在按揉患者关元穴时，如果此处呈现绵软塌陷的状态，说明他肾气不足，我们需要进行补肾，并根据患者的具体症状选择不同的补肾药，比如让患者服用金匮肾气丸或六味地黄丸等补肾类药物。

《灵枢·经脉》中有言："陷下则灸之。"当关元穴按下去呈现塌陷状态时，我们可以采用灸法来恢复其气。因此，我为患者在关元穴扎针，并在针柄上烧上艾条进行温针治疗。经过这样的治疗，患者立刻感到能够正常吸气了。然而，这种改善只持续了一天，第二天他又出现了吸不进气的症状。

是不是这个治疗方法不行？不是的，这个治疗方法是正确的，只是患者的消耗大于进补，造成症状改善持续时间短。他晚上要直播，经常工作到凌晨两三点，导致他的气一直处于消耗状态。仅仅依靠针灸的补充是不足以满足他的消耗的。因此，在治疗两三次之后，就放弃了。

现在回想起来，我们可以给他服用一些补肾类的药物，比如山茱萸、熟地黄、菟丝子、枸杞等，来加强他的肾气。这样，他就能更好地纳气了。但是归根结底，他需要改变自己的生活方式和工作方式，不再熬夜，避免过度消耗肾气。只有这样，他的气短、吸气困难的症状才能得到缓解。

2. 津液代谢

《素问·水热穴论》说："其本在肾，其末在肺，皆积水也。"

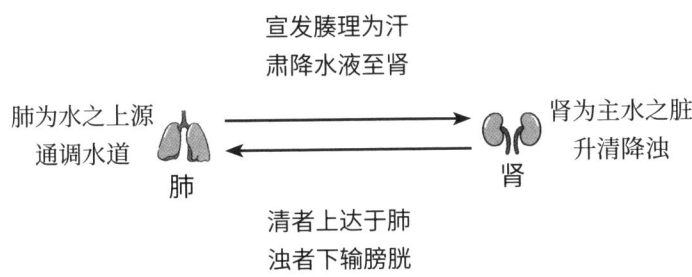

肺和肾对津液的调节作用示意图

肺主通调水道，为水之上源。当肺气肃降时，水才能顺利流向肾，进而有助于肾主水。另一方面，肾主水则依赖于肾气的推动和肾阳的蒸腾，以维持肺气的正常宣发。如果肾不主水了，肺气也就无法正常宣发肃降，导致水和气在肺内积聚。这种积聚的水和气最终会转化为痰液，从而引发咳嗽。

咳喘的问题通常与两个方面有关：一是水液代谢和津液代谢出现问题；二是肺肾之间的呼吸运动出现不协调。

肺内出现痰液时，我们首先要利用肾主水的功能，通过调节水的代谢来帮助肺内的痰湿液化并顺利排出。同时，我们还需要注重补肾，强化肾的纳气功能，以促使肺气能够正常肃降。

在临床上，我曾遇到一位70多岁的咳喘患者。最后我用什么方子把他治好的呢？引火汤。我在引火汤里面给他用了大量的熟地黄——用到了90克。他服用之后不仅痰化了，也不怎么喘了。

我们怎么去理解他的问题呢？我认为大剂量熟地黄补肾后，他的纳气功能得到了增强，携氧能力也随之提高。咳喘往往是为了吸入更多氧气，携氧功能的增强使得患者无需再通过咳喘来增加氧气摄入，从而改善了症状。同时，肾主水功能的恢复，也使得多余的水分得到代谢，减少了肺部的痰液，患者既不咳也不喘了。

我使用引火汤是受到陈士铎的启发。他在《本草新编》中对熟地黄的论述为我提供了理论支持。他说,肾主水,当大量应用熟地黄后,能够促使肾发挥主水的作用,从而帮助代谢掉肺部多余的水分。因此,他认为熟地黄具有消痰的功效。

3. 阴阳互资

肺金被视为肾水之母,当肺阴充足时,它会向下输送给肾,从而使肾阴充盈。肾阴又是所有阴气的根源,当肾阴充盈时,它会向上滋养肺,使肺阴保持充足。所以有个说法叫"金水相生"。

实际上,肺阴不足和肾阴不足的情况可以同时出现,也可以互为因果。肺肾之间的阴虚内热会相互影响。当肾阴长期不足时,会导致肺阴的不足;同样,当肺阴长期不足时,肾阴也会受到影响。它们之间会相互抽取对方的阴分来滋养自己。

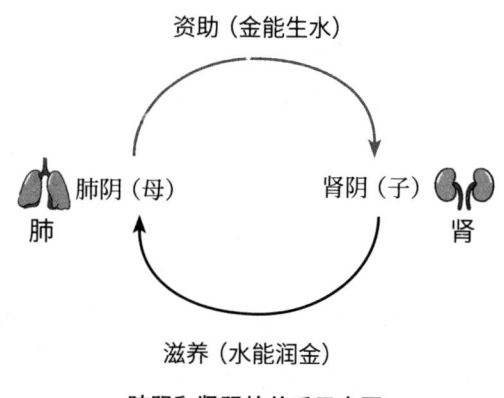

肺阴和肾阴的关系示意图

当疾病持续时间较长时,可能会影响到肾,导致肾阴被盗用。同样,当肾病持续较长时间时,可能会出现肺阴不足和咳喘的症状。这在临床上是相当常见的。例如,当小孩子咳嗽持续很长时间后,就需要考虑补肾的方法。我喜欢同时使用化痰药和补肾药,因为这样可以明显增强治疗效果。

我曾治疗过一个小孩子,他在找我治疗之前已经咳嗽了一年多,咳出的是黄浓痰。我使用瓜蒌枳实汤来祛痰，并结合六味地黄汤来补肾，很快就把他治好了。

表 3-12 临床上常见的肺与肾的相关疾病表

肾不纳气	肺气久虚，肃降失司，肾气不足致摄纳无权，互为影响 见气短喘促、呼吸失司与肾气表浅、呼多吸少等
水液停滞	肺宣降失职或肾气化失常致津液代谢障碍 聚水而成痰饮，或发为水肿等
肺肾阴虚	肾阴不足，不能上滋于肺阴 ⎫ 肺阴亏虚，久虚及肾　　　⎭ 肺失所养，肺肾阴虚 见干咳少痰、声音嘶哑、潮热、五心烦热、颧红盗汗、腰酸耳鸣等

（八）肝与脾

肝与脾的关系表现为疏泄与运化互用、藏血与统血协调方面。

1. 疏泄与运化互用，主要在饮食消化的方面

肝主疏泄，调畅气机，协调脾胃的升降，促进胆汁流入肠道，从而帮助脾胃的运化。反过来，当脾气健康运行、水谷精微物质充足、气血生化有源时，肝脏才能得到充分的滋养，肝气充盈且条达，这进一步有助于疏泄功能的发挥。

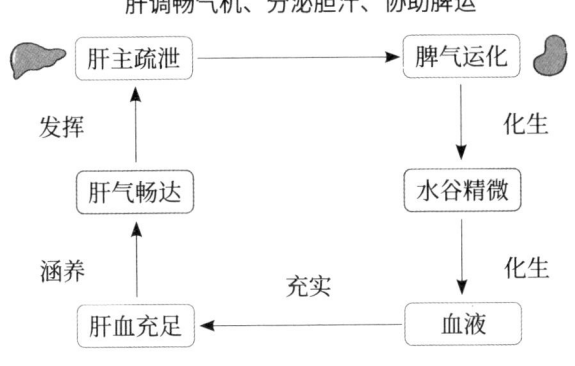

肝主疏泄与脾主运化相互为用关系示意图

从"肝主疏泄与脾主运化相互为用关系示意图"可以看出：当一个人情绪舒畅时，他的胃口通常很好，吃得香，吃得饱，营养就丰富，营养充足了肝血就充盈，肝血充足情绪就更好，这是良性循环。如果这个循环被打破，比如吵架后可能就没有胃口吃饭，不吃饭气血就会不足，气血不足人就容易感到累，人一累脾气就可能变大，脾气大又容易引发更多的冲突，一吵架又影响胃口，如此形成一个恶性循环。

像抽动症这样的患儿，很多时候家长对孩子的管制过于严格，导致孩子的肝气无法畅通，从而脾气变得很大。孩子易怒的情绪会影响到他的胃口，使得脾胃的运化功能减弱，进一步导致气血不足。当气血不足时，肝脏得不到足够的滋养，就可能引发动风的现象，表现为抽动症状。另外，如果孩子学习用功过度，气血消耗过多，同样会导致肝脏失养而出现抽动。

这些都是肝脾正常循环被打破后可能出现的症状。在治疗时，我常常采用补脾健脾的方法，如使用归脾汤来补充气血。当气血充足后，抽动症状就治愈了，同时孩子的情绪也会变得平稳。但若肝气郁结较明显，则一定要稍加疏肝的药，或针刺"四关穴"以疏肝，可增强疗效。

2. 藏血与统血协调

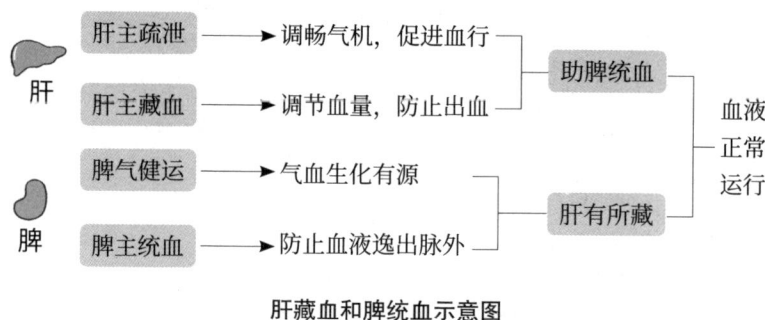

肝藏血和脾统血示意图

血液的正常运行需要肝脾的协调配合。当女性情绪压抑，肝气郁结严重时，它会寻找一个出口来宣泄，而子宫（肝绕宗筋）往往是这个出口，易导致子宫大量出血。要治疗这种崩症，必须调理肝脏。针灸治疗时，可以选择大敦穴，这是肝经的井穴，有助于疏解肝气。

如果是因为脾气虚弱导致的持续滴滴答答出血，那么我们需要从脾气虚无法固摄血液这一角度考虑。针灸治疗时，应首先选择隐白穴，这是脾经的井穴，它可以调节脾的固摄功能。

一旦深入理解了中医理论中肝脾之间在血液运行方面的相互关系，这将非常有助于指导临床实践。

表3-13 疏泄与运化失常和血液藏统失司表

疏泄与运化失常（木旺乘土、土虚木乘、土壅木郁）	肝失疏泄，气机郁滞，易致脾失健运即肝脾不调、精神抑郁、胸闷气短、纳呆腹胀、肠鸣泄泻等症
血液藏统失司	肝不藏血 脾不统血　}各种虚性出血

（九）肝与肾

肝与肾的关系，表现在精血同源、藏泄互用、阴阳互滋互制等方面。

1. 精血同源

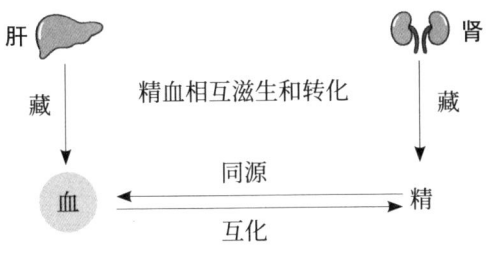

精血同源示意图

肝藏血，肾藏精。精、血都是由我们日常所摄取的水谷之精转化而来的，并且精、血之间可以互相滋养、互相转化。因此，肝血可以滋养肾精，肾精也可以转化为肝血。这就是我们常说的肝肾精血同源，也被称为乙癸同源，其中乙代表肝，癸代表肾。

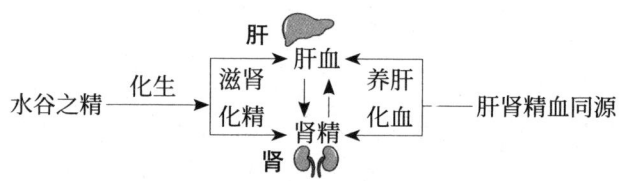

肝血与肾精相互化生关系示意图

在肝肾同源的理论指导下,我经常采用养精种玉汤和五子衍宗丸来调经。这两个药方都能有效地补肾精,还能达到补肝血的目的。养精种玉汤中的君药熟地黄既能补肾,也能补血,因此使用该方真正达到了肝肾同调的效果。像五子衍宗丸这类补肾的籽类药物,不仅能补精,对月经的正常排出有着积极的促进作用。

2.藏泄互用

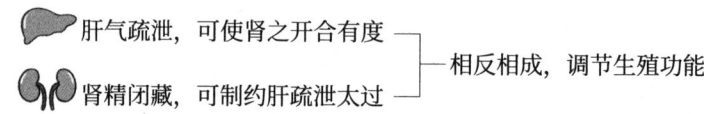

藏泄互用示意图

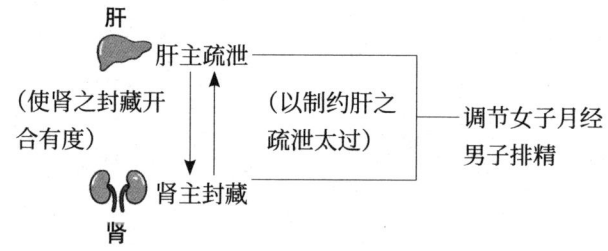

肝之疏泄与肾之封藏相互关系示意图

肝主疏泄(令精气血外疏),肾主封藏(将精气血内收)。这两者之间相互制约、相互为用。如果只向外排泄,人的精气血就会全都泄光,反过来,只知道藏也不行,光藏的话气血不就堵住了?

藏泄互用的理念在女性的月经来潮、排卵,以及男性的排精等生理过程中体现得尤为明显。这些过程都需要肝的疏泄和肾的封藏功能相互协调，才能保持气血的正常运行和身体的健康。

3. 阴阳互滋互制

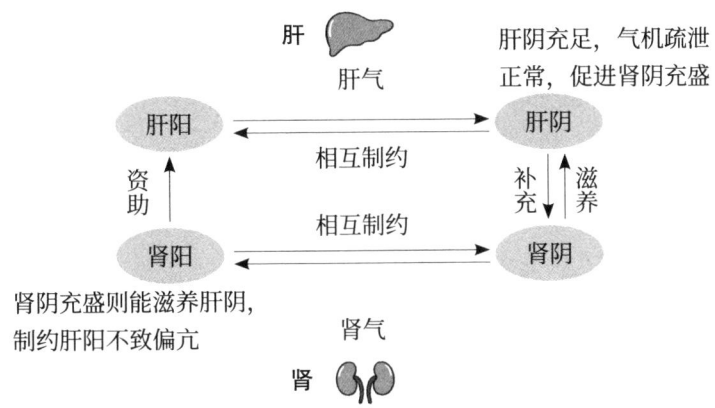

肝和肾阴阳互滋互制示意图

实际上，肝与肾的阴阳是互相滋养的，这就是我们说的乙癸同源、肝肾同源。肝肾之间的阴阳，它们彼此滋养，又相互制约，确保身体的平衡与和谐。

表3-14 肝肾失常常见问题表

肝肾精血两亏	肝血不足与肾精亏虚多相互影响，见头昏目眩，耳鸣耳聋，腰膝酸软等
肝肾藏泄互用失常	女子可见月经失调，月经量多或闭经，以及排卵障碍 男子可见阳痿、遗精、滑精或阳强不泄等
水不涵木	肾阴不足，可累及肝阴，肝肾阴虚，阴不制阳，易致肝阳上亢之证，见眩晕、中风等 肾阳虚衰可累及肝阳，致肝脉寒滞，见少腹冷痛，阳痿精冷，宫寒不孕

（十）脾与肾

脾与肾的关系主要体现在先后天相互滋生与津液代谢方面。

1. 相互滋生

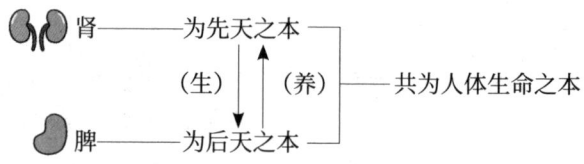

脾肾先后天之本关系示意图

脾运化水谷，化生气血，是我们的后天之本。而肾藏精源于先天，主生殖繁衍，是生命本源，是先天之本。

脾的运化功能，需要借助肾阳的温煦和生化作用，才能运转得顺畅。反过来，肾中的精气也需要依赖脾胃运化的水谷精微来不断补充，才能保持充足。这就像是一个循环：先天激发并温养后天，后天又补充并资助先天。

这就好比一个天使投资人（先天）投资给一个创业人（后天），创业人通过努力让公司盈利，然后把利润回馈给投资人。没有投资人，项目启动不了；但光有钱没有执行人，项目也做不起来。所以，肾和脾必须相互滋生，才能共同维持身体的健康。

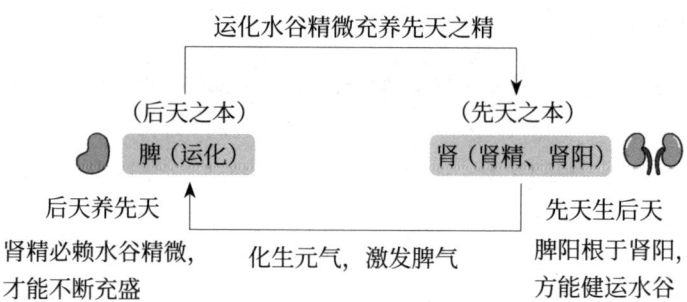

后天之本和先天之本的关系示意图

2. 津液代谢

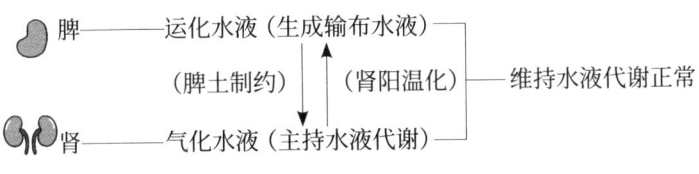

脾肾与水液代谢关系示意图

脾负责运化水液,而这个过程需要依赖肾阳的温煦蒸化作用。反过来,肾为主水之脏,但也受到脾土的制约。

综合这两点,我们可以看到肾和脾是相互滋养的。对于那些先天不足的孩子,我们不能放任不管,而是要通过滋养后天来弥补先天的不足,以促进各器官组织以及智力等的发育。

当然,对于那些脾肾功能都很好的人,也不能掉以轻心,随意糟践自己的身体。过度消耗会导致身体加速衰老,所以保持良好的生活习惯和饮食习惯是非常重要的。

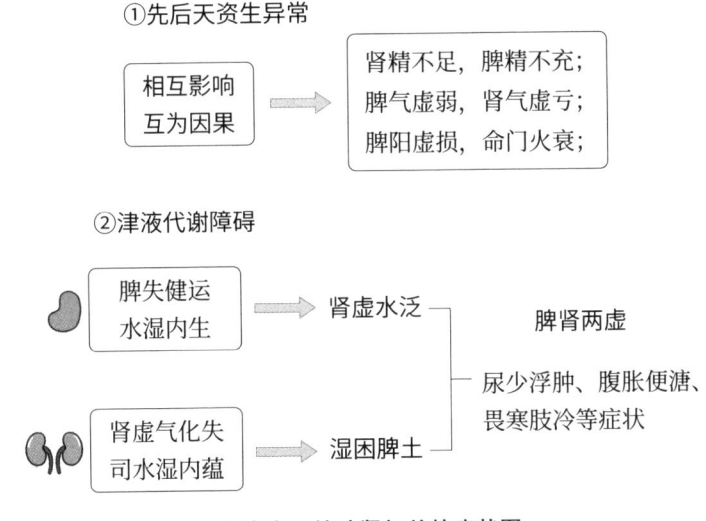

临床常见的脾肾相关的症状图

脾肾精虚:生长发育迟缓,或未老先衰,或生殖功能异常等。

脾肾气虚：腹胀便溏，或大小便失禁，或虚喘乏力。

脾肾阳虚：肢冷畏寒，腹部冷痛，面色苍白，或下利清谷，五更泄泻等。

小结

脏与脏之间关系确实复杂。

治病之所以难，很大程度上就在于能否准确分析出这些脏腑之间哪个关系出现了异常，并据此进行针对性的治疗。

我们在学习中医时，最怕的就是陷入单一思维的误区。因为人体生病往往是由多种因素共同作用的结果。心、肝、脾、肺、肾五脏之间交互作用，相互影响，通过精、气、血、津、液、经络循行及它们自身的气化过程来实现。

因此，我们在学习中医时，一定要避免非此即彼的二极管思维，要深入理解脏腑之间的关系，并在充分理解的基础上，通过临床实践来不断练习和熟悉。

二、腑与腑之间的关系

（一）六腑的生理功能

1. 受盛而传化谷物

六腑都有一个共同的生理特点，那就是传化物。说到传化物，其实就是指的消化、吸收和排泄这三个方面。在中医古籍《灵枢·本脏》里就有提到："六腑者，所以化水谷而行津液者也。"而《素问·五脏别论》也说过："六腑者，传化物而不藏，故实而不能满也。"

胆、胃、大肠、小肠、膀胱、三焦这六腑之间的关系，其实主要体现在对食物的消化、吸收和排泄过程中的紧密配合。

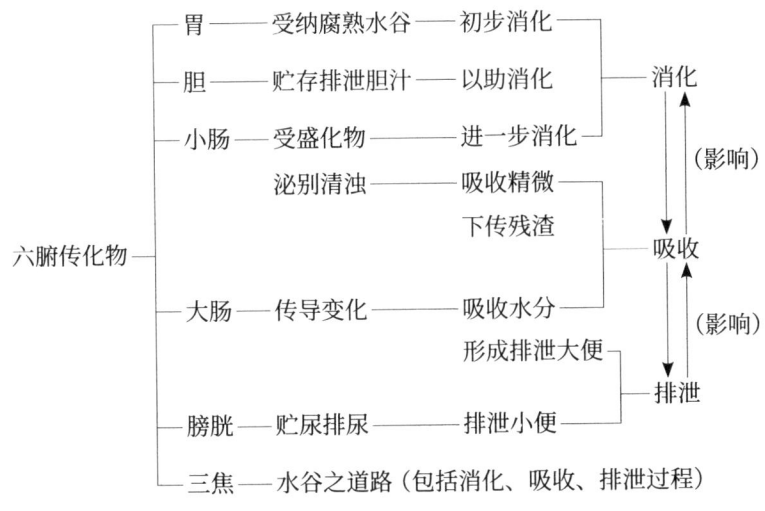

六腑传化物的作用及关系简图

2. 通降为顺，相互协调

六腑传化水谷，不断地进行虚实更替，完成受纳、消化、吸收、传导和排泄等一系列过程。这些过程需要保持通畅，不能停滞。所以常说"六腑以通为用""以降为顺"。

胃和小肠、大肠之间存在"虚实更替"的过程。比如当胃实的时候，肠就相对虚；而当肠实的时候，胃就相对虚。这些饮食物在胃肠中必须"虚实更替"，不能久留，一旦停滞就可能引发问题，如积食。

（二）六腑病理

六腑之间的同名经络是直接相连的，因此，当同名经出现病理变化时，治法也会比较接近。以胃和大肠为例，它们都同属阳明经，经络相连，任何一方出现病理变化，都会影响到另一方。所以，当胃有实热导致津液被灼时，大肠的传导功能也会受到影响，出现大便燥结的症状。反过来，如果大肠传导失常，胃的功能也会受到影响，导致胃失和降，出现嗳气、呕吐、恶心等症状。

同样地，胆和三焦都属于少阳经，小肠和膀胱则同属于太阳经。它们也是相互关联的，一旦其中一个腑出现病理变化，另一个腑也可能会受到影响。

因此，我们必须深入了解腑与腑之间的这种关系，以便在诊断和治疗时能够全面考虑，确保治疗的准确性和有效性。

三、脏与腑之间的关系

脏与腑之间存在着阴阳表里配合关系。

脏属阴主里，而腑属阳主表。这种一脏一腑、一阴一阳、一表一里的配合方式，形成了心与小肠、肺与大肠、脾与胃、肝与胆、肾与膀胱等脏腑之间的表里关系。当然，还包括心包与三焦的关系，这里就不详细展开了。

那么，它们之间这种脏腑相合的关系是如何体现的呢？

首先是经络的络属关系。我认为经脉络属是重中之重，因为经络的结构决定了脏腑之间的生理功能以及病理变化之间的相互影响。比如属于肺脏的经脉，会络于其相表里的大肠腑；反过来，属于大肠腑的经脉，也会络于其相表里的肺脏。

其次，生理上是相互配合的。六腑的机能受到五脏之气的支持和调节，而五脏的机能也依赖于六腑的配合。比如，心与小肠、肺与大肠等都在生理上形成了紧密的配合关系。

最后，它们在病理上也是相互关联的。脏病可以影响到与其相合的腑，同样，腑病也可以影响到其相合的脏。因此，在治疗上，我们会有脏病治腑、腑病治脏，以及脏腑同治的模式。

以脏病治腑为例，最常见的就是感冒。感冒通常是肺主皮毛的功能受到影响，皮毛受寒所致。虽然这是肺的病，但在针灸治疗时，我们常常会选择手阳明大肠经上的合谷穴和曲池穴来治疗感冒。这就是脏病治腑的一个典型应用。

反过来，腑病治脏的例子也有很多。比如，我们可以采用宣肺的方式来治疗便秘。通过服用杏仁或紫菀等药材，提壶揭盖，宣肺之后，大便往往能够通畅。这就是腑病治脏的一个常见方法。

（一）心与小肠

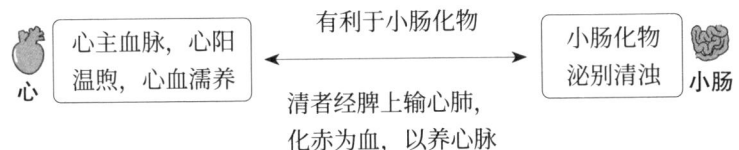

心与小肠功能互相协调示意图

心与小肠在经络结构上是互相络属的，这种生理结构决定了它们之间会相互影响。

这种病理上的影响是挺常见的。我曾遇到过一个舌头肿痛的案例。这个小朋友住在深圳，2022年4月18日找到我调理身体。家长描述了两个主要的症状：一是舌头肿痛，但外观上看舌头并无异常，舌质淡嫩苔薄；二是睡觉时流清口水。脉象偏虚。

针对这些症状，我的分析是这样的：

（1）舌肿痛：心开窍于舌。小朋友心火旺，发于舌，出现舌肿痛，可能由于饮食不当，吃了太多烘烤煎炸的食物，如饼干、面包、蛋糕、薯条等。这些食物的"火"可能通过小肠的经络上传至心经。再加上4月份的深圳闷热潮湿，湿热之邪容易直接入侵心经。因此，我认为这个舌头肿痛的症状是由于心经有热所致，治疗时应该清心热。

（2）脾主涎：当脾经出现虚寒时，流清口水的症状往往随之而来。流涎这一症状，主要是脾寒导致的，治疗时应以温脾为主。

结合上述分析，我采用了两个主要思路来治疗：

一是清心火，我参考了导赤散的用药思路（原方有生地黄、木通、甘草、竹叶），但在此我只选用了淡竹叶（代替竹叶）和灯心草（清心火、利小便）。灯心草和淡竹叶协同作用，能够清心火并利小便，从而达到清心火的目的。

二是温脾阳，我直接采用了七味白术散加减的方法。

综合以上思路，我组成了以下方剂：

淡竹叶3克、灯心草3克（清心火）；

党参6克、白术6克、干姜6克、炙甘草3克、木香6克、藿香6克、葛根6克（根据方中有淡竹叶和灯心草祛湿的特性，去掉了七味白术散中的茯苓，同时加入了干姜以温脾）；

沙棘6克（消食）。

三剂。

患者于2022年5月13日复诊时表示，上次服药后，舌肿痛的症状在第二天就消退了，并且没有再复发。

尽管这个案例中夹杂着脾虚的因素，但我主要想强调的是，通过运用心与小肠之间互相络属的理论，成功解决了舌头肿痛的问题。

导赤散中包含利尿的淡竹叶，与灯心草结合使用，既能清心火，又能促进利尿。由于小肠与膀胱在经络上相通，热邪可通过小肠的津液传导至膀胱。当这股带有热邪的水液从小肠流向膀胱并排出体外时，心中的热邪也随之排出。一旦心火得以平息，舌头的肿痛症状自然消退。

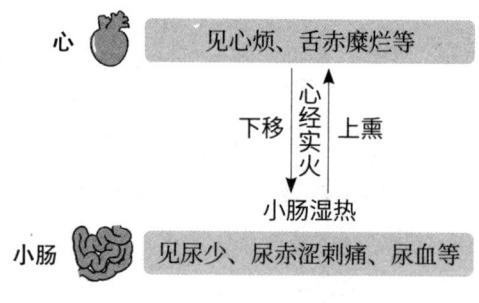

心与小肠相互影响示意图

（二）肺与大肠

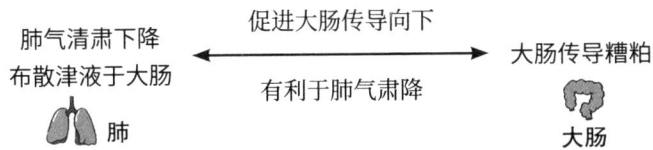

肺与大肠功能互相协调示意图

肺和大肠之间通过经络紧密相连，它们之间的相互影响在病理上尤为显著。当肺功能减弱时，大肠的蠕动也会变慢，导致排便次数减少。因此，在治疗上，我们可以采用艾灸身柱穴的方法来补充肺气，从而改善大肠的蠕动。

反之，如果大肠出现实热导致传导不畅，腑气受阻，也会反过来影响肺的宣发和肃降功能，进而引发胸满咳喘等症状。

除了大便干燥可能引发咳喘外，临床上还有一种常见情况是大肠湿热导致排便黏腻不畅。虽然从表面上看，大便似乎能够正常排出，但实际上大便非常黏稠，粪便在肛门上，纸巾擦不干净，粪便粘到马桶上，水冲不干净。

这种黏稠的大便，反映了大肠传导功能失调。在此情况下，咳嗽也常伴随发生，这种咳嗽多为肺经湿热所致，症状缠绵，不易痊愈，舌苔常显得厚腻。治疗此类咳嗽，关键在于清除大肠湿热，而非简单使用泻下药。应采用清热利湿之法，以调和肠胃。只有当大肠湿热得到清除，咳嗽才能逐渐缓解。

因此，大肠传导是否不畅，不能仅凭大便干结来判断。务必牢记，临床上湿热黏腻导致的排便不畅同样可能引发咳嗽。

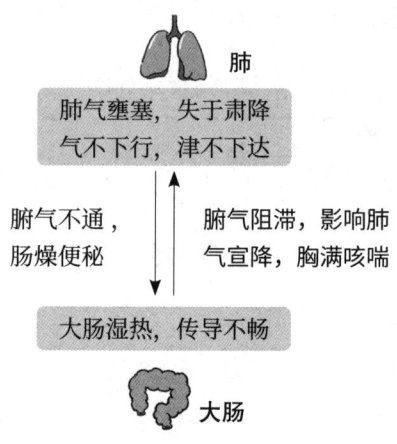

肺和大肠相互影响示意图

（三）脾与胃

脾与胃的关系主要体现在水谷纳运的协调上。水谷是人体生机之源，如果没有水谷，人就会失去生机。

打个比方，整个国家的工业体系就如同人体，需要源源不断的原料来维持运转，比如石油。然而，石油并不能直接用于生产各种工业产品，它必须经过一系列的炼化过程，转化为汽油、塑料、化纤等，才能被有效利用。同样，我们摄入的水谷也不能直接利用，需要脾胃的运化，才能转化为人体所需的营养物质，如精、气、血、津、液等。没有脾胃去吸收消化它，那就没有后续的一系列的如精、气、血、津、液等营养物质。因此，脾胃的协同工作至关重要，它们的搭配必须得当，才能确保人体正常的生理机能。

民以食为天，这句话深刻体现了食物对人体的重要性。在人体内部，五脏六腑共同协作，但脾胃无疑是其中的核心。可以说，脾胃就是人体的"天"，其他脏腑都需以脾胃为中心。当脾胃功能得到恢复，能够提供充足的营养物质时，肺就能够进行正常的宣发功能，肾能够主管水的代谢，脾胃虽然负责消化，但也需要得到自己的那份营养，以便更好地运化水谷。同时，心脏跳动有力，能够泵送血液至全身，肝能够正常疏泄，人的情绪也会变得柔和。

脾和胃，脾是升的，胃是降的，并且它们的升降是有关联的。如果胃不降，则脾也不升。所以我们在治疗患者脾的问题的时候，也得注意患者的胃的问题。就像我在《做自己的中医》书中写的：

> 胃阴不足的孩子常见剥苔，不过这种剥苔时隐时现，一会剥，一会不剥，但根子上还是剥。
>
> 可能因为这两天饮食好一点，吃点药，养养胃阴，就不出现剥苔了，但是没养好，吃伤了，胃阴又伤着，就会出现剥苔。
>
> 那出现剥苔就罢了，为什么还会出现腻苔呢？我们要理解其中的先后关系才能想明白这个问题。
>
> 一个人在胃阴不足的情况下产生的食积，食积又变化为湿热。湿热又上蒸于舌头，在舌面上形成苔，它变成了一种腻苔，腻苔刮开来一看，底下是剥苔，它还有热，会起红点，就会形成草莓舌，等等。
>
> 你要学中医，要整个人沉浸在中医的这个思维中，你就阅读、观察、思考和看病，去刨根问底。你不刨根问底，就不会想到怎么解决这个问题。
>
> 只有一个人胃阴恢复了之后，再来健脾才有用。
>
> 如果一个人因为胃阴不足而不大想吃饭，你给他健脾，只能越健脾越糟糕。他不想吃饭等问题，根本原因不是升的问题，而是降的问题，他不是脾升不起来，他是胃降不下去——没有胃阴是降不下去的。
>
> 胃一旦下降，脾就会上升。就像拉个滑轮一样，你往下一拉，滑轮那边的桶就往上升。这样的升降才有序，你降了它才能

升,你升了它自然会降。

这个问题很难解决,但是你一定要学会看到问题卡在哪个点上,如果这一点你没看到,这个病就不好治。

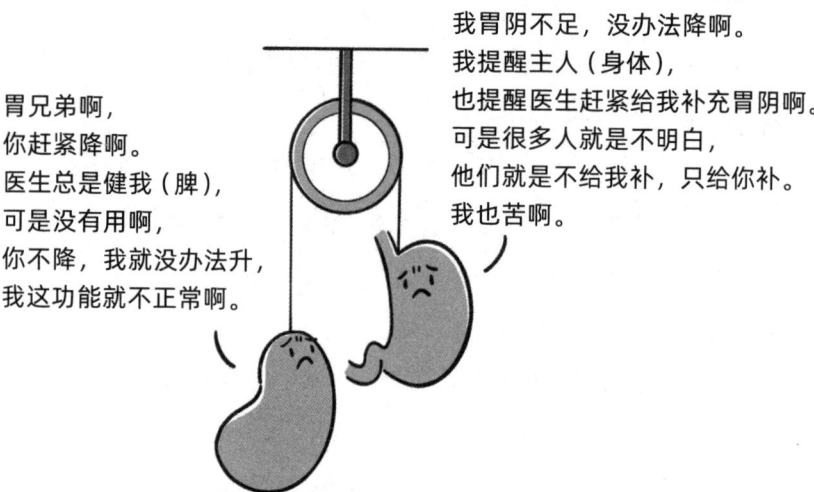

脾升胃降示意图

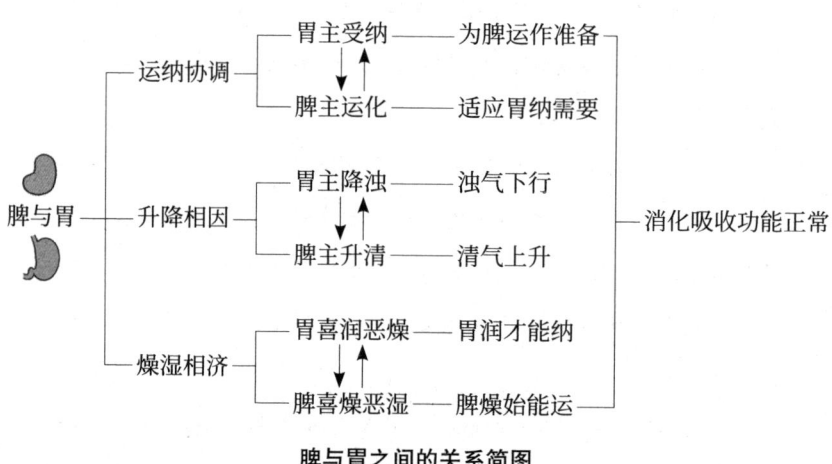

脾与胃之间的关系简图

（四）肝与胆

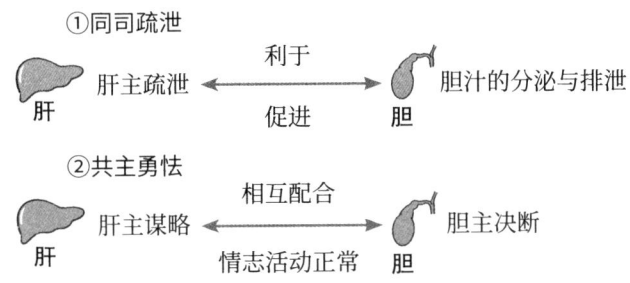

肝与胆功能互相协调示意图

肝主疏泄，能够促进胆汁的分泌，而胆则依附于肝，负责储藏胆汁。它们协同工作，以促进食物的消化吸收。

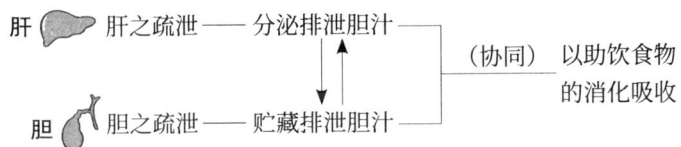

肝胆同主疏泄与消化关系简图

此外，肝的疏泄功能是否正常还体现在一个人的情绪管理能力上。

当父母过于强硬地压制孩子的想法，而不是用引导的方式帮助他们学会自我管控时，孩子可能会感到困惑和压抑。比如，孩子的行为有时候可能会显得没有界限，但他们又确实需要了解和遵守这些界限。当他们在探索这些界限时，如果经常受到父母的严厉斥责，这种斥责往往会导致孩子肝气郁结。当然，对于涉及生命安全等原则性问题，父母需要严肃对待。但在日常教育中，还是多一些宽容和理解比较好。

一旦肝气郁结，它会积累一股能量，形成肝热（肝火也是同一类表现，热到一定程度甚至可能引发肝风）。这种正常的能量如果无法得到有效疏泄，便会逐渐转化为热，对身体造成不良影响。

举个不是特别恰当的例子，比如孩子从沙发或茶几上往下跳，我们突然强制地阻止他,他可能会产生对抗情绪,内心积聚火气。虽然他可能暂时服从我们,但心中的怒火无法疏泄,会影响全身机能。这股能量需要发泄,他可能会通过各种方式表现出来。在家里,他可能会变得脾气暴躁,因为对熟悉的人更容易发泄情绪;而到了外面,肝气无法正常疏泄,导致胆的决断功能受损,他会显得胆小。因为肝胆共同主管人的勇气和胆怯。

孩子想要从桌子上往下跳,我们可以告诉他这样不安全,并提议他跑到蹦床上跳。这样,既能满足他跳跃的欲望,又保证了安全。这样,孩子就不会感到情绪被压制。

如果孩子在家里得到了足够的爱,通过温和的沟通让他感受到被爱,他的肝气就会保持正常,能够顺畅地疏泄。这样的孩子在外面会表现得落落大方,这就是肝胆共同主管勇气和胆怯的过程得到了实现。

尽管我在这里详细讲解了肝胆疏泄与勇气和胆怯之间的关系,但我自己在带孩子时也有情绪失控、吼孩子的情况。这提醒我们作为父母,需要不断反思和学习,尽量去弥补孩子,重新疏泄他们的情绪,给予他们足够的爱与包容,让他们在外面也能表现得落落大方。

(五)肾与膀胱

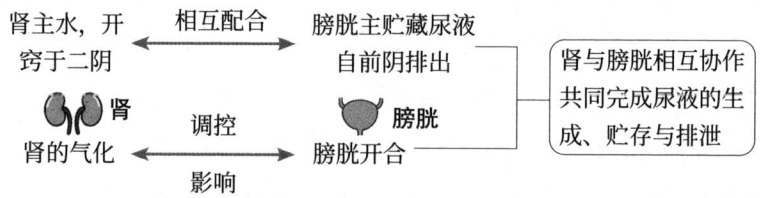

肾与膀胱功能互相协调示意图

肾与膀胱通过经脉相互络属,形成了表里相应的关系。在生理功能上,它们共同主导着小便的生成与排泄。肾主水,经过肾的气化作用,浊者为尿下降于膀胱,膀胱则负责贮存和排泄尿液。膀胱正常运作又依赖于肾的固摄与气化作用。

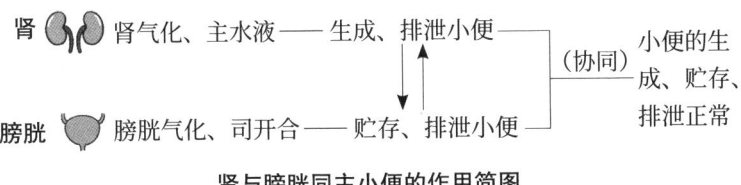

肾与膀胱同主小便的作用简图

在病理方面，肾与膀胱之间存在密切的相互影响。例如，当肾气虚弱导致气化功能失常，或者固摄功能减弱时，膀胱的功能也会受到影响，可能出现小便不利、失禁、遗尿或尿频等症状。在临床上，遇到小便排泄异常的情况时，除膀胱本身病变外，多与肾有关，例如，老年人常见的多尿或小便失禁等问题，很大程度上都与肾气的虚弱有关。

相反，膀胱如果出现湿热症状，也会对肾产生不良影响，表现为尿频、尿急、尿痛、尿色赤红及腰痛等一系列病症。因此，在治疗这些病状时，我们需要综合考虑肾与膀胱之间的相互关系，从而制定出更为精准和有效的治疗方案。

四、五脏与奇恒之腑之间的关系

五脏与奇恒之腑在生理功能上具有共同点，即它们都是"藏精气而不泻"的器官。奇恒之腑中的大部分并没有直接所属的经脉（胆是其中的例外），但它们与奇经八脉之间有着紧密的关联。

五脏及其对应的经脉与奇经八脉之间同样存在着密切的联系。这种联系使得五脏与奇恒之腑在生理上能够相互资助、相互为用。

在病理方面，五脏与奇恒之腑也会相互影响。当其中一方发生病变时，另一方也可能受到波及，导致整个生理系统的平衡被打破。因此，在中医理论中，我们需要综合考虑五脏与奇恒之腑之间的相互关系，以便更准确地诊断和治疗疾病。

1. 五脏与脑

```
心主神明，脑主元神              脾胃纳运正常，气血化源充
心主血，上供于脑，血足则         足，五脏安和，九窍通利，
脑髓充盈                        则清阳出上窍而上达于脑

                    脑
                 "元神之府"

肺主气，朝百脉，助心行血         肝藏血，主疏泄。气机调畅
肺功能正常，则气血充盈、         血气和调，则脑清神聪，魂
畅行，魄生而感觉成              生而知觉成

           肾藏精，精生髓，髓聚而成脑
```

五脏和脑的关系示意图

五脏和脑的关系示意图清晰地展示了脑与五脏之间的紧密关系。从中我们可以看到，脑与五脏的联系是相当密切的。

因此，当脑部出现问题时，我们应该从五脏的角度进行综合分析和治疗。例如，脑作为髓海，肾主骨生髓。因此，在治疗脑部疾病时可以从肾入手进行调理。

但也不能只关注肾而忽略了其他四脏。五脏之间是相互联系、相互影响的，所以在治疗脑部疾病时，必须全面考虑五脏的功能状态，综合施治，以达到最佳的治疗效果。

2. 五脏与脉

心主血脉，当心气充沛时，血脉自然通利；心又主神明，神明驾驭心气，调节血脉使之保持通利。

肺则主气，朝百脉，它辅助心脏推动和调节血液的运行。

脾统摄血液，它控制血液在脉中正常运行而不溢出脉外。同时，脾为血液的生化之源，决定了血脉的充盈与通利。

肝主疏泄，当气机畅达时，血脉也随之通利；肝又主藏血，具有调

节血量的功能，能防止出血。

肾阴与肾阳相互资助，它们滋养血脉，促进血脉的流畅。

在本节中，所提及的"脉"主要指的是血运行的通道，也称为血脉。此血脉与中医理论中提到的经脉的"脉"是两个不同的概念，需要明确区分这两者。在这里，我们讨论的"脉"主要指的是血管。它与心的关系尤为密切。

3. 五脏与骨、髓

髓的生成与肾的关系非常紧密，可以说肾精是化髓的基础物质。在中医理论中，肾"受五脏六腑之精而藏之"，这意味着骨的发育和髓的生成都与五脏的精气有着不可分割的关系。

同时，髓的化生过程也与脾胃等脏腑息息相关。

在临床上，遇到骨与髓的问题时，可首先从肾的角度进行论治，其次，兼顾脾胃等其他脏腑的调理。

4. 五脏与女子胞

女子胞的主要生理机能在于主持月经与孕育胎儿，其运作与心、肝、脾、肾四脏的关系尤为紧密。

由于心与女子胞之间存有胞脉相连，故我们可通过开心窍之法，来调月经。

脾主运化，又主统血，若无脾之气血化生，女子胞之血必不足。

肝则藏血，主疏泄，月经能否如期而至，肝的疏泄功能至关重要。

肾藏精，而天癸与肾息息相关，若无天癸，女子胞便无法发育成熟。

肺朝百脉而输精微，与女子胞亦有一定之关联。

奇恒之腑与奇经八脉在结构上紧密相连（如督脉入脑、冲任起于胞中），气血运行上相互调节（奇经蓄溢气血滋养腑脏，腑中脉与髓参与气血生成），功能上协同互用（如脑髓借督脉阳气充养、女子胞赖冲任二脉调控），病理上亦相互影响。

叶天士这位临床大家观察到肝肾与奇经八脉有着强关联，他提出了"八脉隶乎肝肾"的观点。调理肝肾，实际上也能够在调理女子胞。

在用药层面，药物的作用看似指向奇经八脉，实则最终归于肝肾。以具体药物为例：鹿茸归督脉，鳖甲、龟板归任脉，尽管它们分属奇经八脉中的任、督二脉，但鹿茸的核心功效是温补肝肾之阳，龟板的核心功效是滋养肝肾之阴——可见其作用最终仍落脚于补益肝肾。

第四章

经络学说

第一节 经络学说的概述

《灵枢·经脉》中提及:"经脉十二者,伏行分肉之间,深而不见。"何为分肉?其实就是我们常说的肌肉。"伏行分肉之间",意味着经络存在于肌肉与肌肉之间的缝隙之中。

肌肉与肌肉之间的缝隙中的凹陷被称为溪谷,其中较小的为溪,较大的为谷。溪谷是人体气血精华汇聚之地,也是经络穴位所在之处。

若以山为喻,一块块的肌肉就像一座座大山。连绵的山脉组成了山系,而山脉之间的沟壑和褶皱,便类似于肌肉之间的缝隙。两山之间的开阔地便是山谷,大的称为谷,小的则称作溪或鞍部。

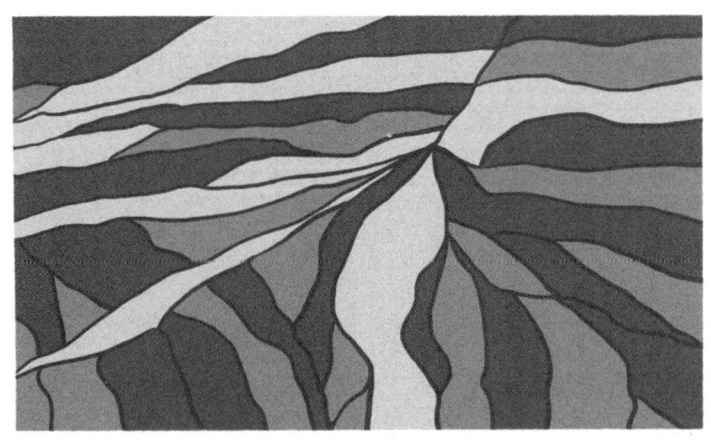

山脉

《灵枢·脉度》云:"经脉为里,支而横者为络,络之别者为孙。"络脉与孙脉交错,形成分支,颇似羽毛的布局。

山脉之形态与我们所描述的经络结构颇为相似。

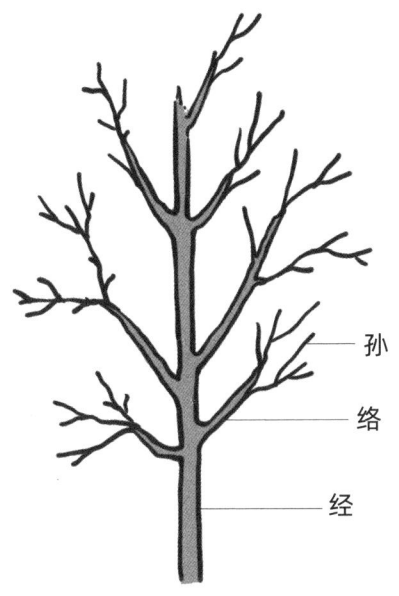

经、络、孙示意图

如上图所见，中间最长且直者为经，两侧横出者为络，络再细分则为孙。

经络，不是简单的管道，而是一种纹理缝隙。正因此等缝隙之存在，气血津液方能流通其中。犹如河道，它是两地间的缝隙，河水于其间流淌；又似海峡，以马六甲海峡为例，其处于马来半岛与苏门答腊岛之间，这个缝隙是船只运输物资的通道。若岛屿因地壳运动而移位，海峡亦随之变动。同理，人体肌肉若有位移，其经络与穴位亦将相应位移。

如果我们从这一视角去解读，便无需过分纠结经络的本质。经络并非单一固定的管道，而是承载物质流通的通道。

每条经络都有其独特的功能。正如楼与楼间的缝隙各异，穿堂风亦有所不同，有的地方风势强劲，有的地方则相对和缓。

经络犹如交通网络，国道车流大，县道则车流量就小，各自承载着不同的功能。有的道路适合货车通行，有的则更适合客车。

论及"路"的本质，什么是路呢？是水泥做成的路吗？是泥土做成的路吗？是柏油做的路吗？同样，我们理解经络时，应视其为肉与肉、肉与皮、肉与骨、肉与筋、肉与脉、筋与骨等之间的缝隙。这些缝隙中，流通着精、气、血、津、液。

我们将经络视作一种客观存在来理解即可。

学习经络，首先要明确的是，它是确实存在的生理结构，表现为多孔介质通道。一旦我们接受这一观点，再回顾阴阳五行的概念时，那种不踏实的感觉便会烟消云散。

为何会感到踏实？因为经络是实实在在的生理结构，结构决定功能。

当我们拆解人体，会看到心、肝、脾、肺、肾、脑、髓、骨、脉、胆、女子胞、皮肤、血管、骨骼、筋、肉等零部件。这些部件通过经络紧密相连，编织成一张细密的网，让生命体展现出千变万化的姿态，不断演绎着生命的美妙乐章。

一、经络的基本概念

经络，即经脉与络脉的统称，是体内运行气血、联络脏腑、沟通内外、贯通上下的主要路径。提及此概念，许多人脑海中或许会浮现经络图。

初看之下，经络似乎与人体表面的线路无异，但这种理解并不准确。经络并非体表之线，这一点务必明确。体表描线仅用于辅助理解经络的走向，并不意味经络真的位于人体表面，这类似于地铁线路图。以深圳地铁线路图为例，人们不会误以为这是深圳地表的实际线路。

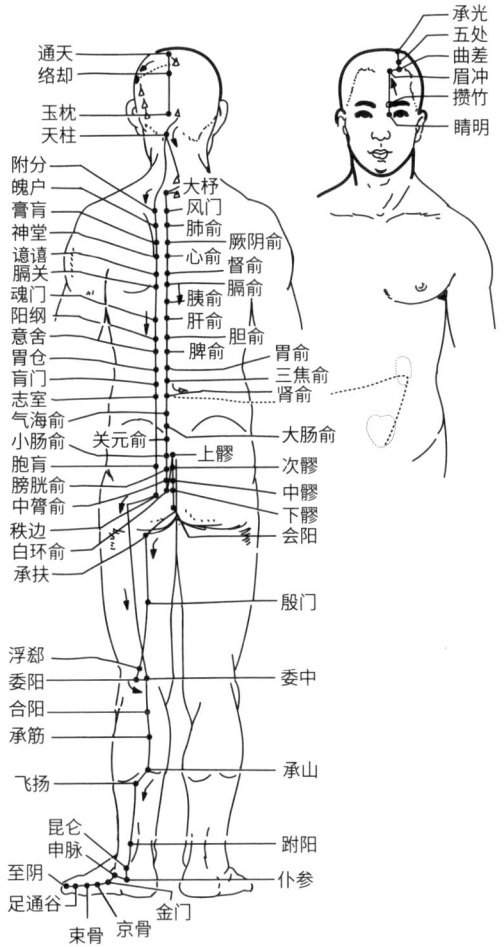

人体经络图之膀胱经

显而易见，地铁路线图虽绘制于地表之上，但其实际循行路径位于地下通道。同理，十二经脉路线图实则是体内循行的通道，是客观存在的物理结构。只有深入理解其为体内通道的本质，我们才能进一步探究经络的奥秘。

经络作为人体内部的重要结构，承载着全身气血的运行，联络着脏腑、形体与官窍，沟通着身体的上下内外，其功能如同地铁一般，既负责物资的运输,又作为城市中各地之间的联络通道。

经络,实际上包含了经脉与络脉两部分。值得注意的是,"经"与"络"这两个概念的出现,相较于"脉"而言,稍晚一些。在此,我们有必要澄清一点,经络中的"脉"与我们之前所提及的心所主的血脉并不相同。它并非指血管,而是一种具有特殊功能的通道,与血管的概念有着本质的区别。

经脉和络脉确实有所区别。经脉,作为主干,主要循行于人体的深部,其纵行路径是固定的。而络脉则具有网络的意义,它代表着分支,既存在于深部,也存在于浅部,呈现出纵横交错的形态。经脉与络脉相互交织,共同构成了一个遍布全身的网络,它们之间彼此沟通联系,将人体的所有脏腑、形体、孔窍等紧密地连接成一个协调统一的有机整体。

表 4-1　经脉与络脉的区别表

	经脉	络脉
含义	经,有路径之意,是经络系统的主干	络,有网络之意,是经脉的小分支
循行深浅	循行部位较深	可循行于浅表
循行路线	有固定的循行部位,多为纵行	纵横交叉,网络全身,无处不至

二、经络系统的组成

经络系统由经脉和络脉两大部分组成。经脉进一步细分为十二经脉、奇经八脉,以及十二经脉的附属结构(包括十二经别、十二经筋和十二皮部)。络脉则包括十五络脉、浮络和孙络。经络具有"内属脏腑,外络肢节"的功能特性。十二条经脉直接与脏腑相连,因此脏腑的功能会直接影响经脉的功能,经脉也会影响脏腑的功能。经络外联十二筋经和十二皮部，筋经负责联络四肢百骸和关节运动，而十二皮部则将全身皮肤划分为十二个区域。这解释了为何在治疗某些皮肤问题时，我们只需针对相应部位的脏腑进行治疗即可。

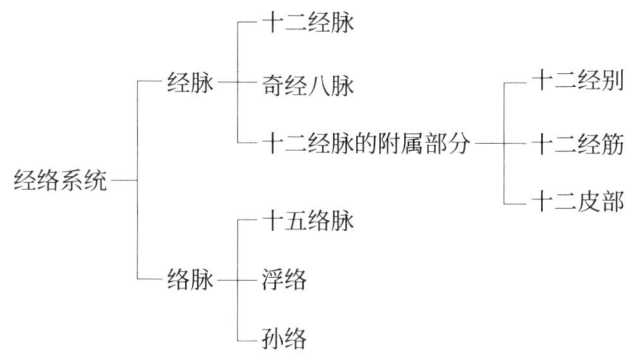

经络关系结构图

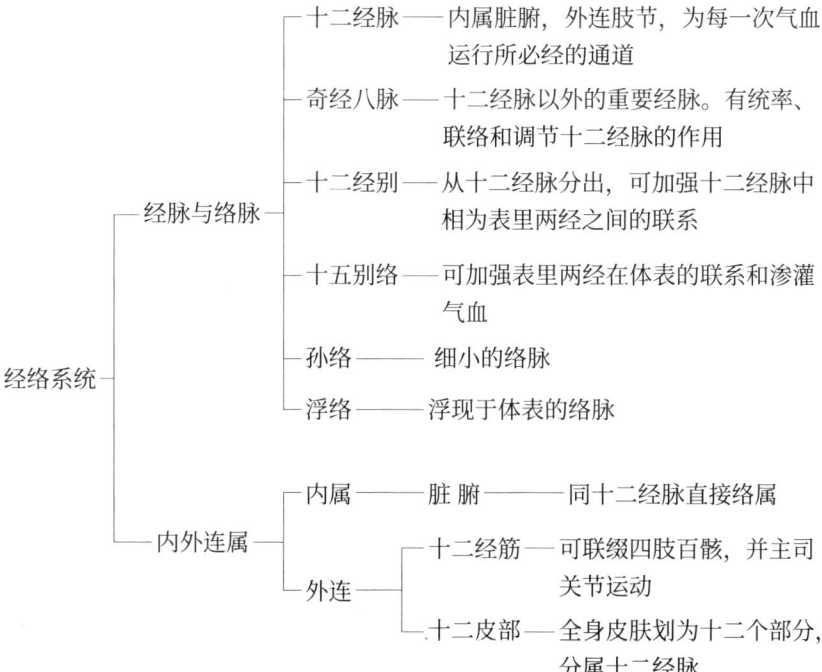

经络系统简图

上页的图详尽地涵盖了经络系统的各个方面，对于学习和理解经络系统至关重要。请注意，这个表并没有特定的记忆技巧，它要求学习者进行反复的记忆和背诵。因此，务必熟悉经络系统，深入了解每条经络的具体作用。最初阶段只有通过死记硬背，使经络系统深入心中，才能在临床实践中运用自如，得心应手。

三、经络的基本功能

（一）经络的首要功能是运行全身气血、营养脏腑组织。

《灵枢·本藏》明确指出："经脉者，所以行血气而营阴阳，濡筋骨，利关节者也。"气血必须通过经络的传注，才能内盖脏腑，外濡腠理，维持机体的正常生命活动。十二经脉作为人体经络系统的核心，是气血运行的主要通道。经络功能正常时，气血运行顺畅，脏腑强健，能有效抵御外邪，预防疾病。一旦经络功能紊乱，抵御外邪的能力减弱，外邪便可能乘虚而入，导致疾病的发生。因此，经络的通畅至关重要，必须保持其畅通无阻。

我们常说的经络淤堵，并非指其完全堵塞，而是指经络变得狭窄，气血在经络中的流通受阻，而非完全堵死。这种不畅只是经络上气血流量减少的表现。若经络中的气血完全无法流通与循环，人便会失去生机。为了恢复健康，我们需要恢复经络中正常的气血流量，这样便能治疗疾病。

（二）经络的第二个功能是联络脏腑器官，沟通上下内外。

人体作为一个复杂的有机体，五脏六腑、形体官窍等各部分虽具有不同的生理功能，但共同组成了一个协调统一的整体。这种联系与协调主要得益于经络系统的联络沟通作用。

十二经脉及其分支纵横交叉，入里出表通上达下，相互络属脏腑，联络奇经八脉等，使人体各脏腑与体表各组织器官构成了一个内外、表里、左右、上下紧密联系、协调供给的统一有机体。

经络系统的这一功能，就像用线将几块布缝合在一起，形成一个布娃娃一样，经络就是这根线，它联络脏腑器官，沟通上下内外。内在的脏腑与外在的肢节之间，正是通过十二经脉实现联系的。《灵枢·海论》中提到："夫十二经脉者，内属于脏腑，外络于肢节。"因此，外周的一些关节皮部问题，有时可能是内脏问题的外在表现。通过经络系统，我们可以观察体表的变化，推测脏腑的状况，这就是所说的司外揣内。内外之间就是通过经络这种物理结构紧密联系在一起，从而构成了一个完整的人体。

脏腑与官窍的联系也是通过经络这一纽带实现的。眼、耳、鼻、舌、口、前阴、后阴等体表官窍都是经脉循行所经之处，而这些经脉又各自与特定的脏腑相连。因此，在诊治五官科疾病时，我们不仅要关注官窍本身，更要深入考虑与之相关的脏腑。例如，舌头痛可能需要调理心；耳鸣则可能需要调肾；鼻塞则可能需调理肺或胃，因为肺开窍于鼻，而足阳明胃经环绕口唇、挟鼻，肛门问题则涉及手阳明大肠经及足太阳膀胱经——因足太阳膀胱经别入肛。

经络的联系也体现在脏腑之间，一脏一腑，一表一里都是通过经络相互关联的。如肝与胆、肾与膀胱、心与小肠等之间的联系。此外，脏腑不仅与其表里的脏腑相连，还与其他脏腑存在复杂的联系。比如肝经属肝络胆夹胃入肺，因此，肝有问题可能影响到胆、胃、肺，肝气郁结的人有可能出现胃的病变，也可能出现胆的病变，也可能出现肺的病变。

通过了解经络的知识，我们应该明白，我们在看病时，不应局限于某一脏腑或官窍，而应综合考虑经络所连接的整个系统。在记忆经脉循行路径时，一定要牢记脏腑之间的经络联系，比如，并不是说我们学了肝，就只关注肝，肝还有经脉络属的其他的脏腑，这样在进行辨证论治时才能有的放矢，取得更好的治疗效果。

经络之间的联系，同样是通过经络本身来实现的。十二条经脉之间，阴阳表里相互连接，遵循着特定的衔接和流注次序，并与任督二脉共同构成了首尾相连的整体循行系统。除此之外，十二经脉之间还有多处交叉与交会，通过经别、别络的进一步联系，它们之间的关联更加紧密。经络犹如一张立体网，它将人体各个部分紧密相连。总的来说，经络是内部脏腑与体表、形体、官窍之间联系沟通的纽带。脏腑的病变能够通过经络的感传反应于外，体现在相应的官窍和循行部位。反之，通过刺激体表上的经穴，并调整经络，也能恢复失常的脏腑功能。

（三）经络第三个功能就是感应、传导信息，调节机能平衡。

人体是一个具备自动调控功能的庞大系统，生命的每一刹那，都伴随着无数信息的变换。尽管这些信息变化过程纷繁复杂，但其变化和传递主要依赖经络系统及其周身运行的气血作为载体来完成。

经络系统作为人体信息的传导网络，能够敏锐地感受来自内外环境的各种刺激信息，无论是外界的风、寒、暑、湿、燥、火、疫的刺激信息，还是内部的饮食、情志、刺激信息等，都能通过经络系统得到感知和反应。

这些不同性质、特点和强度的信息，会沿着经络传递至相应的脏腑组织、九窍（五官）和四肢百骸。机体随后会做出反应，调节其功能状态，使异常的信息反应回归至正常的生理状态。

经络系统的独特之处在于其四通八达的网络结构，能够迅速地将局部的信息传导至全身，同时也能将整体的信息传递至某一特定部位。从而形成"形诸于外"，为诊断疾病提供重要的依据。

例如，某段时间内，我因食用油焖大虾等辛辣油腻食物，导致大肠湿热。第二天，这一状况在经络系统中得到了体现，左腿的上巨虚穴位

（属于大肠的下合穴）出现了一个小脓包。这个小脓包正是大肠湿热在经络系统中的外在表现，为疾病的诊断和治疗提供了线索。

现代人饮食习惯较以前复杂，偏爱瓜果生冷、煎炸烘烤的食物。过量食用后，易生痘痘，尤其是鼻根迎香穴处，此处为手足阳明经交汇之所。这里长痘痘即是胃与大肠湿热之征，这正是经络传导信息的作用体现，它提醒我们如何用药，并指导针灸、推拿、导引、刮痧、拔罐等疗法。通过对适当穴位的适量刺激，可激发经络的调节治愈功能，泻其有余，补其不足，平衡阴阳。即便在使用药物治疗时，也必须依赖经络作为途径，通过其传导传输作用，使药物直达病所，发挥治疗作用。例如，当大肠湿热时，我们应选用能入阳明经的药物来治疗，如葛根芩连汤、大承气汤、白虎汤、栀子豉汤等。

第二节　十二经脉

十二经脉作为经络系统的核心，发挥着至关重要的作用。经别、络脉等经络系统的重要组成部分，都是从十二经脉中分支出来，它们相互联系、协同工作，共同维护着人体的生理功能。

在学习十二经脉时，必须了解其内在规律，这有助于我们更深入地理解经络系统，掌握其运作机制，从而更好地应用于临床实践。

一、十二经脉的名称

十二经脉的名称由手或足、阴或阳、脏或腑三个部分组成，这些命名规律虽显枯燥，却是学习中医的基础，必须牢记于心。

手足："手"指上肢，"足"指下肢。

阴阳：代表四肢内外侧，内为阴，外为阳。

脏腑：指经脉与脏腑的配属关系。脏属阴，腑属阳。

行于上肢，起于或止于手的经脉，称"手经"。

行于下肢，起于或止于足的经脉，称"足经"。

分布于四肢内侧面的经脉，称"阴经"。

分布于四肢外侧面的经脉，称"阳经"。

阴经隶属于脏，络相表里的腑。

阳经隶属于腑，络相表里的脏。

就像小学时背诵全文的课后作业，学习经络和脏腑也应保持同样严谨的心态。

十二条经脉呈对称分布，遍及人体的左右两侧，它们各自在上肢或下肢的内侧或外侧循行，且每一条经脉都归属于某一脏或某一腑。因此，每一条经脉的命名都严格遵循阴阳、手足、脏腑三个方面的规范。

手经在上肢和头面循行，足经则在下肢和头面、胸背循行；阴经属脏，循行于四肢的内侧；阳经属腑，循行于四肢的外侧。

十二条经脉在手内外侧的分布遵循一定规律：不论上肢或下肢，内侧前缘均属于太阴经，外侧前缘属于阳明经；内侧中线属于厥阴经，外侧中线属于少阳经；而内侧后缘则属于少阴经，外侧后缘属于太阳经。这些规律体现了它们显著的分布特征。

表 4-2　十二经脉名称分类表

	阴经（属脏）	阳经（属腑）	循行部位	（阴经行于内侧，阳经行于外侧）
手	太阴肺经	阳明大肠经	上肢	前缘
	厥阴心包经	少阳三焦经		中线
	少阴心经	太阳小肠经		后缘
足	太阴脾经*	阳明胃经	下肢	前缘
	厥阴肝经*	少阳胆经		中线
	少阴肾经	太阳膀胱经		后缘

＊在小腿下半部和足背部，肝经在前缘、脾经在中线。至内踝上八寸处交叉之后，脾经在前缘，肝经在中线。

我们直接按照十二条经脉名称分类表里面的内容来运用。但关于标星的部分，我注意到一个细节，即"在小腿下半部和足背部，肝经在前缘，脾经在中线，至内踝上八寸交叉处之后，脾经在前缘，肝经在中线"这一点，我自己学习的时候，感觉用起来跟这表格说的不大一样。

"在小腿下半部和足背部，肝经在前缘，脾经在中线"这一句，按教材走能行。但是从内踝上三寸（三阴交）至内踝上八寸，按王居易教授《经络医学概论》的观点来看，仍然是脾经在前，肝经在后，即足厥阴肝经应该要沿小腿内侧正中线上行走。并不按照我们平常所讲的"内踝上八寸交叉处上下这一个地方分别有不同的循行"，我在临床上是不这么理解的。

脾经在小腿的部分就是在前，即小腿内侧前缘。而肝经的分布在内侧的中线上。

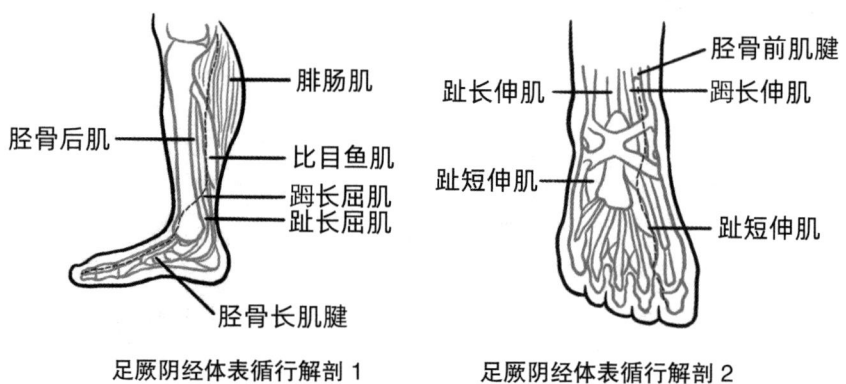

足厥阴经体表循行解剖 1　　足厥阴经体表循行解剖 2

我在临床工作中发现有些患者一生气就容易胃胀，这明显是肝气郁结的表现。我用擦法、揉法这些手法，从上到下地揉他们下肢的内侧，就是那条中线。在按揉过程中，患者会打嗝，把气给嗳出来，之后胃胀就明显缓解了。这其实就是通过直接刺激肝经在下肢的这条经脉，来达到疏肝理气的效果，从而缓解患者的胃胀。这是我在临床实践中观察和总结出来的，肝经确实是沿着下肢内侧的正中线循行的。

我得在这里跟大家明确说明一下，我对于肝经的定位方法，其实跟常用的教材有所不同。我是按照王居易教授在《经络医学概论》里的描述来定位的。但是大家学习的时候可以参考教材，我这个方法就权当是给大家提供一个不同的参考视角。

至于我为什么会选择这样的定位方法，还有一篇论文，它的观点和我不谋而合。我就不再详细展开这篇论文的内容了。不过，我把这篇论文附在下面。

对足厥阴肝经在下肢部循行分布的思考[①]

言枫（江苏建康职业学院，江苏 南京，210036）

祖国医学中有关经脉循行分布的文字记载，最早见于经脉学专著帛书《阴阳十一脉灸经》和《足十一脉灸经》，书中载了十一条经脉的循行分布，直到春秋战国时期《灵枢·经脉》详载了十二经脉的分布循行，一直被后世奉为圭臬。《针灸学》历版教材也以此为依据，对十二经脉在四肢部的分布总结出两个规律和一个例外。两个规律是：①手足阴经分布于四肢的内侧（阴面），手足阳经分布于四肢的外侧（阳面）；②立正姿势下，按拇指在前，小指在后的体位，将上下肢的内外侧均分成前、中、后3个区域，则十二经脉在四肢部的循行分布是：太阴、阳明在前，厥阴、少阳在中（侧），少阴、太阳在后。一个例外则是指足厥阴肝经在小腿下半部及足部的分布。《灵枢·经脉篇》云："肝足厥阴之脉，起于大指丛毛之际，上循足跗上廉……上踝八寸，交出太阴之后。"意思是足厥阴肝经在内踝上8寸以下处循行于足太阴脾经之前，且分布在足背面，至内踝上8寸处才交叉到足太阴之后而循行于足太阴和足少阴之间，不完全符合上述规律。

[①] 发表于《中医临床研究》2014年第6卷第1期。

1. 问题的提出

我国传统医学理论体系是建立在观察和类推的基础上的，从特性而言，除了具有天人合一的认识观，辨证思维为主的方法论外，还重视和谐统一的协调性。经络学说即是古人在临床实践的基础上针对人体的各种生理、病理现象的一种认识和解释。经络起源，年代久远，《黄帝内经》作为我国现存最早的一部医书，总结归纳了其成书以前对经络的初步认识，并在客观观察和主观推理下进一步向纵深发展，构筑了经络学说的整体框架。从马王堆医书中记载的经脉雏形，到《黄帝内经》中对经络的系统化论述，我们完全可以窥见古人为了构建完美无缺的经络理论而作的种种努力与探索。事实上，《内经》中的经络学说已不纯粹是对事实的朴素描述，而更接近于一种知识体系。古人应不会容忍在其精心构建的理论体系中轻易出现例外事物或现象的，但为何对于肝经在下肢明显有悖规律的循行却没有给予任何解释？且肝经在"上踝八寸，交出太阴之后"的过程中与脾经发生了何种性质相交，为何在相交处无腧穴分布？种种疑问使我们不得不思考：足厥阴肝经在下肢部的这种异常分布确是经络系统的一个例外还是我们在理解上出现了偏差？

2. 人体姿势的不对称性与经络分布的空间三维性假设

对称是事物的相对形式，不对称是事物的绝对形式。我们人体亦不例外，在"对称"中蕴含着更多的不对称。如在自然站立姿势下，上肢和下肢所处的姿势就是不对称的。上肢的姿势是掌心向内，拇指和桡骨向前，手指向下；而下肢的姿势是足心向下，足大趾和胫骨位于内侧，足尖向前。而人体的经络系统又是一个多层次的立体空间结构，十二经脉的循行各有深浅不同。在足尖向前的姿势下，深浅不同的肝脾两经在下肢循行时出现了前后位置上的交换，而我们在经脉体表循行线上看到的肝脾两经"相交"，实际上是三维空间内的肝脾两经由于位置交换而在体表平面上形成的视觉交叉投影，而非实质性相交，这也解释了为何在两经"相交"处无腧穴分布的问题，因为该"相交"并不存在。如果我们将小腿外旋，使下肢的姿势与上肢对称起来，即保持足尖向外，足大趾和胫骨处于向前的姿势，我们便会发现，肝脾两经在内踝上八寸处的交叉消失了，肝经在内踝上 8 寸以下处的循行也转到了脾经后面。这样，足三阴经在下肢的前、中、后分布便完全符合"太阴在前，厥阴在中，少阴在后"的分布规律。因此，《灵枢·经脉篇》在描述肝经和脾经循行时很有可能采用的就是下肢足尖向前的自然站立姿势，之所以会出现肝经"上踝八寸，交出太阴之后"和脾经"循胫骨后，交出厥阴之前"的现象，实际上是由于在自然站立姿势下，下肢远端相对于上肢表现出的向内扭转所造成的。

但是足厥阴肝经还有一个现象不符合十二经脉的分布规律，即阴经应分布于四肢阴面，阳经应分布在四肢阳面，但肝经在足部却分布在足背面（阳面），这应如何解释呢？若从经脉的空间三维性来分析，肝经的这一现象还是可以理解的。《灵枢·经脉篇》说"经脉十二者，伏行于分肉之间，深而不见……诸脉之浮而常见者，皆络脉也"，明确指出，经脉形态是不能直接看见的，它深藏于皮肤与肌肉和骨骼之间的筋膜间隙之中，体表的经脉循行线只是经脉在体表的投影，而不是经脉的实体。每个腧穴都有一定的针刺深度，而腧穴的针刺深度也反映了经脉所处的深度。因此，经脉和腧穴不可能像模型或循行示意图上描绘的那样总是位于机体的表面，更多情况下应位于机体的较深部位。我们可以推想，在足部，肝经腧穴可能位于偏于足底的部位，由于足底部不易进针且易引起疼痛，为了操作上的方便，便由足底改为从足背进针，久而久之，肝经在足部的分布便被定在足背面了。

经络学说是古人用直观、感性的方式对生命活动的体悟和解释，是在现代解剖和神经生理等学科之前，人类对自身生命科学现象的概括认识。从古人容忍足厥阴肝经在下肢部出现例外分布，可以看到古人对事实的忠实。尽管经络学说的科学价值并不在于其循行路线本身，而在于由经脉循行图所示意的人体上下内外远隔部位间特定联系的规律，但剖析经络循行真谛对于经络研究还是有着积极意义的。

二、十二经脉的走向与交接规律

《灵枢·逆顺肥瘦》说："手之三阴，从脏走手；手之三阳，从手走头；足之三阳，从头走足；足之三阴，从足走腹。"这段话阐述了经脉循行的规律。具体的循经规律如下：

手的三阴经，即心经、心包经、肺经，均自胸部循行至手部，在手指处与各自相为表里的手三阳经——小肠经、三焦经、大肠经交会。手三阳经起始于手指，循行上行至头部，并在头面部与各自同名的足三阳经交会。足三阳经均自头面部起始，下行至足部。每一条阳经在足趾处与其相为表里的足三阴经交汇。足三阴经则均自足趾起始，上行至腹部和胸部。

简而言之，这些经脉共同构成了一个"阴阳相贯，如环无端"的循环路径，形成了人体经脉系统的完整闭环。

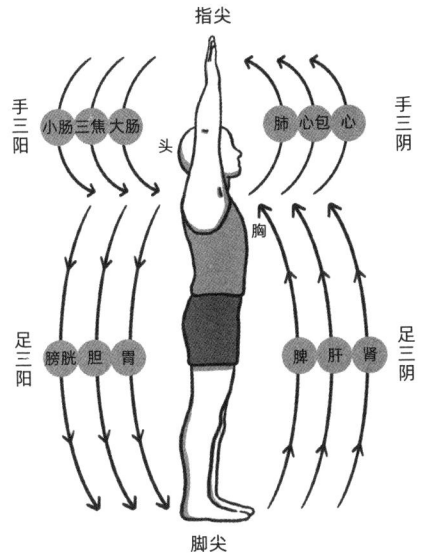

人体经脉系统的循环路径简图

当一个人将手举起，掌心朝前，下肢内侧亦面向前时，所有阴经循行上升，而所有阳经则循行下降。牢记"阴升阳降"这四个字，十二条经脉的走向便一目了然。对于十二经脉的流注顺序，我们心中应有个整体概念：手一举起，阴经上升，阳经下降，如此循环不息。

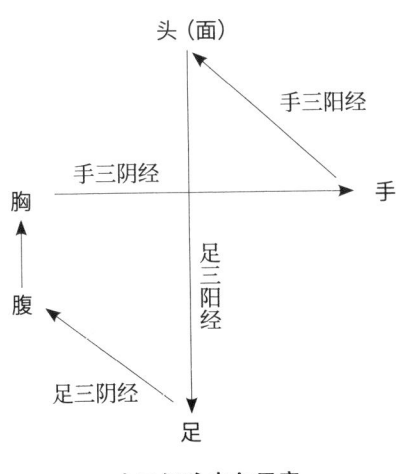

十二经脉走向示意

1. 相为表里的经脉在四肢末端交接

（1）手三阴经与手三阳经交接于手指末端

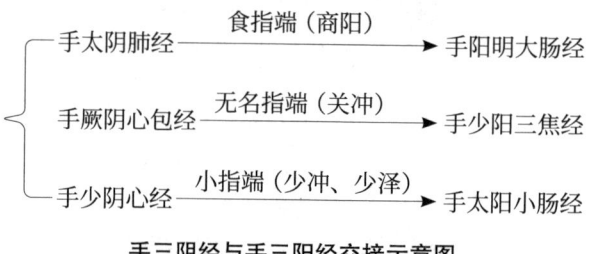

手三阴经与手三阳经交接示意图

（2）足三阳经与足三阴经交接于足趾末端

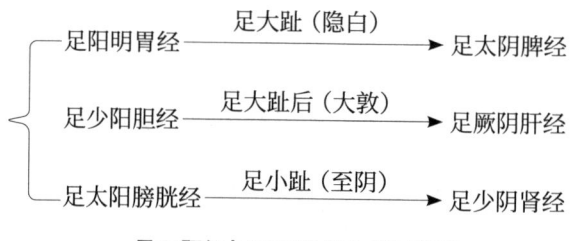

足三阳经与足三阴经交接示意图

通过上页的图示，我们可以清晰地看到阴经之气与阳经之气在手指、脚趾的末端进行交接。

《伤寒论》第337条明确指出："凡厥者，阴阳气不相顺接，便为厥。厥者，手足逆冷者是也。"厥证患者的一个显著表现即为手足冰冷，这正是因为阴阳气未能顺畅交接，导致阴经之气与阳经之气无法有效沟通。通过针刺或艾灸手指的井穴，往往能够使其手脚转暖。此外，厥证患者有时可能出现突然晕倒的情况，此时也可通过针刺其十二井穴、十宣穴，以促进阴经与阳经的重新连接，从而缓解昏迷的症状。

由此可见，《伤寒论》的条文与经络学说在实际应用中能够相互印证，共同为中医临床实践提供有力的理论支持。

2. 同名的手足阳经交接于头

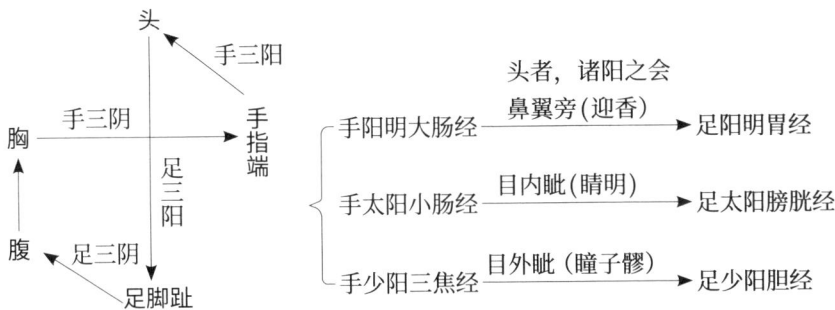

同名的手足阳经交接于头示意图

谈及头面部作为诸阳之会的特点，我们必须意识到这里所指的六条经脉都是腑所属的经脉，它们属于阳经。因此，头面部的症状很多时候是与六腑密切相关的。

例如，鼻子的问题往往与阳明经有关。在治疗腺样体肥大和鼻窦炎时，一般从阳明经入手，通常能取得良好的疗效。

当内眼角出现麦粒肿，与睛明穴相近，很多时候我们需要从太阳经入手进行治疗。例如，通过刺激手太阳小肠经的后溪穴（考虑到手足同名经的气是相应的），采用米粒灸的方法，对于治疗麦粒肿效果颇佳。

耳朵是少阳经所经过的部位，若出现问题，我们可以考虑从少阳经进行调理。

对于头皮长疮等症，亦可通过调理六腑的方法进行治疗。

因此，我们必须深入理解和掌握这些经络循行的规律，无论是交接规律还是循行规律，都要了如指掌。这样，无论何时何地，我们都能运用这些知识来指导临床实践。

3. 手足阴经交接于胸

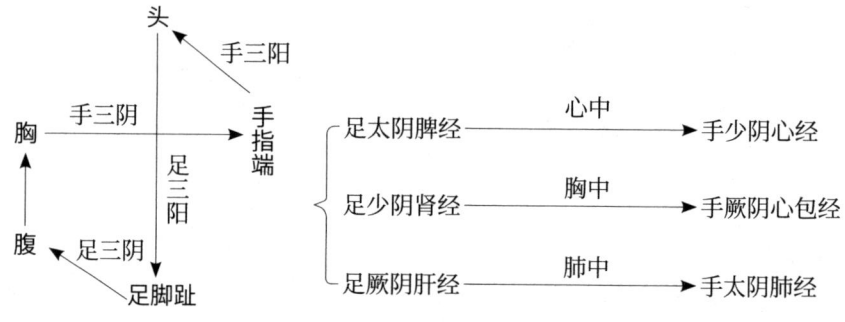

手足阴经交接于胸示意图

阴经的交接处略有差异，并非如阳经那般同名经直接相接。

脾经与心经紧密相连，因此当心经出现问题，如心慌心悸时，采用归脾丸养血，便能滋养心血。这一点，从脾经和心经的交接处便可见一斑。

有些肾病为何会波及心脏呢？这是因为肾经与心包经有交接。

人在情绪激动时，为何常通过深呼吸来平复情绪呢？原因在于肝经与肺经的交接，使得肝气能够进入肺部，进而通过肺气得以疏散。

三、十二经脉的分布规律

（一）头面部

手足阳明经在面部与额部，手足少阳经在侧头部，手太阳经在面颊部，足太阳经在面额、头顶、头后部。

了解头面部经络的走向至关重要，特别是在治疗头痛时，知晓经络信息尤为关键。例如，前额头痛通常与阳明经有关，因此，我们可以针对性地通过阳明经来治疗前额头痛。当遭遇侧头痛时，少阳经常常是治疗的首选。而后头部的问题，则可选用太阳经来治疗。

此外,当面部出现痤疮、湿疹等皮肤问题时,我们同样需要观察其生长在哪条经络上,并据此选择相应的经络进行治疗,如阳明主面,治疗面部痤疮时应调理阳明经。

(二)躯干部

手三阴——手太阴肺经、手少阴心经、手厥阴心包经均从胸部行于腋下或腋前。

手三阳——手阳明大肠经、手太阳小肠经、手少阳三焦经均行于肩部和肩胛部。

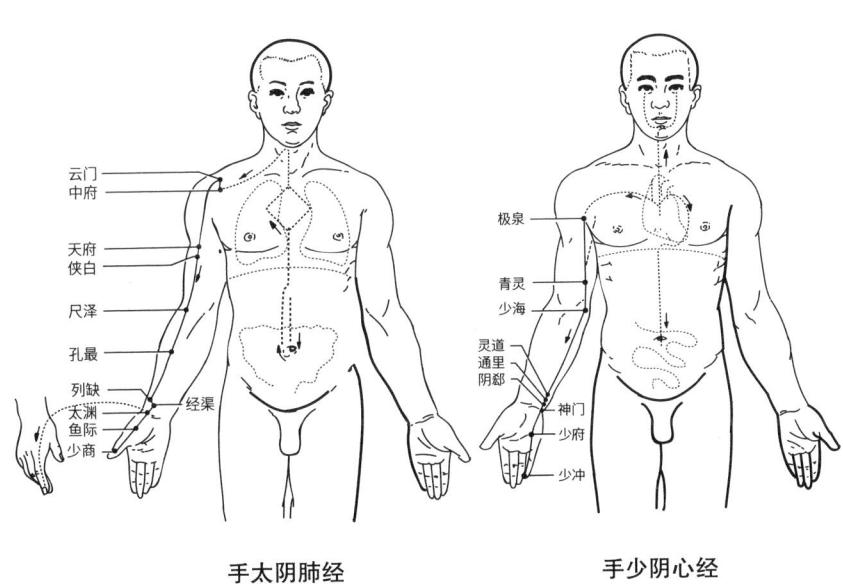

手太阴肺经　　　　　　　　手少阴心经

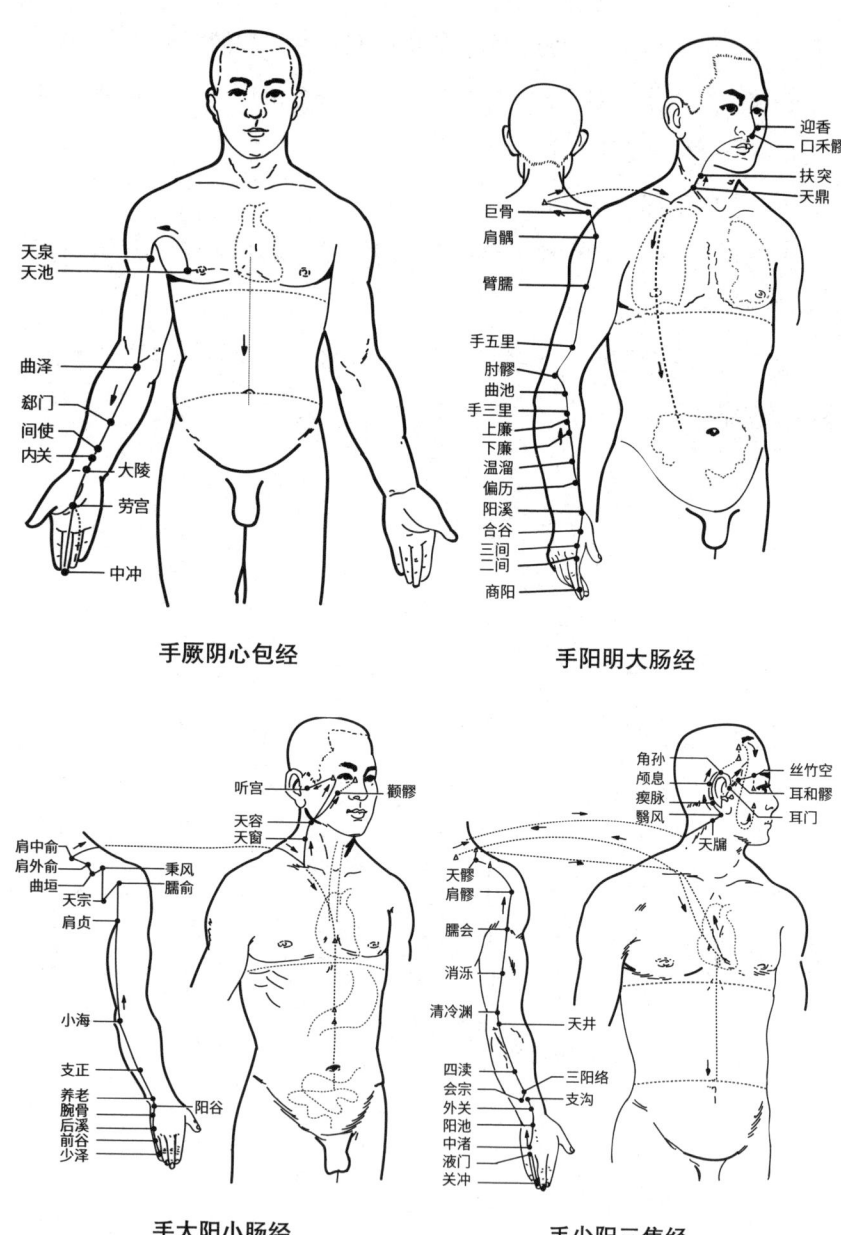

足三阳经——足阳明胃经、足太阳膀胱经、足少阳胆经在人体的胸腹部、背部、侧面分布。

第四章 经络学说

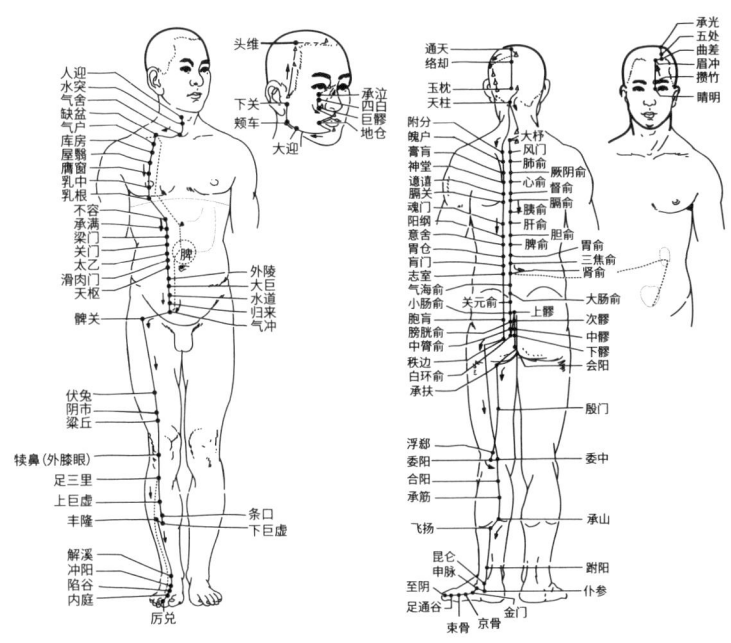

足阳明胃经　　　　　足太阳膀胱经

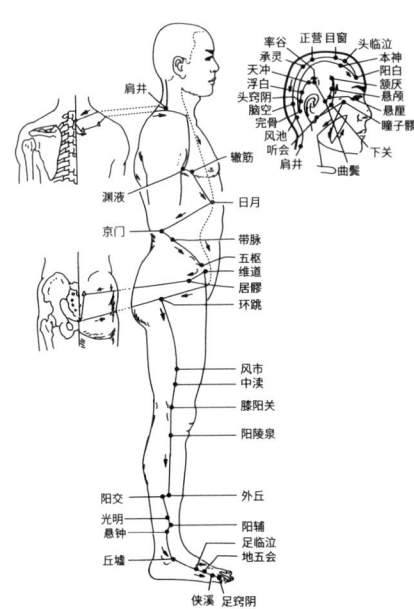

足少阳胆经

胸腹部经脉分布着足少阴肾经、足阳明胃经、足太阴脾经、足厥阴肝经、任脉。

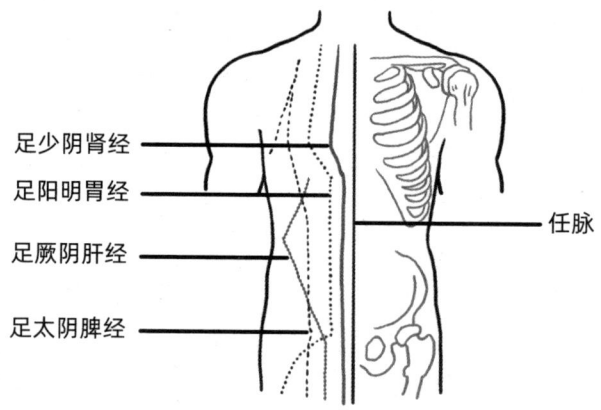

胸腹部经脉分布示意图

（三）四肢部

上肢内侧分布着手三阴经——手太阴肺经、手厥阴心包经、手少阴心经。

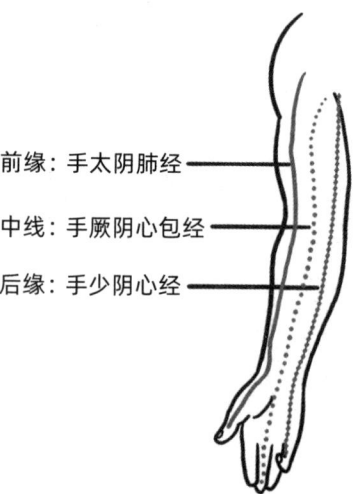

上肢内侧手三阴经分布示意图

上肢外侧分布着手三阳经——手阳明大肠经、手少阳三焦经、手太阳小肠经。

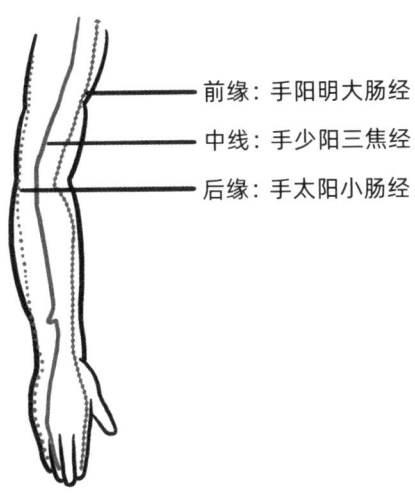

上肢外侧手三阳经分布示意图

下肢内侧分布着足三阴经——足厥阴肝经、足太阴脾经、足少阴肾经。

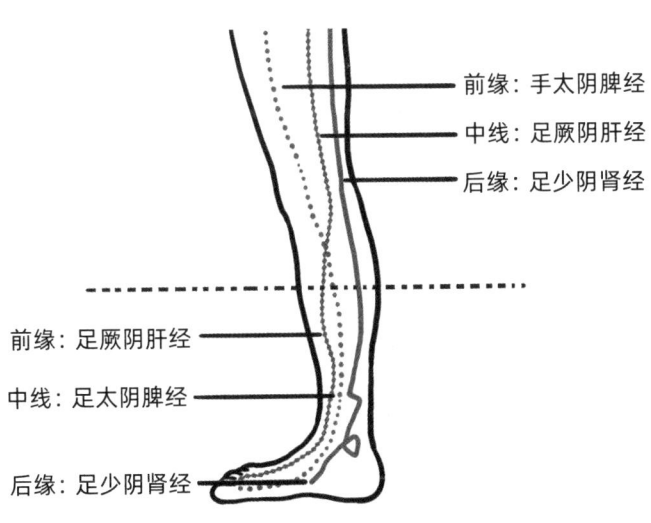

下肢内侧足三阴经分布示意图

上页的图示为教材中的绘制方式，而笔者参考王居易教授《经络医学概论》的绘制手法与之略有差异。

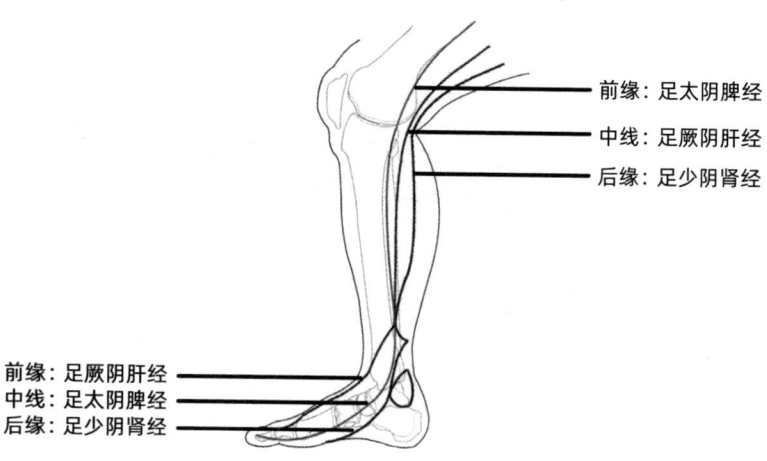

本书作者所认为的足三阴经路线示意图

下肢外侧分布着足三阳经——足阳明胃经、足少阳胆经、足太阳膀胱经。

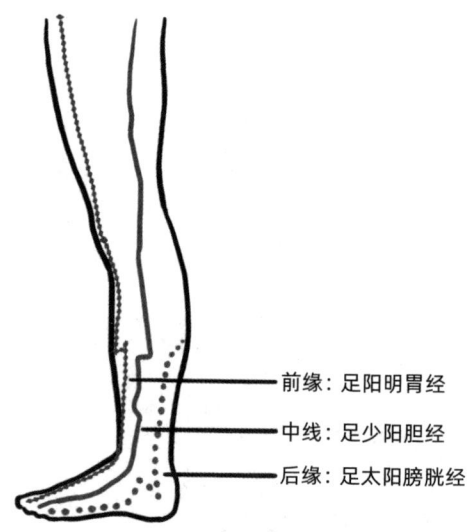

下肢外侧足三阳经分布示意图

四、十二经脉的表里关系

手足三阴与三阳经，通过各自的经别和别络相互联系、相互属络，组成六对"表里相合"的关系。

表 4-3 经络的表里关系

阴经（里）（属脏络腑）	阳经（表）（属腑络脏）
手太阴肺经	手阳明大肠经
手厥阴心包经	手少阳三焦经
手少阴心经	手太阳小肠经
足太阴脾经	足阳明胃经
足厥阴肝经	足少阳胆经
足少阴肾经	足太阳膀胱经

五、十二经脉的流注次序

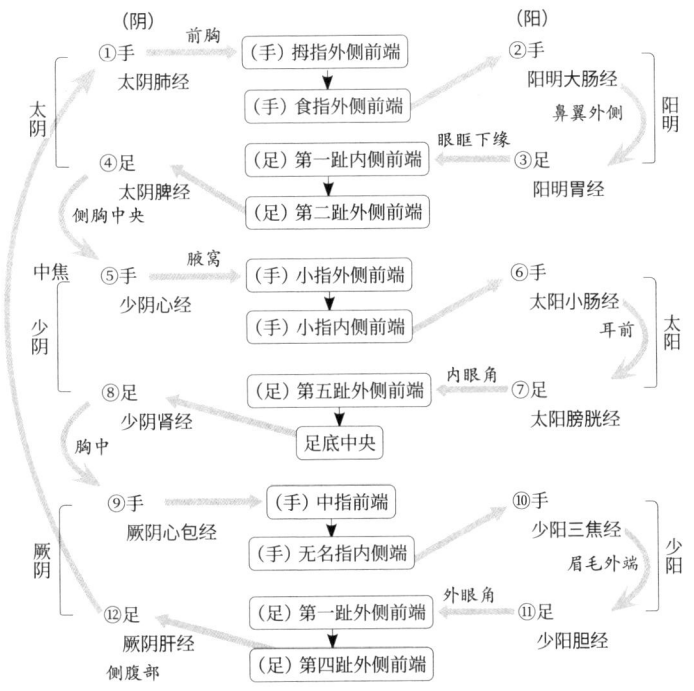

十二经脉的流注次序示意图

十二经脉的流注次序经常用到，一定要熟记。

六、十二经络循经路径

（一）手太阴肺经路径

本经自中焦的胃脘部起始，向下联络大肠，回过来沿着胃的上口，贯穿膈肌，入属肺脏，从肺系（气管、喉咙）横行出于胸壁外上方（中府），走向腋下，沿上臂前边外侧，行于手少阴心经和手厥阴心包经的外面，下至肘中（尺泽），再沿前臂桡侧下行，至寸口（桡动脉搏动处），沿大鱼际外缘出拇指之桡侧端（少商）。它的支脉从腕后桡骨茎突上方（列缺）分出，经手背虎口部至食指桡侧端（商阳）。脉气由此与手阳明大肠经相接。

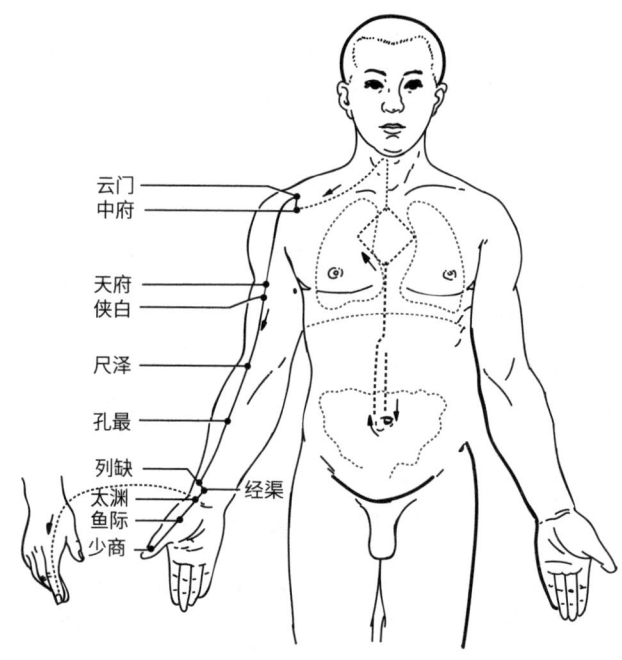

手太阴肺经示意图

（二）手阳明大肠经路径

本经自食指桡侧端（商阳）起始，沿食指桡侧上行，出走于两骨（第一、二掌骨）之间，进入两筋（伸拇长、短肌腱）之中（阳溪），沿着前臂桡侧，向上进入肘弯外侧（曲池），再沿上臂后边外侧上行，至肩部（肩髃），向后与督脉在大椎穴处相会，然后向前进入锁骨上窝，联络肺脏，向下贯穿膈肌，入属大肠。它的支脉，从锁骨上窝走向颈部，通过面颊，进入下齿中，回过来挟着口唇两旁，在人中处左右交叉，上挟鼻孔两旁（迎香）。脉气由此与足阳明胃经相接。

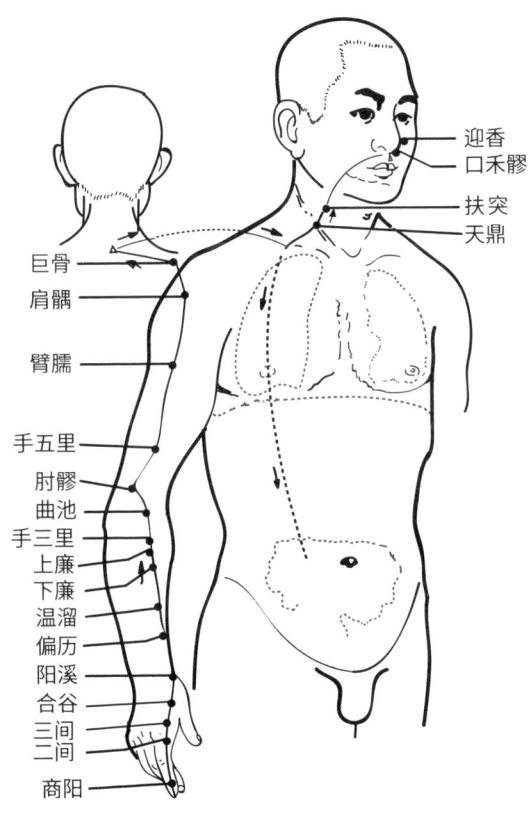

手阳明大肠经示意图

（三）足阳明胃经路径

循行部位起于鼻翼旁（迎香穴），挟鼻上行，左右侧交会于鼻根部，旁行入目内眦，与足太阳经相交，向下沿鼻柱外侧，入上齿中，还出，挟口两旁，环绕嘴唇，在颏唇沟承浆穴处左右相交，退回沿下颌骨后下缘到大迎穴处，沿下颌角上行过耳前，经过上关穴（客主人），沿发际，至额前（络入脑）。

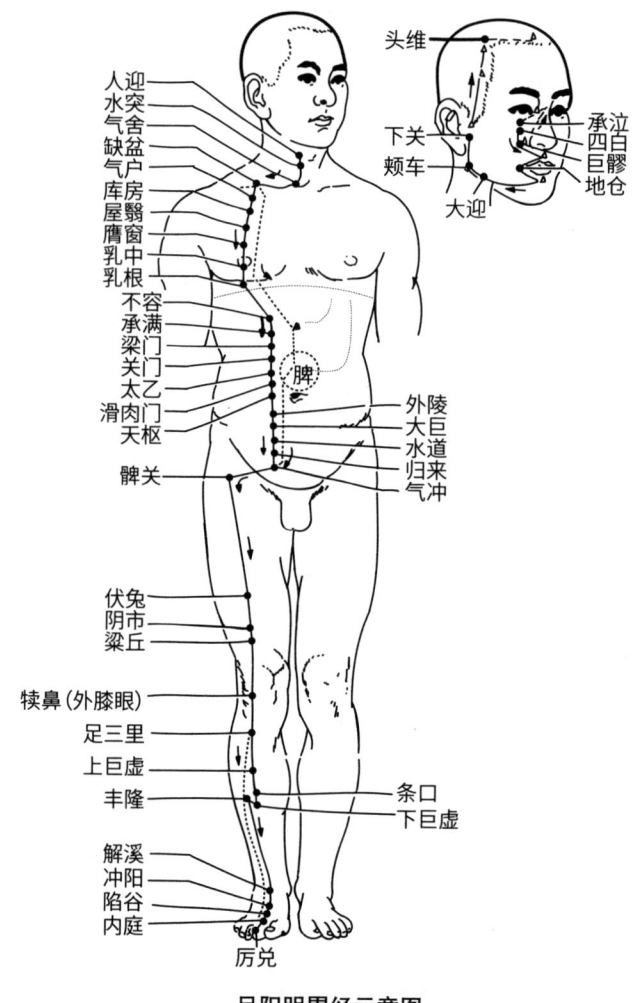

足阳明胃经示意图

本经脉分支从大迎穴前方下行到人迎穴，沿喉咙向下后行至大椎，折向前行，入缺盆，下行穿过膈肌，属胃，络脾。直行向下一支是从缺盆出体表（靠近甲状腺），沿乳中线下行，挟脐两旁（旁开2寸）（平脐直下则路过生殖系统），下行至腹股沟外的气街穴。本经脉又一分支从胃下口幽门处分出，沿腹腔内下行到气街穴，与直行之脉会合，而后下行大腿前侧，至膝膑沿下肢胫骨前缘下行至足背，入足第二趾外侧端（厉兑穴）。本经脉另一分支从膝下3寸处（足三里穴）分出，下行入中趾外侧端。又一分支从足背上冲阳穴分出，前行入足大趾内侧端（隐白穴），交于足太阴脾经。

（四）足太阴脾经路径

循行部位起于足大趾内侧端（隐白穴），沿内侧赤白肉际，上行过内踝的前缘，沿小腿内侧正中线上行，<u>在内踝上3寸处交出足厥阴肝经之前，向上沿小腿胫骨内缘</u>①，上行沿大腿内侧前缘，进入腹部（此处路过生殖系统），属脾，络胃，向上穿过膈肌，沿食道两旁，连舌本，散舌下。本经脉分支从胃别出，上行通过膈肌，注入心中，交于手少阴心经。

---

① 编者注：该画线部分的内容与现行教材有不同的认知，详见本书276页的"本书作者所认为的足三阴经路线"。

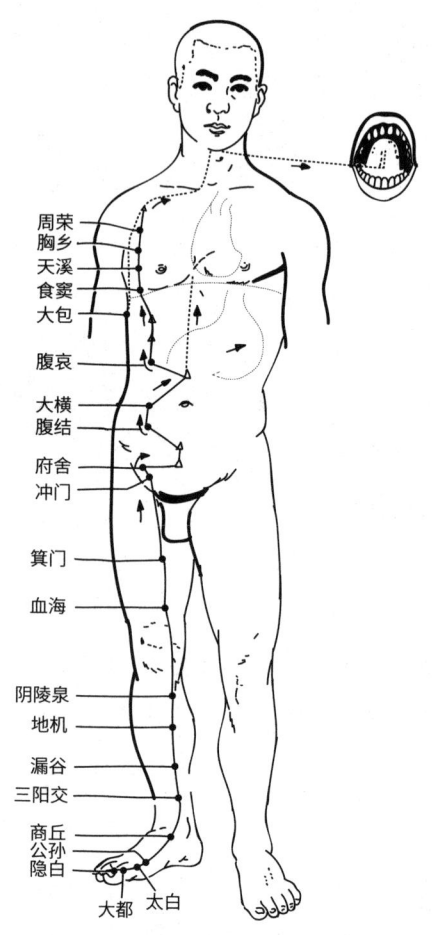

足太阴脾经示意图

（五）手少阴心经路径

本经自心中起始，出来属于心系（心脏周围脉管等组织），向下贯穿膈肌，联络小肠。它的分支，从心系向上，挟着食道上端两旁，连系目系（眼球与脑相连的组织）；它外行的主干，从心系上肺，斜走出于腋下（极泉），沿上肢前边，行于手太阴经和手厥阴心包经的内侧，下行肘节（少海），沿前臂尺侧，到手掌后豌豆骨突起处（神门），进入掌中，沿小指桡侧出其末端（少冲）。脉气由此与手太阳小肠经相连。

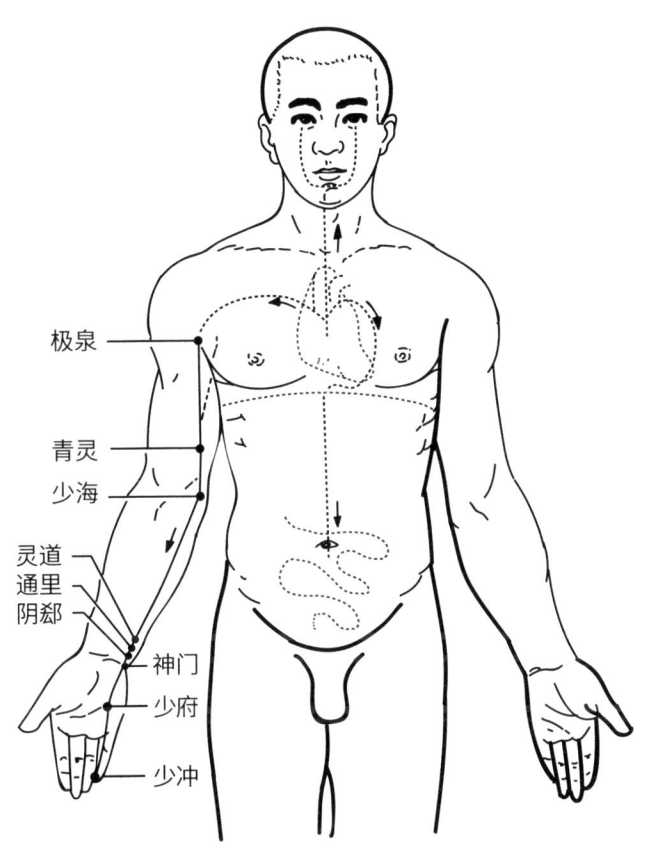

手少阴心经示意图

（六）手太阳小肠经路径

手太阳小肠经自手小指尺侧端（少泽）起始，沿手掌尺侧缘上行，出尺骨茎突，沿前臂后边尺侧直上，出尺骨鹰嘴和肱骨内上踝之间（小海），向上沿上臂后边内侧，出行到肩关节后面，绕行肩胛，在大椎穴与督脉相会，向前进入缺盆（锁骨上窝），深入体腔，联络心，沿着食道下行，贯穿膈肌，到达胃部，入属小肠。它的分支，从锁骨上窝沿颈上颊，到外眼角，折回来进入耳中（听宫）。另一条支脉，从面颊部分出，行至眶下，到达鼻根部的内眼角，然后斜行到颧部（颧髎）。脉气由此与足太阳膀胱经相接。

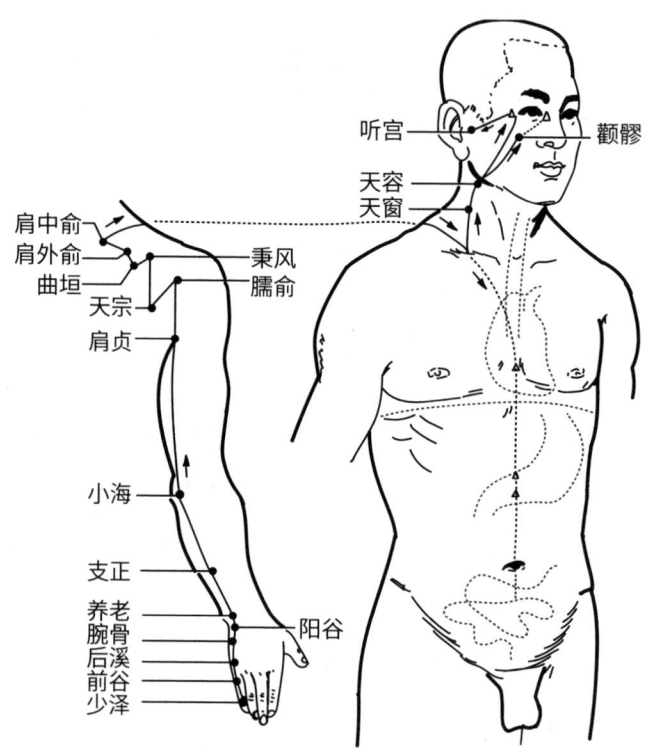

手太阳小肠经示意图

（七）足太阳膀胱经路径

足太阳膀胱经，起始于内眼角（可治迎风流泪），向上过额部，与督脉交会于头顶。

其支脉，从头顶分出到耳上角。其直行经脉，从头顶入颅内络脑（可治癫狂），再浅出沿枕项部下行，沿肩胛内侧脊柱两旁下行到达腰部，进入脊旁肌肉，入内络于肾，属于膀胱。一支脉从腰中分出，向下夹脊旁，通过臀部，进入腘窝中；一支脉从左右肩胛内侧分别下行，穿过脊旁肌肉，经过髋关节部，沿大腿外侧后缘下行，会合于腘窝内，向下通过腓肠肌，出外踝的后方，沿第 5 跖骨粗隆，至小趾的外侧末端。

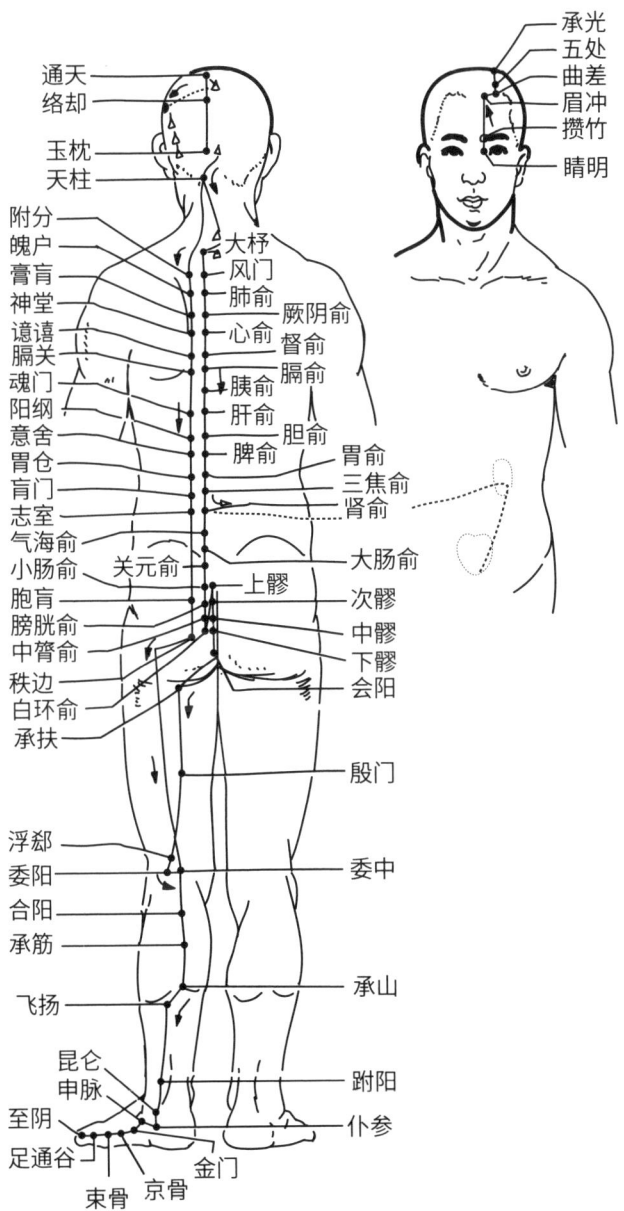

足太阳膀胱经示意图

(八)足少阴肾经路径

循行部位起于足小趾下面,斜行于足心(涌泉穴)出行于舟状骨粗隆之下,沿内踝后缘,分出进入足跟,向上沿小腿内侧后缘,至腘内侧,上股内侧后缘入脊内(即长强穴,可影响肛门调节大便,治痔疮),穿过脊柱,属肾,络膀胱。本经脉直行于腹腔内(路过生殖系统),从肾上行,穿过肝和膈肌,进入肺,沿喉咙,到舌根两旁。本经脉一分支从肺中分出,络心,注于胸中,交于手厥阴心包经。

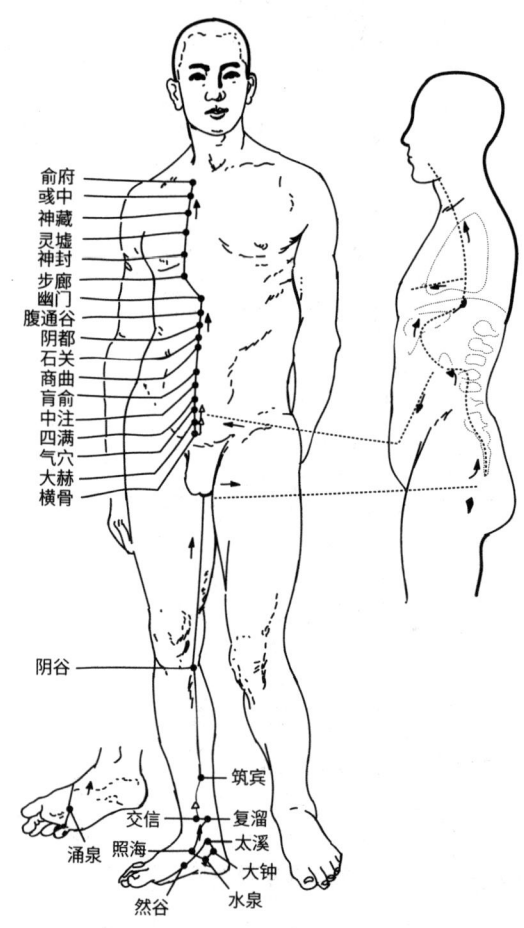

足少阴肾经示意图

（九）手厥阴心包经路径

手厥阴心包经，起于胸中，出属心包络，向下经过横膈自胸至腹依次联络上、中、下三焦。其支脉，从胸部向外侧循行，至腋下 3 寸处，再向上抵达腋部，沿上臂内侧下行于手太阴、手少阴经之间，进入肘中，再向下到前臂，沿两筋之间，进入掌中，循行至中指的末端。一支脉从掌中分出，沿无名指到指端。

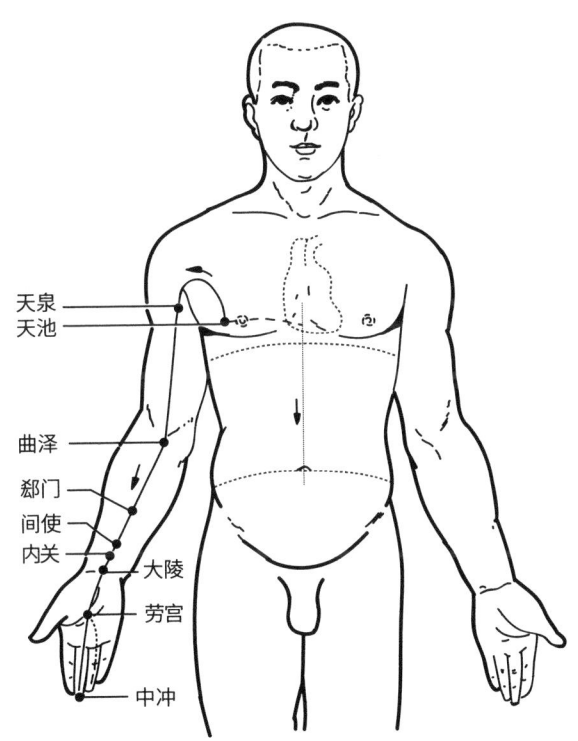

手厥阴心包经示意图

（十）手少阳三焦经路径

手少阳三焦经，起于无名指尺侧末端，向上经小指与无名指之间、手腕背侧，上达前臂外侧，沿桡骨和尺骨之间，过肘尖，沿上臂外侧上行至肩部，交出足少阳经之后，进入缺盆部，分布于胸中，散络于心包，向下通过横膈，从胸至腹，依次属上、中、下三焦。

其支脉，从胸中分出，进入缺盆部，上行经颈项旁，经耳后直上出于耳上方，再下行至面颊部，到达眼眶下部。另一支脉，从耳后分出，进入耳中，再浅出到耳前，经上关、面颊到目外眦。

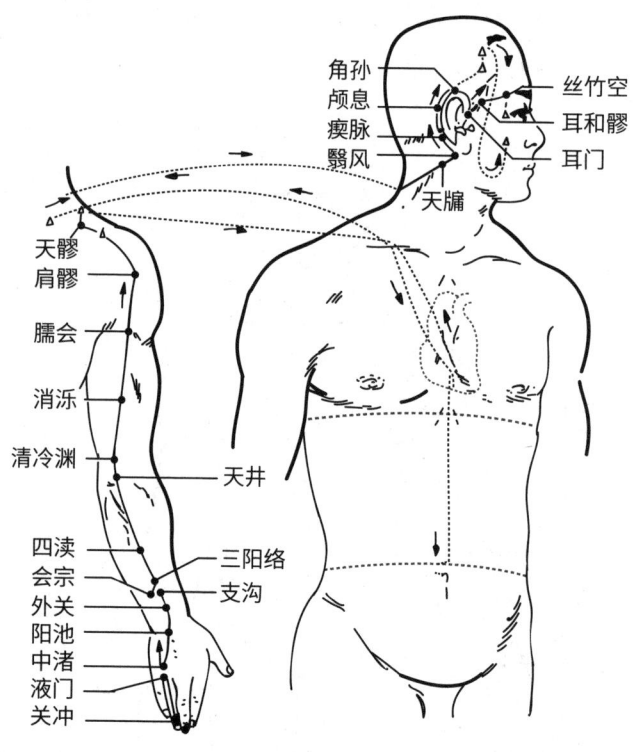

手少阳三焦经示意图

（十一）足少阳胆经路径

循行路线起于眼外角（瞳子髎），向上达额角部，下行至耳后（风池穴），由颈侧（淋巴结及甲状腺，经肩，进入锁骨上窝。直行脉再走到腋下，沿胸腹侧面（往下有带脉穴通带脉，可调白带），在髋关节与眼外角支脉会合，然后沿下肢外侧中线下行。经外踝前，沿足背到足第四趾外侧端（窍阴穴）。有三分支；一支从耳（风池穴）穿过耳中，经耳前到眼角外；一支从外眼角分出，下走大迎穴，与手少阳三焦经会合于目眶下，下经颊车和颈部进入锁骨上窝，继续下行胸中，穿过膈肌，络肝属胆，沿胁肋到耻骨上缘阴毛边际（气冲穴），横入髋关节（环跳穴）；一支从足背（临泣穴）分出，沿第1～2跖骨间到大拇趾甲后（大敦穴），交于足厥阴肝经。

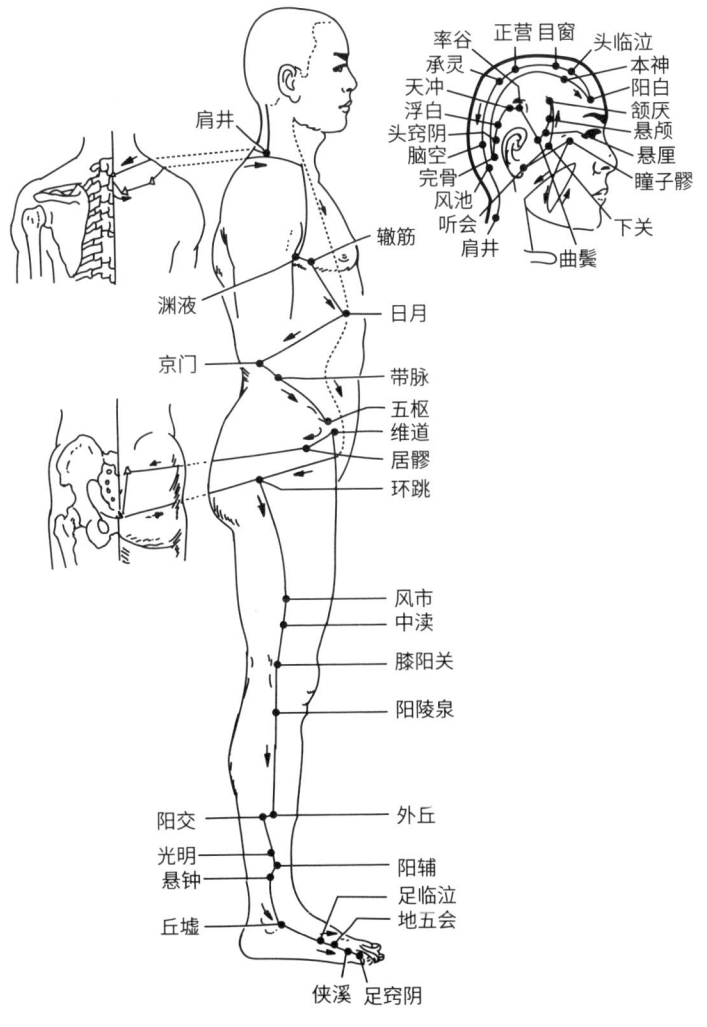

足少阳胆经示意图

（十二）足厥阴肝经路径

本经小腿循行路线参考王居易教授的《经络医学概论》，与传统教材有所不同。

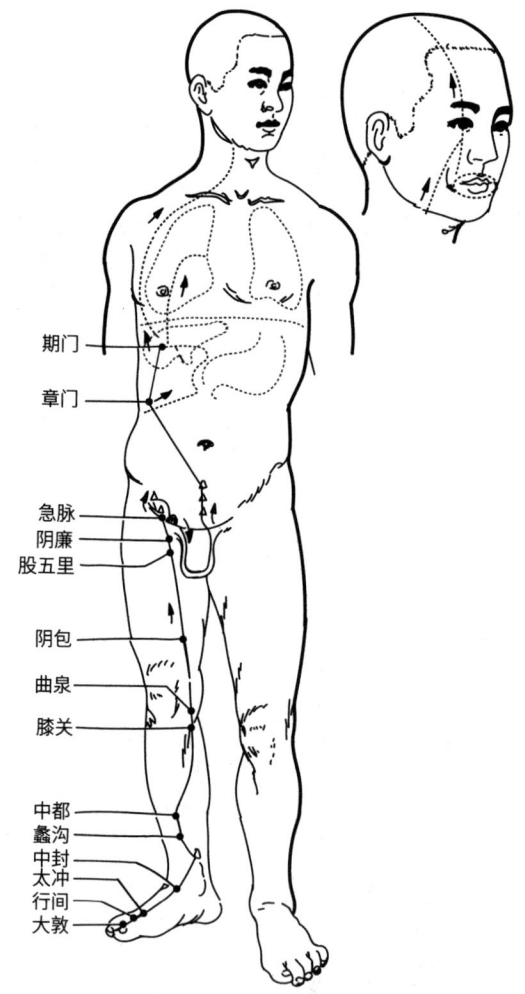

足厥阴肝经示意图

循行路线起于足大趾爪甲后丛毛处，沿足背向上至内踝前一寸处（中封穴），向上沿胫骨内缘，<u>在内踝上三寸处交于小腿内侧正中线三阴</u>

交穴并行足太阴脾经之后沿小腿正中线直上①,上行过膝内侧,沿大腿内侧中线进入阴毛中,绕阴器(可见白带异常、阳痿遗精),至小腹(可见痛经),挟胃(可见胃痛、胃胀、嗳气)两旁,属肝,络胆,向上穿过膈肌(可见呃逆),分布于胁肋部(可见胀痛),沿喉咙(可见异物感或发声抽动)的后边,向上进入鼻咽(可见浓涕或鼻塞)部,上行连接目系出于额,上行与督脉会于头顶部(可见脑病)。本经脉一分支从目系分出,下行于颊里,环绕在口唇(可见抽动或口苦)的里边。又一分支从肝分出,穿过膈肌,向上注入肺(可见咳嗽),交于手太阴肺经。

①编者注:画线部分的内容与现行教材有不同的认知,本书前面内容有详细说明。

第三节　十二经筋、十二皮部及别络

一、十二经筋

经筋是十二经脉之气结、聚、散、络于筋肉、骨节的体系，又称十二经筋。十二经筋受十二经脉气血的滋养与调节，附着于骨头与关节，具备约束骨骼、主司关节运动的机能。

此外，经筋还遍布于躯体与四肢的浅部，对脏腑及全身组织起到一定的保护作用。在临床上，常遇到与经筋相关的问题主要是痛症和痹症。

正如《素问·痿论》所述："宗筋主束骨而利机关也。"因此，当身体出现筋痛时，我们应考虑是否是经筋出现问题，并进一步确定其所属经脉，从而针对性地调整该经脉，以达到治疗效果。

经筋作痛，临床上多见于肩颈背部位。诸如脖子落枕、肩胛骨缝疼痛等，均为经筋所经之处，比较常见。肝经与宗筋有密切关联——肝经绕宗筋，因此宗筋易受肝之影响。《寿世保元·卷五臂痛》载："肝主项背与臂膊，肾主腰胯与脚膝。"此言印证了肝可治背筋痛之理。

同时，阳明经主润宗筋，且多气多血，故经筋问题亦需考虑阳明因素。因此，当患者出现筋痛时，除考虑本经筋所属经脉外，通常还需从肝和胃的角度入手。

二、十二皮部

十二皮部，是十二经脉功能活动在体表的反映部位，同时也是络脉之气散布于皮肤之处。通过观察皮肤不同部位的色泽与形态变化，我们能够辅助诊断某些脏腑与经络的病变。

在皮肤的特定部位进行药物敷贴、艾灸或针刺等操作，均能有效治疗疾病。

三、别络

经脉上分出的分支称为别络，由别络进一步分支的则称为孙络，而分布于肌肤表层的络脉则被称为浮络。

因此，络脉主要可分为三大类别：别络、孙络及浮络。

别络又叫络脉，大多分布于体表。

十二经脉与督脉、任脉各自别出一络，再加上脾之大络，共计十五别络，若再加上胃之大络，则可称为十六别络。

别络在络脉体系中占据主导地位，对全身无数的细小络脉起到主导作用。

络穴，即络脉在本经别出部位的腧穴，络脉从络穴处分出。通过刺激络穴，可使本经的经气广泛布化于各络脉，换言之，刺激某一经脉的络穴，即可调理该经脉横向分支出的细小络脉。

若患者的疼痛范围广泛且位置模糊，并不局限于某一特定的经脉，那么这种疼痛很可能与横向的络脉有关。例如，患者大腿上的痛点，既不在足阳明胃经上，也不在足少阳胆经上，而是位于这两条经脉之间的中间区域。这种情况很可能是因为痛点位于络脉处，即两条经络横向分支出的细小络脉上。在这种情况下，刺激络穴可能相较于单纯刺激其他经络上的腧穴更为有效。

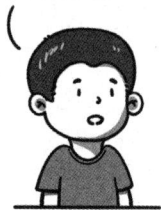

我大腿上的痛点，它不在足阳明胃经上，也不在足少阳胆经上，并未明确归属于任何一条经脉，而是位于这两条经脉之间的中间区域。这种是咋回事呢？

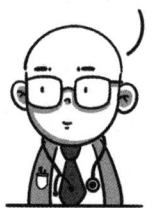

这种情况很可能是因为痛点位于络脉处，即两条经络横向分支出的细小络脉上。通过刺激这些络脉反应点，我们能够调理络脉中的气滞或瘀血问题。

十二经络之络
有加强表里两经体表联系的作用

督任二脉之络
有统领一身阴阳诸络的作用

浮络
分布广泛，没有定位，起沟通经脉、输达肌表的作用

孙络
最细小络脉，无计其数，有"溢奇邪、通荣卫"的作用

络脉的功能示意图

循行分布特点：从肘膝关节以下分出，阳经别络于阴经，阴经别络于阳经。

生理功能：

①增进十二经脉表里两经在体表之间的联系（区分于十二经别）；

②强化人体前、后、侧之间的联系，统领其他络脉；

③渗透灌注气血，滋养全身。

络脉可渗灌气血，濡养全身。别络分出孙络、浮络，自小而大，遍布全身，形成网状扩散。因此，络脉与周身组织接触广泛，使经脉中的气血通过别络、孙络以线状流注，进而扩散为面状弥散，充分发挥对整个机体的营养作用。

四、奇经八脉

奇经八脉是任脉、督脉、冲脉、带脉、阴跷脉、阳跷脉、阴维脉、阳维脉的总称。它们与十二正经不同，既不直属脏腑，又无表里配合关系，其循行别道奇行，故称奇经。

奇经八脉有两种功能。

1. 沟通十二经脉之间的联系

奇经八脉巧妙地将位置相近、功能相似的经脉联结在一起，从而实现对相关经脉气血的统摄以及阴阳的协调。

具体而言，督脉与六阳经紧密相连，其主要功能在于调节全身阳经的经气。而任脉则与六阴经相互关联，主要起到调节全身阴经经气的作用。

此外，冲脉与任脉、督脉，以及足阳明、足少阴等经脉均有所联系，具有涵蓄十二经的气血的作用。带脉则负责约束并联系纵行于躯干部的各条足经。阴阳维脉在联系阴经与阳经方面扮演着重要角色，它们分别掌管着全身的表里关系。阴阳维脉联系阴经与阳经，分别主管一身之表里；阴阳跷脉主持阳动阴静，共司下肢运动与寤寐。

2. 对十二经气血有蓄积渗灌等调节作用

当十二经脉及脏腑气血充盈时，奇经八脉能够有效地蓄积这些气血；而在人体功能活动需求增加时，奇经八脉又能迅速渗灌并供应气血，以满足身体所需。

冲脉、带脉、跷脉、维脉这六脉的腧穴均依附于十二经脉与任脉、督脉之中。特别值得一提的是，任脉与督脉各自具备独特的腧穴，因此它们与十二经脉一同被提及，共同构成了"十四经"的体系。这十四经各自拥有明确的循行路线和病候以及所属的腧穴，是经络系统中的重要组成部分。在临床上是针灸治疗及药物归经的基础。

(一)八脉循行与病候

(1)任脉,行于腹面正中线,其脉多次与手足三阴及阴维脉交会,能总任一身之阴经,故称"阴脉之海"。任脉起于胞中,与女子妊娠有关,故有"任主胞胎"之说。

循行:①起于小腹内,下出会阴部;②向上行于阴毛部;③沿着腹内,向上经过关元等穴;④到达咽喉部;⑤再上行环绕口唇;⑥经过面部;⑦进入目眶下(承泣穴属足阳明胃经)。

主治病候:疝气,带下,腹中结块等。

(2)督脉,行于背部正中,其脉多次与手足三阳经及阳维脉交会,能总督一身之阳经,故称为"阳脉之海"。督脉行于脊里,上行入脑,并从脊里分出属肾,它与脑、脊髓、肾有密切联系。

循行:①起于小腹内,下出于会阴部;②向后行于脊柱的内部;③上达项后风府,进入脑内;④上行巅顶;⑤沿前额下行至鼻柱。

主要病候:脊柱强痛,角弓反张等症。

(3)冲脉,上至于头,下至于足,贯穿全身;成为气血的要冲,能调节十二经气血故称"十二经脉之海",又称"血海"。同妇女的月经有关。

循行:①起于小腹内,下出于会阴部;②向上行于脊柱内;③其外行者经气冲与足少阴经交会,沿着腹部两侧;④上达咽喉;⑤环绕口唇。

主要病候:腹部气逆而拘急。

(4)带脉,起于季胁,斜向下行到带脉穴,绕身一周,如腰带,能约束纵行的诸脉。

循行:①起于季胁部的下面,斜向下行到带脉、五枢、维道穴;②横行绕身一周。

主要病候:腹满,腰部觉冷如坐水中。

（5）阴跷脉、阳跷脉：跷，有轻健跷捷之意。有濡养眼目、司眼睑开合和下肢运动的功能。

阴跷脉

循行：①起于足舟骨的后方；②上行内踝的上面；③直上沿大腿内侧；④经过阴部；⑤向上沿胸部内侧；⑥进入锁骨上窝；⑦上经人迎的前面；⑧过颧部；⑨到目内眦，与足太阳经和阳跷脉相会合。

主要病候：多眠、癃闭，足内翻等。

阳跷脉

循行：①起于足跟外侧；②经外踝上行腓骨后缘，沿股部外侧和胁后上肩，过颈部上挟口角，进入目内眦，与阴跷脉会合，再沿足太阳经上额；③与足少阳经合于风池。

主要病候：目痛从内眦始，不眠，足外翻等。

（6）阴维脉、阳维脉：维，有维系之意。阴维脉的功能是"维络诸阴"；阳维脉的功能是"维络诸阳"。

阴维脉

循行：①起于小腿内侧；②沿大腿内侧上行到腹部；③与足太阴经相合；④过胸部；⑤与任脉会于颈部。

主要病候：心痛，忧郁。

阳维脉

循行：①起于足跟外侧；②向上经过外踝；③沿足少阳经上行髋关节部；④经胁肋后侧；⑤从腋后上肩；⑥至前额；⑦再到项后，合于督脉。

主要病候：恶寒发热，腰疼。

（二）八脉各自有不同的功能，并且八脉都有各自的交会穴

八脉之中，唯任脉与督脉拥有穴位，其余六条奇经八脉并无自己特定的穴位，仅存在交会穴，这些交会穴分布于四肢。若要调整这八脉的功能，除了任督二脉本身的穴位外，其他六条脉——冲脉、带脉、阴跷脉、阳跷脉，以及阴维脉、阳维脉均可通过八脉交会穴来进行调整。

奇经八脉其主要功能在于储蓄与渗灌十二经脉的气血。当十二条经络的气血充盈至一定程度时，多余的气血津液会被储存于很深层次的地方，这个地方就是奇经八脉——这些脉络如同深层次的仓库。奇经八脉的作用，犹如汽车的备用油，平时或许并不常用，但在主要油源即将耗尽之时，便会发挥作用。

当正气充足时，奇经八脉不易受损，只有在身体严重虚损、透支过度时，才会动用奇经八脉中的气血。

叶天士在其临床经验（《临证指南医案》）中多次提及奇经八脉的治法，并对奇经八脉受损的观点有独到见解。他提出，"奇经肝肾主司为多，而冲脉隶于阳明""劳损自三阴及于奇经""下元之损，必累八脉"。

如何理解这些观点呢？奇经八脉位于身体的深层次，一般浅表的疾病难以触及。当八脉受损时，通常意味着十二经脉的气血已经受到严重损伤，此时身体才会调用奇经八脉中类似备用油[①]的气血。

八脉受损会有各自特定的症状表现。例如，任脉受损可能导致生育困难；督脉受损则可能出现脊柱不适，由于脊柱与脑髓相连，还可能引发头昏脑胀、精神恍惚、神经衰弱等症状。此时，普通的药物可能已无法有效补充，需使用更具滋补作用的"血肉有情之品"。

如果带脉受损，患者往往会出现肚腩异常增大，腹腰周围仿佛被沉重的腰带束缚，下坠感明显，尤其小肚腩格外突出。同时，腰部和肚子会感到明显的凉意。

另外，对于那些难以治愈的失眠症状，患者长期无法入睡，此时应

---

① 备用油：通常指为应对设备缺油、能源中断等突发情况提前储备的油料，按使用场景可分为车辆、机械设备、应急发电、供暖等类别，不同场景下其选择、储存、使用差异显著。

考虑到阴跷脉和阳跷脉可能受损。

若患者出现怕冷又怕热，并伴有抑郁情绪，可从阴阳维脉的角度进行考虑。

无论何种疾病，病程长久后，都应思考是否已累及奇经八脉这一"备胎"。正如汽车行驶到一定里程后，油箱将空，此时便需调用备用油来应对。

《临证指南医案》说："劳损自三阴及于奇经。"它所言的三阴指的是肝、脾、肾三脏。冲脉又隶于阳明，因此，奇经八脉实则隶属于肝、肾、脾和胃四者。为了更深入地理解这一点，建议详细研读叶天士的《临证指南医案》。针对奇经八脉相关疾病的治疗，既可采用调理经络的方法，也可通过药物进行调理。

第五章

形体与官窍

形体、官窍这些概念在前述的藏象学说中已基本覆盖，但仍需单独详细阐述。我们了解到，人体的形体和官窍位于外部，而脏腑则位于内部，它们之间通过经络系统相互联系。

官窍是人体与外界直接相通的部位，是物质和信息交换的窗口，统称为五官九窍。五官包括耳、目、口、鼻和咽喉。九窍指的是位于头面部的两目、两耳、两鼻孔和一个口，加上前阴和肛门两窍。

第一节 形体

广义的形体泛指人的躯体，包括头面、颈项、躯干、四肢、脏腑等。狭义的形体特指五体，包括皮、肉、筋、骨、脉，分属于五脏。其中皮属于肺系统，肉属于脾系统，筋属于肝系统，骨属于肾系统，脉属于心系统。

一、皮

皮即皮肤，覆盖于人体表面，与外界直接接触。皮肤与附着其上的毫毛合称为皮毛，涵盖了皮肤、汗孔（亦称玄府或气门）及毫毛（即汗毛）等组织。

皮肤的主要功能包括：①防御外邪——皮肤致密，邪不能入；②调节津液代谢——调节汗孔，排泄汗液；③调节体温——调节汗孔，恒定体温；④辅助呼吸——调节汗孔，辅助呼吸。

先前已学过肺主皮毛的理论，因此皮肤的问题与肺的功能关系密切。当肺功能正常时，津气得以布散至皮肤，皮肤得到滋润，就会有光泽，并具备抵御外邪的能力，同时能够正常启闭汗孔。此外，皮肤也是邪气入侵的地方，能将邪气传导至肺部。

皮肤除了与肺的关系密切，受肺所主之外，还与全身十二条经络相关联。十二正经将皮肤划分为十二皮部，所以当皮肤出现病变时，我们需要观察其所属于哪一皮部，并通过该皮部相关的经脉来进行相应的诊治。

还有一个与皮肤紧密相关的关键概念，即"腠理"。关于"腠理"的定义，历来存在不同的见解。

腠理的概念主要涵盖三个方面（肺、脾、三焦）。

首先，从结构上来看，腠理指的是皮肤与肌肉之间的间隙。其中，肌肉的间隙被称为腠，亦称肌腠；而皮肤的纹理则被称为理，又名皮理。由于这两者之间存在沟通，因此可以合并称为腠理。

这一点非常重要，当我们诊断皮肤病时，有时候发现它并非仅仅局限于皮理（皮肤表面）上的问题。由于皮理与肌腠（肌肉间隙）相互沟通，疾病可能也涉及肉与肉之间的间隙。因此，皮肤病可能关联两个方面：一方面是肺，肺主皮毛；另一方面是脾，脾主肉。这意味着皮肤病很可能是肺脾两个方面出现了问题。

例如，某些皮下出血的症状可能源于脾不统血，即肌腠的问题。此时，我们需要健脾，如使用归脾汤等药方来促进血液的吸收。而当皮肤出现鸡皮疙瘩、湿疹，或者变得干燥、无汗且粗糙如松树皮时，我们可以采用宣肺的治疗方法，以恢复皮肤的排汗功能，使其变得光滑。因此，在治疗皮肤病时，我们可以先从肺和脾这两个方面入手进行考虑。

其次，在功能上，腠理是元气和津液输布流通的通道，这一功能归属于三焦。因此，腠理属于三焦范畴，而我们所理解的三焦是腑，属于内脏，可其作用范围通过腠理扩展到了全身。三焦作为元气与津液输布流通的通道，其影响范围遍及全身。在肌腠、皮理这些部位可能会出现元气流通失常，或津液输布异常，导致元气或津液积聚，这种积聚可能转化为气郁化火，或者是痰湿凝结于腠理之中。

另外，腠理位于浅表近皮之处，一旦大量出汗，元气和津液会迅速流失，导致气阴两虚。若未能及时补充气和津液，还可能会对心脏造成损伤，因为汗乃心之液。

此外，作为肌肤间隙的腠理，与体内脏腑之间的空隙——三焦相互连通，共同承担沟通体内脏腑与机体躯壳之间气液流通和输布的重要功能。

腠理行津液，因此能聚集水液，例如荨麻疹（常为局部的水肿）、湿疹。因此，在治疗皮肤病时，我们可以从三焦的角度切入治疗。

湿疹的发生常常是由于腠理功能异常。这背后的原因可能是三焦中的痰湿外溢。这些痰湿可能源自胃、大肠中未能代谢的水液，它们通过三焦流通至腠理并到达体表，从而引发湿疹。此时，我们也可以通过调理手足阳明和手足少阳四经来治疗皮肤问题。

当我们对腠理有了深入的理解后，治疗皮肤病时能够选择的手段和方法就变得更为丰富。

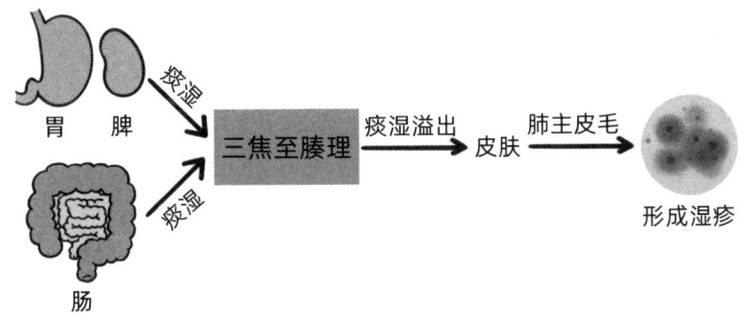

部分湿疹可以通过三焦治疗示意图

腠理是三焦的附属部分，在针灸治疗中，我们可运用毫针平刺法。这种方法要求将针躺平，沿皮肤刺入，确保不产生针感，即在皮与肉之间轻轻将针扎入。随后，将针停留在皮肤底下并固定，这样便能调理三焦的气化功能。

腠理还是外邪侵入人体的门户。只有当肺、脾和三焦的功能强健时，外邪才不易入侵。我们不仅要认识到肺主皮毛的作用，还需明白肺、脾与三焦的整体协调对抵御外邪的重要性。只有当肺脾三焦通调，身体才更不易受外邪侵扰，从而减少感冒的风险。

二、肉

肉即指肌肉，涵盖了现今所说的肌肉组织、脂肪及皮下组织。对于我们现在所讲的肌肉，特指位于皮下并附着于骨骼关节的部分，这在古代中医医籍中被称为"分肉"。简而言之，古代对于"肉"的概念范畴更为宽泛，而"分肉"则是其组成部分。

（一）肉的功能

1. 保护内脏

肉的紧密分布于内脏与筋骨外围，对内脏具有保护作用。肉还具有固定内脏的作用，环绕在内脏周围，防止其下垂。更值得一提的是，当筋骨发生错位时，若肌肉力量足够强大，能将错位的筋骨拉回原位，从而维持筋骨间的相对位置稳定。

面对如小错位或内脏下垂等问题，我们可通过健脾来增强肌肉力量，使其自我修复，进而将错位的筋骨拉回原位。或者我们先修复错位筋骨，使其回归正位后，再进一步补充脾胃，强化肌肉力量，以确保正骨效果的稳固。这就像扶正一根倒下的电线杆后，还需夯实其地基，将周边泥土紧密压实，确保电线杆稳固不倒。若地基不牢固，电线杆即便被扶起，也易再次倒下。因此，正骨之后，恢复肌肉力量至关重要。

2. 抵御外邪

在正常生理状态下，肉所呈现的状态被称为"肌腠固密"。肌腠作为肌肤的间隙和纹理，是身体与外界的一道天然屏障。当腠理致密时，就像一道坚实的城墙，将外界的邪气隔绝在外，保护着身体内部的阴阳平衡。反之，若腠理疏松，则如同城门大开，邪气便可轻易侵入，导致身体的不适与疾病。

3. 进行运动

肉,主司运动。人的每一个动作,无论是简单的抬手举足,还是复杂的身体协调运动,都离不开肌肉、筋膜与骨骼骨节的密切合作。这种协同作用,主要依赖于肌肉的伸缩与筋膜的张弛来实现。

当肉的形态或功能发生异常时,人体的运动也会受到相应的影响。例如,有一种称为"痿证"的病症,患者常常表现为两腿无力,步履艰难,甚至无法行走。这种病症的一个重要特征就是肢体肌肉的萎缩,中医称之为"肉痿"。这种情况下的肌肉已经无法为运动提供足够的动力,从而导致了运动障碍。

(二)肉与脾的关系

1. 脾化生精气以养肌肉

在中医理论中,脾被誉为"后天之本""气血生化之源"。脾主运化,能够将我们摄入的食物和水谷精微转化为身体所需的精气。当脾气健运时,肌肉便能得到充足的精气滋养,呈现出健康的状态;反之,若脾气虚弱,则精气生化无源,肌肉便会逐渐萎缩无力。

2. 肉病日久可内传于脾

当肌肉出现病变时,如果长时间未能得到有效治疗,病情便会逐渐加重,甚至可能影响到与之密切相关的脾。这是因为肌肉与脾之间存在着密切的联系。

当肌肉病变日久,其精气耗损严重,无法得到有效补充时,便会逐渐影响到脾脏的运化功能。脾脏作为气血生化之源,一旦受损,便会导致气血生化不足,进而影响到全身的脏腑功能。此时,患者可能会出现食欲不振、腹胀便溏、肢体倦怠等一系列脾虚症状。

附：从肉的理论去指导临床

分肉指的是膨大的部分，这部分被称为䐃（jùn）。分肉上的纹理则被称为肌腠。分肉与分肉之间的凹陷被称为"溪谷"，其中较小的凹陷称为溪，较大的凹陷则称为谷。这些溪谷之处往往是经络穴位所在之处，也是人体之气汇聚的地方。

经脉浮行于分肉之间，深藏而不易见。也就是说，主要的经脉位于肉与肉之间。因此，我们身体的经络之气主要依赖于这些肌肉来滋养。

当经气不足导致经络疲劳时，为什么选择扎足三里（胃经穴）和血海（脾经穴）来进行调理？这是为了调节脾经和胃经的功能。因为当脾胃的运化功能增强后，它们能够产生足够的气血，从而影响经络的气。脾胃共同主肌肉，而四肢的经络大多位于肌肉的缝隙之中。

脾胃互为表里，脾需要有原材料进行运化，才能生成气血。这些原材料从何而来呢？它们来源于胃的受纳功能。胃不仅是食物的容器，更是十二经脉之海，若将经脉比作江河，那么胃就如同大海一般广阔——胃经多气多血。因此，调理脾胃至关重要。脾主肌肉，意味着脾胃所吸收并气化的营养物质能够流向肌肉，进而滋养分肉之间的缝隙，即经脉。

当经络出现疲劳时，我们应当从脾胃入手进行调理。通过学习肌肉的结构，我们能够获得指导临床的宝贵知识，这正是我们学习的目的所在。

三、筋

筋是刚韧有力的条束状组织，包括大筋、小筋和筋膜，现代所说的肌腱、韧带和筋膜都归于其中。它们紧密地附着于骨骼上，并汇聚于关节部位。

在五脏中，筋与肝的关系尤为紧密，同时与十二经脉也有着广泛的联系。

筋附着于关节。故有"诸筋者，皆属于节"之说。特别值得一提的是，膝关节因其筋特别发达，故有"膝为筋之府"的称谓。

（一）筋的作用

筋的作用主要体现在三个方面。

首先，筋具有连接和约束骨节的功能，将各个骨骼紧密地连接在一起，确保骨骼结构的稳定性。

其次，筋主持运动。通过筋的收缩和舒张，我们得以完成各种运动动作。《素问·痿论》说："宗筋主束骨而利机关也。"

最后，筋还具有保护内脏的作用。它与皮肉、骨骼共同组成躯壳，为五脏六腑提供保护。

（二）筋与肝的关系

1. 肝之气血养筋

膝关节是我们观察筋的病症的最佳窗口。例如，老年人的退行性膝关节炎，往往是由于随着年龄增长，肝肾逐渐亏虚，筋得不到足够的营养——鉴于膝为筋之府，因此膝关节会出现疼痛。在这种情况下，对患者进行局部治疗，如针灸、艾灸或其他外治方法，可能暂时缓解疼痛，但症状往往会很快反复。

此时应给患者使用滋养肝肾的药物来补充肝血，如补肝汤。当患者的肝血得到补充后，筋得到滋养，疼痛便会得到缓解。

2. 肝病可导致诸筋病变

因为肝主筋,当肝脏功能出现问题,如肝寒,会导致身上的筋出现病变,表现为抽筋收缩。

《竹林寺女科》中记载:"经来有两条筋从阴吊至两乳,痛不可忍,身上发热,宜服川楝汤,二剂即安。"这描述的是有些患者在月经期间,可能会感受到从阴道至乳房的两条筋往回缩,并牵扯到乳房与阴道,疼痛难忍,并伴有身体发热的症状,此时可服用川楝汤来缓解症状。

进一步观察,这种吊阴痛涉及阴道、腹部的筋及乳房,共同出现痉挛收缩的现象。

川楝汤中包含大小茴香、乌药等暖肝药材。肝主筋,当肝的经络受到寒气侵袭,会导致筋的挛缩病变,表现为吊阴痛。使用暖肝药物可以有效地改善这一症状,这充分展示了肝与筋之间的紧密关系。

在临床上,我曾接诊过弹响指(扳机指)的患者,表现为手指伸直困难、弹响并伴有疼痛。起初,我尝试局部扎针治疗,虽能短暂止痛,但症状很快复发。最终,我采用滋养肝血的方法为患者进行治疗。患者坚持服用近一年的中药,其肝血充盈后,扳机指症状自然好了。

为何需要如此长时间的治疗弹响指呢?因为扶正并非一蹴而就。初期局部治疗虽能短暂改善,但症状常于短期内复发,最长维持不过一周。弹响指的根本原因在于正气与血液不足,无法滋养筋。因此,我通过补血之法,使筋得到充分的营养,从而逐渐恢复健康。

3. 筋病累及于肝

有一些筋的病变,若治疗不当,长期积累,久病必及脏——病程日久,筋的病变会逐渐累及到肝血。肝血负责滋养筋,若筋持续处于病变状态且修复不良,便会不断消耗肝血,最终导致肝血不足。肝血不足又会进一步牵连到肾——乙癸同源。当肝肾都被过度消耗时,便会引发一系列因肝肾不足而产生的其他症状。

（三）筋与经络的关系

全身的筋，按照十二经脉的分布，被划分为十二个部分，即十二经筋。

这些筋与十二条经络紧密相连，一旦出现问题，往往会引发局部疼痛。因此，在筋痛时，我们必须准确判断其所属的经络，以便有针对性地进行治疗。

尽管筋与肝的关系被认为是最为密切的，但筋与胃肠的关系同样不容忽视。

《黄帝内经》说："岐伯曰：阳明者，五藏六腑之海也，主润宗筋，宗筋主束骨而利机关也。"这表明阳明经的病变同样会影响到筋骨。阳明经作为多气多血之地，若其功能失常，无法滋养筋，也会导致筋的病变。因此，在治疗筋的问题时，我们要肝胃同调，即阳明与厥阴都要调，这样才能全面解决身上的筋病。

四、骨

人体由众多脆骨与硬骨构成，辅以筋肉连接，共同形成完整的骨骼支架。

脆骨质地较软，而硬骨则具有坚硬的骨质和强大的支撑力。骨内存在腔隙，内藏骨髓，故有"骨者髓之腑"之说。有两块或两块以上骨连接起来地方使其保持活动机能的机关，我们称为关节。正是这些关节将骨骼紧密连接起来，从而构建起人体的骨骼系统。

（一）骨的生理功能

1.支撑人体——骨是支撑躯体、维持形体的总支架。例如，脊柱就是支撑人体的重要结构。

2. 保护内脏——骨还具备保护内脏的功能，比如头部的颅骨和胸廓的肋骨，都是保护内脏免受外界伤害的关键结构。

3. 进行运动——肌肉和筋膜的收缩与舒张产生动力，推动骨节进行屈伸或旋转等动作。骨与骨之间形成的关节，起着支点支撑和具体实施动作等的重要作用。

（二）骨与肾的关系

1. 肾主骨髓以养骨

骨与肾之间的关系密切，正如《黄帝内经》所述："肾主骨。"

骨髓，就是肾主骨生髓以养骨，骨髓为肾精所化，所以骨骼的生长、发育、修复均赖肾精的滋养。

如果一个人的肾精充足，其骨骼发育自然良好；反之，若肾精不足，骨髓空虚，骨骼发育则易受影响，如小儿囟门闭合延迟、骨骼软弱无力，老年人骨质脆弱、易骨折等。

如前所述，有位曾接受补肝肾、强筋骨中药治疗的成骨不全症患儿，其腰痛、行走能力与身高增长均持续改善。

这为我们提供了重要启示：骨与肾之间关系密切。在治疗骨折等外伤时，为加速愈合，应重视补肾药物的应用，因骨与肾之间的紧密关系不容忽视。

2. 齿为肾之标

"齿为骨之标"，这话说出了牙齿与骨骼之间的紧密联系，即牙齿的状态是肾气盛衰的反映。

小孩的出牙与换牙进程缓慢，以及成年人牙齿的松动与脱落，均与肾精不足有着紧密的关联。基于"肾主骨"的理论，我们可以通过补肾疗法来治疗某些骨骼及牙齿的病变，这种疗法往往能够取得良好的治疗效果。

五、脉

（一）脉的定义

脉，即为血脉，亦称脉管、脉道，为血气流通的要道，又被称为"血府"。

之前我们探讨心的时候，已经对脉的概念有了初步的认识。但在此，仍有必要深入再谈这个脉，以便我们能更全面地理解其在人体中的作用与地位。

（二）脉的功能

1. 运行血气：脉是运行血气的管道，使其流布于周身而循环不息，因此，脉被形象地称为"血之隧道"。

2. 约束血行：脉既能防止血液外溢，避免出血，还能规定血流方向，确保血液能够输送到身体所需之处。

3. 反映全身生理病理状态：脉作为血府，心脏推动血液在其中流动时产生的搏动即为脉搏。脉搏不仅是生命活动的标志，也是形成脉象的动力。脉象，即指下感觉到的脉搏搏动形象，它能够反映全身脏腑、气血、阴阳的综合状况。

（三）脉与脏腑的联系

1. 脉为心所主：脉与心直接相连，其功能上，脉中之血循环往复，运行不息，主要有赖于心气推动。

2. 脉与肺、肝、脾的关系：

肺朝百脉，意味着全身的血脉都汇聚于肺；

肝主藏血，调节血液量，防止出血；

脾主统血，确保血液不溢出脉外。

在此，我们要重点看一看脉与脏腑间的相互关系。这对于我们在桡动脉把脉时的认知至关重要。例如，脉为心所主，心脏的搏动直接反映在脉上。若脉的力量不足，我们可以联想到心脏力量的问题；脉搏跳动过快或过慢，同样可能是心脏问题的体现。因此，通过脉象我们能够推测心脏的功能状态。

肝主藏血，故脉管内血容量的多少可反映肝血的充盈与虚弱状态。如细脉，即表明血虚。肝主疏泄，若肝气过旺，则会使脉管紧张，触感如琴弦，这体现了肝失疏泄的状态。

脾主统血，确保血液不溢出脉外，脾气是固定脉的关键。因此，脉之所以能成为血液运行的管道，核心在于自身需要具备收敛固摄的特性以形成密管，而这一特性发挥，依赖于脾的统摄能力。反之，若脾不统脉，则脉会显得松软无力，当你去摸脉的时候，它失去边界感，形成濡脉。这常因脾虚导致的湿气过重，使脉失去边界——软趴趴的，触感如软泥。脾没有了本该有的统摄的力量，这脉就没有东西去固定它，失去了固摄力之后，它变成一种软趴趴的状态。

肺朝百脉，调节全身气血。把脉时，手搭之处即为太渊穴，属肺经，可反映肺气状态。例如，皮肤受风寒影响，因肺朝百脉，皮肤血管众多，受风寒刺激后血管收缩，体现为紧脉——热胀冷缩，脉因此收紧，触感紧绷，仿佛从外向内被拧紧的毛巾，这便是紧脉。一旦出现紧脉，我们可以推断肺、皮肤受到了寒邪侵袭。

综上所述，通过脉象，我们可以推测五脏六腑的病理生理变化。

第二节 官窍

官窍的问题在临床上极为常见。很多慢性疾病，如慢性中耳炎、慢性结膜炎、慢性鼻炎、过敏性鼻炎、复发性口腔溃疡、腺样体肥大、慢性咽喉炎、复发性阴道炎、尿道炎，以及痔疮、肛裂等，不仅涉及到官窍本身的问题，还与脏腑功能密切相关。

官与窍，为中医中的两个不同概念。

官，如社会中的官员，在人体中代表具有特定功能的器官，它们各自承担不同的生理功能，如耳、目、口、鼻、咽喉，皆被称为官。

窍，则是指孔洞，即孔窍、苗窍，它是内脏与外界交通的窗口。

古代医学中有"五官""七窍""九窍"的论述。五官，即耳、目、口、鼻和咽喉；七窍，包括口、两鼻孔、两目和两耳；九窍，是在七窍的基础上加上前阴和后阴。习惯上，五官也被称为官窍，而前阴和后阴则只称为窍，不称为官。

官窍，作为人体与外界环境交流的关键通道，既承担着传递信息的角色，又是邪气入侵与排出的必经之路。它们是以脏腑为核心，负责向外传达信息的器官，能够反映内脏的功能状态。当外部病邪侵袭时，官窍常成为其入侵的门户，因此保持官窍的健康至关重要。

在日常生活中，当身体受到感冒或发烧等疾病的侵袭时，口、鼻、眼等官窍往往会出现不适的症状，这是外部病邪入侵的常见症状。

此外，官窍还是我们与外界进行物质交换的重要通道，通过口、鼻，我们摄取所需的水分、食物和空气，同时，机体生理活动过程中所产生的废物（大小便及其他浊物），通过前、后阴排出。

每一个官窍都具有特定的生理功能，并与特定的脏腑通过经络紧密相关。

例如，《灵枢·五阅五使》中明确指出："鼻者，肺之官也；目者，肝之官也；口唇者，脾之官也；舌者，心之官也；耳者，肾之官也。"这些论述深刻揭示了官窍与脏腑之间的特定联系。同时，《素问·金匮真言论》也提到："北方黑色，入通于肾，开窍于二阴。"这进一步说明了官窍与脏腑之间的深入关系。

许多人学了"鼻者，肺之官也；目者，肝之官也；口唇者，脾之官也；舌者，心之官也；耳者，肾之官也"之后，在临床实践中诊断时过于片面，例如，遇到鼻塞等鼻子的问题就一味归咎于肺，眼睛问题就只看肝，口唇问题就只考虑脾胃，舌头问题就归心，耳朵问题就硬套到肾。这种做法过于教条主义和机械主义。

因此，我们必须深入学习，理解每一个官窍与脏腑，以及经络之间的复杂联系。只有这样，我们才能准确地判断一个官窍出现问题时，究竟是哪个内脏或哪条经络出了问题。只有通过精准的定位和对症治疗，我们才能有效地解决官窍的病症。

官窍是外界环境与内脏交互的窗口，外界的变化可以通过官窍影响内脏，而内脏的功能状态也可以通过官窍反映出来。官窍的重要性不言而喻，这也是现代医学设立五官科、肛肠科、泌尿科等专科的原因。但作为学习中医的人，我们更应当全面系统地学习官窍的知识，将其统合起来，以更全面、更深入的视角理解人体的健康与疾病。

简而言之，官窍在人体中具有举足轻重的地位。其内联系脏腑，外显为形体官窍，中间则通过经络紧密相连。

一、耳

耳，被誉为"窗笼""听户"及"龙葱"，位居头部两侧，主司听觉的功能。

耳与脏腑紧密相连。

"肾开窍于耳"，当肾脏处于亏虚状态时，人们容易出现耳鸣的情况。

"心寄窍于耳"，当心火过于旺盛时，也会导致耳鸣或耳聋。所以必须心肾要相交才能耳聪。

肝的疏泄功能与胆经的路径均与耳直接相关，它们都影响着耳朵的听力功能。

脾的状态也对耳朵听力产生直接影响。脾虚时，清阳不升，水谷之精气不能上养清窍，就会影响听力。《素问·玉机真脏论》指出："脾为孤脏，其不及则令人九窍不通。"这深刻揭示了脾在维持人体九窍通畅中的核心作用。基于这一理论，益气聪明汤这一方剂应运而生，其主要功效在于健脾升清，从而改善九窍的功能。

人体的清窍，包括视力和听力等，都与脾的升清功能紧密相连。为了保障这些功能的正常运作，脾气需要升发，利用升清的能力将精气输送到头部，为头部各个关窍提供充足的营养与能量。

耳朵上有几条非常重要的经络，包括足少阳胆经、手少阳三焦经和手太阳小肠经。这些经络都经过耳朵，并且都入耳。因此，当这些经络出现问题时，会对耳朵的正常功能产生影响。

耳朵是宗脉汇聚的地方，这意味着耳朵通过经络与全身的脏腑都有着广泛的联系。我们考虑耳朵的问题时，不能仅仅从肾去考虑，还需要考虑到其他与之密切相关的脏腑，如心、肝、脾、胆等。

二、目

目，即眼睛，为视觉器官，古人于《内经》中称其为"精明"或"命门"，主要司职视觉功能。

眼睛虽与五脏六腑皆有联系，但最为密切的莫过于肝。

肝开窍于目，肝藏血，眼睛的正常运作需依赖肝血的滋养，一旦肝血不足，眼睛的功能便会受到影响。

《黄帝内经·素问·五脏生成》明确指出："肝受血而能视。"这深刻揭示了肝血对视觉功能的重要性。临床实践中，我们常看到肝血亏虚导致的视力异常现象。尤其是女性，在月经期间或月经刚结束时，常常会出现视力模糊或视物重影。但值得注意的是，这种重影现象在月经结束后大约一周内会逐渐消退。然而，随着下次月经的来临，这些症状往往会再次显现。这是因为肝血不足，自然无法充分供养眼睛，导致视力受损。

针对这类情况，通过补充肝血，可以有效缓解她们的视物模糊或重影症状。

除肝外，眼睛还与其他脏腑紧密相连。《灵枢·大惑论》明确指出："五脏六腑之精气，皆上注于目而谓之精。"

具体而言，精之窠为眼，骨之精为瞳子，筋之精为黑眼，血之精为络，其窠气之精为白眼，肌肉之精为约束，裹撷筋骨血气之精，而与脉并为系。

这一理论深入揭示了眼睛的不同部位与五脏之间的紧密联系，使得我们能够通过观察眼睛的各部位来诊断和治疗相应的脏腑疾病。后世医家在此基础上进一步发展为中医眼科的"五轮"学说，脏有所病，可现于轮，以轮为标，以脏为本。轮之所以得名，是因为其形圆如车轮，且能灵活运动。

眼胞（眼睑）属于脾——肉轮，脾主肌肉，肌肉之精为约束。

目内、外眦的血络属于心——血轮，心主血，血之精为络。

白眼部分属肺——气轮，肺主气，气之精为白眼。

黑眼属肝——风轮，肝主筋，五行属风，筋之精为黑眼。

瞳神属肾——水轮，肾主骨，五行属水，骨之精为瞳子。

五轮学说强调"眼通五脏，气贯五轮"。如果五脏功能健旺，气、血、津、液充盈调和，则上注于头目，表现为视清目明。反之，如果五脏有病，则会影响视觉，甚至出现目睛相应部分（即"轮"）的形色异常变化。

在临床诊断中，五轮学说很有用，但更有用的是与眼睛相关的经络循行。这些经络直接关系到眼睛的正常功能和健康状况。通过观察经络的循行和异常变化，可以更准确地诊断和治疗与眼睛相关的疾病。经络和眼睛的关系如下：

（1）足太阳有通项入于脑者，正属目本，名曰眼系，足太阳经起于目锐眦；足太阳筋分支为目上纲；

（2）手太阳经至目锐眦；手太阳筋属目外眦；

（3）足阳明经别经系目系；足阳明筋上合于太阳，为目下纲；

（4）足少阳经起于目锐眦；足少阳经别系目系，合少阳于外眦；

（5）手少阳经至目锐眦；手少阳筋属目外眦；

（6）手少阴经系目系；手少阴经别合目内眦；

（7）足厥阴经连目系；

（8）督脉与太阳起于目内眦；其少腹直上者，上系两目之下；

（9）跷脉属目内眦，阴跷阳跷，阴阳相交，阳入阴，阴出阳，交于目锐眦。

从这里我们可以看到，连接目的有八条经脉，若将阴跷、阳跷经纳入计算，则共有十条经脉环绕于目。

在治疗眼部病变时，单纯依赖"肝开窍于目"的理论是远远不够的，必须结合经络理论进行综合考量。

根据这些经脉的循行路线，我们可以制定出多种治法。例如，阴跷、阳跷经主眼睑的开合，因此可用于调整睡眠障碍。又如，少阳经通达目外眦（外眼角），故调理少阳经可消除外眼角的眼眵。

通过类似的方法，我们能够更有效地治疗眼部疾病。因此，深入了解经络的循行规律至关重要。

三、鼻

鼻子位于面部中央，上端狭窄，突于两眶之间并与额头相接，此部位的明显突起被称为"鼻根"，也称"山根"。鼻子下端的尖部隆起称为"鼻准"，亦称"准头""鼻尖""面王"。鼻准两旁呈半球状隆起的部分为"鼻翼"。鼻子下部有两个孔，称为"鼻孔"，内有鼻毛；鼻孔深处的通道名为"鼻隧"。此外，自鼻根下方至鼻准之间，纵向分隔两侧鼻孔的突起结构被称为"鼻柱"，它构成鼻子的核心支撑，也称"鼻茎"。

简要概述鼻子的生理功能如下。

首先，由于肺开窍于鼻，肺主司呼吸，故呼吸之气主要通过鼻孔与自然界相连通。因此，鼻子的首要功能便是作为呼吸的门户。

其次，鼻子具备司嗅觉的能力。我们通过鼻子能够嗅到各种气味，无论是芬芳的香气还是难闻的臭气，这都是鼻子的嗅觉功能在发挥作用。

再者，鼻子还有助于发音。虽然声音主要源于喉咙，但鼻子的共鸣作用不可忽视。例如，当鼻子堵塞时，发音的清晰度和音质都会受到明显影响。

对于广东人来说，无论是说客家话、潮汕话还是粤语（广府话），鼻音的使用频率都相对较高。

此外，鼻子也是外邪入侵人体的门户。在呼吸新鲜空气时，不可避免地会有一些病气（主要指微生物）夹杂其中，并通过鼻腔进入人体。

（一）鼻与脏腑的关系

1. 肺开窍于鼻

鼻作为身体外部的器官，与脏腑有着密切的联系。肺开窍于鼻，这意味着鼻的生理功能与肺有着密切的关系。肺的功能直接影响鼻的通气功能和嗅觉功能。如果肺部出现问题，可能会导致鼻通气不畅或嗅觉减退。

2. 鼻准属脾

脾胃与鼻的关系密切，中医经典《素问·刺热》提到："脾热病者，鼻先赤。"这一描述揭示了脾热可能导致鼻头发红的现象——我们经常可以看到鼻头红的人，这通常是中焦湿热导致的，特别是胃肠湿热的外在表现。

3. 肝胆之火常犯鼻

《灵枢·经脉》详细描述了肝经的走向："肝足厥阴之脉……挟胃属肝络胆，上贯膈，布胁肋，循喉咙之后，上入颃颡。"明确指出肝经上行至颃颡。那么，颃颡究竟位于何处呢？

对此，杨上善在《太素·卷第八·经脉之一》中注解道："颃颡，当会厌上双孔。"而张志聪在《灵枢集注》中则给出另一解释："颃颡，鼻之内窍。"杨上善认为颃颡位于会厌上方的双孔，而张志聪则更侧重于鼻内靠近腺样体的部位，甚至涉及部分鼻窦。

在实际治疗中，腺样体肥大的问题往往超越鼻部局部治疗，尤需注重肝胆的调理，尤以肝为关键。例如对于流脓鼻涕的治疗，肝胆之火常犯鼻，这是由于经络的作用，将热气传递到鼻部。调理肝火尤为重要，因此，有些鼻窦炎患者需要从肝胆的角度进行治疗。

胆被视为中精之府，它的气能够向上连接至脑部。脑部又与颊①相通，而颊则进一步与鼻子相连。当胆出现热象，这种热会上升至脑部，并常常经过颊而侵犯到鼻子。这正是为什么胆热容易引发鼻炎、鼻窦炎的原因。由此可见，鼻子与肝胆之间的联系非常紧密。

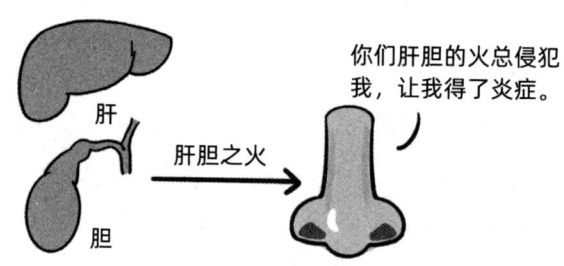

肝胆之火会引起鼻炎（鼻窦炎）示意图

（二）鼻与经络的关系

为了有效治疗鼻子问题，我们需深入了解经络的走向，明确哪些经络经过鼻子。通过精准调整这些经络，可针对鼻子相关的病变进行治疗。以下是与鼻子紧密相关的经络：

（1）手阳明经上挟鼻孔；

（2）足阳明经起于鼻，交颊中，下循鼻外；足阳明之筋，下结于鼻；

（3）手太阳经抵鼻；

（4）足太阳之筋，结于鼻；

（5）督脉沿正中线，下行到鼻柱至鼻尖端至人中。

鼻的生理变化与上述经脉均有着密切的联系。

观察可知，至少有五条经脉与鼻相关，同时，我们之前提到的肝胆也需要特别留意。

你看，手阳明经与足阳明经恰好位于鼻子旁边。因此，在治疗鼻塞

---

① 在古代汉语中，鼻子的上部的鼻根称"颊"。

时，我们调节阳明经的频率相当高。尽管肺开窍于鼻，但肺的经络在很大范围内与阳明经是相互关联的。所以，在我的临床实践中，遇到阳明经湿热导致鼻塞的情况相当常见。在这种情况下，我常用甘露消毒丹这一处方，通过清除阳明经的湿热来疏通鼻窍。

四、口

口就是我们的口腔，它位于消化道的最上端，下端连着气道和食道，是摄入饮食物的地方。口腔里有很多结构，比如唇、齿、龈、舌、腭、颊和咽等。

口唇，就是我们常说的嘴唇，也被叫做飞门，是口腔的入口。嘴唇中间是人中，它把上下唇各分成了两半，这两半就被称为"四白"。嘴唇的颜色的变化可以反映脾的健康状况，所以有个说法叫"脾，其华在唇四白"。

口腔的顶部，在古代叫做天盖，现在叫腭。腭的前面是硬的部分，叫硬腭；后面是软的部分，叫软腭。当我们吞东西的时候，软腭会抬起来，把鼻咽腔关上，防止食物流进鼻腔。软腭的胖大或缩小，也会影响我们的发育和呼吸。

口腔不仅是消化道的开始，它还有很多功能。比如，它可以帮助我们尝出食物的味道，分泌口水来帮助消化。口腔也是气体出入之门户，有助于呼吸和发音。当我们说话的时候，不只是舌头在工作，牙齿、嘴唇和整个口腔都在配合，这样才能发出清晰的声音。

所以，说话是否流利并不仅与心开窍于舌有关。不能简单地将语言表达功能障碍归咎于心脏问题。比如说，有的人得了面瘫，嘴唇就会歪斜，这样说话就会漏风，发音也就不正常了。

要解决口腔里的问题，我们得关注那些和口腔关系紧密的经络。通过了解这些经络的作用，特别是看口腔和哪条经络联系得更紧密，我们就能更清楚地知道问题的根源，然后采取正确的治疗方法。

1. 口是脾之外窍，与食欲和口味有密切关系。脾气健旺，食欲旺盛且口味正常；脾失健运则食欲不振，口淡乏味；脾湿则出现纳呆、苔腻、口甘口腻等症状。脾经有热，则易生口疮、口糜之证。

2. 口与心、胃、肾、肝等均有一定的关联，如舌为心之苗窍，齿为肾之标，口齿为胃气之所属，肝气上通于舌唇等。

3. 在经络方面，口和很多经脉都有联系。手阳明大肠经入下齿中，挟口交人中穴；足阳明胃经入上齿中，挟口唇交承浆穴；足厥阴肝经之支脉下行颊里，环绕口唇内；足太阴脾经连舌本，散舌下；足少阴肾经循喉咙，挟舌本；手少阴心经之别络系舌本。奇经八脉中，督脉行于龈交；任脉环绕口唇行至目眶下；冲脉亦上行经喉，环绕口唇到目眶下。

要解决口腔问题，我们需要深入了解每条经络与口腔的联系。比如，牙齿问题可能和阳明经有关，而口唇内部的问题可能与肝经有关。舌头的问题则可能涉及脾经、肾经和心经。

比如，口唇歪斜和面瘫可以调理阳明经和肝经来治疗。咽喉梗阻、嘴唇抽动或眼眶下肌肉跳动可能与冲脉有关。舌头僵硬可以从肾经或心经入手治疗。

通过从经络角度推敲，并结合相关的病候，我们可以更好地解决口腔内的问题。

附：咽喉

咽喉，就是咽和喉的总称。它主要有三个作用：帮助我们呼吸、发出声音，还有吃东西时帮助食物和水通过。

喉在咽的前下方，连着肺部，主要负责呼吸和发声，属于肺系，所以，如果肺出了问题，可能会影响到喉的呼吸和发声功能。比如说，"金实不鸣"和"金破不鸣"这两个词，分别描述了肺（金）部实证和虚证引起的声音嘶哑或失音。

咽在喉的后上方，连着胃，是消化和呼吸都要用到的器官。脾胃的病变在咽部往往也会有反应，比如咽喉肿痛就可能是脾胃热引起的。

咽喉和肺、胃的关系特别紧密，因为它们在物理位置上挨得很近。如果胃或者阳明经有热，这个热就会往上走到咽部，再通过喉传到肺。治疗这类疾病的时候，得同时调理肺和胃才能治好。

从经络的角度看，肺和胃是有联系的。它们的经络关系具体如下：肺经从中焦开始，还循胃口，上膈到肺。这说明经络在生理结构上紧密相连。虽然经络我们看不见，但它们的物理结构如食管、咽、喉和气管是可见的，它们相互连接，因此在病理上存在相互影响的关系。

咽喉还是很多经络都要经过的地方。除了手厥阴心包经和足太阳膀胱经，其他的经络都会直接或间接地经过咽喉，或者在咽喉旁边经过。

五、前阴、肛门

（一）前阴

前阴包括尿道和生殖器。排尿的功能受到肾的气化功能的影响，而生殖功能则受到肾藏精功能的影响。

对于男性来说，前阴主要用来排尿和生殖。而女性除了排尿，前阴还有排月经和娩出胎儿的功能。无论是男性还是女性，前阴的正常运作都离不开肾脏的气化和藏精功能。

如果出现排尿困难或者性功能有问题,通常与肾的生理功能出现异常有关。另外,肝也对前阴的健康有重要影响。因为肝主筋,而前阴是筋聚集的地方,肝脉络阴器,所以前阴的疾病与肝的关系特别密切。

同时,脾的功能对前阴的健康也很重要。脾有升清运湿的功能,如果脾功能正常,前阴就不会有水湿下注的问题。但如果脾的功能失常,水湿就可能下注到前阴,而脾不升清则中气下陷也会导致前阴出现各种疾病。

(二)肛门

肛门是排泄大肠传导的粪便的出口,其功能同样受到肾脏的生理功能影响。前后二便的开闭都受到肾的控制。此外,各脏腑的功能失常都可能影响大便的排泄,这意味着"魄门(后阴)变为五脏使"。

范怨武讲透中医基础理论

范怨武 著

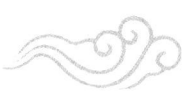

【下册】

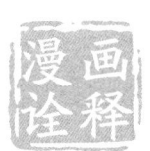

河北科学技术出版社

·石家庄·

第六章

病因

第一节 病因总说

中医的病因观念,历经数千年才逐渐形成。那么,到底什么是病因呢?简单来说,任何能够引发疾病发生的原因,我们都可以称其为病因。清代名医徐大椿在《医学源流论·病同因别论》中说:"凡人之所苦谓之病,所以致此病者谓之因。"

病因学说,则是专门研究这些病因的概念、形成、性质、致病的特点,以及这些病因导致的病证在临床上表现的理论。

经过数千年的积累和发展,中医对导致人生病的原因有了比较系统的分类,大致可以分为四类:外感病因、内伤病因、继发性病因(病理性产物病因)、其他病因。

表 6-1 病因分类

外感病因	六淫、疠气
内伤病因	七情内伤、饮食失宜、劳逸失度
继发性病因(病理产物性病因)	痰饮、瘀血、结石
其他病因	外伤、诸虫、毒邪、医过、药邪、先天因素等

外感病因,其实就是那些来自自然的因素。其中,六淫主要是气候变化引起的,而疠气则与生物有关。外感病因还包括气候异常、地理环境等自然因素。

内伤病因主要包括了七情内伤、饮食失宜,以及劳逸失度。

继发性病因主要包括痰饮水湿、瘀血、结石等。这些都是代谢障碍的产物。

其他病因,就是除了外感、内伤和继发性病因之外的所有因素,包括外伤、虫咬、毒邪、医疗过失、药邪、先天因素等。

现在,我们对中医的病因分类方法有了大致的了解。那么,中医又是如何认识这些病因的呢?

一、审证求因

我们依据病证的临床表现,通过细致地观察和分析患者的症状、体征,来推求病因。

例如,一位患者表示自己肚子疼,作为医生,我会先触摸他的腹部,发现其腹部冰凉。接着,我会为他诊脉,发现其脉象紧而涩。脉象紧表明他受凉了,因为寒冷导致血管收缩,脉象也随之收紧。他的脉象除了紧之外,还偏涩,这表示着他体内存在寒湿凝滞的状况。

基于上述分析,我推断出患者的腹痛是饮食过于寒湿导致的。根据这一病因,我们可以开具理中汤等给患者服用,这样可能就能解决他的腹痛问题。

二、问诊求因

通过问诊,我们能够了解疾病发生的原因。这种方法简单实用,但也有局限性,有的患者可能会撒谎,有的患者可能会遗漏信息,这些都可能会让医生无法得到准确的结果。我曾遇到一位五十多岁的头痛患者,怎么治疗都不见效,让我感到十分困惑。后来,我得知这位患者经常通宵玩游戏(哪怕在治疗期间),这样的生活习惯,病怎么能轻易治好呢?

问诊确实是一个求因的好方法，但要想得到正确的答案，首先得确保患者是诚实的，愿意分享他们过去的一切经历，特别是那些可能引发疾病的经历。有一次我遇到一位四十多岁的患者，她整夜失眠，烦躁不安。我询问她原因，但她自己也说不清楚。于是，我进一步追问她最近是否有什么特别的事情发生。她告诉我，她的女儿最近学习不认真，让她感到非常焦虑和上火，以至于失眠。通过问诊，我了解到她的失眠是心理因素造成的，也就是所谓的七情内伤。于是，我给她开了四逆散来疏肝，症状就缓解了。

不管是审证求因还是问诊求因，都需要医生具备梳理信息、归纳总结的能力。同时，医生还必须有扎实的推求正确病因的能力，才能根据病因开出有效的药方，从而达到良好的治疗效果。

中医的病因学说与我们现代医学所理解的确实有所不同。现代医学常关注具体的病菌或病毒来诊断疾病，但世界上的病毒种类繁多。而中医看来，当人体受到这些生物性因素的侵袭后，其反应相对统一，大致可分为几类。这种归纳意味着人体对生物性因素引起的损伤反应是有限的。

举个可能不太恰当的例子来说明。比如猪得口蹄疫，表现为足部和口部溃烂，这与人类的手足口病症状相似。尽管导致发病的病毒不同，影响的分别是人和动物，但治疗时使用的药物却可以相同，都能用中药火炭母。

我举的这个例子，可能并不完全恰当，但它是我生活中观察所得。我叔公曾在河边捡到一只被人丢弃的患有口蹄疫的猪。这头猪那几天一直在河边吃火炭母的叶子，病情居然好转了。我叔公便把它带回家养，最后养到一百多斤并卖掉了。

广州中医药大学的黎炳南教授在治疗手足口病时，特别喜欢使用火炭母这味药材，治疗效果很好。

尽管人类所患的手足病和兽类所患的口蹄疫是由不同的病毒引起的，但中医通过观察发现，它们的症状相似，都是手足和口腔出现溃烂。这些症状都被归纳为湿热之毒所致，即湿热之毒侵袭肠胃所致。黎教授采用火炭母来治疗，就是中医归纳法的应用。

虽然病毒种类繁多，但在中医看来，病因主要归为四类。这四类病因中又有不同的细分，这就需要我们后续深入学习和研究。值得注意的是，同样的病毒在不同人身上可能会产生不同的反应，因此我们需要根据反应类型进行分类，并采用不同的药物进行治疗。不同的反应用的药不一样。

第二节 外感病因

外感病因,是从外界自然环境进入人体的,通常通过皮肤和口鼻侵入。这种病因导致的疾病被归类为外感疾病,常见的症状包括恶寒、发热、咽痛、骨节酸痛等。外感病因主要包括六淫和疠气两种。

表6-2 外感病因的特点

来源	由外(自然界)而入
侵入途径	皮肤、口鼻
疾病类型	外感疾病
症状	恶寒、发热、咽痛、骨节酸痛等
病因	六淫、疠气

要理解六淫,首先得明白六气。六气,简单来说就是自然界中风、寒、暑、湿、燥、火这六种正常的气候变化。

当这些气候变化处于正常范围内时,我们的身体能很好地适应风、寒、暑、湿、燥、火。比如,微风轻轻拂过脸庞,那微风就是六气之一;又如春雨贵如油,或者说是空山新雨后,这个雨,就让人很舒服,我们能耐受,这个雨就是湿,也是六气之一;再如秋天时天高气爽,其燥虽然明显却使人舒服,这个干燥感也是六气之一。

但如果这些气候变化变得十分异常,超出了人体的适应能力,或者说我们人体本身正气不足,抗病能力下降,不能够适应自然界气候变化,此时,原本的六气就变成了致病因素,即六淫。六淫,就是指风、寒、暑、湿、燥、火这六种外感病邪的总称。

实际上，六淫作为外感疾病的病因概念，其意义已经超越了简单的气象变化范畴。

在临床实践中，六淫已被我们视为一种重要的辨证工具。这个辨证概念主要是基于患者发病时的气候条件，也就是说，我们会考虑患者是在什么时间、什么天气下患病。然后，对患者所表现出的病症和体征进行详细分析，并将这些症状与自然界中六气的特性进行对照。通过这种类比的方式，我们能够更准确地判断患者的病因，这就是所谓的"因发而知受"。简而言之，通过观察患者的发病情况，我们能够推断出其受到何种病邪的侵袭。

上述的一段话，有点拗口。

怎么理解这段话呢？

比如，当我们受风吹袭时，如果我们的身体无法承受风邪的侵扰，可能会出现一系列不适的症状，如打喷嚏，流出清鼻涕，打寒战有时候还会头痛或头晕。这些症状，我们称为"风"。需要注意的是，这里的"风"并不是指自然界中我们吹到的风，而是根据我们身体对风邪的反应和表现出来的症状来命名的。换句话说，我们关注的不再是外界的风，而是更多地关注身体对风邪的反应。

通过人体发出来的症状，知道他曾受过风，因发而知受。就是以他发作出来的病候与体征进行分析，从而知道机体受过什么邪。

比如说，有时候明明在屋里屋外都感觉不到风，也不是春天那种容易刮风的季节，哪怕是夏天、秋天或冬天屋里没有风的情况下，只要出现了流清鼻涕、头晕、怕风、打喷嚏，或者身上起风团、瘙痒，肌肉不由自主地跳动这些症状，我们依然可以判断为身体受了风邪。

再比如说，有时候屋里明明没风，但如果一个人身体比较虚弱，换衣服时，衣服轻轻带起的一点点风，就可能让他感到不适，这就是身体受风了。

六淫确实和气候有一定关系,但在中医的病因学说里,判断是不是六淫邪气,有时候并不完全看外面的天气,而是更注重观察和分析身体出现的各种症状和体征。

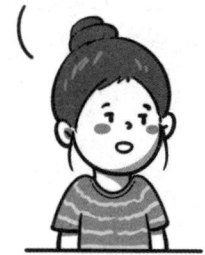

中医里的六淫是不是天气造成的呢?

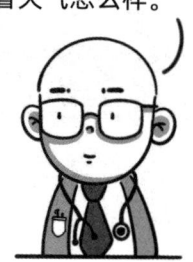

我们总结六淫病邪时,更多的是基于人体的病候和体征,而不是单纯地看天气怎么样。

那么,在什么情况下,会把身体的某些变化归为六淫的表现呢?接下来,我会逐条为大家解释。

六淫导致疾病,它确实有一些独特的特点。首先,六淫通常是从我们的肌肤、口鼻这些地方入侵身体的。其次,六淫致病往往有明显的季节性,而且与我们居住的地区环境也有很大关系。有时候,机体可能只受到六淫中某一种病邪的侵袭,但有时候,风、寒、暑、湿、燥、火这些病邪可能会交织在一起,共同导致疾病。

在疾病的发展过程中,六淫的性质有时候也会发生变化。比如,有的人可能原本受到的是湿邪的侵袭,但因为他的体质偏干燥,所以湿邪很快就会转化为燥邪。还有,阳虚的人体内容易积聚湿气,即使他们在秋天受到了燥邪的侵袭,最后也容易转化为湿邪——邪气可从化,即邪气会根据人体的体质而发生变化。

以前,我们认为六淫主要与气候因素有关。但现在研究发现,六淫还包括一些继发性的因素。也就是说,先是气候因素破坏了人体的平衡，然后继发了细菌、病毒等多种病原微生物的感染。这是因为气候因素为细菌和病毒的生长、繁殖、传播提供了有利的条件。

很多人会有这样的疑惑：明明中医讲的是风邪，为什么西医又说是细菌、病毒感染了呢？或者明明说是热邪，为什么西医的说法又是细菌、病毒感染？中医谈的是风、寒、暑、湿、燥、火，为什么去看病时还要查血象，结果显示白细胞水平高或低，还有细菌、病毒感染的说法。明明中医讲的是六淫，是气候性因素，为什么西医又说是生物性因素，是细菌感染或病毒感染，甚至是支原体造成的呢？

其实，这个问题很好理解。我们可以这样打比方：想象一下，在广东那种潮湿的天气里，你打开一袋薯片，可能没两天就发霉了。那薯片发霉，是因为薯片上有霉菌吗？如果你在新疆干燥的秋天打开同样的一包薯片，放上一个星期可能都不会发霉，反而越放越脆。这是为什么呢？难道新疆的霉菌就比岭南的弱吗？答案很明显，不是霉菌的问题，而是潮湿的环境为霉菌的繁殖提供了条件。

人体感染的病原微生物，也是这个道理。当气候环境适宜时，这些病原微生物就特别容易在人体内繁殖。如果人体不能适应这种气候变化，体内的平衡就会被破坏，免疫力也会跟着下降。这样一来，原先在人体皮肤或黏膜上那些本来不会引起感染的病毒、细菌，现在就有可能变成致病的因素。

这就像是一个围栏，围栏外面有很多细菌、病毒。正常情况下，围栏是完好的，外面的细菌、病毒进不来，我们也就不会生病。但是，一旦围栏受到破坏，被打开了，那些细菌、病毒就会一拥而入，导致我们生病。

一、风邪

凡致病具有善动不居、轻扬开泄等特性的外邪，称为风邪。

风邪在春季尤为常见，但实际上一年四季都可能存在。风邪侵袭人体时，通常是从皮毛进入，导致各种外风病证。

现在，我们来重点关注风邪的性质和它是如何导致疾病的。在这里，我们不再过多讨论气候因素，而是主要关注人体在受到风邪侵袭后的反应。

风邪的性质和致病特点如下。

1.风为阳邪，轻扬开泄，易袭阳位

一定要明确，风邪是阳邪，蕴含一定的能量，它能够化热，而且向上。

它的特点首先是"轻扬开泄"。这里的"轻"意味着风邪是轻飘飘的，容易向上浮动；"开泄"是指风邪能够打开毛孔，使体内的东西向外散发，有时甚至会窜出来。而"泄"这个特点很关键，其中一个明显的表现就是痒。在《金匮要略》中就有提到："痒为泄风。"

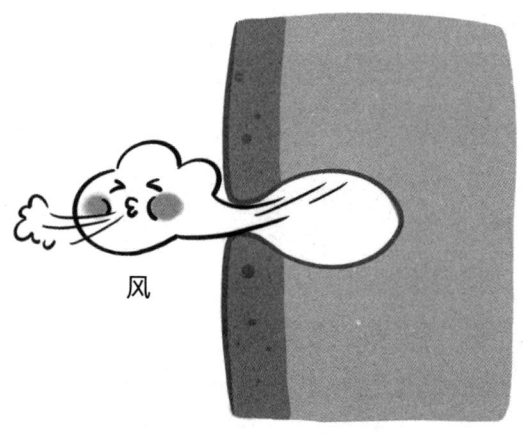

风性开泄

风　　皮肤

如果我们的身体能够正常地将风邪泄出去，就不会有什么问题。但如果只泄出部分风邪，皮肤就会感到很痒。临床中，大多时间皮肤瘙痒都与风邪有关。

风邪易袭阳位，如果我们把人体分为阴阳两部分，那么上半部分属于阳，下半部分属于阴。因此，风邪更容易侵袭人体的上半身，导致头晕、面部疼痛等症状。

2.风性善行而数变

风的第二个显著特点就是善行而数变。风为阳邪，风就像一匹狂野的跑马，总是窜来窜去，根本无法控制住它。

那么，什么是善行呢？简单来说，善行就是指风总是游走不定。风总是吹来吹去，游走不定。想象一下，在巷子里突然刮起一阵风，有个塑料袋遇到了这阵风，就会被吹得一会儿飘上去，一会儿落下来，甚至还会旋转。这就是风的善行特性，它总是那么难以捉摸。

有种病叫风痹，也就是行痹，这种痹痛会导致关节疼痛，但它有个特点，就是痛处会移动。比如说，可能今天你觉得左膝盖疼，明天就换成右膝盖疼了。再过两天，疼痛又可能往下游走到脚踝，再过两天，它可能又跑到胯骨轴那儿去了。这种疼痛就像个"旅行家"，总是跑来跑去。

还有一种气鼓，真的就像风一样捉摸不定。有些女士会突然感觉肚子鼓起来。这肚子不仅鼓，还会动，感觉就像是有个小孩在肚子里用手脚顶肚皮，一会儿跑到这儿，一会儿又跑到那儿，在肚子里蠕动。这其实也是风善行的一种体现。

那么，什么是数变呢？简单说，就是风邪致病的时候，病情会变化无常，发病也特别快。

就拿荨麻疹来说吧，这是数变最典型的例子。突然身上就起了一个风团，痒得让人难受。你刚准备伸手去挠，它就不见了。然后手臂上又长了一个，不一会儿又换了个地方长。它就这样变换不定、时有时无。

我曾经遇到过这样一位患者，他的肚皮上，长了一块跟硬币差不多大的红色斑块，痒得他难受极了。那块红斑看起来有点像癣，但又不完全是癣。

他跟我描述的时候说，肚皮上的这个红斑就像是个会捉迷藏的东西。他用了激素类药膏去擦，比如说，红斑长在左边乳头下面，他用药膏一擦，红斑就消失了。可是第二天，红斑又跑到正心窝下面冒了出来。他再用药膏擦，红斑又跑到了肚脐旁边。就这样，擦来擦去，红斑就像在打地鼠一样，这边擦没了那边又冒出来，那边擦没了这边又出现，真是神奇得不得了。这种情况，其实也属于数变的一种特性。

3. 风性主动

风邪致病具有动摇不定的特征。

想象一下树叶被风吹得摇摇摆摆，这种停不下来的动，其实就可以归类为风。比如说，有的人会感觉头好像在摇晃；或者患有抽动症的小孩会不停地动，不停地眨眼睛，不停地伸脖子，还有不停地清嗓子，这些都是因为他们体内有风邪作祟。还有的人会出现面肌痉挛，嘴角不停地动，或者是角弓反张、四肢抽搐，这些也都是体内有风邪的表现。

4. 风为百病之长

风邪常常会与其他病邪一起侵袭人体，成为外邪致病的先导。

我们说的"长"，首先指的就是风邪致病的频率特别高。比如，当你在外面遇到大风天气，或者刚出过汗突然遇到风，或者是因为换衣服动作太慢被风"溜"了一下，还有就是在睡觉时，被窝很暖和但外面很冷，突然掀开被子被一阵风吹到，这些都是风邪侵袭的例子。风邪对人体的侵害非常普遍。

说风邪是百病之长，还有一层意思是它就像兄长一样，可以带着很多其他的病邪一起出现，比如风湿、风寒、风热，或者是风火、热极生风等。也就是说，其他的病邪常常与风邪混杂在一起，或者说风邪会带着它们一起侵袭人体。

《素问·骨空论》中说"风者，百病之始也"，意思就是风邪是很多疾病的起始因素，就像千里之堤毁于蚁穴一样，虽然看似微小，但却能引发大问题。因此，我们在日常生活中要特别注意防风，避免风邪的侵袭。

百病之长的风邪最先让人感冒生病。如果感冒后没有好好调理，体质就会变差，或者风邪没有及时被驱除，因为风有开泄的作用，它会把你的毛孔打开，这样其他病邪就趁机进来了。风邪就像是第一个在人体内搞破坏的，等它破坏了身体的一部分后，再把其他邪气放进来。

还有句话叫"伤风不醒即成痨"。就是说，如果你受了风邪，但没有及时驱除，身体就会逐渐变差，最后可能会发展成虚劳（容易患肺结核等）。所以，一旦感到身体不适，尤其是受风后，一定要及时调理，避免病情恶化。

二、寒邪

凡致病具有寒冷、凝结、收引等特性的外邪，称为寒邪。

寒邪常见于冬季，当然寒邪为病也可见于其他季节，如气温骤降、贪凉露宿、空调过冷、饮食生冷等也会感受寒邪。

寒邪的性质和致病特点如下。

1. 寒为阴邪，易伤阳气

寒邪是阴性的，所以它容易伤害我们身体的阳气，让我们感到寒冷，这是很直观的。当寒邪很强，而我们的阳气不足以对抗它时，就会被寒邪所伤害。

最容易感受到寒邪的情况，就是天气突然降温而我们穿得太少。比如在广东这边,11月份有时候天气就像过山车一样。早上出门的时候可能还是二十几度,等到晚上下班的时候就只有十来度了。如果早上出门时衣服穿少了,晚上下班的时候就很容易着凉。

2. 寒性清澈

《素问·至真要大论》中明确指出:"诸病水液,澄澈清冷,皆属于寒。"这里的水液,指的是我们身体的排泄物,如尿液、汗液、鼻涕、痰液等。当排泄物呈现透明、清稀状,且伴随寒凉感(如排便后腹部发凉)时,多提示体内可能受到寒邪侵袭。

观察排泄物和分泌物的状态,如果它们的味道相对较淡,质地也比较清稀,这多属于寒邪。

冬天毛细血管和汗腺都会收缩,水分从皮肤排出的量减少了,转而更多地通过膀胱排出,因此尿液会变得清澈且量大。此外,如果大便中夹杂着清澈的稀水,且臭味不重,或是女性的白带清如水状,这通常也是体内寒邪的表现。同样,咳出的痰如果像清水一样稀,也是寒邪常见的症状。

3. 寒性凝滞主痛

在冬天,很多人都会感到手脚可能感觉不太灵活,写字都会变得慢一些,甚至会感觉到疼痛。

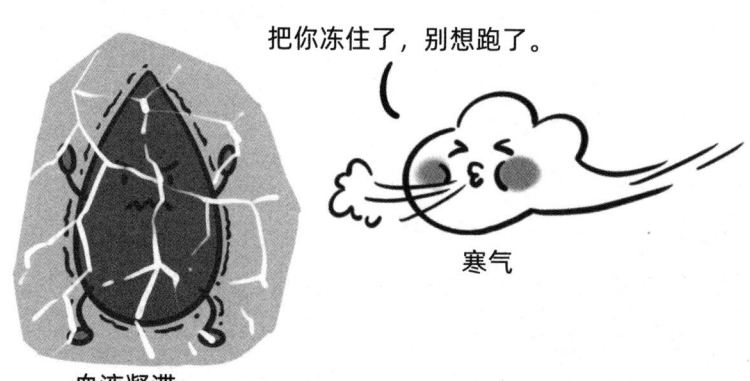

寒邪导致气血不通，不通就会痛。而这种疼痛有明显的特点，就是在身体稍微暖和一点的时候，疼痛会有所缓解；但当天气一冷，疼痛就会加重。特别是有关节炎的患者，他们往往能在气温下降之前，就提前感受到关节的疼痛，这甚至比天气预报还要准确。

4. 寒性收引

当寒邪侵入人体时，会导致身体气机收敛，同时还会引发"寒性收引"——这是寒邪侵袭时的常见表现，具体可使皮肤、经络与筋脉出现收缩、挛急的症状。

比如，如果汗腺受到寒邪的收引，我们出汗明显减少，同时还会感到很怕冷。而如果头部的血管受到寒邪收引，头部的血液供应就会不足，此时就容易出现头痛。如果经筋受到寒邪收引，关节就会变得不那么容易伸展，如果强行伸展的话还会感到疼痛。

寒邪还会引起严重的疼痛，比如吊阴痛。古代的医学著作《竹林女科证治》便有对此病的记载。吊阴痛主要发生在女性月经期间，她们会感觉到从阴部开始，一直向上延伸到两个乳房，就好像有两条筋在抽痛，非常难受，同时还会伴有身上发热的症状。

这种情况很可能是因为女性在经期期间长时间坐在冰凉的地板上，导致阴部出现收缩和痉挛，牵扯到腹直肌，甚至一直牵扯到乳房，产生剧烈的抽痛感。有时疼痛严重到会使乳头内陷。

同样的，小男孩如果经常坐在凉地板上，可能会出现疝气，睾丸会感到抽痛，甚至阴茎会往回收缩。这些都是寒邪收引导致的。

因此我们在日常生活中要注意保暖，避免长时间接触寒凉环境，以防寒邪侵入体内。

三、湿邪

凡致病具有重浊、黏滞、趋下等特性的外邪,称为湿邪。

湿邪在夏季最为常见,但其实它在四季里都存在。湿邪一旦侵入人体,就会导致外湿病证。这种病症,很多时候是因为人们长期生活在潮湿的气候中,或者因为涉水淋雨、居住环境潮湿,甚至是在水中作业等情况下,身体受到了湿邪的侵袭。

湿邪的性质和致病特点如下。

1. 湿为阴邪,易伤阳气,阻滞气机

《温热论·外感温热篇》中有句话说:"湿盛则阳微。"这句话的意思是,湿邪过重会导致人体的阳气变得微弱。

湿邪太重会伤害到脾的阳气。脾阳受损,人们可能会出现泄泻、水肿、痰饮等症状。

实际上,湿邪常见的是会伤害到气,气也是属于阳性的。当你感到身体冷的时候,那是湿邪在损伤你的阳气;而当你感觉并不冷,只是觉得很疲劳时,其实也是湿邪在损伤你的气。所以,湿气重的人特别容易疲劳。

2. 湿性重浊

我们可以从重、浊这两个方面来理解。

首先说"重"。这里说的"重"是指湿邪导致的症状有沉重的特性。你可能会感到头身困重,四肢酸楚,人也会变得懒散,总想躺在床上不想起来,走几步路就感觉抬不起腿。其实,这些症状跟湿邪伤气是有关系的。气不足,身体自然就觉得沉重,抬不起来。因为有湿,患者还会感觉整个人就像吸了水的棉花一样,变得特别重。

再来说说"浊"。这里的"浊"是指分泌物和排泄物变得秽浊不清。比如,会表现为大便溏泻污浊,甚至下痢脓血黏液;小便黄赤浑浊；女性会出现黄白带下、湿疹等症状。这些表现跟寒邪导致的澄澈分泌物是不一样的。一般来说，分泌物偏清稀的，大多是寒邪所致；分泌物偏秽浊不清、污浊的，则是湿邪重的表现。

另外，像眼屎糊住眼睛、鼻屎多、耳朵里分泌黏稠的腥臭物，甚至口腔分泌黏液、大便黏腻不爽等，都属于"浊"的表现。

如果你发现自己有这些症状，那就应该考虑到身上有湿邪了。

3. 湿性黏滞

湿性黏滞主要分为两大类。一类是症状的黏腻性，另一类是病程的缠绵性。

症状的黏腻性，就是说分泌物和排泄物都很黏腻，不那么清爽。比如，大便可能比较溏泻、小便涩滞不畅、汗出而黏、口黏，舌苔厚滑黏腻等。

除了这些直接的黏腻感，还有就是身上的经气流动也很黏腻，通常需要有一定水平的针灸医师来观察和判断。

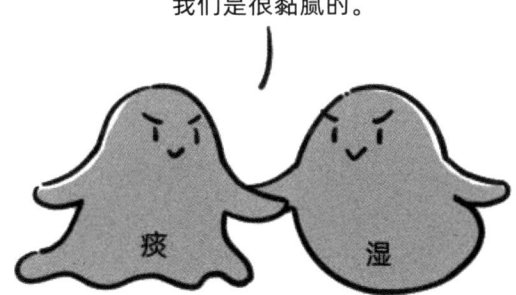

平时扎针的时候，针感传导通常是比较快的。但当身体湿气重的时候，针感传导就变得很难察觉，就是说经气在经络里面流动的感觉不明显。特别是在阴雨天扎针，循经走的针感出现概率就会降低。

再来说说病程的缠绵性。湿邪会使人的经气流动变慢，身体的修复能力也会跟着变慢。这样一来，病程就变得特别缠绵。再加上湿邪还会消耗人体的气，气不足，修复就更慢了。所以，湿邪导致的疾病就有这种黏滞的特点，让人感觉特别不舒服。

4. 湿性趋下，易袭阴位

湿邪常常容易侵袭人体的下部，多见的有下肢水肿、湿疹、脚气，还有泄泻、妇女带下等问题。

《素问·太阴阳明论》中就有提到："伤于湿者，下先受之。"湿邪就像水一样，水总是往低处流。而我们大多数人一天中有大约16小时都是处于站立或坐立的状态，这时头部在上，脚部在下。由于重力的影响，湿邪就更容易侵袭我们身体的下部。

5. 湿多夹温

湿邪往往伴随着郁热。这是为什么呢？我们吃的五谷杂粮，经过消化后会转化为身体的营卫之气，进一步变成各脏腑的气和经络之气。这些气必须保持流通，如果不通畅，就会形成气郁。而且，气具有温煦的作用，一旦气郁积，就会产生热。

当气遇到湿邪时，可能难以流通，不断有气在湿邪积聚的地方富集。而气有余便为火，气聚得越来越多，温度就越来越高，所以局部就变成火，再与这个湿结合在一起，就变成了湿热。

四、暑邪

凡致病具有炎热、升散、兼湿等特性的外邪，称为暑邪。暑邪只在特定的季节出现，那就是夏至之后到立秋之前的夏季。

暑邪致病，主要有两种类型。

一种是伤暑，这种病情发展相对缓慢，症状也比较轻微。伤暑常常发生在室内，虽然没有直接的阳光照射，但高温环境仍会对人体产生影响，逐渐引发疾病。另外，即使在冬季，如果长时间处于像玻璃房、暖气房这样的小环境内，其内部温度异常高，像夏天一样炎热，也可能导致伤暑。

另一种是中暑，病情发展迅速，症状严重。中暑通常发生在户外，直接暴露在烈日之下，可能会出现突然晕倒等严重症状。

暑邪的性质和致病特点如下。

1. 暑为阳邪，其性炎热

暑邪属于阳邪，因为它的特性就是热。特别是在夏天，太阳炙热得就像一团火，所以它引起的症状，都是典型的热证。

暑为盛夏火热之气所化，故属阳邪。

当它侵入人体时，会引起一系列的临床症状，如高热、心烦、面色潮红、大量出汗、口渴难耐，以及脉搏洪大等。

治疗暑邪引起的症状，可使用一张非常有效的方剂——白虎汤。如果口干症状特别严重，还可以在方剂中加入一些养阴的药材，如沙参或西洋参等，以增强滋阴润燥的效果。

2. 暑性升散，易扰心神，伤津耗气

暑真的很热，热气会往上升，容易侵犯到头部和心神，让人感到烦闷不宁、头昏、目眩、面赤等。

暑邪还有一个特点，就是它会散发热量。这个热不能在体内憋太久，需要通过出汗来散发出去。这就像高压锅一样，下面火在烧，如果不把减气阀提起来，让气体喷出，那高压锅就有可能爆炸。人也是一样，当体温升到一定程度后，毛孔必须打开，让汗排出来。

但出汗也会造成问题，汗是我们身体的津液，而津液是带着气的。所以，当大量出汗时，人体的气也泄掉了。大量出汗后，人会感到口干、口渴，因为津液减少了。同时，由于气的损耗，人也会感到气短乏力。

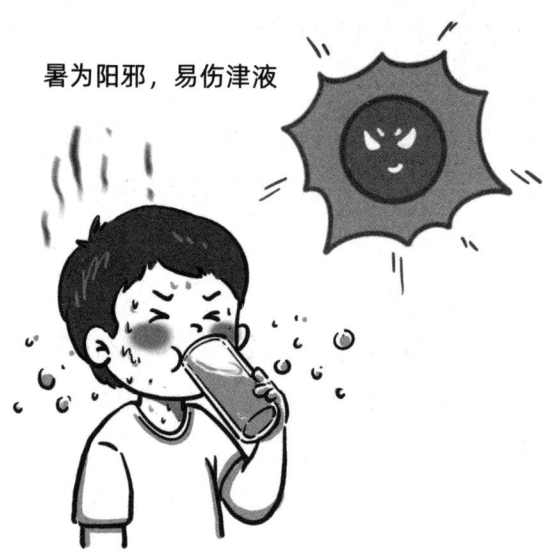

到了夏天,由于气的不足和津液的损耗,人既感到阴虚的口渴,又感到气虚的疲倦。

3. 暑多挟湿

为什么暑邪常常会与湿邪一同出现呢?这是因为夏天雨水较多。当雨水落下,再加上太阳的照射,就会形成湿气。天气热时,人的毛孔会自然打开,这时就更容易受到湿邪和暑邪的共同入侵。这种暑湿夹杂的情况,常兼见身热不扬、出汗不顺畅、四肢沉重乏力、胸闷恶心、大便稀溏不爽等。

五、燥邪

凡致病具有干燥、收敛等特性的外邪,称为燥邪。特别是在秋季,这种燥邪最为明显,它常常通过口鼻进入人体,首先影响的就是肺部和卫气。

燥邪的性质和致病特点如下。

1. 燥性干涩，易伤津液

以前我对燥邪的感受并不深刻，因为南方的湿气总是比较重。我媳妇是东北人，冬天我们去了东北，我才真正体会到了燥邪的威力。东北的冬天特别干燥。我常常觉得鼻腔干裂，有时甚至会出血。嘴唇也总是干干的，喉咙也感觉特别干燥。这让我意识到，燥邪的存在确实与地域有关。

有没有燥邪，我们很容易就能感受到。当你觉得口干、咽干，皮肤也变得干燥，小便短少，大便干结，甚至皮肤出现皲裂，毛发也不如以前润泽，那就是燥邪在作祟。这与湿邪的表现完全相反。湿邪总是让人感觉黏黏腻腻的，哪里都不舒服。而燥邪，就是一切都变得干燥。

2. 燥易伤肺

在秋高气爽的季节里，肺与秋季有着密切的感应关系，因此燥邪很容易侵袭肺部。这种燥邪会导致干咳少痰，或痰黏难咯，或痰中带血，大便干结等。

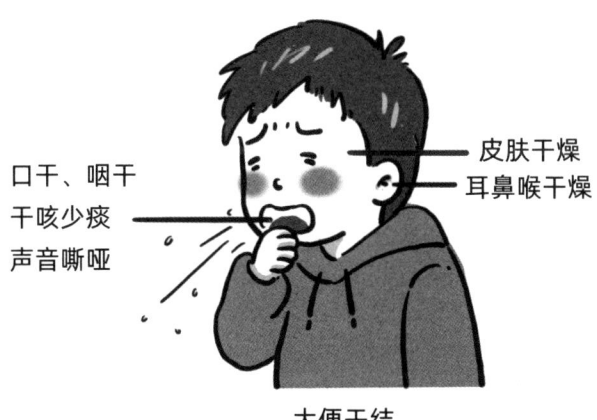

那么，为什么推荐食用秋梨膏之类的食品呢？因为梨具有润燥的特性，能有效缓解燥邪对肺部的伤害。

另外，燥邪还常常伴随着大肠的病变。

《伤寒杂病论·伤燥病脉证并治》中明确指出："伤燥肺先受之，出则大肠受之，移传五脏。"这意味着燥邪首先侵袭肺部，肺与大肠相通，燥邪随后会影响到大肠，导致大便干燥、肛裂等。

我经常使用沙参麦冬汤。这个汤方原本是用来滋养胃阴的，但考虑到胃和大肠都属于阳明经，所以它在滋润大肠方面也有显著效果。由于肺与大肠相表里，所以当大肠得到滋润后，肺部也能随之受益，从而解决肺燥的问题。

六、火（热）邪

凡致病具有炎热升腾等特性的外邪，称为火热之邪。

"热为火之渐，火为热之极。"

当热邪侵入人体时，临床上常常表现为全身性的弥漫性发热症状。

火邪导致的病症，临床上则更多地表现为某些局部的症状，比如皮肤局部的红、肿、热、痛，或者口舌生疮，目赤肿痛等。

温邪与火热之邪性质相近，是引发温热病的致病因素。

火邪与暑邪有所不同。暑邪具有非常明显的季节性特点，通常只在夏季出现。而在其他季节出现的类似火热的症状，我们则称为火邪或热邪。

火（热）邪的性质和致病特点如下。

1. 火热为阳邪，其性炎上

火性炎上，这是个很重要的概念。

如果烧过柴火灶，就会明白，烟总是呼呼地往烟囱上窜，甚至有时候还有火苗往上蹿。热气总是往上走的，这就是火性炎上的自然现象。

火热之邪容易侵犯人体的上部，特别是在头面部。像头皮疖肿、口腔溃疡、眼睛红、鼻子出血，甚至耳朵突然听不见，这些都是火邪往上走的表现。

火又为阳邪，阳邪会让人产生热感。火热之邪有燔灼、升腾的特性，属于阳邪——"阳胜则热"，阳邪过盛就会导致实热性病证，比如高热、怕热、烦渴、出汗、脉洪大等。

火热阳邪，与风邪导致的阳邪症状有所不同。风邪阳邪的症状以动为主，如频繁眨眼、面肌痉挛、中风等。火热阳邪的症状则以热为主，如高热、怕热、烦渴、出汗，以及脉洪大等。

火热之邪跟暑邪作用于人体身上导致的高热、烦渴症状是一样的。

2. 火热易扰心神

火热与心息息相关，当火热之邪侵入营血，容易扰乱心神。

轻者表现为心烦失眠。有些人平时就感到很热很烦躁，又很喜欢吃牛羊肉，吃了这些之后，可能会翻来覆去地睡不着。除了心烦失眠，他们还可能感到牙龈疼痛，因为火热容易向上走，容易侵袭阳位。例如，我妈妈就是这样，她觉得冬天应该进补，吃了点羊肉后就牙疼，然后翻来覆去地睡不着。

重者则会狂躁不安，甚至出现神昏、谵语的情况。这在高烧时很常见，尤其是一些小孩子，他们可能会情绪失控、说胡话、出现幻视幻听。这是因为他们的热症太重，干扰到了心神。

3. 火热易伤津耗气

火热之邪会导致体内津液外泄，同时气也会随着津液一起流失。

在临床上，我们可以观察到一些明显的热象症状，比如口渴、喜欢喝冷饮、咽干口燥、小便短赤、大便秘结等。此外，还会伴有身体疲倦乏力、少气懒言，甚至可能出现虚脱等情况。

这种火热对身体的伤害，包括耗损精气，与暑邪的影响是相似的。前面我们已经详细讨论过暑邪的影响，在这里就不再重复了。

4. 火热易生风动血

中医里常说"热极生风",就是说当热到了极点,它就能产生风。这和我们自然界的现象很像。最常见的一个例子就是农村的柴火灶。后面有个烟囱,当火烧得很旺时,你会看到烟囱里蹿出很高的火苗,上面的气流就像风一样呼呼地吹。因为热的地方气体膨胀,产生压力,此时空气就会流动起来,这样风就形成了。所以,热到了极点就会生风。

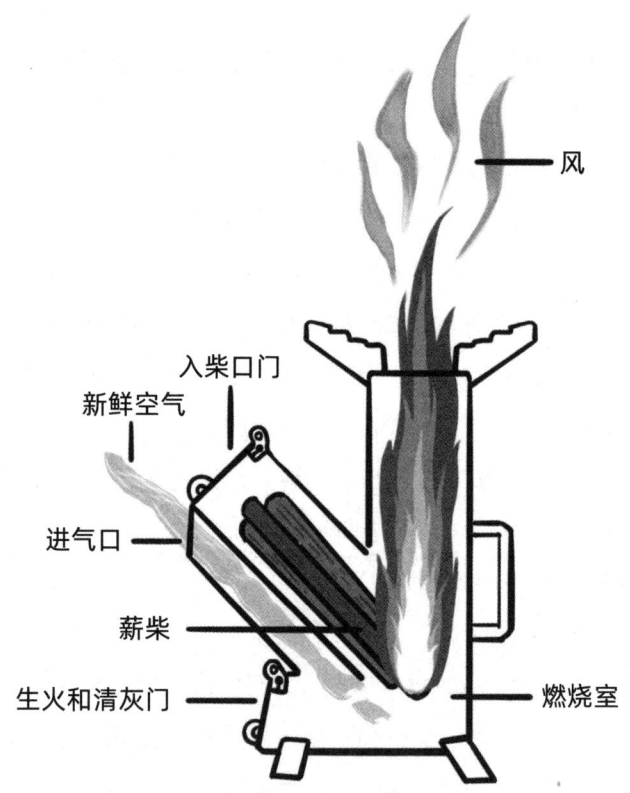

这种火箭炉子,它不需要人工鼓风,自己就能吸进空气。只要一点燃,它就能持续燃烧,因为热气向上流动,会让炉子中的空气形成固定的流动路径,氧气会源源不断地进到炉子里助燃,氧气越多,火就越旺,火越旺,空气流动就快,快到一定程度,炉顶的出气口就像有风吹

出来一样。

血受热则妄行，它往外跑，像汽车一样需要动力才能前进。热邪就像给汽车猛踩油门，结果汽车很容易就失控跑到公路外面。

火热之邪一旦侵入血脉，就容易导致血行失常，引发各种出血症状，比如吐血、流鼻血、便血、尿血、皮下出血、月经过多，甚至崩漏等。

遇到这种由热引起的出血，我们得用凉血的方法来治疗，而不是急着去止血。因为血乱行的动力还在，直接止血很难奏效。先把血凉下来，血自然就不再妄行了。

5.火邪易致疮痈

火邪一旦侵入血分，就会在局部聚集，腐蚀血肉，导致痈肿疮疡的发生。在临床上主要表现为阳性的疮疡，特点是局部红肿、热痛。

七、疠气

疠气是具有强烈传染性和致病性的外感病邪的统称。

（一）疠气的传播途径

疠气多是通过口鼻进入人体，通过空气传播。此外，人还可以通过食物污染、蚊虫叮咬、虫兽咬伤、皮肤接触、性接触和血液传播等途径感染。

疠气是外感因素中的最后一个，主要与生物性因素有关。但古人并未认识到这种微生物的存在。

《温疫论·原序》中提及："夫瘟疫之为病，非风非寒非暑非湿，乃天地间别有一种异气所感。"尽管古人并未明确认识到这是微生物，但他们的观点已与现代人的认识颇为接近。

疠气的种类多样，由其引起的疾病统称为疫病，又称疫疠病、瘟病或瘟（温）疫。

疫病涵盖了现代临床中的多种传染病和烈性传染病。根据我国的《中华人民共和国传染病防治法》，将法定传染病被分为甲类、乙类和丙类，总计40种。

1. 甲类传染病：甲类法定传染病一共有两种，分别是鼠疫和霍乱。需要对患者、携带者、疑似感染者和密切接触者，及疫情流行地区严格管控、隔离和治疗，属于强制管理。

2. 乙类传染病：乙类法定传染病一共有27种，包括传染性非典型肺炎、病毒性肝炎、流行性乙型脑炎、流行性脑脊髓膜炎、脊髓灰质炎、麻疹、艾滋病、流行性出血热、狂犬病、登革热、炭疽、细菌性和阿米巴性痢疾、肺结核、伤寒和副伤寒、百日咳、白喉、新生儿破伤风、猩红热、布鲁氏菌病、淋病、梅毒、钩端螺旋体病、血吸虫病、疟疾、人感染高致病性禽流感、人感染H7N9禽流感、新型冠状病毒感染。需要严格管理，及时控制、隔离并治疗。

3. 丙类传染病：丙类法定传染病一共有11种，包括流行性感冒、风疹、麻风病、急性出血性结膜炎、流行性腮腺炎、斑疹伤寒、包虫病（棘球蚴病）、丝虫病、黑热病、其他感染性腹泻病、手足口病，属于监测管理。

（二）疠气有很明显的特点

1. 传染性强，极易流行

疠气既能在大范围内迅速传播，也能在局部地区零散发生。

2. 发病急骤，病情危笃

发病急骤，来势极其凶猛，病情十分险恶。常伴随高热、精神错乱、生风，以及血液循环异常等危重症状。

3. 一气一病，症状相似

具有特异性病因和独特的临床症状，以及传变规律。

（三）影响疠气产生的因素

影响疠气产生的因素，主要有下面四个。

1. 气候因素

久旱酷暑，或者洪涝灾害过后，以及湿雾瘴气的环境，都很容易引发瘟疫。通常大灾之后往往伴随着瘟疫的爆发。

2. 环境因素

环境卫生状况不佳，比如水源污染、空气污染等，都可能导致病菌滋生。食物受到污染，或者饮食习惯不健康，也会增加疫病发生的风险。

3. 预防措施不当

如果预防措施做得不够，或者预防隔离措施没有执行到位，可能会导致瘟疫在不同地方流行。

4. 社会因素

战争、人为灾难等社会因素，也常常会导致瘟疫的蔓延。

第三节　内伤病因

我们在上一章已经了解了外感病因,它主要是从外部环境感受得来的,比如气候的变化和微生物因素的影响。而内伤病因则主要是从身体内部产生的致病因素,人的情志、饮食、劳逸等方面出现异常,导致身体内部的精、气、血、津、液失调,脏腑功能出现问题。具体来说,它主要包括七情内伤、饮食失宜、劳逸失度等方面。

一、七情内伤

(一)七情的基本概念

七情是人体对内外环境变化所产生的情志变化,即喜、怒、忧、思、悲、恐、惊。

其实,这七种情绪变化是每个人都有的,也是正常的。在大多数情况下,它们并不会让我们生病。但是,有些情况下,情绪变化确实会影响我们的健康。

具体来说,如果我们的情绪反应过于突然、强烈、持续不断,超出了我们身体和心理的承受范围,那就可能会对我们的健康造成影响。另外,如果我们的身体本身比较虚弱,或者脏腑功能虚衰,对情绪变化的调节能力下降,七情也可能会成为引发疾病的诱因。这种情况,我们就称之为"七情内伤"。

```
           突然、强烈、持久的刺激
七情  ───────────────────────▶  七情内伤
          正气虚弱，脏腑精气虚衰，调节能力较差
```

七情内伤示意图

（二）七情内伤的常见情况

突然的刺激，比如带小孩在户外时，一辆大卡车突然按喇叭，声音特别大，小孩就可能被吓到。

强烈的刺激，比如亲人离世，会让人感到极度的悲伤，甚至可能引发心脏疼痛等身体疾病。

持久的刺激，比如说伤离别，你在一个美丽的地方旅居了一个月，和当地人玩得很开心，但假期结束后要离开，那种依依不舍的感觉可能会持续很久。或者恋人分手，那种痛苦和失落也可能持续一两个月，甚至长达数年。长时间沉浸在这种情绪中，对身体健康确实不利。

还有一种情况也会导致持久的情绪刺激，那就是家庭关系不和谐。有的夫妻可能因为各种原因草草结婚，但后来发现彼此在很多方面都不合，比如价值观、世界观、生活习惯等。长期生活在这样的环境中，难免会产生矛盾和摩擦，久而久之就可能导致肝气郁结，进而引发各种身体疾病。

工作不顺利也可能导致长期的情绪困扰。比如，眼高手低或者是专业不对口，或者你的理想与公司的期望相悖，总是被迫做不喜欢的事情，这种情绪积累起来，久而久之，也会对身体造成损害。

天灾人祸、持续不断的负面社会新闻，这些也会带来持久的情绪刺激。特别是当一个人过度关注这些事件时，他的情绪很容易被卷入其中，长期下去，也可能导致内心的伤害。

生活的大起大落也是情绪刺激的来源之一。比如，有些人原本经济状况很好，但突然遭遇生意失败、破产，甚至被列入失信名单，这种巨大的落差和压抑的生活状态，会让他们感到郁郁寡欢，进而产生损伤。

又有一种情况是，当一个人的身体状况较差，正气虚弱，脏腑功能衰退时，他们的情绪调节能力也会下降。也容易造成情绪的刺激。这种情况在家庭中尤为常见，尤其是那些负责辅导孩子功课的母亲。她们常常忙于家务和琐事，气血消耗大，导致情绪调节能力变差，肝火因血虚而旺到了极点。一点小刺激，比如孩子坐姿不正、握笔姿势不好或做题稍慢，老公拿了杯子没有放回原位，都可能引发她们的怒火，导致情绪失控。而这种不良情绪最终会伤害到她们自己。

（三）七情致病的特点

1. 直接伤及内脏

（1）首先影响心神

心藏神，为五脏六腑之大主，是人体神志与情感活动的统领核心。

七情的产生与调节均以心神为基础，所有情绪活动皆源于心。当七情过激超出人体耐受范围，致病作用会首先作用于心神，因心神需对情绪刺激做最初反应，过度扰动易致心神失调，出现心神不宁等问题。

心神失常后，又会进一步影响与不同情绪对应的脏腑，引发脏腑功能紊乱，形成"先伤心神、再及他脏"的致病路径。

（2）损伤相应之脏

喜、怒、悲、思、恐这五种情绪，在中医里被称为五志。每种情绪都可能对特定的脏腑产生不良影响：喜伤心、怒伤肝、忧悲伤肺、思伤脾、恐伤肾。这些观点受到五行学说的影响，因此在学习和理解时，我们不应当过于机械或僵化。在实际应用中，应当根据每个患者的具体病情来综合考虑。

（3）易伤心肝脾

虽然七情都可能伤及相应的五脏，但根据临床经验，我们发现它最容易伤害的是心、肝、脾这三个脏腑。

各类情志活动都始于心,所以无论何种波动过度的情绪活动,心都首当其冲。

肝藏血,血是精神活动的物质基础。因此,情绪过于激烈或持续过久,就会消耗血,进而损伤肝。

脾生血,在受到情绪刺激时,会过度消耗血,脾往往会受到影响,同时因情绪引起的肝气也会乘脾,两相叠加,脾就受损了,最常见就是人一有情绪就没有胃口。

(4)易损潜病之脏腑

潜病,是指体内已经存在病变,但尚未表现出明显的临床症状。一旦遭遇强烈的情绪刺激,这些潜在的问题就可能突然爆发,出现原本病证的临床表现。

有些人,表面上看起来挺健康的,但其实脏腑里可能已经有了问题。像有的人脑血管已经变得狭窄或者有梗阻的迹象,平时可能感觉不出来,但一旦遇到情绪上的波动,就可能会中风。比如,平时血压就偏高,虽然不觉得特别难受,可能只是偶尔头晕一下,但如果因为辅导孩子作业而着急上火,就可能出现脑出血,导致中风。还有,有些人可能心脏冠状动脉已经有些硬化了,平常连胸闷都没有,可能只是感觉有些累,但如果突然跟人吵一架,情绪激动,就可能会心肌梗死,需要立即抢救,否则后果不堪设想。

2.影响脏腑气机

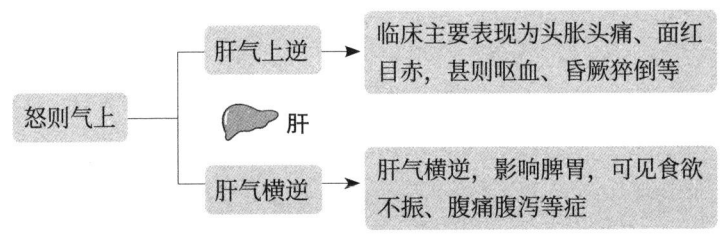

怒与肝气的关系示意图

情志会影响身体的气机运行。比如说怒则气上。人生气时，气会往上冲，就像人们常说的"怒发冲冠"，虽然这听起来有些夸张，但它确实描绘了生气时气机上冲的一种极端表现。

当肝气上逆时，通常会有一些明显的症状，比如头昏、头晕、头胀、头痛，甚至面红目赤，严重的话还可能出现呕血。另外，肝气如果横逆，还会影响到脾胃，导致我们在生气的时候胃口不好，吃不下饭。

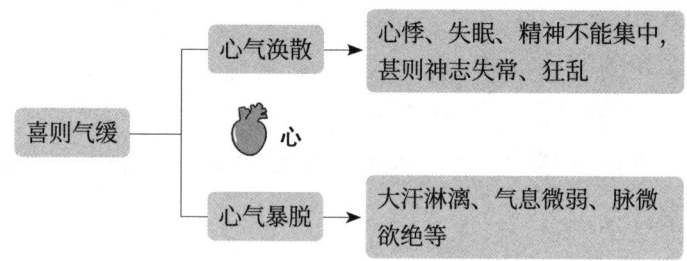

喜与心气的关系示意图

喜则气缓，通常来说，开心能够放松紧张的精神，让我们感到心情平静和舒畅。但是，如果一个人过于开心，心情就会过于放松，甚至到了涣散难收的地步，可能会笑得头晕目眩。

还有一种情况，是欢喜到心神难以收拢，记得小时候，学校宣布第二天要去郊游，我整个晚上都在兴奋地幻想着要带什么好吃的，跟哪些同学一起吃，玩什么游戏，高兴得不得了。那个时候，感觉心就像在南山上跑马，任由马匹自由奔跑，思维变得涣散，很晚才睡着，然后又早早地醒来。

这种涣散的精神状态，常常表现为一开心就浮想联翩，不停地想象各种事情，思维仿佛无限延伸。这就是心气涣散的一种表现。

有时候，人们会因为过于欢喜而大笑不止，结果笑得太过了，过度通气，导致气短、有气无力。更严重的情况甚至可能出现心气暴脱，大汗淋漓等表现。

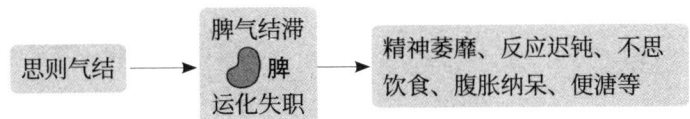

思与脾气的关系示意图

思则气结，最常见的情况就是钻牛角尖。比如说，当一个人遇到一个问题，反复思考却总是想不明白、想不通，这时候就容易出现思则气结的状况。

有患者来找我，说她腹胀得厉害，肚子胀得像篮球那么大。我尝试了各种方法，包括温针、埋线和吃药，想给她降胃、健脾、疏肝，都没有将胀肚治下去。

后来，我深入追问她的病史，才发现原来腹胀的根源在于她在不知情的情况下吃了一块狗肉（由于她有着某种信仰，认为自己不能吃狗肉），这让她非常纠结和懊悔，觉得自己违背了信仰。这件事一直让她纠结不已，就像钻进了牛角尖一样，怎么也出不来。思则气结，她越是纠结，气就越是不通，气结得越厉害，肚子就越胀。

后来，我尝试给她埋线，经过治疗肚子平复下去了，腹胀好了一个月，又复发了，肚子再次胀得像篮球一样大。

思则气结，思得太厉害了，钻进牛角尖了，就会让人生病。

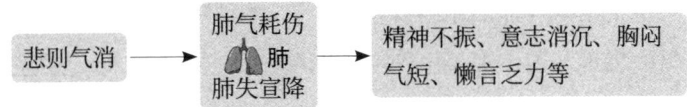

悲与肺气的关系示意图

悲则气消，也就是说，过度悲伤或长时间沉浸在悲伤的情绪里，会对肺气造成损伤。

我们经常说"伤春悲秋"，其中秋天是最容易让人产生悲伤情绪的季节。因为秋天与肺相对应，而肺主导的情志就是悲。

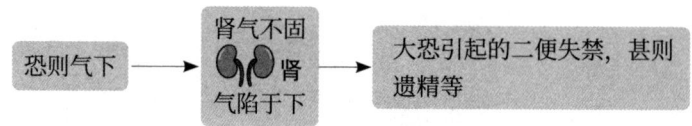

恐与肾气的关系示意图

恐则气下，指的是当我们感到过度的恐惧时，肾气会变得不稳固，气息会下沉。

当形容一个人特别害怕时，我们会说这个人"吓尿了"。这其实就是"恐则气下"的一种生动表达，因为突如其来的恐惧确实可能导致大小便失禁。

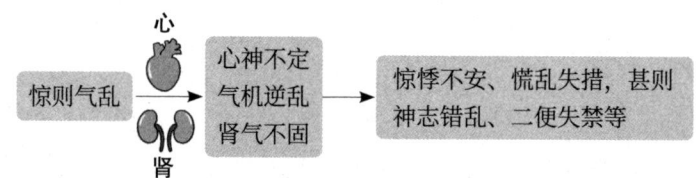

惊与气机的关系示意图

惊则气乱，就是说突然间受到惊吓，心气就会受到损伤。因为"惊气先入心"（《冷庐医话·令人》），所以心气会变得紊乱，心无所依，神无所主，会出现惊悸、不安的状况。

那么，惊和恐有什么不同呢？恐惧通常是从内心产生的，他是自己心里就害怕，没有外部的原因或诱因。比如有些人一到晚上害怕，这些都是恐惧的表现。而惊则是由外部因素引起的，比如有什么东西吓了你一跳，那就是惊。惊的时候，人的心气会比较乱。

简言之，恐自内生，惊由外触，这就是它们之间的区别。

| 恐是从内心产生的 | 惊是外界因素导致的 |

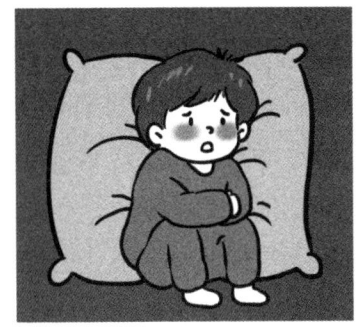 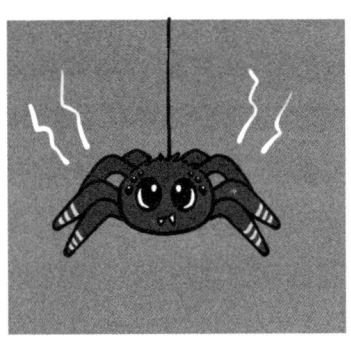

现在我们已经知道了这七种情绪都会导致脏腑的气机紊乱，进而引发疾病。

我们一直说，气是有能量、有温煦作用的。当这七种情绪导致气机过度集中时，气就会变成火。这就是我们常说的五志过极皆能化火。这种情绪的最终结果就是导致气郁，气郁在那里，久而久之就会变成火，表现出来就是面赤口苦、心烦易怒、失眠，甚至可能吐血、衄血。

3. 发为情志病

情绪对人体健康有着深刻影响，它既能导致疾病的发生，也能在某些疾病中引发情绪异常。

（1）当情绪受到强烈刺激时，可能引发的疾病，比如抑郁症、癫痫、狂躁症等。

（2）有些病症会因为情绪刺激而诱发，比如胸痛、心绞痛、头晕目眩、胃痛等。

（3）除了上述原因，有些疾病可能由其他原因导致，但会表现出情绪异常的症状，比如糖尿病、恶性肿瘤、慢性肝胆疾病等。

4. 影响病情变化

心情保持开朗、积极向上，对疾病的康复、好转乃至痊愈都大有裨益。

而七情内伤，情志异常，就可能会诱发疾病的发作，或者使病情进一步加重。有时，由于剧烈的情绪波动，病情可能急剧恶化，甚至出现猝死的情况。

二、饮食失宜

饮食失宜包括三个方面，第一个是饮食不节，第二个是饮食不洁，第三个是饮食偏嗜。

（一）饮食不节

这个饮食不节，就是指饮食没有节制，换句话说，就是饥饱不正常。这主要表现在两个方面，一方面就是吃得太少，另一方面就是吃得太饱。

1.过饥

过饥指摄食不足，如饥而不得食，或节食过度，或因脾胃功能虚弱而纳少，或因七情内伤而不思饮食，或不能按时饮食。

《灵枢·五味》说："谷不入，半日则气衰，一日则气少矣。"

有人工作太忙，忙得连饭都忘了吃，或者总是想着等忙完再吃。等到工作快结束的时候，突然会感觉手脚没力气，眼前发黑，胸闷得喘不过气，还冒冷汗。这时候才意识到，原来是饿得太厉害了，就像古人说的"半日则气衰"。这就是身体因为饥饿而出现的气衰表现。

如果一个人长时间都处于这种过饥的状态，那么身体就会受到病理损伤，对健康造成不良影响。

2.过饱

过饱，就是吃得太多，超过了脾胃的消化能力。如果暴饮暴食，超过脾胃的承受能力；或中气虚弱强食，就是说本来脾胃不是特别好，又吃得特别多，就会引起脾胃难以消化、传输而引起疾病。

《灵枢·痹论》说:"饮食自倍,肠胃乃伤。"就是说,吃得太多,肠胃就会受伤。比如大病初愈后,如果吃得太多或者太油腻,很容易导致疾病复发,叫食复。还有,给小孩喂太多食物,也容易造成消化不良,长期下来可能会形成疳积。

很多人觉得生病了或者小孩要长身体,就应该多吃一点来补充营养。但实际上,吃得多并不一定是好事,反而可能成为造成疾病的根源。因为一旦吃得太多,身体就难以消化,会引发各种疾病。所以,饮食还是要有节制,适量就好。

(二)饮食不洁

饮食不洁,就是吃的东西不够干净,或者是已经陈腐变质,甚至有毒的食物。

如果吃得不干净,会得各种胃肠道的病,出现腹痛、吐泻、痢疾等,甚至引起蛔虫、蛲虫等寄生虫病。

想要避免这些问题,就得养成好习惯。饭前便后都要洗手,保持清洁,这样脏东西就不会被吃进去了。还有千万别乱吃东西,尤其是那些来历不明的。比如野味,谁知道它身上有没有寄生虫呢?还有野菜,特别是蘑菇,千万别随便采,万一吃了中毒怎么办。

个人卫生真的很重要,特别是孩子们。比如,下雨天的时候,非洲大蜗牛可能会爬出来,小孩子好奇心强,可能会去摸。这时候大人就得看好,别让他们乱摸,免得惹上寄生虫病。而且,小孩子常常喜欢吸手指,他们不仅可能去摸蜗牛,还可能跑到菜地玩泥巴。有些菜地是用粪便施肥的,要是粪便里有蛔虫卵、蛲虫卵,小孩子玩完后可能会擦嘴,一不小心就把虫卵吃进去了,这样就可能得寄生虫病。

之前我还听说过一个挺吓人的事情,一家人吃饭后中毒死了,只剩下一个人活着。警察查了半天也不知道原因。后来,那个没死的人把剩菜剩饭拿去喂鸡,结果鸡也死了。大家都怀疑是这个人下的毒,但最后发现其实不是这样的。原来，这家人中有人在路边捡了一瓶盐，他看不懂瓶子上化学名称，只认出一个"盐"字，就以为是食用盐，拿回家炒菜用了。但其实那是有毒的工业盐，一吃下去就中毒了。

表6-3 饮食不洁常见情况

胃肠功能紊乱	脘腹疼痛、恶心呕吐、肠鸣腹泻等
肠寄生虫病	腹痛时作、嗜食异物、面黄肌瘦等
疫毒污染	某些传染性疾病，如痢疾等
食物中毒	轻：脘腹疼痛、呕吐腹泻 重：毒气攻心、神志昏迷、危及生命

有些老人往往十分节俭，剩菜剩饭热了一顿吃，又剩下了，还会再热，直到吃完。长时间存放的饭菜可能会变质，这种变质的食物一旦食用，很容易引发中毒。

像酸汤子这样的东北特色食品，或是泡发的木耳，如果处理不当，都可能导致食物中毒。此外，有些商家为了销量，会提前打开椰子，这样一来，椰子水就容易被"椰毒假单胞菌"污染，这种细菌会大量繁殖并产生剧毒的"米酵菌酸"，一旦摄入，极有可能导致中毒甚至死亡，此类事件也时有新闻报道。

因此，请大家在享受美食的同时，务必注意食品安全，避免食物中毒。

（三）饮食偏嗜

饮食偏嗜，其实就是有些人特别喜欢吃某些特定的食物。如果长时间只吃某一类食物，可能会对身体造成不良影响。

具体分起来，饮食偏嗜有三大类。

1. 寒热偏嗜

如果经常偏食那些生冷、寒凉的食物，比如瓜果、酸奶、雪糕，就容易损伤脾胃的阳气，导致体内寒湿加重。吃多了这样的食物，可能会肚子痛，大便也不成形，还容易怕冷。

反过来，如果特别喜欢吃那些辛温、燥热的食物，比如牛肉、羊肉还有烧烤类的，那可能会导致肠胃积热，甚至可能引发痤疮、痔疮。这些食物吃多了，可能会觉得身体发热、盗汗，容易便秘，脾气也变得暴躁。

2. 五味偏嗜

人的精神气血都是由饮食五味所滋生，五味与五脏各有其亲和性。《素问·至真要大论》里说："夫五味入胃，各归所喜，故酸先入肝，苦先入心，甘先入脾，辛先入肺，咸先入肾。"

如果我们特别喜欢吃某一种味道的食物，就可能会让对应的脏腑功能失调。而且，因为脏腑之间的平衡关系被打乱，而出现其他脏的病机改变。

《素问·五脏生成》说："多食咸，则脉凝泣而变色；多食苦，则皮槁而毛拔；多食辛，则筋急而爪枯；多食酸，则肉胝皱而唇揭；多食甘，则骨痛而发落。"

3. 食类偏嗜

如果总是只吃某样食物或者某一类食物，或者不喜欢吃甚至不吃某些食物，又或者饮食里缺少了一些必要的营养，时间久了，这些都可能成为生病的原因。

就像有些人特别爱喝可乐，长期下来就容易得糖尿病；有的人喜欢喝酒，喝多了就可能得肝硬化或者胃溃疡；还有的人喜欢喝茶，但如果喝得太多，身体可能会出问题，比如出现浮肿，或者胃里经常有水声，还容易咳嗽。

另外，如果饮食中缺少了某些重要的元素，也会生病。比如，缺少维生素D会导致钙磷代谢失常，然后可能会得佝偻病；有的人因为缺碘，就会得甲状腺肿大的病。

所以，吃东西的时候真的得注意，不要偏食，要均衡饮食，食物也要干净卫生，还有吃饭的量也要适中，不要饥一顿饱一顿的。

三、劳逸失度

日常活动和适当的休息对维持身体健康非常重要。

适量的劳动对身体是有好处的，可以促进气血流通，增强我们的体质。而适当的休息则能帮助我们消除疲劳，恢复体力和脑力，这样我们的身体才能维持正常的生理活动，避免生病。但是，无论是长时间的过度劳累还是过度的安逸，都可能对我们的身体造成损害，导致生病。

1. 过劳

过劳其实就是过度疲劳，主要分为三种情况：劳力过度、劳神过度和房劳过度。

劳力过度就是长时间做体力活，这样会让身体很累，损耗机体之气，时间久了容易生病。这种情况经常做体力活的人里很常见。他们干活太使劲，可能还没到四十岁就感觉身体到处疼，这就是劳力过度造成的。

劳神过度，也就是脑力劳动过度。这种情况在从事脑力劳动的人群中比较常见，尤其是那些长时间坐在办公室的上班族，比如教师、律师，还有IT行业和银行业的工作人员等，加班就是劳神过度。另外，学生也是一个常见的劳神过度的群体。他们常常为了完成作业熬夜到很晚，第二天起床时，他们可能会感到精神不振，整个人似乎气息不足，工作或者学习都提不起劲，甚至不愿意出门或者参与娱乐活动。

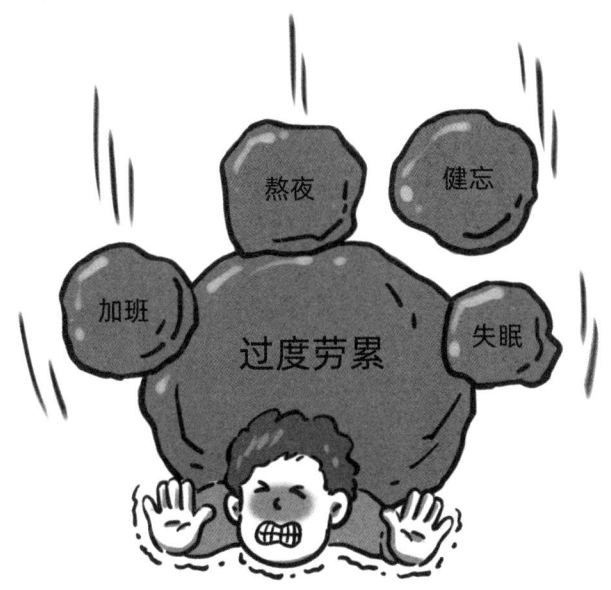

房劳过度主要是夫妻性生活不节制,房事太频繁。肾藏精,肾主封藏,性生活不节,房事频繁就损伤肾中的精。新婚夫妇如果房事太频繁,容易感到腰酸背痛,晚上尿多。男性可能会出现早泄,女性则可能月经不调。

所以,过劳了就要注意调节,不要太劳累,不要太费神,性生活也要有节制,这样才能避免过劳带来的问题。毕竟,任何事情都要有个度。

2. 过逸

过逸,简单来说就是过得太安逸了,长时间不劳动也不做体力锻炼。这种安逸可以是被动的,也可以是主动的,但通常我们说的过度安逸,是指那种主动选择好逸恶劳的情况。有些人很懒惰,生活习惯也不规律,对养病也没有正确的认识,过度休息,这样就很容易发生过逸的情况。

过度安逸、不爱动弹,会导致人体气机流转不畅、阳气不振,这类人通常看起来很虚弱，特别是长期脑力劳动过度，再加上过度安逸导致的阳气不振，更容易引发神经衰弱，表现为精神萎靡、反应迟钝。

如果每周去爬一次山，坚持一个月下来，你会明显感到精神状态更佳，比长时间宅在家里睡懒觉好得多。记得1992年，我因为受伤，不得不在家躺了整整两个月。对于一个八九岁的小孩来说，那时候正是活蹦乱跳的年纪，要我躺在床上一两个月简直太难熬了。等终于可以下床时，我发现自己居然站不直了，腿软绵绵的，肌肉也松弛得没有力气。刚起床那会儿，我还以为能像以前那样走路，结果猛地一站，整个人就摔地上了，根本站不起来。这就是被动的过逸。适应了几天，才重新学会了走路。

所以人还是得保持适当的运动，过度劳累不行，完全不动也不行，关键是要找到那个平衡点。学习中医的病因学，特别是内伤病因学，会发现它特别强调"适度"这个概念。情绪要控制好，不能太过也不能不及；饮食也是如此，要吃得干净卫生，不能过饱也不能过饥。劳逸方面也是如此，凡事都得有个度。中医讲究的就是"中"，阴阳要调和，不能偏盛偏衰。

第四节 病理产物病因

我们在学习病因时,知道了病因分外因和内因,还有一种叫病理产物病因。简单来说,很多时候,当我们的身体受到外因的侵害或内因的干扰后,会产生一些垃圾,这些就是病理产物。这些病理产物如果进一步伤害我们的身体,那它们就会变成新的病因,这就是我们说的病理产物病因,也可以叫继发性病因。

一、痰饮

(一)痰饮是什么

简单来说,当人体内的水液,也就是我们常说的津液,它的代谢过程出现了问题,产生的那些不正常的物质,我们就称为痰饮。这些物质中,浓稠的部分就是痰,而比较稀的部分就是饮了。

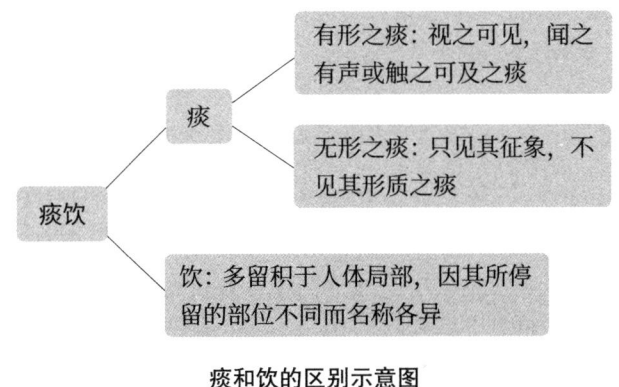

痰和饮的区别示意图

痰分为有形之痰和无形之痰。有形之痰，就是那种我们肉眼能看到、咯时能听到气管的痰音，或者吐出来用手能摸到的痰。而无形之痰是只见其征象，却看不到它实际形态的痰。

至于饮，它通常会停留在人体的某个部位，因为停留的位置不同，所以也有不同的称呼。

那如何看待痰饮是继发性的产物呢？我给大家举个例子吧。

假设有一个平时比较贪吃的人，他可能喜欢吃些生冷食物，或者肥甘厚味的食物。比如他晚上吃了烧烤或者火锅后，聚餐结束回家时，由于天气降温了，路上很冷，他又穿得不够多，结果就着凉了。这时候，他有哪些病因呢？一个是饮食不当导致的内伤，就是吃得太饱了；另一个是外感风寒，因为天气冷，他穿得不够多。

后来，他感冒发烧了。这种情况，既有内伤饮食的问题，又有外感风寒的问题，是两种病因共同导致他感冒发烧的。他可能会觉得喉咙痛，鼻子热，但身上又觉得怕冷。

这时，他去医院看病，医生会仔细询问他的症状，然后根据情况给他开药。医生可能会开香苏饮加上焦三仙这类药物。香苏饮主要用于解表散寒，帮助身体驱除寒气；焦三仙则用来消食，解决因饮食不当导致的消化不良问题。服用这些药物后，他的感冒症状应该会逐渐好转，不再发烧，喉咙也不会再疼痛，鼻子也不会发热了。

然而，感冒虽然好了，但他可能会遇到新的问题——喉咙里总是感觉有痰，不停地咳出浓稠的痰来。

这时候，患者咳出的痰就成了导致他持续咳嗽的新病因。那么，这个痰是怎么来的呢？其实，就是之前的外感风寒和饮食不当导致的。风寒侵袭和不当的饮食使他生病了，生病期间身体的水液代谢功能受到影响，无法正常代谢的水液就变成了痰，积聚在肺部和气管里，因此他会不停地咳嗽。

为了解决这个问题，我们可以使用化痰的药物进行治疗，比如千金苇茎汤可以促进痰液的排出，或者用二陈汤来化痰。

（二）痰饮的形成

痰饮的形成原因多种多样。可能是因为身体受到外界六淫邪气的侵袭，或者是因为内伤七情，还可能是因为饮食失宜。这些因素都可能导致脏腑的功能失调，使身体的气化过程受阻，进而影响到水液的代谢。当水液代谢出现障碍时，水液就会在体内停聚，逐渐形成痰饮。

就像我们之前提到的例子，那个人因为外感风寒导致水液代谢失常，进而形成了痰饮。当我们内伤七情，比如生气或焦虑，这些情绪因素也可能导致痰饮的产生。如果我们饮食不规律，吃得过饱或饥饿过度，也会引发痰饮的生成。无论是情绪因素还是饮食问题，它们都可能导致脏腑功能的失调，进而使气化的过程受到阻碍。水液的代谢出现障碍，水液停聚而形成了痰饮。

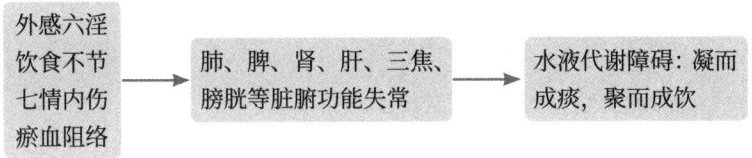

痰饮产生的原因示意图

外感六淫、饮食不节、七情内伤，以及瘀血阻络，这些因素都可能导致肺、脾、肾、肝、三焦、膀胱等脏腑的功能发生异常。一旦脏腑功能失常，水液代谢就会受到阻碍。水液无法正常代谢，就会凝结成痰，积聚起来形成痰饮。

除了我们之前提到的外感六淫、饮食不节、七情内伤之外，还有一个重要的因素就是瘀血阻络。瘀血同样能够引发水液代谢障碍，因为痰与瘀血之间会相互影响、相互结合，这是很重要的病机。

（三）痰湿的致病特点

无论是浓稠的还是清稀的痰饮，本质上都是一个有形的物体停留在体内。这个物体一旦存在，就不可避免地会阻碍气血的正常运行。

1. 阻滞气血运行

痰湿虽然是一种黏稠的物体，但它并不是固定不动的。在气的推动下，痰湿会在体内流动，它流动到哪里，就会对那个部位的脏腑功能产生影响。一颗小石头被扔进一个精密的机器里，它掉在哪里，就会卡住哪里的齿轮，导致机器运转不良。人体也是这样一个精密的系统，痰湿就像那颗小石头，一旦卡在某个部位，就会影响到那个脏腑的正常运转。比如停在肺里就会咳嗽，停在胃里就会恶心呕吐，痰浊痹阻心脉就会胸闷心痛，痰留在喉咙则气结形成梅核气。痰要是停留在头颈四肢，可以形成瘰疬、痰核、阴疽流注。

痰湿，有流通性，流通的同时阻碍气血运行。

当它流注到经络时，经络里的气机就会被它堵住，气血运行变得不顺畅，出现肢体麻木，行动不便，甚至是半身不遂。如果痰湿留滞在脏腑，那么脏腑的气机升降也会变得不正常。

2. 影响水液代谢

痰湿，其实就是我们身体里的水液代谢出了问题后产生的，但是痰湿一旦形成，它就会反过来影响我们的身体，尤其是肺、脾、肾等脏腑的功能。这样一来，水液代谢会更加紊乱，导致更多的痰湿产生。

如果痰湿困住了脾，那么脾的功能就会下降，水湿也就无法正常运输了。如果痰饮阻塞了肺，肺失宣降，导致水液不能正常分布。如果痰湿停留在下焦，就会影响肾的蒸腾气化功能，水液就会停滞不前。就这样，痰饮又能造成瘀血，形成了一个恶性循环。

3. 易于蒙蔽心神

痰湿为浊邪，心神性清净，一个是浊物，一个是清净物。浊物自然容易污染清净之物。痰浊致病后，随气上逆，极易蒙蔽清明之窍，扰乱心神，导致心神活动异常，出现头晕目眩、精神不振等症状。更为严重的是，痰浊若与风、火结合，会进一步扰乱神明，引发癫狂痫等严重病症。即使患者尚未达到癫狂痫的严重程度，也可能出现幻视、幻听、脾气暴躁、性格固执或神智异常等表现。

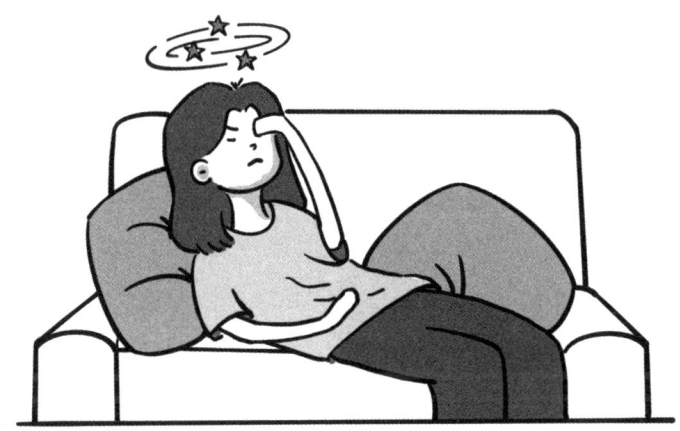

4.致病广泛，变化多端

基于前面的三点，我们了解到痰湿会阻碍气血流动，干扰身体里的水液代谢。痰湿还有流动性，会随着我们身体的气到处跑，从五脏六腑到四肢百骸、肌肤腠理，可以停滞在人体的任何一个部位。因此，它的致病范围特别广。

更麻烦的是，痰湿又容易兼邪致病，比如它特别爱跟热邪混在一起。这样一来，临床上就出现了很多复杂的病症，症状也是五花八门，让人头疼。所以我们常说"百病皆有痰作祟"。

当我们遇到那些疑难杂症，用常规方法怎么也解决不了的时候，不妨从痰这个角度入手试试看。可以试试化痰祛湿的方法，说不定就能找到解决之道呢。

二、瘀血

（一）瘀血是什么

瘀血指的是离开正常脉道而积聚的血液，或是因流动不畅在经脉或脏腑组织内停滞的血液，是体内血液停滞、积聚形成的病理产物，属于继发性病因。

（二）瘀血的形成

为何血液流动缓慢会形成瘀血呢？其实，我们可以想象日常交通中的堵车现象。为什么会堵车？往往是因为车辆行驶速度缓慢，流动不畅。瘀血的形成与堵车的情况颇为相似。

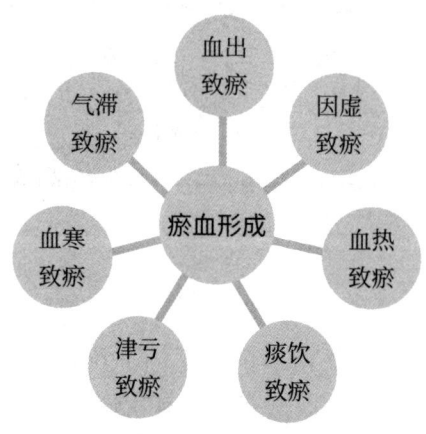

瘀血成因示意图

假设有一条原本有三条车道的宽敞道路，车辆在上面正常行驶，一切都很顺畅。但突然，前面的三车道合并成了一车道，道路变得狭窄了。你会发现后面的车辆开始缓慢行驶，甚至有些停滞不前，为什么呢？因为三条车道交汇了，变为一条车道的话，车道能承载的车流就变小了，车流就会变得非常缓缓，慢慢到一定程度，就形成了我们所说的"堵车"。

血被堵死了，它就是瘀血了。

血瘀的形成，主要有以下原因。

1. 血出致瘀

血出致瘀是指因为某些原因出血后形成的瘀血。那么，这种瘀血是怎么产生的呢？

首先，外伤是一个主要原因。比如跌打损伤、手术创伤，这些都可能让血管破损出血。这些血液一旦离开原来的血管，就变成了离经之血，也就是我们说的外伤导致的出血。

还有其他一些原因也可能导致出血。比如脾不统血、肝不藏血、热灼脉络等出血。另外，女性如果受邪而行经不畅，或者产伤，也可能会有出血的情况。

这些出的血，如果没有及时排出体外，也没有及时消散掉，就会积聚在体内，最后形成瘀血。

2. 血行不畅会导致瘀血

只要是影响血液正常流动，让血液运行变得不顺畅的各种因素，都有可能引起瘀血。比如说，脉管痉挛或狭窄。

3. 因虚致瘀

因为血是靠气来推动的，气虚或者阳虚，就不能推动血液运行，之后血就停在那里了。

为了更好地理解这个原理，我们可以想象一下东北的倒骑驴场景。（倒骑驴是一种人力交通运输工具，是三轮车中的一种，多用于短途货物运输、载客，是活跃东北地区大小城乡最便捷、最简单的交通运输工具。正常的三轮车，车厢在后，骑车人在前，而"倒骑驴"车厢在前，骑车人在后，因此，人们形象地称它为"倒骑驴"，这种三轮车比普通三轮车更安全、更好操作，是东北的大街小巷上一道独特的风景。）马路上都是倒骑驴，需要人来向前踩蹬踏板才能前进。想象一下，如果骑车的人突然都不见了,那么倒骑驴就失去了前进的动力,只能停在那里。这些停下来的倒骑驴,就好比是体内停滞不前的血液。

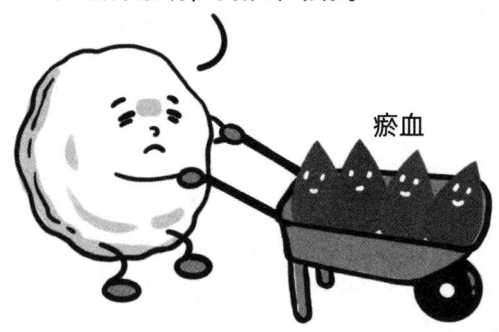

4. 气滞会导致瘀血

血液的运行是依赖于气的推动的。如果气因为某些原因停滞不动了,那么它就无法推动血液,这样就会导致瘀血的形成。

5. 津亏导致瘀血

津液和血液同源于水谷精微,被输布于肌肉、腠理等处的津液,不断地渗入孙络,成为血液的组成成分。血与津液均是周流于全身的液态物质,而且在运行输布过程中相辅相成,互相交会,津可入血,血可成津,共同发挥其滋润、营养作用。在病理上血与津液又相互影响,"孙络水(今改作外)溢,则经有留血"(《素问·调经论》)。"经为血,血不利则为水,名曰血分"(《金匮要略·水气病脉证并治》)。血能病水,水能病血。水肿可导致血瘀,血瘀亦可导致水肿,这是临证屡见不鲜的。瘀血也可是水肿形成后的病理产物,而水肿则往往有瘀血见证。

这个情况可以想象成你驾驶着一艘船在江上行驶。突然,江水的水位大幅下降,导致船搁浅,无法继续前行。这艘搁浅的船,就像是体内的瘀血,因为津亏而堵在那里,无法顺畅流动。

6.血热会导致瘀血

当血热时,血液会妄行,也就是说,血液会因为热而离开血管,进入不应该去的地方。这就像一辆跑车开得太快,结果飞出了公路,撞到某个地方引发火灾和爆炸。随着火势的蔓延,公路被火焰封锁,导致交通堵塞。血热导致的血液离经叛道,就像那辆超速脱道的跑车,会引发一系列的堵塞和问题,形成瘀血。

7.血寒导致瘀血

天气变冷了,我们的毛细血管就会收缩,这就好比原本的多车道变成了单车道。就像之前举的那个车流的例子,路上的车辆数量并没有变,但是当三车道突然变成一车道时,道路就会显得特别拥堵。同样地,血寒导致血管变窄,血液流动就会受阻,从而形成瘀血。

8.痰饮会造成瘀血

痰饮在全身流窜,如果它流到血管里,就会像泥石流堵住山路一样,就像被泥石流堵住,无法前行,血液也会被痰饮堵住,无法顺畅流动,这样就形成了瘀血。

(三)瘀血的致病特点

1.易于阻滞气机

瘀血会导致气滞,气滞会导致血瘀,更糟糕的是,血瘀和气滞都会使对方的情况变得更严重。瘀血和痰饮在致病方面其实有点像。它们都会让气的流动受阻,就像路上有障碍物一样。而且,它们还会形成一个恶性循环:气滞会导致血瘀,血瘀又会加重气滞。

2.影响血脉运行

瘀血为血液运行的病因产物,瘀血除了阻滞气机,还影响血脉运行。一旦瘀血形成了,不管它是堵在血管里面还是留在血管外面,都会影响到心、肝、脉等脏腑的正常工作。

瘀血会导致局部或全身的血液运行失常。比如,如果瘀血阻滞于心脏，心脏的血液流动就会受阻，导致会胸痹、心痛；如果瘀血留在了肝脏，就会有"恶血归肝"的说法；如果瘀血堵住了血管，就会损伤血管，导致出血。

3. 影响新血生成

瘀血如果长时间留在体内不消散，会对气血运行造成很大的影响。脏腑得不到足够的滋养，功能也会变得不正常，还会影响到新血的生成。

瘀血会影响新血的生成，这一点真的很重要。如果瘀血一直占据着某个位置，那正常的血就没法去填充那个位置，也就没法去滋养其相应的脏腑了。

有的人贫血，但光去补血可能效果并不好。如果他们身上有瘀血，那些瘀血会占据位置，补再多的血也补不进去。所以，先把瘀血处理掉，贫血的症状往往就能得到改善。

4. 病位固定，病症繁多

瘀血跟痰饮不同的是，瘀血的位置病位是相对固定的。

虽然病位固定，但是瘀血可以产生在任何一个地方，因为全身都需要血液来濡养，所以任何一个地方出现瘀血，就会出现不适症状。

比如，瘀血堵在了心，就会感到胸闷和心痛；堵在肺部，就会胸痛、气促，甚至咯血；堵在肝，就会胁痛，还可能出现肿块；瘀血影响到了女性的子宫，就会导致痛经、闭经，经血颜色暗紫还带有血块；堵在肢体肌肤，就会出现肿痛和青紫；最严重的是，瘀血堵在了脑部，可能会导致突然昏倒，失去意识，甚至留下严重的后遗症。

而且，瘀血如果长时间不消散，还会产生郁热。

5. 瘀血的症状特点

瘀血会导致疼痛，通常是刺痛感，痛处固定不变，拒按，尤其在夜间痛感更加明显。

如果瘀血形成肿块，则可见肿块，且位置固定，不会随意移动。当瘀血位于体表时，可以看到局部皮肤青紫并伴有肿胀。而瘀血在体内时，触摸起来感觉质地坚硬，难以推动。

瘀血会导致出血。有些患者因为瘀血而造成出血，血的颜色比较紫暗，夹有瘀块。

瘀血患者的脸色，通常会发现面色紫暗，嘴唇和爪甲也是青紫的。舌头也会紫暗，或者有瘀斑、瘀点。摸脉的时候，瘀血患者脉诊多见涩脉、结脉、代脉等。另外，瘀血患者还可能有面色黧黑，肌肤甲错[①]，健忘等症状。

在治疗瘀血时，我们必须意识到瘀血与痰饮常常结合在一起。因为瘀血会阻碍气机的流通，进而影响水液的代谢，导致痰饮的产生；同时，痰饮也会阻碍血液的运行，进而形成新的瘀血。因此，痰饮与瘀血之间存在着复杂的相互作用，有时两者会同时出现。在治疗过程中，我们不能只关注痰饮或只关注瘀血，而是要细心分辨这两种病理产物是否相互纠缠，以便更准确地进行治疗。

三、结石

（一）基本概念

结石，指体内某些部位形成并停滞为病的砂石样病理产物或结块。

结石的成因就比较复杂，部分机理至今尚不明确，但也有一些较为常见的原因。

[①] 肌肤甲错：皮肤呈现出类似鱼鳞的粗糙、干燥状态，伴有角质层增厚，颜色偏深褐，常与体内瘀血相关，是一种外在的表现特征。

1. 饮食不当

有些人饮食偏嗜，特别喜欢吃肥甘厚味，影响脾胃的正常功能，导致湿热滋生。湿热在胆内积聚，时间长了就会形成胆结石。另外，如果湿热下注到下焦，长期下来也可能形成肾结石或膀胱结石。还有，空腹吃柿子会影响胃的受纳和通降，形成胃结石。另外，有些地方的饮用水质含有过量的矿物质或杂质，这也是结石形成的一个原因。

2. 情志内伤

情志内伤就是情志不遂，肝气郁结，疏泄失职，胆气不达，胆汁淤积，排泄受阻，久而久之就形成了结石。

3. 服药不当

患者长期过量服用某些药物，致使脏腑机能失调，使药物沉积于体内某些部位形成结石。

4. 体质的差异

体质的差异就是先天禀赋差异，导致某些物质代谢异常，有些东西不好代谢，吃了之后就变成结石。

5. 久病损伤

有些慢性病，因为体内的邪气长时间滞留，会让脏腑的组织结构、功能和代谢都变得迟缓。这样一来，有些物质就会留下来，慢慢形成结石。比如胆病拖得太久，脏腑里的气机就不顺畅，胆汁排泄也会受阻，时间久了，就可能会形成胆结石。

（二）结石的致病特点

1. 多发于肝、胆、肾、膀胱等脏腑。

2. 病程较长，病情轻重不一。

结石通常是因为体内局部湿热积聚，长期煎熬而形成的，所以大多数结石的形成过程都比较缓慢。一般来说，如果结石比较小，有时候甚至不会有什么明显的症状；但如果结石过大，或者卡在了比较狭窄的地方，就会频繁发作，症状也会更明显，疼痛也会更剧烈。

3.阻滞气机，损伤脉络。

结石为有形实邪，停留体内，势必阻滞气机，影响气血津液的运行，引起局部胀痛、水液停聚等。

四、郁气

在我多年的从医经历中，我一直在思考，郁气是否真的可以归为一种病理产物呢？这只是我个人的看法，并不是大家普遍接受的病理产物概念。

郁气，它比较特殊，是无形的停滞的气。简单来说，就是人体内的气在某些部位停滞不前，这样就会导致一系列病理变化。

郁气又是什么状态呢？其实，它就是一种阳热怫郁的状态。

阳热怫郁是指阳气（包括阳和热）在体内受到阻碍，无法顺畅流通，从而导致热量在局部聚集，这就是郁热的一个基本病理变化。

郁气是怎么产生的呢？

首先，外部因素是一个重要原因。任何能影响脏腑功能的外部因素，都可能导致气的流通受阻。因为气是滋养全身、温暖身体的营养物质，所以如果任何一个脏腑出现问题，都可能导致气的郁积。

其次，情绪因素、饮食习惯、过度劳累或过度安逸，这些都可能导致气的瘀聚。

此外，一些病理性的产物，如瘀血、痰饮、结石等，也会进一步导致郁气的产生。从这个角度看，郁气其实是这些病理产物（如痰、瘀血、结石）进一步演变而来的病理。

气郁有什么样的致病特点呢？

第一，气郁会让人感觉胀胀的，很不舒服。

第二，就是发热。这个发热有两种情况。一种是气郁导致全身发热，特别是受了风寒后，全身毛孔都闭紧了，卫气郁在里面就会让人发烧。这时候得想办法让毛孔张开，把热气放出去，这样发烧才能退下去。另一种情况是气郁只发生在身体的某个部位，比如某条经络，那这条经络就会感觉热热的，甚至会长出痈疮、疖肿。

脸上长青春痘，特别是鼻翼两边的，这通常是因为胃经的气郁导致的热。如果女生长阴疮、男生阴囊湿疹，那多半是肝经的气郁产生的热。如果气郁在心包，人会感觉心烦急躁，晚上梦多；如果气郁在上焦，就会头上多汗，头目眩晕，严重的甚至会神昏谵语。

气本身就是有能量的，会发热，所以气郁在哪里，哪里就会有热感。因此，身上的很多热感其实跟气的郁积有关，只要把郁积的气散开，热感就会消失。

第三，郁气如果持续存在，时间一长，就可能导致痰、瘀血、结石等病理产物的形成。比如，当肝气郁结横逆犯胃，郁气就会停留在胃里，导致胃的运化功能下降。这样一来，脾胃就不能正常运化饮食，进而产生痰。再比如，如果肝气郁结，郁气停留在肝里，而肝是藏血的地方，气如果不流动，血也会停滞不前，时间一长，这些停滞的血就会变成瘀血，导致胁部刺痛。

总的来说，郁气可以看作是内因、外因及病理产物等多种因素作用下产生的病理产物。

第五节　其他病因

除上述六淫、疠气、七情内伤、饮食失宜、劳逸失度、病理产物之外的致病因素，统称为其他病因，主要有外伤、诸虫、毒邪、药邪、医过、先天因素等。

一、外伤

外伤，指的是由扑击、跌倒、利器打击等外力作用，或是被虫兽咬伤、烫伤、烧伤、冻伤等引起的，导致皮肤、肌肉、筋骨和内脏的损伤。外伤致病，通常会有明确的外伤史。伤势较轻时，可能只是皮肉受伤，血行不畅，表现为疼痛、出血、瘀斑、血肿等症状；而伤势严重时，会损伤筋骨、内脏，出现关节脱臼、骨折、大出血、虚脱、中毒等严重后果，甚至威胁生命。常见的外伤类型主要包括外力损伤、烧烫伤、冻伤及虫兽咬伤等。

（一）外力损伤

外力损伤，简单来说，就是由于机械性暴力造成的伤害。包括跌倒、坠落、撞击、压轧、负重、努责、金刃等所伤。

（二）烧烫伤

烧烫伤，主要是由火焰、沸水、热油、蒸汽、雷电等火热之邪引起的伤害。

(三)冻伤

冻伤,是因为低温造成的身体部分或全部的伤害。冻伤的程度取决于温度的高低、受冻时间的长短及受冻的部位。温度越低,受冻时间越长,冻伤就会越严重。

(四)虫兽所伤

虫兽所伤,主要指的是被猛兽、毒蛇、疯狗,以及其他家畜或动物咬伤的情况。当被猛兽咬伤时,轻的只是局部皮肉受伤、出血和肿痛;但严重的可能损伤到内脏,甚至因出血过多而致命。如果被疯狗咬伤,除了局部皮肉损伤、出血和肿痛外,经过一段时间的潜伏期后,可能会引发"狂犬病",出现烦躁、惊恐、怕水、怕风、抽搐等症状,甚至导致死亡。

另外,如果被蜂、蝎、蚂蚁等蜇伤,或是被蜈蚣、毒蛇咬伤,通常会导致局部肿痛,也可能出现头晕、心悸、恶心呕吐,甚至昏迷等全身中毒症状。特别是毒蛇咬伤,情况往往非常危急,常可导致迅速死亡。

二、诸虫

寄生虫是动物性寄生物的统称。在我们人体里,常见的寄生虫有蛔虫、蛲虫、绦虫、钩虫和血吸虫等。这些寄生虫住在人体内,会消耗我们身体的营养,还可能引起各种疾病。不同的寄生虫导致的疾病特点也不一样。常见的寄生虫如下。

1. 蛔虫

蛔虫病挺常见的,特别是小孩子更容易得。多由饮食不洁,摄入被蛔虫卵污染的食物而感染。蛔虫会寄生在我们的肠道里。

我小时候就经常生吃地瓜,那时候农村还常用粪水浇庄稼,所以生吃地瓜就有感染蛔虫的风险。有一天半夜,我突然吐出了一条蛔虫,才知道自己被感染了。后来，爸妈给我吃了宝塔糖，打出了七八条蛔虫，病就好了。

2. 蛲虫

蛲虫主要通过手指和食物污染传播，寄生在肠道里。感染后的症状主要是肛门非常痒，特别是晚上，会影响到睡眠。晚上孩子睡着后，可以用手电筒照照肛门，通常可以看到虫体在爬。

3. 绦虫

这种病通常是吃了生的或者没煮熟的猪肉、牛肉而感染的。绦虫会在肠道里寄生。得病之后，多见肚子隐隐作痛，肚子胀气或者拉肚子，还可能会食欲大增，但脸色却发黄，身体也显得消瘦。有时在大便中可见白色带状成虫节片。

4. 钩虫

这种病通常是因为手足皮肤接触到被钩虫蚴污染的粪土而感染的。一开始，局部皮肤又痒又痛、红肿。这种病，我们通常叫做"粪毒"。一旦成虫寄生在小肠里，它们会严重影响脾胃的功能，还会消耗掉身体的气血。

5. 血吸虫

血吸虫，在古代文献中被称为"蛊"或"水蛊"，它主要是通过皮肤接触到含有血吸虫幼虫的疫水而感染的。现在，仍然有很多地方的人喜欢生吃淡水鱼，这些地区往往是血吸虫病的高发区。感染血吸虫后，刚开始会发烧、怕冷、咳嗽、胸痛等；时间一长，可能会出现胁下癥块、鼓胀腹水等症状，后果相对比较严重。

三、药邪

药邪，就是因为药物加工、使用不当，导致生病的一类致病因素。

药物能治病，但也能导致生病。如果药物炮制得不好，或者医生不了解药物的性质、用量、配伍禁忌而使用不当，或者患者没有按照医生的嘱咐乱吃药，这些都可能导致生病。

四、医过

医过，也可以叫"医源性致病因素"，就是说因为医生的失误导致病情变重或者产生其他疾病。医源性因素其实涉及的范围很广，医生在接触患者的整个过程中，他们的言行举止都可能会产生好坏两方面的效果。前面提到的"药邪"，有一部分是因为医生的失误导致的。

五、先天病因

先天病因，主要是指孩子出生时从父母那里继承来的病因。这些病因包括从父母那里遗传来的，还有妈妈在怀孕或者生孩子时出现的异常情况造成的。先天病因主要可以分为两类，一类是胎弱，另一类是胎毒。

（一）胎弱

胎弱，也可以叫胎怯，指胎儿禀受父母的精血不足或异常，以致日后发育障碍，畸形或不良。胎弱的表现有很多种，比如皮肤脆薄、毛发不生、形寒肢冷、面黄肌瘦、筋骨不利、齿生不齐、发生不黑、项软头倾、手足痿软、神慢气怯等。

胎弱主要包括两种情况：一种是各种遗传性疾病，这通常是因为父亲的精子或者母亲的卵子有问题，比如先天性畸形等；另一种是先天的体质虚弱，这多是因受孕的时候，母亲身体不好或者有病，或者饮食不规律，情绪不稳定，劳逸过度，导致精血不足，胎儿没有得到足够的营养。

（二）胎毒

胎毒，有广义和狭义两种解释。狭义上，胎毒指的是一些传染病，这些病在胎儿时期就从父母那里传给了孩子，比如梅毒。

广义上的胎毒是指孕妇在怀孕早期因为邪气，或者吃了不该吃的药和食物，导致胎儿受到毒素影响。这些胎毒会让宝宝出生后容易得一些病，比如疮疖、痘疹等，这些多和从妈妈那里传下来的火毒有关。有时候，孕妇吃太多油腻的食物，小儿出生后可能会有黄疸或者奶癣。

另外，近亲结婚、怀孕时受到大的精神刺激，还有分娩时出现的意外等，也可能成为先天性的病因，导致小儿出生后有各种问题，比如先天性心脏病、唇腭裂、多指或多趾、色盲、癫痫等。而且，父母的体质特点也会遗传给孩子，让他们容易得和父母相同和相似的病。

第七章

发病

第一节　发病的原理

发病学说主要是研究疾病是怎么发生的，它的类型、途径、规律，以及影响发病的各种因素。要想明白发病是怎么回事，我们首先得弄清楚中医里常说的正气和邪气到底是什么意思。

一、发病的基本原理

（一）正气不足是疾病发生的内在因素

1. 正气的基本概念

正气，简单来说，即人体正常功能活动的统称。它涵盖了人体的精、气、血、津、液等生命元素，以及脏腑经络等生理功能，以及在此基础上产生的各种维护健康的能力，比如自我调节、适应环境、抵抗疾病和自愈康复等。

正气充足是保持身体健康的基石，一旦正气不足，就容易导致疾病的发生。

2. 正气的防御作用

（1）抵御外邪

行至皮肤上的卫气能够抵御外界不良因素的入侵。它就像一位勇敢的卫兵，在敌人还未进入领地时，就已经将其消灭。

（2）祛除病邪

如果卫气的防御作用减弱了，病邪就有可能侵入体内。这时，身体内的卫气会与病邪进行一场激烈的战斗。如果正气足够强大，它就能够将病邪彻底清除。

（3）修复调节

身体在康复的过程中，尽管正气会受到了一定程度的损耗，但它仍会努力修复受损的身体。修复的速度取决于正气的充盈程度：正气充足，修复过程会更快；正气虚损，修复速度则会相对较慢。

（4）维持脏腑经络功能的协调

感冒后，常见的就是肺的功能失调。如果肺的宣发肃降功能出了问题，就会咳嗽。但我们身体的正气会自动去调节这个状况。比如，脾胃会加强工作，生成更多的正气，帮助修复肺部功能，同时，脾胃也能把痰运化掉。这样，咳嗽就好了，痰也没了。所以，脾胃生成的正气能够维持脏腑经络功能的协调。

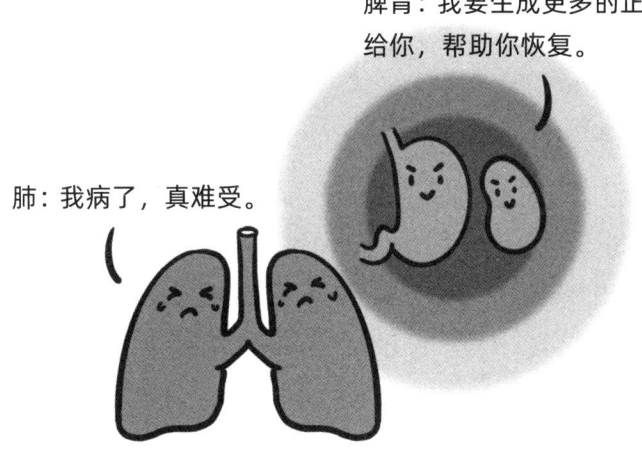

《素问遗篇·刺法论》里说："正气存内，邪不可干。"简单来说，就是如果你的正气足够强大，它第一步就把病邪抵御在外面去了，更别说侵犯你了。

《素问·评热病论》里说："邪之所凑，其气必虚。"病邪能侵犯的部位，正是机体正气最薄弱的地方。这就像麻绳一样，总是最容易在最细、最受力的地方断掉，因为那里最脆弱，承受不住太多的力量。所以，要想保持身体健康，就要加强身体的正气。

3.正气在发病中的主导作用

正气的强弱对于疾病的发生、发展及其转归都起着主导作用。

（1）正虚感邪而发病

当人体正气不足时，一旦受到外邪的侵袭，就很容易生病。这种情况在外感病中尤为常见。

（2）正气不足，内生邪气也会致病

人体正气不足时，调节脏腑经络的机能会下降，导致脏腑功能出现紊乱。这样一来，人体的精、气、血、津、液的代谢就会出现问题，内生五邪从而引发疾病，或者导致这些病理产物的积聚，进而引起新的病变。

4.正气强弱可决定发病的证候性质

当人体正气强盛时，一旦有邪气入侵，正气就会立刻反击。这种正邪之间的斗争往往很激烈，这时产生的诸多症状，统称为实证。

如果人体正气不足，脏腑功能减弱，气血津液也有亏损，那表现出来的就大多是虚证，或者虚实夹杂的情况。

人体正气很足，即使发病时表现为实证，病情看似严重，但因其有足够的祛邪能力，只要治疗方法得当，病邪很快就能被排出体外。

如果人体正气虚弱，邪气难以彻底清除，身体反应会持续，病程也会相应延长。

（二）邪气是发病的重要条件

1.邪气的基本概念

邪气，简称邪，与正气相对，是各种致病因素的总称，包括存在于外界或由人体内产生的各种致病因素。

风、寒、暑、湿、燥、火、疫，及失宜之饮食、痰饮、过度的七情波动，这些都可以是邪气。一切能作用于人体，伤害人体的病因，它都属于邪气。

疾病的发生与变化虽然错综复杂，但是概括起来主要就是邪气对身体的伤害和正气抵抗这种伤害的过程。

正气是决定发病的内在因素，邪气是发病的重要条件。

2. 邪气的侵害作用

（1）导致生理功能失常

邪气让身体的阴阳失去平衡，使得脏腑经络等组织器官的功能变得混乱，气血津液精的代谢也会出问题。

比如，它可能影响到心肺，让人出现心悸、呼吸困难；影响到脾胃，让人吃不下饭或者呕吐；影响到肾的主水功能，让人出现水肿、尿少；影响到肝的疏泄功能，让人出现情志抑郁、亢奋或胁痛；影响到心的藏神机能，让人出现神昏谵语；影响到气血津液精的代谢，出现了痰浊瘀血。

（2）造成脏腑形质损害

如果邪气特别严重，它会造成脏腑组织的形质损害。比如新冠病毒就会引发"新型冠状病毒肺炎"，导致肺部纤维化，心肌炎，甚至可能形成血栓，堵塞血管。

（3）改变体质类型

邪气还可能会改变人的体质类型。比如，原本怕热的人，可能会因为邪气的侵袭而突然变得怕冷；原本怕冷的人，也可能因此变得怕热，出现盗汗的情况。

3. 邪气与发病

（1）邪气是疾病发生的原因

如果没有邪气的侵扰，人体一般都能保持健康。因此，邪气是疾病发生的重要根源。

（2）影响发病的性质、类型和特点

不同的邪气会导致不同的疾病。这些疾病的发病特点、证候类型均不相同。最明显的就是六淫，六淫邪气表现各异，但外感时大多初期表现为表证，且病情发展迅速。

七情内伤导致的疾病则通常发病缓慢，病程较长，它会导致伤及内脏，或者是气机紊乱、气血失调。

饮食不当导致的疾病，通常病变部位较为明确，多损伤脾胃，且容易引发气血不足等继发问题。

外伤会损伤皮肤、肌肉、筋骨甚至脏腑了。

（3）影响病情和病位

感邪的严重程度和邪侵入部位与病情轻重紧密相关。

四时八节之时乘虚而侵入人体的贼风，被称为"虚邪"；而因劳累出汗，腠理开泄所遭受的风邪，则叫作"正邪"。

虚邪导致的疾病通常较重，而正邪导致的疾病则相对较轻。感邪轻的人，临床表现也较轻；反之，感邪重的人，临床表现也更为严重。

受邪的部位不同，症状也有所不同。如果邪气侵入较浅，多表现为表证；若侵入较深，则多形成里证；表里同时受邪，症状既重又易发生变化。

此外，邪气的性质也与病位有关。例如，风邪易侵袭人体上部，且多影响肺卫；湿邪则易阻滞气机，多损伤脾脏；疠气发病急骤，传变迅速，短时间内就能深入人体内部，损伤心、肝、肾等重要脏腑，甚至危及生命。比如流感，如果不加注意，就有可能发展为心肌炎等严重疾病，甚至导致死亡。

（4）某些情况下主导疾病的发生

有时，当邪气的毒性和致病能力特别强烈，超出了人体自身的抵抗和调节能力时,邪气就会对疾病的发生起到关键性的作用。

以"流感病毒"为例,有些人身体好,能扛得住这种病毒的侵袭。但很多人抵抗力差,一旦感染,症状往往严重。当病毒的毒性或致病力特别强,超过我们身体的抵抗力时,它就会起到决定性的作用。

此外,极端天气变化,如高温、大风、大雨等,也容易让人生病。还有像高压电流、枪弹、虫兽咬伤等强烈的外部伤害,即使身体正气强盛,也很难完全避免受伤并因此产生病变。

(三)邪正相搏的胜负与发病

正邪相搏的胜负,不仅关系着疾病的发生,而且影响着病症的性质和发展转归。

1. 决定发病与否

(1) 正胜邪退不发病

人体正气足,就能抵御外邪入侵,或者即使外邪进入体内,也能很快被清除,不出现任何临床症状和体征,就不会发病了。就像流感病毒,有些人能完全不发病,即使周围的人都感染了。这是因为他们正气足,病毒一来就被挡掉了。

再举个例子,夏天空调房里,有些人吹空调一点事都没有,但有的人一吹就生病,这就是正气强弱的差别。

(2) 邪胜正负则发病

当邪气过于强盛,其致病能力超过了人体正气的防御能力时,外邪便能侵入体内,或使体内病邪更加亢盛,这会导致身体的阴阳平衡失调,脏腑功能异常,甚至可能引发心理障碍或脏腑组织的实质性损伤。

比如,一些人在办公室里偶尔吹吹空调可能没事,但如果长时间坐在风口下,一直吹两三个小时冷风,邪气持续侵袭,而他们的正气却无法长时间保持强盛,当正气下降到不足以抵抗邪气的侵袭时,他们就会生病。

不过，由于他们平时身体素质较好，可能只需要吃顿饭、喝碗热粥、出点汗，病邪就会被祛除，身体也就恢复了正常。这种情况在生活中并不少见。

2.决定证候类型

决定证候类型，就是说疾病已经发生了，而证候类型、病变性质、病情轻重及进展与转归，都与患者体内正气与病邪的强弱关系密切相关。

当正气旺盛、病邪强盛时，往往形成实证；正气虚弱、病邪衰退时，则形成虚证。

实证由正盛邪实导致，这大家都能理解。那么，正虚邪衰导致的虚证又是怎么回事呢？

举个例子，有个患者昏迷不醒，需要进行腹部手术。当医生打开腹腔后，发现他肠内的蛔虫已经死亡。当人体虚弱时，没有足够的正气去滋养寄生虫，最终寄生虫因得不到营养而死亡。

患者虚弱到这种程度，是否能救活确实难以预料。想想看，当一个人的身体连蛔虫都养不活了，那他自身的生命力，那点正气，又能否支撑他活下去呢？这确实是个值得深思的问题。

当邪气强盛而正气虚弱时，往往会形成较为复杂的虚实夹杂症或是危症。比如"流感病毒"，病毒的毒力较强或病人较弱的情况下，它能让人的病情发展至病毒性肺炎，肺部出现大片白色病变，甚至形成血栓，导致脑梗。这种情况就非常复杂了，它涉及虚实夹杂和多脏器的损伤，治疗起来非常困难，危险性也很高。

相反，当病邪轻微而正气强盛时，病情通常较浅，治疗起来容易，预后也往往很好。就像普通的感冒，可能只是稍微着点凉，流点鼻涕，打个喷嚏、咳嗽几声，这些都很好治疗。尤其是那些体质好的小孩，可能只需要针刺一下大椎、曲池、合谷等穴位，很快就能康复，有时甚至当天就能见效。

如果正气虚弱的人感染了重病邪，病情往往会深入发展，病情严重，治疗起来困难，预后也会很差。

附：内外合邪的发病观

内邪主要指的是那些潜伏在体内的各种能导致疾病的因素，主要分为两种：第一种就是病理产物，这是脏腑功能出问题后产生的，比如痰、瘀血、气郁、郁热、湿浊、食积、结石等。第二种就是内伏之邪，即外感的邪气潜伏在体内，暂时受正气的压制，不发作，转化为内伏之邪。

外邪则是那些能直接侵袭我们身体的风、寒、暑、湿、燥、火，还有瘟疫。一旦有机会，这些外邪就会立即发作。

内邪在体内停留太久，会影响气血流通，导致脏腑功能紊乱。同时，正气在压制内邪的过程中也会被消耗，导致正气不足。而正气不足又容易引来外邪，这样形成一个恶性循环，导致外邪和内邪一起发作，引发疾病。

过敏性咳嗽的常见病机，就是肺部有水饮。水饮怎么来的呢？主要是平时吃了一些瓜果等生冷的食物，尤其是猕猴桃、水蜜桃这类，容易导致水饮在体内积蓄。吃完水果后，可能一两个星期内患者都觉得没事，但实际上水果的湿气一直停留在气管里，患者并没意识到问题。

有一天晚上，由于天气炎热，被子没盖好，加上空调吹了一整夜，患者就感冒了，开始流鼻涕。很快，他就觉得嗓子眼下面一点的气管开始发痒，就像有羽毛在挠一样，于是开始咳嗽。

这其实是内外合邪的结果：外感风寒——空调吹了一夜，加上体内原本就有水饮。原本静止的水饮，在受了风寒后，开始在气管里滑动，导致患者感到痒并开始咳嗽。这种咳嗽看似干咳，但使劲咳的话，能咳出一点黏液。这就是外感风寒扰动了体内的水湿，从而引发了过敏性咳嗽。

这种内外合邪的疾病，其发病机制往往较为复杂，因为涉及外感与内伤，所以病程较长且容易复发。治疗时既要解表散寒，又要消除体内的水饮，两者需同时进行，除邪务尽。同时，还要为患者提升正气，恢复气机的升降功能，这样才能彻底治愈疾病。

通过上面的例子，我们要明白一个道理：平时得及时清除体内的病邪。虽然这些内邪潜伏时可能表现不出明显的症状，但不代表就没有危险。比如冠状动脉粥样硬化，从中医角度看，它的形成常与痰湿或瘀血阻塞心包有关。患者平时可能感觉心脏没问题，但一旦受到外邪刺激，比如突然遇到特别寒冷的天气，血管收缩，冠心病就可能突然发作。

如果我们平时能常吃些活血化瘀和健脾化痰的药，把瘀血和痰湿清理干净，心脉畅通无阻，那么即使再遇到寒邪，也不容易诱发心脏问题。

所以，我们平时就要把内邪清除，保持身体的清爽干净。没有内邪，即使外感病邪来袭，因为脏腑清灵，治疗起来也会相对迅速。很多时候大众说的养生，就是要注意清除内邪，配合着提升正气抗外邪。

二、影响发病的主要因素

除了正气和邪气直接影响发病外,还有其他一些因素也会诱发疾病。这些因素大致可以分为三类:环境因素、体质因素和精神状态。

(一)环境与发病

环境主要指的是我们生活的自然环境(气候、地域等)和社会环境。

1. 气候因素

气候因素主要指的是四季的气候变化。这种变化不仅为邪气的滋生和传播提供了条件,还容易致病。比如春天容易伤风,夏天容易中暑,秋天容易伤燥,冬天容易感寒。

夏天吹空调冷风可能感觉没什么,但到了冬天吹冷风,人就容易生病。同样,夏天洗冷水澡可能没什么不适,但冬天洗冷水澡就容易感冒。再比如,冬天烤火或睡热炕可能感觉很舒服,但夏天这么做就容易中暑。

总的来说,不同季节的气候变化与人体正气阴阳的盛衰相互影响,会导致不同的易感之邪和易患之病。

2. 地域因素

不同地区的气候、水土和生活习惯会有所不同,这些都会影响到当地人的体质,也容易导致一些地域性的多发病和常见病。

比如,有些山区的人更容易得瘿瘤,即甲亢,也就是大家常说的"大脖子病"。

生活的环境对个体的体质有很大影响。有些北方的朋友到了岭南这种湿热的地方,就容易得湿疹或过敏性鼻炎。但一旦他们回到老家,这些症状可能就消失了。

反过来,长期生活在湿润环境的南方人,身体已经习惯湿润的环境,如果突然去到干燥的北方,可能会出现鼻腔干燥、喉咙和气管发痒、咳嗽、流鼻血等。人需要适应环境,受环境的影响和改造。

每当我们从一个环境换到另一个环境,无论是从湿润到干燥,还是从寒冷到炎热,身体都需要一个适应的过程。比如从高原到平原,或从平原到高原,都会有不同的反应。这些都是地域因素对发病的不同影响。

3. 生活、工作环境

不良的生活和工作环境确实会对我们的健康产生负面影响。像工作环境中经常接触的废气、废液、废渣和噪声,都可能直接导致一些疾病,比如尘肺、肿瘤,或者是慢性中毒。

再比如,有些工作环境如冷库、卖鱼档或者河里捞沙,因为经常要接触潮湿的环境,这样容易造成湿气入侵,影响身体健康。

另外,居住条件不好也是导致疾病发生的一个因素。像城中村的握手楼、暗巷子这些地方通常阴暗潮湿、空气不流通,还容易滋生蚊虫,这些条件都不利于我们的健康,容易导致疾病的发生和流行。

4. 社会环境

政治地位、经济状况、文化程度、家庭情况、境遇和人际关系的改变,都会影响阴阳气血的运行,进而导致生病。

如果一个人长时间受到贫困的困扰,甚至连饭都吃不饱,那么他可能会放下自己的自尊,去做一些比较辛苦、不那么体面的工作来维持生计。他吃得不好,又付出了很多精力气血,这样容易埋下生病的隐患。在某些情况下,这就会变成某些疾病的诱发因素。

另外,有些人因为文化程度不高,对健康信息的理解可能就会有偏差,这会影响他们的行为,甚至导致他们采取错误的疾病治疗措施,这也会加重疾病,或者说成为诱发疾病的因素。比如,虽然大家都知道抽烟对身体不好,但有些人还是认为"饭后一支烟,赛过活神仙",于是每天都抽。这种粗浅的认识，以后也可能成为某些疾病的诱发因素。

（二）体质与发病

1. 影响发病倾向

正气的强弱在发病过程中很重要，它能主导病情的发展。而作为反映正气盛衰特点的体质，往往也会影响疾病的发生、发展和变化。

我个人觉得体质可以分两种。一种是体质强健、平衡的，这种就是健康的体质；另一种就是体质偏盛或偏衰的，这种体内有邪气，但还没发病。

我们用中医的方法辨证后，能确定它是哪种证型，这种证型是比较稳定的，其实就是体内邪气的状态。

体质决定了发病的倾向，这主要跟体质强弱有关。体质强、正气盛的人，抗病能力就强，不容易被邪气侵犯。

我前面提到过，我中学时有个校长，也是我们的化学老师。他在挽起袖子的时候，你能看到他皮肤的有一种光泽，就是肉坚、腠理紧密的人，他的肌肉是坚实的，皮理肌腠是紧密的。虽然他是校长，但家里也有地，所以也要干农活，像挑东西、挑水、浇菜这些。他常和我们开玩笑，说上山干活时遇到下雨，那雨水打到他皮肤上都弹开了。因为他的底子好、体质强，所以雨水打在他身上都被弹开。他正气很足，干活被雨淋了也不生病。

但反过来，如果正气比较虚，那同样的情况下就非常容易生病。比如产后妇女，气血亏损、体质虚弱，正气也不足了。这时，如果有人从旁边走过，稍微带起一点风，产妇都可能会打喷嚏、感到恶寒、怕冷、头痛。

所以，体质的强弱真的会影响发病的倾向。是容易发病还是不容易发病，这和体质有很大关系。这是很常见的现象。

2. 影响对某些病邪的易感性

因为体质不同，气血阴阳盛衰有别，对某些病邪具有不同的易感性，对某些疾病具有不同的易感性。

像阳虚的人就很容易感到寒邪；阴虚的人很容易受热邪。

每个人的体质不一样，气血阴阳的情况也不同，所以有些人对某些病邪特别敏感，对有些病却不太容易得。

小孩子感受外邪之后，容易化热生风，又很容易内伤饮食影响生长发育。

老年人身体脏器亏虚，精血不足，抗病能力、调节能力和康复能力都变差了，所以更容易受到外邪的侵扰，还容易形成虚实夹杂的病症，生个病治起来就是迁延难愈，治疗起来就比较麻烦。

女性以血为本，经、带、胎、产等生理变化会对发病产生一定影响，她们更容易出现肝气郁结和血虚血瘀的情况。

男性则以精气为基础，更易受到肾精不足的影响。

表 7-1 不同群体易受邪类型

群体	体质特点	易受邪类型
孩子	脏腑娇嫩，易虚易实	感受外邪之后，容易化热生风，也很容易内伤饮食影响生长发育
老年人	身体脏器亏虚，精血不足，抗病能力、调节能力和康复能力都变差	更容易受到外邪的侵扰，还容易形成虚实夹杂的病症，生病治起来迁延难愈
女性	以血为本，经、带、胎、产等生理变化会对发病产生影响	容易出现肝气郁结和血虚血瘀的情况
男性	以精气为基础	易受到肾精不足的影响

表面看，这似乎体现了不同体质人群患病的风险差异，但实际上，这是不同体质倾向导致易受特定病邪侵袭。体形较胖的人，痰湿较重，容易感到头晕，增加中风的风险；而体形较瘦的人，常表现为阴虚，易燥，这种燥邪容易损伤肺部，导致咳嗽、肺痨等疾病。

3. 影响某些疾病发生的证候类型、性质与从化

感受相同的病邪，但每个人的体质不同，可以表现出不同的症候类型。

同样是感染流感病毒，不同的人体质的反应也不同，湿热较重的人，感染病毒后出现热扰心神、痰阻心包，表现为胸闷憋气、心慌得厉害，心率极快，心情烦躁。

有的人体质偏阳虚，感染后一直咳嗽，迁延不愈，咳出的痰是白色的。

有的人感染后看不出有什么不舒服，发烧时间不超过 12 小时，体温在 37℃～38℃之间波动，精神状态跟平常一样。如果不量体温，甚至感觉不到他发烧。他一天之后就好了。

有的人感染后，体温飙升到近 40℃，汗也出得不多。颈侧的淋巴结又肿又痛。

每个人体质不同，感染同样的病邪，表现出来的症状也会不同。所以，不同的体质状态，就会导致发展成不同的证型。

（三）精神状态与发病

精神状态对内环境的协调平衡起着重要作用，直接影响着是否容易发病。

当一个人精神状态良好，心情愉悦，气机调畅，气血调和，脏腑机能旺盛，正气也就旺盛，那么外界的邪气就很难侵入。即使偶尔感受了外邪，也能迅速将其排出体外。然而，如果一个人精神状态不佳、情绪低落、气血虚弱的人，就更容易生病。

我曾经治疗过一位女士，她在听了一节"危机心理干预"的课程后，回到家就突然发病了，出现心悸、心慌、冒冷汗，甚至有濒死的感觉。幸好 120 及时赶到，在去医院的路上她的症状就消失了。这位女士的精神状态较差，听完课程后内心可能经历了剧烈的波动，但她气血虚

弱，无法有效控制心神，导致发病。在中医看来，心主神明，如果心神不稳定，那么五脏六腑的气机就会紊乱，进而引发疾病，影响气血的正常循环和代谢。

心神一定得保持安定，它靠气血来滋养。如果一个人气血不足，他的精神状态也会受影响，不能很好地主宰五脏六腑的气机运转。所以，气血不足的人，往往更容易受到别人话语的干扰。

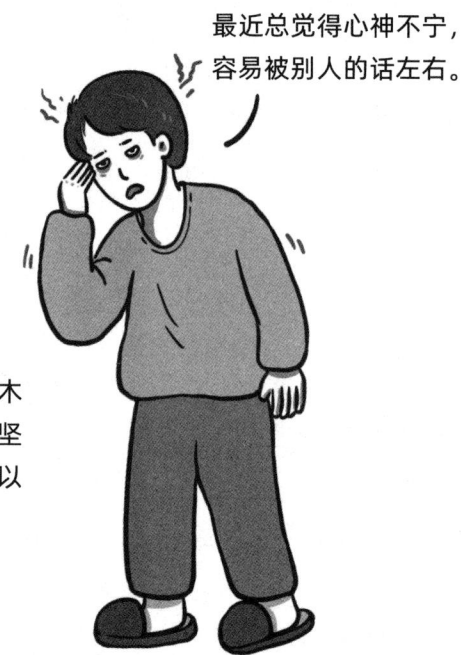

最近总觉得心神不宁，容易被别人的话左右。

气血不足，如同枯木逢冬，心神失去了坚实的支撑，自然难以抵御外界的影响。

另外，现在常见的网络暴力也会对人的心神造成很大影响。

我们在网上经常能看到，很多小孩子因为受到网络暴力攻击而选择自杀。比如有个小女生，只是因为染了个粉红色的头发，去探望生病的长辈，就遭到了网络攻击，最后不幸自杀了。孩子的五脏六腑是娇嫩的，精神也相对脆弱。因为精神状态和肉体是共同成长的，脏腑娇嫩、发育不全的话，精神也会相对不完善。这个时候，如果过多地接触外界信息，他们很容易受到创伤。

除了网络暴力，校园内还时常出现学生霸凌、诅咒、谩骂等行为，这些不友善的行为和语言往往对受害者造成极大的心理压力，甚至可能引发疾病。

有时候，就连梦中的信息也可能让人生病。一位患者因为做了一个噩梦而一病不起。他来找我看病时，气喘吁吁，声音非常微弱。在治疗过程中，我耐心地开导他，解释梦境背后的原因。随着他心中的结逐渐解开，他的恐惧也慢慢消散，声音也逐渐恢复正常。

精神状态是如何导致疾病的呢？突然的、强烈的、持久的精神刺激会扰乱人体的气机，损伤内脏，从而引发疾病的突然发作。在电视剧中，我们经常看到类似的情节——争吵之后，有人心脏病发作或突然中风倒地。这些都是强烈精神刺激诱发疾病的例子。

长期受到精神刺激，过度沉浸在悲哀、忧愁和思虑中，会导致气机停滞或逆乱，甚至紊乱，进而逐渐引发疾病。特别是几十年任劳任怨为家庭付出的女性，她们被视为理所当然的家务劳动者，却很少有人意识到她们也曾是父母的掌上明珠。当一个女主人被视为保姆般的存在时，内心的纠结和委屈无处倾诉，久而久之，身体就会出问题。最常见的就是胃部疾病，比如打嗝、嗳气、反酸等，这通常是肝气郁结（肝乘胃）影响胃部的表现。

无论是突然强烈的精神刺激，还是长期持续的精神压力，都可能引发疾病。

因此，我们要时刻关注自己和家人的精神状态，一旦发现情绪问题，及时给予疏导和关心，避免疾病的发生。

第二节　发病类型

发病类型其实就是人体正气与病邪相互斗争的结果。由于每个人的正气强弱不同，病邪的种类、性质、入侵方式、影响部位，以及毒力大小也都不一样，所以发病的形式会有所差异。主要有感邪即发、徐发、伏而后发、继发、合并、复发等类型。

一、感邪即发

又称为卒发、顿发，指机体感受病邪后，随即发病。在临床中最常见的便是感冒。

感邪即发常见五种类型。

（一）感邪较甚

第一种情况叫做"感邪较甚"，就是人体受到的病邪比较厉害，身体里的正气抵挡不住，于是就发病了。这种情况最常见的就是外感六淫，也就是风、寒、暑、湿、燥、火这些自然界的邪气。当人体受到这些邪气的侵袭时，大多数情况都是立即发病。

（二）情志剧变

情志剧变是指突然的、强烈的情绪变化导致发病。有人吵完架后会出现胃胀、胃痛、嗳气等症状，这就是中医所说的"痞满"。其中，胃胀是最为明显的症状。

比如在饭桌上，家长教训孩子，孩子一受到说教，情绪就会变化，情绪一变化就可能不想吃饭,所以有"饭前不训子"之说。

还有一些老年人,他们的心脑血管比较脆弱,如果有人跟他们吵几句,他们可能会捂着胸口,甚至会猝死,有的人则可能中风后直挺挺地倒下。

(三)毒物所伤

有的人误将有毒的工业盐当作食盐使用,结果不幸中毒。还有些人因食用木薯心或发芽的马铃薯而中毒。这些物品都含有毒性,摄入后会对身体造成伤害。

有霉变的东西会让人中毒,例如泡发过久的凉拌木耳,食用后也会导致中毒。而喝下农药试图自杀的行为更是危险至极,一旦喝下,病情往往迅速发作。

(四)急性外伤

急性外伤是大家可能都经历过的事情。比如不小心摔倒导致的血肿,就属于急性外伤。这种伤害来得突然,疼痛也异常剧烈。

(五)疠气致病

疠气,其实就是指那些厉害的传染病。如今,流感就是其中的代表,传播速度极快,往往一家接一家地被感染。

二、徐发

徐发是指感染病邪后缓慢发病,也叫做缓发。徐发的情况,其实与导致疾病的因素的种类和性质,以及个人的体质状况都有很大的关系。

我们在临床上遇到哪些疾病是比较缓慢的呢?湿邪就是这样一个例子。湿邪侵入人体,是一点点地侵蚀的,让人一点点地失去抵抗力。

另外情志受伤会引起徐发。比如说,家里有人过世了,对往生者的一种思念,这种可以慢慢地让一个人得病。如多年前受到了一个惊吓,一朝被蛇咬，十年怕井绳，这种恐惧也可以慢慢地加重一个人的病变。

饮食习惯不好也会慢慢导致疾病。如果一个人特别喜欢吃某种食物，长期下来，这种偏食可能慢慢损害他的体质。

老年人通常体虚，反应能力下降。对于感染的病邪，他们往往没有足够的正气去抵御，只能一点点地积累正气去反抗，攒一点正气再反抗一下，因此身体反应较慢，疾病也表现为缓慢发作。

内伤致病还可能导致间歇性病变。也就是说，平时可能没什么症状，但一遇到相似的情境，病情就可能加重或反复。比如，肝气上逆导致的眩晕，平时可能没事，但一吵架就可能发作；再如虚寒引起的胃痛，平时可能不发作，但吃了凉东西就可能痛起来；还有肺虚导致的咳嗽，平时可能不咳，但一劳作就可能咳起来。

三、伏而后发

伏而后发，就是身体感受到邪气后，并不会立即出现症状，而是会在体内潜伏一段时间，或者在某些诱因的影响下，过一段时间才表现出来。就像脚上踩了生锈的铁钉，出现了伤口，过了一阵子才发作破伤风。

为啥一开始没发作呢？首先，可能是感受到的邪气并不那么强，所以不会马上发作；其次，也可能是治疗不够彻底，还有一些余邪留在体内，所以不会立刻发病；还有一种可能是邪气潜伏在比较特殊的地方，不容易被清除。一般情况下这种邪气不易去除的地方在哪里呢？在血液循环并不是特别丰富的地方。

再有一个原因，就是当人体的正气逐渐虚弱时，就不能及时清除体内的邪气，待正气虚弱到一定程度，邪气就会发作。

最常见的情况是，家里有人得了传染病，虽然全家都感染了，但往往孩子先开始发病，接着是丈夫，而孩子的妈妈可能一开始并没有发病，这是因为她的抵抗力相对较强。然而，妈妈需要照顾生病的孩子和丈夫，还要做饭、做家务，甚至还要兼顾工作，导致她无法充分休息，这样她的抵抗力就逐渐下降了。随着妈妈的正气逐渐削弱，变得越来越虚弱，等到孩子和丈夫康复时，妈妈的正气也消耗得差不多了，这时她体内的邪气就会发作，她也会生病。这种情况就是所谓的后发。

四、继发

在原有疾病尚未痊愈的情况下，患者可能会出现新的疾病。这种新出现的疾病我们称继发病，而继发病的发生总是以原有的疾病为前提的，也就是说两者之间存在非常紧密的联系。

假设有一个患者的原发病是眩晕。这种眩晕是肝阳上亢所导致的。如果长时间不进行治疗和调理，病情会逐渐恶化，最终可能会发展成为中风。

五、合病

合病，简单来说，就是两个或两个以上的脏腑同时受到病邪的侵袭，导致出现一系列症状。

这种情况在临床上并不少见。比如，有些人咳嗽，光是治疗肺部是治不好的，还得考虑到胃部的因素。有时候，调理好胃部之后，肺部的咳嗽症状才好。在临床上，像肺和胃这两个脏腑同时出现问题的情况其实挺常见的。

六、复发

疾病已愈,在病因或诱因的作用下,再次发病。

(一)复发机理

邪没有完全清除干净,这是病情复发的首要条件。我们必须确保除恶务尽,以防它卷土重来。在温病方面,这种情况尤为常见。比如说,感冒发烧后,如果没有彻底治愈就恢复到之前的饮食和生活作息,那么邪气很可能会重新壮大起来,导致病情复发。

正气没有完全恢复,也是疾病复发的一个重要因素。正气内存,邪不可干。当人体正气充足时,通常不容易发病,即使生病,身体也能很快自愈。但如果正气没有得到充分恢复,病情就很容易复发。

有时表面上看起来病已经好了,但实际上邪气还没有完全清除,正气也没有完全恢复。这种情况下,邪和正虽然暂时相安无事,但一旦有诱因出现,就容易引起复发。

(二)复发的基本特点

复发的临床表现往往和初次发病时很相似。而且,复发的次数越多,病情恢复起来就越困难,还容易留下一些后遗症。这种情况,大多数时候都是因为有某些诱因导致的。

(三)复发的主要类型

1. 疾病稍有好转就复发

这种复发的情况,在外感病恢复期比较常见。这主要是因为病虽然好了一些,但身体里的邪气还没完全清除,正气也还比较虚弱。这时候如果又受到新的外邪侵袭,或者饮食上没注意,或者劳累过度,都可能导致原有的邪气重新活跃起来,令正气变得更虚弱,从而引起复发。

2. 休止与复发交替

这种复发的类型,通常是因为初次患病时,虽然经过治疗,症状和体征暂时消失了，但疾病并没有完全根治，仍有宿根潜伏在体内。当遇到某些诱因时，疾病就会再次发作。

所谓的宿根[1]，就是指疾病未彻底治愈而留下的病根。这是因为人体的正气不足，无法完全驱除病邪，或者病邪本身性质重浊胶粘，难以彻底清除。

例如哮喘。哮喘的宿根是痰饮，这些痰饮停留在肺部，由于人体的正气不足以消除这些痰饮，而痰饮本身又比较黏稠，所以它会一直停留在肺部。当遇到风寒等刺激时，哮喘就会发作——外寒勾动内饮。

癫痫也是由于体内有痰饮停留造成的，这种痰饮主要存在于大脑中。肾主骨生髓，脑为髓海，它是跟肾气相关的，一般情况下直指先天。如果先天不足，人体的正气就难以充盈，导致脑中的痰饮难以化解。这里所说的痰，并不是指有形之痰，而是指无形之痰。当癫痫患者遇到诱因（如劳累、熬夜、感冒等）时，就会发病，出现抽搐等症状。

3. 急性发作与慢性缓解交替

这种复发类型的特点就是病情时好时坏。急性发作时，症状特别严重；而在慢性缓解期，症状就比较轻微了。

就像哮喘这种病，轻的时候可能只是咳嗽几声，但严重的时候，就会喘得特别厉害。又如冠状动脉的粥样硬化（冠心病），平时可能会觉得胸闷、气短，但症状不算太严重。可一旦病情恶化，那种胸痛就像被刺了一样，甚至可能危及生命。

不管治疗哪种疾病，都要扶助正气，驱邪务尽，就是一定要除干净病邪，然后消除宿根，还要避免诱因，以减少疾病的复发。

（四）复发的诱因

其实很多病反复发作，主要是因为人们常常忽视导致病情反复的诱

---

[1] 宿根也指佛教、道教谓前世的根基，以及比喻原有的基础。

因。这可以说是人的一种通病,一旦病好了就忘了病痛时的痛苦。生病时,他们可能会下定决心改掉一些不良习惯,但一旦症状有所缓解,就又恢复原样了。

1. 重感致复

疾病初愈,因重感外邪致疾病复发,就叫重感致复。

比如,刚好有个人病愈,可能他家缺菜,得出去买,外面风大,一吹风就又复发了。还有的人,病刚好就急着去参加各种活动,像踢球、郊游、写生、讲课之类的。要是遇到天气变化,当患者大病初愈,身体还虚弱的时候,怎么抵挡得住呢?一抵挡不住,一诱发出来病情就复发了。

2. 食复

疾病初愈,因饮食不节、饮食不洁等因素导致疾病复发。

因为吃东西而造成的疾病复发,这种情况其实挺常见的。比如孩子生病刚好,家长为了给他补身体,一会儿给他吃鸡腿,一会儿给他吃排骨,孩子的脾胃功能还没恢复,根本消化不了,最后这些食物就变成了身体的负担,甚至形成痰,他的病就复发了。

病后的人身体虚弱,少气懒言,四肢无力,肠胃也需要休息,只能让他少食多餐,慢慢恢复。

吃东西得像添油战术那样,试探着来。想想农村生火,刚起点小火,你不能一下扔一大捆柴进去,那样火就灭了。得一点点添柴,等火烧旺了,再放粗点的柴,最后加大柴。这样才能够把炉火烧旺。

别一开始就给大病初愈的人一大碗难消化的肉食,得让他慢慢适应,少吃多餐。比如第一天,先让他喝半碗粥,过两小时饿了再吃半碗,加个鸡蛋。吃饱一小时后又饿,就再吃点。第二天,他觉得粥不够饱,想吃干饭,那就给他干饭,慢慢地过一两天再加点肉菜。

人生病后,气虚体弱,不能一下子大吃大喝,不然肠胃受不了。本来胃肠火力就不旺,一下子补太多,不是把火给压灭了吗?火灭了怎么消化呢?所以,得慢慢调理,别着急。

3. 劳复

疾病初愈,因过劳使正气受损而致疾病复发。

这种劳累后复发的现象,无论是因为外感还是内伤导致的疾病,都很容易劳复。有位教授退烧不到一周就去讲座,结果倒在讲台上。还有一些人,去健身引起病情加重的。这种情况并不少见。

大病初愈后,还是需要在家静养一两周,好好恢复。

另外,像水肿、哮喘、疝气、子宫脱垂、中风、心脏病这些内伤疾病,也可能因为过度劳累或过早进行房事而导致旧病复发。复发次数越多病理损害就越严重,预后也越差。

还有小学生,生病后还要熬夜做作业到半夜,结果精神恍惚,很长时间注意力都难以集中,听课也听不进去。其实,人生的路挺长的,不争在一朝一夕。

4. 药复

病后滥施补剂,或药物调理失当而致疾病复发。

这种情况其实在临床上很常见。大病之后,人感虚弱,常会选用党参、黄芪这类偏温补之药,身体消化不了,反而会变成火气,人一上火,或者说是壮火食气,会让人更累。所以,这时候要补身体,得用小剂量,最好是吃少量的药丸子,这样更好。如果用太猛的药,身体会更难受。

5. 情志致复

疾病初愈,因情志失调而引起疾病复发。

患者病愈后常会难以安睡,睡眠不佳更使得脾气变得焦躁易怒。可惜家中人并未理解他的困境,反而与他争执,结果越吵他心情越差,病情也随之加重。

有时候，我们确实应该多体谅患者的情绪，给予他们更多的关怀和理解。

6.环境变化致复

因自然环境变化而导致疾病复发。

如果身体无法适应气候和地域的变化，就可能导致旧病复发。这种情况，人力确实有时候很难去抗衡。就像搬家或者工作调动，去了一个新的城市，如果水土不服，那旧病就可能再次发作。如一个南方人去到东北那种寒冷的地方，身体可能一下子适应不了，血管会收缩，人就会觉得特别难受，这也可能引发旧病复发。

以上六类，基本上就是导致疾病复发的常见诱因。大家真的要特别注意，特别是生过病的人，更要时刻留意这些影响因素。

一旦遇到这些复发的诱因，我们只要找准病因进行治疗，大多数情况下都能缓解病情。但治疗之后，病后的护理也是非常重要的，如果护理不当，疾病很容易复发。

第八章

病机

病机，即疾病发生、发展与变化的规律和机制。

这个概念似乎太过笼统，让人一时难以捉摸。很多人学了中医这么多年，仍觉得病机最难理解。那到底病机是什么？

我个人的理解：病因侵害病位后（如风寒侵害肺脏），令机体产生的病理变化（如肺卫闭郁），这就是病机（风寒袭肺，肺卫郁闭）。

病因包括外因、内因、病理产物和其他病因这四大类。虽然只是简单地称为"病因"，但它的内涵非常丰富。

病位在哪里？我认为，人体的每一个部位都可以是病位。

中医将人体划分为五个部分。

第一部分是营养，包括精、气、血、津、液这五大营养物质。精、气、血、津、液代表的是物质层面，也可以看作是一种病位。这样解释，是不是清楚多了呢？

这些五大营养物质存在于人体内部，它是属于在人体内流动状态的物质。当病因作用于精、气、血或津液时，无论是内因还是外因，它们都会发生病理变化。

第二部分是"神"，即操控系统，它主导着全身的运行。这个"神"很难用具体的定性来描述，它不是物质层面的东西，更应该从信息的角度来理解。虽然"神"不是物质，但它必须依托人体存在，受到精、气、血、津、液的滋养，因此也是人体不可或缺的一部分。当精、气、血、津、液受到病因侵扰时，"神"也容易受到病因的侵扰，进而影响人的身体和心理健康，导致病理上的变化。

第三部分是脏腑，包括心、心包、肝、脾、肺、肾、胆、胃、小肠、大肠、膀胱、三焦、脑、髓、骨、脉，以及女子的胞宫（男子的精室）。这些都是人体实实在在的物质结构，位于不同的层次和部位，同样也会受到病因的干扰，从而发生病理上的变化。在诊断和治疗时，我们需综合考虑病因和病位，推断出具体的病理变化。

第四部分是经络系统，包括十二经络、奇经八脉、经筋、皮部等。这些地方都可能受到病因的侵袭，导致病理变化。

第五部分是形体官窍，包括皮、肉、脉、筋、骨，还有眼、耳、鼻、口腔、咽喉，以及前后阴窍等。这些部位也很容易受到各种病因的影响，导致病理变化。

分析病机时，我们首先要确定病位，即哪个部位受损，是心还是肝？是经络？是气、还是血和津液？是否累及到了神？把病位找出来，要探究病因，是内因、外因，还是病理产物等其他因素。明确病因后，再进一步分析病理变化。

以 2018 年我遇到的一位孕妇为例，她在孕 18 周时阴道偶尔有少量出血。这病位可能在胞宫或前阴。胞宫属于奇恒之腑，外阴则属于官窍。最终定位哪里呢？考虑到她怀孕且出血，这血可以是从子宫出来的，很像是先兆流产，我初步判断是子宫和奇经八脉的问题，可能是肾气不固导致胎儿不稳，胎儿要往下掉，胎盘撕裂内膜引发出血。怀孕本身就很消耗气血，如果再加上过度劳累，气血消耗就更快了。任脉主胞胎，如果冲任不稳固，就会出血。八脉和肝肾有密切关系，补肾可以调和冲任，所以我让她吃寿胎丸来止血。以往我按照这个方法治疗都很有效，但她吃了一周药还是不见好，后面还继续流了一段时间血。

后来，其他医院的妇科医生通过检查外阴，发现了一种叫阴虱的寄生虫，这种寄生虫靠吸血为生，会啃噬皮肤黏膜，导致黏膜出血。

原来之前的辨证出错了，我把病位定错了，她的病位不是子宫，也不是冲任，而是在官窍，也就是外阴。如果真的是先兆流产，她很难挺过几周时间的出血，胎儿可能会滑出来，不会让我有机会慢慢治疗。

之所以会出现误诊，一是因为我的经验还不够丰富，二是在我们中医门诊，男医生基本上是不太可能给患者检查外阴。

故她的病位为外阴，病因为寄生虫。病机即虫噬外阴。

辨好病机之后，治疗就变得很简单了，主要就是杀虫，病也就好了。

通过上述病例。我个人认为，病机就是病位（机体的某一部位或某一层次）的生理状态，因为受到了各种原因的侵袭破坏而产生的病理变化。

当我们说"机体的某一部位或某一层次"，这里该怎么理解呢？中医看待人体时，会将其细分为多个部分和层面，比如精、气、血、津、液、脏腑、经络、形体官窍等。这些部分和层面共同构成了人体的所有部位。

病因究竟会对人体造成什么样的伤害呢？简单来说，它会导致我们在形态、功能或代谢等方面出现某种失调、障碍或损害。

形态受损的情况，比如由于外伤造成的胳膊或腿部的缺失，这是非常直观的身体损害。

功能失调方面，有的人可能手臂抬不起来，或者肺司呼吸的功能因为咳嗽而呼吸不畅，还有的人心跳不规律。

代谢障碍的例子，比如体内痰湿过多导致身体发胖，这也是身体代谢功能不正常的一种表现。

当身体出现这些问题时，即为病理变化。很多时候，这个病理变化，可在一时内自行康复。这里提到的"一时"，是指身体在一定时间内进行自我修复。以感冒为例，虽然它是一种常见疾病，也有病理变化，也需要一定的时间来恢复，这个"一时之内"一般来说是七天左右。

七天内，如果病情未能自行好转，会形成相对稳定的病机；过了七天后，有些体质强的人身体恢复到正常生理状态，不再有病理变化，也就不再有病机变化，也就不再需要治疗了。

若是七天内病情相当严重，病机可能会迅速发生变化，应该考虑马上接受治疗，千万不要机械地等待自愈。

所以，病机简单来说就是病因（外因、内因、病理产物病因、其他病因）+作用于病位（精、气、血、津、液、神、脏腑、经络、形体官窍）=病机（或形态，或功能，或代谢上的失调、障碍、损害，且短期内不能自愈）。

病机是疾病临床表现的内在基础，也是疾病发展的转归和诊断的内在依据。虽然这个概念很抽象，但实际上它是依附于一个个实实在在的物理结构上而存在，内涵非常丰富。

我们要养成一种思维习惯，每当提到病机时，就要立刻联想到具体的病因和病位。

病机学说，其实就是基于中医学的阴阳、五行、精、气、血、津、液、神、藏象、经络、形体、官窍、病因发病等理论，来深入研究和探讨疾病发生发展规律的学说。

疾病的发生、发展和变化，都与患者的体质以及致病邪气的性质密切相关。

因为发病的部位、病邪的性质，以及气血津液的盈亏情况都不同，所以产生的病理变化也会有所差异。

第一节　基本病机

基本病机，就是基本的病理反应过程。虽然临床上的病证五花八门，病理表现也各不相同，但深入分析，会发现这些病证其实都有一些共同的病理发展过程。

不同的致病因素会导致不同的病理变化，这些病理变化通常涉及正邪力量的对比、脏腑经络的功能状态，以及精、气、血、津、液的功能，气化失调障碍或虚损。

尽管疾病的形式千变万化、种类繁多，其临床症状也是错综复杂，但每种疾病、每个症状都有其独特的变化规律和机制。总的来说，可以归结为邪正盛衰、阴阳失调和升降失常这三个基本的病机规律。

邪正盛衰是虚实证候的病机基础。

阴阳失调是寒热证候的病机基础。

升降失常不仅是精、气、血、津、液病变的病机基础，也是脏腑之间功能气化、协调失常的病机基础。

掌握这些基本的病理反应过程特别关键。遇到复杂的病证，一时分析不清楚时，我们可以先找到它的基本规律，再进行辨证论治。这样有助于提升我们的临床水平，这叫执简驭繁。

为什么我们要强调执简驭繁呢？

试想一下，一旦掌握了虚实这个疾病的大方向，即邪正盛衰，治疗的方向就很明确了，不是扶正就是祛邪。

同样，如果理解了寒热这个病机基础，那治病的原则不外乎就是温寒清热。

至于升降失常这个病机基础，治病的原则不外乎就升清降浊。

无论虚实、寒热还是升降，都是简化治疗方向。

虚的、寒的、降的归为阴类；实的、热的、升的归为阳类。

如此精简后，辨证论治便显得尤为简单，这就是有些老先生所说的，中医不过是阴阳二字。遵循阴阳平衡的原则去治疗疾病，使其恢复平衡。

接下来，我们将逐一探讨这些基本病机，即所有疾病都可能涉及的核心问题。

掌握这些理论，有助于我们深入了解病证的本质，从而更有效地指导临床实践。

王冰曾言："得其机要，则动小而功大，用浅而功深。"

一、邪正盛衰病机

在疾病的发生和发展过程中，机体内正气的抗病能力与外界致病邪气之间会产生斗争，这种斗争会导致双方力量的盛衰变化。

从某种程度来看，疾病的发展过程其实就是邪正力量此消彼长的过程。因此，研究邪正关系，实际上就是深入探究整个疾病的发展过程。

邪正盛衰是虚实病机的基础。只要生病，就意味着有邪气对正气造成了损伤。

人一旦受到病邪的侵犯，身体的正气就会自然而然地与病邪进行抗争。

这种正气的抗邪反应是全身性的，它首先会在受到影响的病位上表现出来。

这在前面的章节已经涉及过，就是病因作用于特定的病位，这些病位会首先产生反应。比如外感疾病，它的外因是风寒之邪，那么引起人体反应的病位主要是肺卫之气。

而卫气是全身性的,它周流全身,所以这种反应也是全身性的。例如发烧就是一种全身性的反应。

打个比方,肺就像水龙头,流出的水就是卫气,卫气负责滋润整个身体。一旦有寒邪侵入,就像是水龙头流出的水被冻住了,水龙头本身也受到了伤害。这样一来,全身都会受到影响(如同整个花园缺水),同时肺部也会有局部反应(如果水龙头受损),即肺的反应,常表现为咳嗽。

咳嗽排痰是身体在自我修复,好比水龙头的水在努力冲开被冻住的地方。当然,这只是一个并不完全恰当的比喻,但能帮助我们理解。

人体的正气除了抵抗病邪,还可以调节阴阳平衡。

人如何实现自我阴阳调节呢?

在心神的统帅下,通过经络的连接,气血的循环及脏腑气化的紧密配合完成的。脏腑经络和气血正常运转,就能将病邪排出体外,从而恢复平衡。

那么,在病机上,我们如何理解邪正之间的关系呢?

(一)邪正盛衰是虚实证候的病机基础

邪正盛衰是疾病虚实症状的病机基础。一旦生病,体内就会有虚和实的反应。

《素问·通评虚实论》中提到:"邪气盛则实,精气夺则虚。"我们可以理解为有邪即为实证,正气衰退则为虚证。

这里的"邪"指的是引发疾病的因素,如侵入人体的外邪六淫、疠气,或体内气化障碍产生的痰饮、水湿、瘀血等,以及食积、虫积、燥屎(指干燥硬结大便)等,还有脏腑失调导致的气机阻滞。

而"虚"则代表正气不足,是形成虚证的基础。造成正气虚的原因有两种,有的是先天不足(禀赋不足),有的是继发于后天(主要为内伤的脏腑化源不足,气血损耗,还有就是外感疾病过程中的病邪太厉害了，戕伤正气）。

总之就是有邪气则为实，正气不足则为虚。

1. 虚实病机

（1）实

虚实病机中的"实"，是指邪气亢盛为矛盾主要方面的病机变化。

当邪气亢盛时，初病往往正气尚未衰退，邪正之间的斗争特别激烈，身体反应也很明显。

这种情况多发生在病程的早期，比如外感病刚开始的时候，或者是由于水饮痰湿、食积、气滞、瘀血等引起的内伤病证。在这个阶段，病情还没有严重到损伤正气的地步。举一个例子，就像刚刚与人激烈争吵后，气滞症状可能非常明显，但身体尚未感到虚弱，只是觉得胃脘胀满、难以舒缓。

（2）虚

虚证就是以正气不足，以正气虚损为矛盾主要方面的病机变化。

其特点是正气不足，但邪气并不明显，以正气虚损为主。这就是身体变得虚弱了，但并没有被"邪"干扰，因此，虚证通常不会有特别剧烈的症状发作，就像家里没人来问候，就不会那么热闹。

一般来说，这种正气虚弱大多是由于先天不足，精气不充造成的，另外在外感病后期，病邪被驱除得差不多时，正气也会虚损大半。很多人病愈后会感到身体疲惫，上楼梯都会气喘，但除了这些虚弱的衰退表现外，并没有其他剧烈的症状。

慢性病会慢慢耗伤气血，比如长期月经不规律，持续出血导致贫血，从而导致正气虚弱。

2. 虚实变化

（1）虚实错杂

虚实错杂是在疾病过程中邪气盛和正气虚同时存在的病理状态。

虚实错杂，常见两种情况。

①虚中夹实

虚中夹实指的是以正气虚损为主，但又伴有实邪的病理变化。通常发生在身体非常虚弱，正气无法自我修复和驱邪外出时，同时又内生痰饮、瘀血等病理产物。这就像是一个国家财政匮乏，积贫积弱，既无法抵御外来侵略者，又内部滋生了贪官污吏、土匪强盗。

比如，有些女士会出现腰酸腰沉、畏寒怕冷、大便稀溏等症状，同时白带时清时黄，外阴瘙痒，其病机为脾肾阳虚，白带有时黄又阴痒是明显有湿热，这就是虚中夹实。这个时候除了要扶正，还要加点祛湿药。

②实中夹虚

实中夹虚是以实邪为主，但又伴有正气虚损的病理变化。一开始，邪气可能非常亢盛，但治疗不当或延误治疗时机，导致病邪长时间留存在体内，不断损耗正气。

我母亲身体一直较弱，她感冒时，有外感风寒实邪，我不敢只使用解表祛邪的药物，常常需要加入一些扶正的药物，这样她恢复得会更快一些。如果只用祛邪的药物，虽然感冒好了，但人往往会变得非常虚弱。

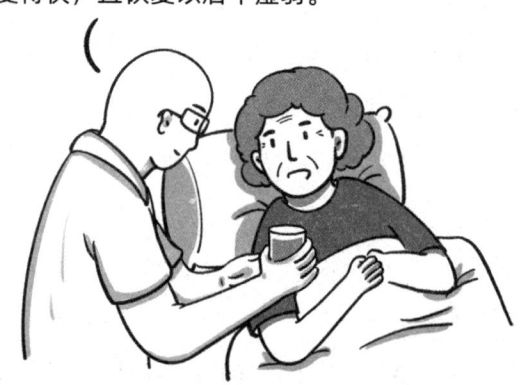

鉴于您体质比较弱，我给您开的治疗感冒的药里面，既有祛邪的药，也有扶正的药物，这样恢复得快，且恢复以后不虚弱。

（2）虚实转化

在疾病过程中，由于邪气伤正，或正虚而邪气积聚，发生病机性质由实转虚，或因虚致实的病机变化。

①由实转虚

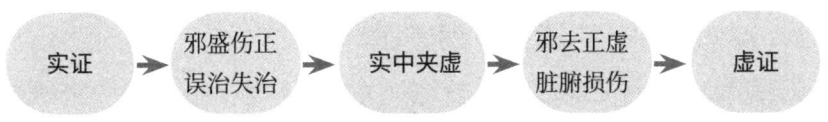

由实转虚示意图

在临床中，我碰到不少这样的情况：小孩爱吃各种零食，但就不喜欢吃正餐，这样一来，湿热就容易滞留在肠胃里。有的中医师可能不太擅长处理湿热问题，特别是足阳明胃和手阳明大肠的湿热，常是只能清热或者只能除湿，无法同时做到清热除湿。这样一来，湿热就会持续留在胃肠道。

如果胃肠里面有湿热，小孩就会经常肚子疼。热久了，就会导致久病入络，产生瘀血，这样肚子就会更疼。胃口不好，自然就不想吃正餐，还可能出现干呕的情况，大便也会变得像羊粪蛋一样干燥，体检常能发现肠系膜淋巴结肿大。

胃肠有湿热，就会影响人体正常的饮食吸收，进而影响到气血的生成。因为气血主要是由饮食化生而来的，吸收不好，气血自然就不足了。气血一旦不足，身体就会变得虚弱。

湿气会损伤人体的阳气，而热气则会损耗人体的阴气。长期下来，胃肠道的湿热就会让人体的气阴两伤，这就是因实致虚的常见过程。

②因虚致实

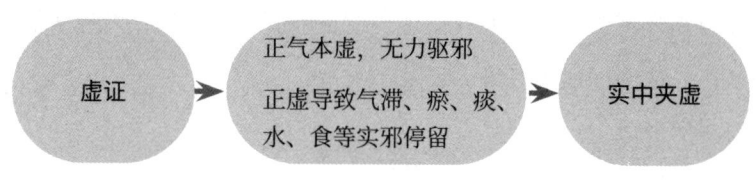

因虚致实示意图

什么叫因虚致实呢？其实很常见。正常情况下，饮食是通过中焦运化，然后宣发到肺，由肺来宣发水谷精微和气。这是因为手太阴肺经起始于中焦，还循行于胃口。中焦化生的津气通过经络向上走到肺。可当脾胃虚弱时，脾胃就不能很好地运化水谷了。想象一下，人吃了块冰块，寒邪就进入胃里了，但因为人体正气虚弱，尤其是脾胃虚弱，它就难以化掉这冰块。中焦脾胃如果运化不了寒邪，那么这些寒邪就会变成痰湿、水饮，它们还会往上走到肺里，导致咳嗽咯痰。这样一来，肺里就有了实邪。原本是因为脾胃虚弱，但脾胃虚弱却导致痰湿生成并积聚在肺里。所以，这其实是脾胃的虚弱状态引发了实际的痰湿问题。

（3）虚实真假

虚实真假即疾病的临床症状出现与其病机的虚实本质不符的假象。

①真实假虚（大实有羸状）

什么叫真实假虚呢？简单来说，就是实际上身体有实证，但表现出来的症状却像是虚证。这主要是因为身体里的邪气聚积，堵住了经络，使得气血不能外达。

热结旁流就是一个典型的例子。热结旁流的人虽然浑身发冷，还拉肚子，看起来好像很虚弱，但实际上可能是热证。这就要考验临床能力了，如果靠近他们，摸他们的皮肤，会发现皮肤里面其实是有热透出来的。他们拉的虽然是稀水，但那个稀水味道特别臭。

这是因为热邪结得太重，这些稀水冲不开粪块。这时候，就需要用一些像承气汤这样的方剂,来帮助排出大便。大便一排出来,腑气一通,身体也就慢慢转暖了。

在妇科方面,也有真实假虚的情况。比如,有些女性经血稀稀拉拉地流,经常出血,看起来是贫血样貌(出血过多确实会导致贫血),且虚弱无力。如果去验血,检查单上会显示贫血。很多人看到这个结果就会认为身体很虚弱,想要去补充点什么来恢复。但实际上,可能是瘀血堵在了下焦的经络上。因为瘀血堵在那里,身体为了修复,就会试图冲破它。但冲不过去,只能从旁边走,就会造成异常出血。这时候,用活血化瘀的方法,把瘀血化掉,血就能回到正常的脉道走了,贫血的状态很快就改善了。

②真虚假实(至虚有盛候)

真虚假实,是指病机的本质为虚弱,但表现出来的症状却像是实证。这主要是因为身体里的脏腑经络气血不足,功能衰退,导致气化无力,从而出现了实证的假象。

人体的脏腑功能运转都需要气的推动。如果气不足,功能就会变弱。比如,如果胃肠不蠕动了,肚子就会胀得满满的,大便也解不出来。这种情况下,患者其实是虚证,但如果用寒下通腑的药来通便,大便反而更不通。相反,如果用补气的药,因为气有推动的作用,能推动大肠运动,反而能使大便通畅。

还有一种情况是,患者晚上发高烧,看起来像是实证,高烧达到40℃。初看之下,可能会认为是热证。但仔细观察,你会发现这个人到了晚上,除了高烧外,还有身体乏力且精神萎靡的症状。这很可能是气虚引起的发热。这种病似乎很会挑时间,总是在晚上发热。因为晚上阳气应该进入阴分,但如果阳气不足,就难以入阴。阳气无法入阴,就会聚集在体表,会导致体温升高,表现出发烧的症状。

在这种情况下,如果服用七味白术散,发烧通常会很快消退。我在临床上遇到过很多这样的情况，虽然看起来像是热证或实证，但实际上是虚证。一旦进行补虚治疗，症状就会消失。

（二）邪正盛衰与疾病转归

邪正盛衰的变化会带来虚实的变化，同时，邪正的增减变化也主导着疾病的转归与预后。

疾病的转归（病后这个人的病情的转移和发展），受到很多因素影响，例如，患者是否及时就医，医生的治疗是否恰当，患者服药后在家中的调养是否适宜，患者的心情状态如何，是否充分休息，是否与人争执，这些因素实际上都是通过影响邪正的增减来发挥作用的。

疾病的预后情况还是由邪正的消长进退来决定。如果患者的正气得到恢复，邪气被驱散，那么疾病就会好转，直至痊愈。如果患者的正气得不到修复，继续减弱，病邪越来越强盛，那么疾病就可能恶化，甚至导致死亡。

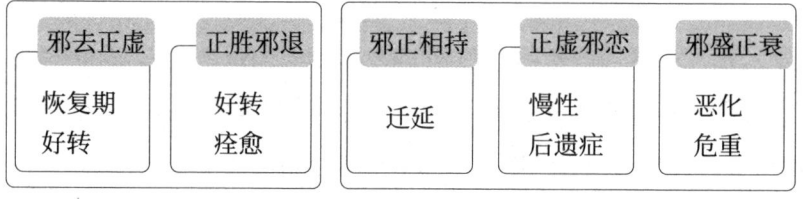

邪正盛衰与疾病转归示意图

张景岳说："世未有正气复而邪不退者，亦未有正气竭而命不倾者。"若想健康长寿，若想疾病快速好转，我们得时刻守护好自己的正气。

仔细思考邪正之间的关系后，我们会发现，治疗疾病的关键在于维护人体的正气，并找出实邪。我们强化正气，再加上一些祛邪的药物，身体就会康复。无论是针灸还是服用中药，这个思路都是通用的。

二、阴阳失调病机

在疾病的发展过程中,由于各种致病因素的作用,机体的阴阳平衡会被打破,出现阴阳偏胜、偏衰、互损、格拒、亡失等一系列的病理变化。

阴阳失调,简单来说,就是阴阳双方力量对比呈现偏胜偏衰的状态,这种不平衡就是疾病的表现。阴阳失调是寒热病机的基础。当我们谈到寒热时,得考虑人体中阴的力量和阳的力量之间的关系。

阴阳失调导致寒热病变的机制,是因为人体的阴精和阳气之间的正常关系紊乱,出现了阴阳的偏盛或偏衰,进而使得脏腑气血功能出现异常的亢进或衰退。

(一)阴阳偏胜

1. 阳偏胜(阳盛)

阳偏胜(阳盛),是机体在生病时,会出现阳邪过盛、功能亢进、机体反应增强而呈现热象的病理变化。

这主要是阳盛而阴未虚的实热症状。大多是因为受到了温热阳邪的侵袭,或是虽受阴邪影响从阳化热;或情志内伤五志过极化火;或是气滞、瘀血、食积、痰湿等状况导致郁热。

实热证常见发热、面红、目赤、口渴欲饮、小便黄赤、舌红、脉数等。临床特点为热、动、燥。

阳盛的情况,主要出现在疾病的早期。比如中暑初期,全身会感到燥热并出大汗。有些人本身身体是很燥热的底子,即使一开始受凉流鼻涕,但很快就从阳化热,就是从着身体的体质转化变成热邪,感觉燥热难耐。

有的人会五志过极化火。比如,看到一些社会不公的事件时,常常会感到愤怒,进而感到浑身燥热,这也是热证、阳证,也是阳盛的表现。

2.阴偏胜（阴盛）

在疾病发展过程中，机体常会出现阴邪过盛、功能受到抑制、反应能力减弱，进而表现出寒象的病理变化。此时阴盛而阳未虚。

这种情况通常是由于感受了寒湿阴邪，或是饮食生冷，或是体内阴寒性质的病理产物积聚等原因造成的。

实寒证通常表现为恶寒、肢冷、舌淡、脉搏迟缓等症状。

其临床特点主要表现为畏寒、静、湿。

这种实寒，在冬天，特别是到北方，在室外待一段时间，就能深切地感受到。我记得有一次在去江面上滑冰，在-18℃的户外待了两个小时，脸都冻得麻木了，手指脚趾也痛得不行，这就是阴邪过盛的表现。

（二）阴阳偏衰

《素问·调经论篇》中有句话是这样说的："阳虚则外寒，阴虚则内热。"

1.阳偏衰（阳虚）

机体阳气虚损，导致温煦、推动和气化等能力减退，出现虚寒内生的病机变化。

当阳气偏虚时，不足以制衡体内的阴气，阴气就要作怪，阴气就相对的偏活跃，进而表现出寒的症状。

虚寒或阳虚的情况，通常与先天禀赋不足或后天饮食习惯有关，比如喜食冷饮，或长期患病导致阳气耗损。

虚寒证的常见症状包括面色苍白、怕冷、四肢冰凉、小便清长、下利清谷、舌淡、脉迟而弱等。

谈及寒证，临床辨证上常将其定位在肾阳。

因此，治疗阳虚或虚寒时，主要应以补肾阳为主，无论是针灸还是服药，都应从肾的角度来考虑。

实际上，在临床上，先天之本虽然重要，但它也需要后天之本的滋养。因此，我们经常会采用补脾阳的方法来间接补肾阳。也就是说，虽然肾阳是根本，但脾阳同样重要。脾肾阳虚是常见的症状，我们需要同时调理这两个脏腑，既补肾阳又补脾阳，实现先后天的双重补充。

2.阴偏衰（阴虚）

阴液不足时，其凉润、宁静和抑制等功能会减弱，导致阴不能制约阳，进而产生虚热内生的病机变化。

这种情况通常是阳邪损伤了阴液，或是七情内伤消耗了阴气（长期地持久地处在一个情绪之中，导致五志过极化火伤阴），也可能是久病耗损阴液，或是饮食过于辛辣，摄入过多热性食物所致。

虚热证的表现包括形体消瘦、盗汗、骨蒸潮热、五心烦热、面红、咽干口燥、舌红少苔、脉细数无力等症状。其中，口干咽干尤为常见，患者常感咽喉干燥，即使喝水也难以缓解。

在临床上，肾阴虚是导致虚热证的主要原因，因为肾阴是全身阴液的主要来源。

为了滋养肾阴，我们还需要注重脾胃的调养，因为肾自身无法直接吸收滋养肾阴的食物，需要通过脾胃的消化功能来吸收营养，进而滋养肾阴。因此，在调理肾阴的同时，也不能忽视脾胃的调养，实现先后天的同补。

（三）阴阳互损

阴阳互损是指当阴或阳某一方出现虚损时，病变发展影响到相对的另一方，最终导致阴阳两虚的病理变化。

这种阴阳互损的状态就像一群困在鱼篓里的螃蟹，它们互相钳制，导致没有一只螃蟹能成功爬到出口。一旦有螃蟹尝试爬升，其他螃蟹就会把它拉下来。

阴阳互损的情况往往发生在阴也虚、阳也虚的状态下。

在人体中，无论是阴虚还是阳虚，只要出现虚损，就会带来一些困扰。如果试图恢复身体的阳气，但体内虚盛的阴气会阻止阳气的上升。反过来，如果想要补充阴气，虚旺的阳气也会阻碍阴气的努力。这两者相互制约，最后的结果就是双方都得不到很好的补充。

1. 阴损及阳

阴气亏损，导致阳气的生化也受到影响，阳气无所依附而逐渐耗散，进而在阴虚的基础上出现了阳虚的症状，形成了以阴虚为主的阴阳两虚的病理状态。

现在我们来进一步梳理这种关系：气是依附于血或津液而存在的，它不能单独存在。当津液或血流失过多时，依附在上面的阳气也会随之流失。如果津液不足或血虚，气就没有足够的依托，因此无法发挥其温煦身体的功能。

当阴虚久了，阳虚也会随之出现。同样地，当通过适当的方法滋阴后，阳气也会逐渐恢复。

举个例子，如果患者津液不足，导致津液无法充分分布到手脚，那么阳气也无法充分分布到手脚，使得患者感到手脚冰凉。这种情况下，患者可能同时出现咽干口燥和手脚冰凉的症状。

在这个时刻，我们采用养阴的方法，比如给患者服用如三甲复脉汤这类能够滋阴生津的药物。一旦身体内的水充足，气也就能够输布。简言之，就是水足了，火气也就旺盛了。

患者在服用这类药物后，通常会发现咽干口干的症状得到缓解，同时手脚冰凉和怕冷的情况也会有所改善。

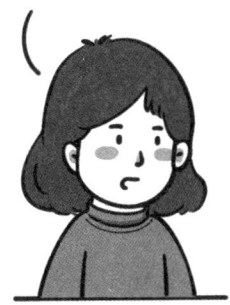
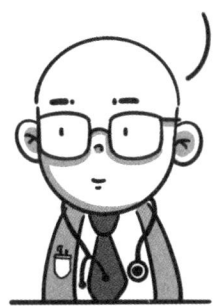

我明明是手脚凉,应该是阳虚,可是你为什么给我补阴呢?

你的问题,是因为水(津液)不足,火就无法随着水到达手脚,一旦补了水,火就跟着到了。

2.阳损及阴

阳气虚损,无阳则阴无以生,从而在阳虚的基础上又导致阴虚,形成以阳虚为主的阴阳两虚的病机变化。

具体而言,津液的正常输布需依靠气的推动功能。若人体阳气不足,推动力减弱,津液便可能停滞不前,逐渐积聚而成痰湿。此时,原本具有滋润作用的正常津液转化为滞留的"废水",即痰湿,失去其本应有的濡养功能,反而导致口干舌燥等类似阴虚的症状。

从表面证候来看,这类患者可能并不呈现典型的阴虚征象,反而表现为好像津液偏多,如舌质嫩滑、舌苔水润。然而实际上,这些看似津液的东西并非津液,而是水湿,它并不能被机体有效利用,因此仍会出现口干咽燥。这一现象可类比我国西北地区的盐碱地或盐湖周边:尽管地表可见大量积水,但因水质不良,无法供人饮用,局部仍处于缺水状态。同样地,患者体内的水分虽然多,但是很多变为痰湿,不能起到滋润作用,导致口干舌燥。

在这种情况下,使用补气药物反而能缓解口渴症状。例如,李东垣在《脾胃论》中提到的清燥汤,就是基于这一原理来治疗的。

清燥汤中虽然包含了一些养阴的药物,但它们的量相对较少。整个方剂中，黄芪、人参、白术等补气药的含量相对较高。当气补足了之后，就能够推动津液的循环运行，进而将痰湿转化为正常的津液。这样一来，人体就能够正常地吸收水分，从而解决咽干口燥的问题。

除了咽干口燥，阳虚还可能造成肠道的干燥，引发便秘。例如，当脾虚无法推动肠道蠕动时，就会导致六腑的功能失调，无法实现"更虚更实"。大肠无法正常主津，也就无法起到润肠的作用，同时也没有足够的力气推动肠道蠕动，从而导致大便干燥。针对这种情况，李东垣有一个非常重要的方剂，叫做枳术丸。枳术丸是由白术和枳实组成的药丸，其中白术与枳实的比例为 2∶1。这个方剂通过白术来补充脾气，服用后能够促使大肠畅通，从而缓解便秘的症状。

（四）阴阳格拒

阴阳格拒，就是在阴阳偏盛的基础上，阴阳双方互相排斥，导致身体出现寒热真假病变的一类病机。

具体怎么理解呢？就是当阳或阴的一方过于强盛，壅遏于内，导致另一方被完全排斥在外，使得阴阳之间失去了原有的平衡和联系。

这并不意味着双方都强大，而是有一方特别强大，而另一方可能亏虚，因此显得那一方特别强悍。

1. 阴盛格阳（真寒假热）

阳气极度虚弱，导致体内阴寒之气过剩，壅闭于里，迫使剩余的阳气浮到体外，形成内真寒外假热的病机变化。因为阳气原本就虚弱，被迫浮出体外，所以我们只能看到人体表面阳气旺盛的假象。

这个现象可以怎样理解呢？想象一下，阳气像是一个小皮球，而阴气则像是深潭的水。这个皮球无法沉入潭水里面去，反而被推向水面，浮在寒冷的潭水的表面。

当然，潭水和皮球的比喻可能不是最恰当的，但它有助于我们理解"阴盛格阳"这个概念。在这里，"阴盛格阳"的实质是阳虚，因为阳气被过剩的阴气格拒于外。

再举一个例子,如果一个男人(代表阳气)没有作为,不能养家糊口,还在外面吹牛,说自己多么厉害,在外想玩到几点回家就几点回家。可实际上是他的妻子(代表阴气)比较坚强自立。如果这个男人半夜喝酒不回家,她可能会让他在外面待着,别回来了。

这种情况下的症状就是我们所说的"真寒假热"。

假热现象出现时,患者会表现出身体发热、烦躁不安、口渴等症状(这被称为格阳现象),或者面赤,浮红如妆(戴阳)。有些患者甚至还会出现狂躁的行为。

而真寒症状则更为显著,患者的面色苍白、四肢厥冷、脉微欲绝等症状(阳气极虚,寒盛于内)。

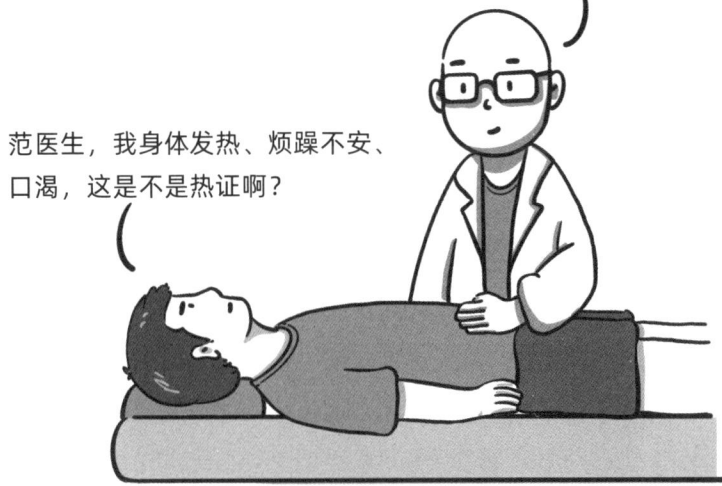

当你仔细为患者诊脉并触摸他们的皮肤时,会感觉到里面有阵阵寒气透出。特别是当你触摸他们的头部时,会感觉他们的头都是凉的;触

摸他们的肚子时，会感觉到患者肚子里有寒气，就好像患者的身体在吸收医生的热量一样。

这种真寒假热的情况相对较重，但实际上，我们在临床上经常会遇到一些症状稍轻的真寒假热患者。

在门诊时，有些患者会抱怨自己感到非常烦躁、很热。他觉得自己是热证，有上火的症状。当问他们怕冷还是怕热时，他们可能会回答说自己很怕热。但如果再仔细观察他们，会发现他们穿的衣服比其他人要厚。所以，他们并不是真的热，可能是体内有寒气，只是热象浮现在了表面。

2.阳盛格阴（真热假寒）

阳盛格阴是阳气偏盛至极，壅遏于内，排斥阴气于外，而出现内真热外假寒的病机变化。

打个比方，煲好的汤很烫，但是汤里油很重，汤上面漂着一层油，就看不到它的热气往外冒，因为它的热被油封在了里面。喝碗里汤的时候，舔喝上面的油可能不会被烫到，但是吸溜一大口，舌头就会被烫到。

阳盛格阴跟这种情况就有点类似。现实中我只能拿这个比方，便于理解，并不是很恰当。

经验不足的人一般先看到的是假象。

假寒是见患者四肢厥冷，脉沉伏。

当你给患者把脉的时候，你会发现患者的手冰凉，脉好沉，深伏而不见，摸不到。其实这个脉是因为阳气被压制在里面，它表现不出来，所以你感觉脉很沉伏。

真热时，患者通常表现出明显的壮热、面红、气粗、烦躁，以及舌红、脉数大有力等症状，这显示出体内热盛于内。

为什么在真热这里，我要把脉数大有力列出来呢？因为你在极重地按到里面的时候，你感觉到患者的脉还是非常有力地鼓动的。

在临床上，我们经常会遇到这样的患者。他们会说自己感觉非常冷，嘴巴像含了冰块，手脚也冰凉。但奇怪的是，当我和他们交谈时，他们可能会走到窗边，仅仅穿着短袖，任由风吹拂他们的脖子，却毫无不适之感。要知道，如果真的是寒证患者，他们通常会非常怕风，稍有风吹就会感到不适。

如何辨别这种患者呢？当他和你交流时，你会发现他的口气很重，甚至有臭味。接着，如果让他躺在床上，用手掌轻轻触摸他的胃脘部位，并持续一段时间，大约半分钟，会明显感觉到肚子里有阵阵热气往上涌。如果再继续触摸一段时间，医生甚至可能会因持续感知到这种热气而有些烦躁。

（五）阴阳转化

1. 由阴转阳

这个转化主要是阴的证型向阳的证型转化。

证型是往相反方面转化的一个过程，但是它不是无端端的转化，它一定是有条件的转化。

阴偏盛的寒证转化为阳偏盛的热证的病机过程就是一个由寒化热的病性转化。

由阴转阳有三种先决条件，首先，患者原本就具有阳盛或阴虚阳亢的体质，也就是说，他们是热底子的体质。

其次，病邪侵犯到患者属阳的脏腑经络，比如足阳明胃经、手阳明大肠经、足太阳膀胱经、手太阳小肠经、足少阳胆经、手少阳三焦经等。当寒邪侵犯到阳性体质的人，或者属阳的脏腑经络时，随着体质或脏腑的转化，这个寒邪随着体质或者脏腑转化成阳性的，变成热证。

最后，如果治疗过程中操作不当，导致伤阴，那么病邪也可能从寒邪转化为热邪，形成热证。

阴邪侵入体内，理论上应用阳性的药物来治疗，但如果阳性药物使用过度，持续时间过长或剂量过大，就会损伤人体的阴气，进而加剧阴虚阳亢的状况，阴邪也随之转化为热邪。

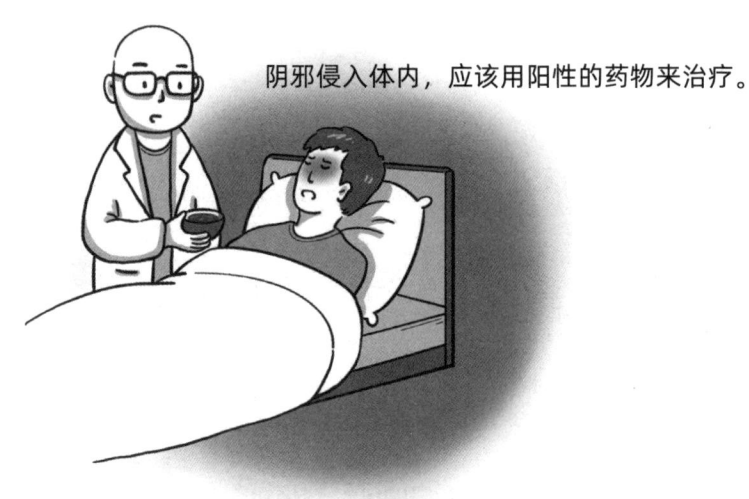

阴邪侵入体内，应该用阳性的药物来治疗。

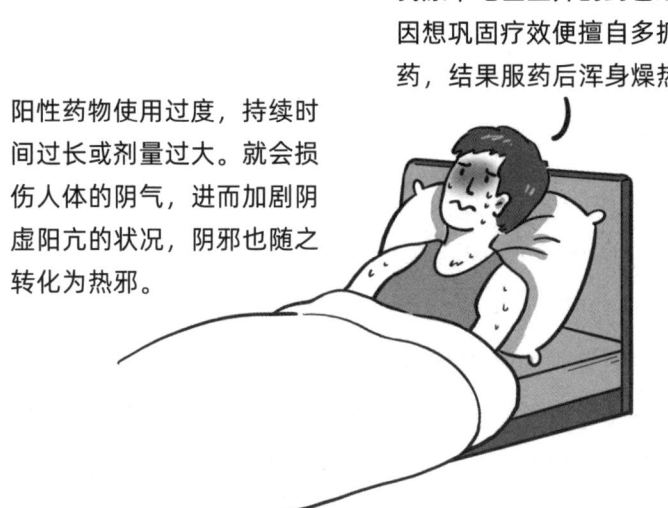

阳性药物使用过度，持续时间过长或剂量过大。就会损伤人体的阴气，进而加剧阴虚阳亢的状况，阴邪也随之转化为热邪。

我原本吃医生开的药已经好了，因想巩固疗效便擅自多抓了几副药，结果服药后浑身燥热。

这类情况很常见。比如，一个小孩感冒发烧，流清鼻涕，服用桂枝汤后好转。但好转后继续服用桂枝汤，就可能出现烦躁、失眠，这是化火了。若医生未提醒停药，他还继续服用，会出现口干舌燥、口臭，大便干燥等症状，这就是由阴转阳的过程。

我本人的体质这几年偏阴虚阳亢。当我着凉感冒时，可能会先流清鼻涕，开始感觉冷，但很快会变热，鼻子呼气很热，然后开始喉咙痛。而其他人感冒流清鼻涕，吃祛风寒的紫苏可能就好了，但我吃这些反而会使喉咙痛，鼻子呼气热，需要吃一些能透热的药才有效。

2. 由阳转阴

由阳转阴是阳偏盛的热证，转化为阴偏盛的寒证的病机过程。这是由热化寒的病性转化。要实现这种转变，有几个先决条件：

第一，患者本身的体质必须是阳虚阴盛的，即体内阳气不足，而阴气相对较重。

第二，当疾病侵入到属阴的脏腑或经络时，也就是影响到了三阴经（太阴、少阴、厥阴）所关联的脏腑或经络，病情就有可能从热证转化为寒证。

第三，如果治疗不当，误治伤阳，邪从寒化。

我不以生病为例，而是用饮食来说明。比如我和我媳妇，我们的体质就不一样。我老婆是阳气偏虚的体质。我们一起去吃烤羊肉串，再喝点冷饮。我吃一串可能就会长口腔溃疡，但她吃十串都没反应。我吃羊肉串配冷饮可能会便秘，而她可能就会出现腹泻的情况。这就是体质差异导致的不同反应。

误治伤阳，邪从寒化。

我曾治疗过一个小孩，他起初只是普通的感冒发烧，引发了支气管炎，去了医院接受治疗，医生给他用了不少抗生素来对症治疗。但由于这个小孩的体质偏寒，体温很快降到了35.3度，手脚冰凉。小孩的病，由一开始咯黄痰的支气管炎热证，在用过了抗生素之后开始转寒（很多中医在临床中发现，抗生素偏阴寒）。

在使用抗生素后，孩子的体温明显下降，四肢变得冰冷，这是明显的寒证表现。同时，他还出现了轻微的阴盛格阳现象，表现为烦躁和狂躁。

这就是一个典型的误治伤阳的例子。孩子的阳气受损后，邪气开始向寒转化。如果孩子的阳气旺盛，他的体温不可能降得这么低。实际上，他的体温已经低于正常体温一度了。

患者的体温骤降至35.3度，病情发展成了重症肺炎，整个人显得萎靡不振，脸色苍白。医院甚至发出了病危通知单。我给他开了一副药方，包含甘草、干姜、红参、大枣和葶苈子，这是一个相对温和的温阳药方。患者服用后，体温迅速恢复正常，食欲也恢复了，原本的狂躁情绪也变得温和，不再乱发脾气。

患者连续服用这药方两天后，病情得到了显著改善，顺利办理了出院手续。之后，我又给他开了一些健脾化痰的药物，帮助他进一步恢复。

这就是我在临床上遇到的一个由阳转阴的典型案例。

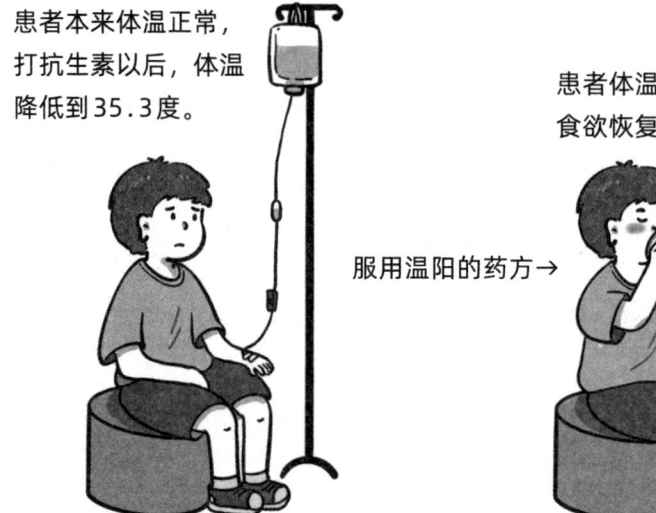

关于阴阳转换，我刚开始工作时，曾听一位老中医提到过一句话，那句话是"久补一泻，久泻一补"，也可能是"九补一泻，九泻一补"。因为当时是用粤语口头交流的，所以我不太确定是"久"还是"九"，但核心意思是，在治疗过程中，用药不能长期依赖一个药方。比如，不能一直使用补阳的药物，以避免伤阴，还需要适时清热。同样，也不能长期使用养阴的药物，以避免伤阳，还需适当温阳。

这位老中医提出这句话，其实针对的就是寒热会转化，病性容易转换。如果坚持使用一种治疗方法，不知随证变通，很容易就会变成误治。

（六）阴阳亡失

阴阳亡失主要是指机体内的阴气或阳气突然大量地亡失，导致生命垂危的病机变化。

1. 亡阳

亡阳是指机体的阳气在短时间内发生大量流失，导致全身功能严重衰竭的病机变化。

简单来说，就是人体的阳气几乎完全耗尽，身体功能严重受损，形成了非常严重的虚寒症状。

造成亡阳的原因主要有：素体阳虚，劳伤过度；慢性疾病，久病重病；邪气太盛，阴液耗伤。

邪气太盛，正不敌邪，这种会导致亡阳的状况，我们经常会在新闻里看到，比如登山时，山上突然下雨，加上刮风，导致登山人员失温而陷入危险。

还有人在冬天掉入冰水中，寒邪过盛，也会导致亡阳。在北方寒冷的冬天，有些人爱喝酒，晚上喝完酒后在雪地上醉倒，这也可能导致亡阳。

另外，像出汗过多或呕吐、腹泻无度，阴液耗伤也会导致亡阳。比如患者突然患上胃肠道感染，导致剧烈呕吐和腹泻，体内的水分和阳气都会迅速流失，没有得到及时纠正，就会亡阳。

现在有些锻炼方式推崇大量出汗，也容易气（阳）随津脱。

亡阳的典型症状包括：冷汗淋漓、心悸气喘、面色苍白、四肢逆冷、畏寒蜷卧、精神萎靡、脉微欲绝等，这些都是生命垂危的表现。

在我从医的经历中，也曾遇到过类似的情况。其中一个印象特别深刻的例子是，十七年前，我们村里的一位老太太，因为腿部受伤出血，选择了在家中接受输液治疗，并使用了抗生素。

正如前文所述，抗生素属于阴寒性质的药物。经过输液治疗后，老太太突然浑身冒冷汗，气若游丝，并且喘着粗气，脸色发青，皮肤冰凉。这些都是阳气严重耗损的表现。

我立即采取了行动，点燃了三根绑在一起的艾条，同时在老太太的肚脐上铺了一层盐，进行悬灸治疗。大约一个小时后，她的状况开始好转。随后，我为她开了一些温阳的药物，她很快就恢复了正常。

2.亡阴

亡阴的主要原因有三点：一是邪热过盛，或者这种热气在体内持续过久，导致人体的阴气被大量消耗；二是过度出汗或失血过多；三是长期慢性消耗性疾病，久病导致阴液亏损，比如身体某个创口长时间不愈，持续渗出体液和血液，长此以往，人体的阴液就会被耗尽。

当出现亡阴时，患者会有以下症状：手足虽然温热，但大汗不止，烦躁不安，体倦无力，脉数疾躁动等。

在临床上，我遇到亡阴的情况并不多见。不论是亡阴还是亡阳，它们都是生命垂危的严重症状。亡阴可迅速导致亡阳。亡阳可继而出现亡阴。出现任何一种情况，如果不能及时进行抢救，最终结果很可能是阴阳离绝，导致生命终结。

三、升降失常病机

升降描述的是人体脏腑气机的运动形式，这涵盖了两个主要方面。

首先，是以五脏为核心（包括脏腑、经络、形体、官窍）的气机运动。例如，肺气的宣发肃降与肝气的升发疏泄、脾气的升清与胃气的降浊、心火的下降与肾水的上升等，这些都是脏腑气机升降运动的具体表现。

其次，是气引导下的津气（包含精、气、血、津、液）的气机运行模式。这一章主要讨论的是运动模式，而非具体到某一脏腑或某一营养物质。它描述的是一个更为抽象的气的运动模式。

人体依赖气机的升降活动来实现精、气、血、津、液、脏腑、经络的功能，维持它们之间的联系，以及呼吸、水谷的受纳和废物的排泄等，从而保证气化作用的正常进行，维持人体的正常生命活动。一旦气机的升降出入停止，生命也就终止了。

气化，简单来说就是体内物质的新陈代谢过程，包括物质的转化、能量的转化及信息的更新。这个过程涉及体内物质的"同化"与"异化"，以及形气阴阳的互相转化，并通过与外界进行物质交换来实现自我更新。

气的运动是普遍存在的，而生命活动正是在气的不断运动中产生的。因此，气的运动是气化过程得以产生的根本。气的升降出入运动及气的阴阳双方之间的相互作用，为气化过程的发生和进行提供了前提与条件。由于气是持续运动的，所以气化过程也自然是始终存在的。

谈到物质的交换和同化异化过程，我们会想到人死后是否还存在气的这种运行模式？当人体停止生命活动后，会出现一系列的尸体现象。

尸体现象是指当机体生命活动终止后，身体内的各种器官组织功能逐渐消失，尸体在受到内外因素的影响下会发生一系列变化，从而呈现出各种现象。这些现象的发生和发展过程会受到气温、湿度、空气流通情况、死者体质，以及死因种类等多种因素的影响。一般来说，按照尸体现象出现的先后顺序，大致以 24 小时为界，分为早期尸体现象和晚期尸体现象。

常见的早期尸体现象包括肌肉松弛、尸冷、尸斑、血液凝固、皮革样化、角膜混浊、尸僵、自溶等。而晚期尸体现象则主要表现为腐败，但也有一些异常现象，如干尸、尸蜡和泥炭鞣尸等。

尸体的这些变化与活体完全不同，它们不再进行吸收、摄入或同化，而是逐渐腐烂和分解。从我个人角度看，尸体只有降的过程，没有回升的过程，它是一条单行线，不像升降是来回。

升降是有来有回，尸体现象就是单行线，直至消亡。

活人的生命活动则需要有升降的过程。如果有任何障碍出现在这个升降过程中，人就会生病。如果人体的某个部分气机出现问题，即不升或不降，长期如此会导致功能丧失，最终走向死亡，进入无法逆转的单行道。

正如《素问·六微旨大论篇》所述："非出入，则无以生长壮老已；非升降，则无以生长化收藏。"

气化是生命活动的基础，我们可以通过观察气机的升降来判断生命的存活与否。只有有升有降，生命才能得以维持；如果只有降没有升，那就意味着生命活动已经停止。

要判断一个人的健康状态，关键在于观察其气机的升降是否正常。有一句话叫"死生之机，升降而已"，这简洁地说明了治疗的根本目标就是恢复气机的升降平衡。

在临床实践中，我们治病关注的就是气机的升降。很多病证，从深层次看，都与气机的升降有关。如肺失宣肃、肝失疏泄、脾不升清、胃失和降、心肾不交等病状，它们本质上都属于升降失常的病变。

当我们研究李东垣的《脾胃论》时，会发现其中强调了升和降的重要性。简单来说，就是两大类：升和降。

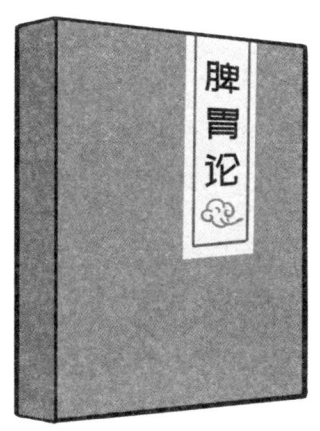

第一大类以升阳散火汤、升阳益胃汤、补中益气汤等为代表，它采用了具有解表作用的风药和一些健脾药，旨在帮助脾气上升，恢复脾的升清功能和肝的疏泄作用。这就像滑轮一样，一边上升，另一边自然下降。当脾气上升时，胃气会自然下降。这是基于气机升降理论的理解。

第二类以枳术丸为代表的降方，这类药具有增强排气的作用，服用后可能会增加放屁的次数。这主要是因为它有助于降胃气，其中的枳实成分发挥了关键作用。在这个基本方剂上，还有很多加减方，它们主要针对胃气不降的情况。如果胃气降了，脾气就能升起来，这种机制就像水井的滑轮打水，一边降了，另一边就升了。

总的来说，升降失常的基本病机变化主要包括三类：升降不及、升降太过和升降反常。

（一）升降不及

升降不及指的是脏腑的功能虚弱，导致运行无力或受到阻滞，从而使得升降作用减弱。

升降不及的情况，最常见的就是脾虚。当脾的功能减弱时，它无法将吸收的营养物质上传到头部,导致头晕目眩。这种眩晕症常常被人们误认为是肝风所致,但实际上很多时候是因为脾虚,无法为大脑提供足够的营养。除了头晕目眩,患者还可能感到腹部有坠胀感。

我们常常也会碰到肺气升降不畅的问题。当肺气虚弱时,其肃降功能减弱,降不下来,人们会感到胸闷咳喘,呼吸变得不顺畅,感觉呼吸困难。这并不是说无法呼吸,而是感觉气无法顺畅地吸入和呼出。同样地,大肠以通降为顺,若气不足,导致降不及,大肠无法顺畅地推动内容物下降,胃肠蠕动减缓,就容易出现肚胀和便秘的症状。这些都是升降不及所致的问题,其主要原因是脏腑的功能虚弱。

(二)升降太过

升降太过指脏腑气机的升降运行虽与其主导趋势一致,但其程度已超出正常生理范围的病理现象。

以胃、小肠、大肠、膀胱为例,它们的主要功能是通降下行。如果膀胱通降功能过度,就可能导致尿频或尿量增多,这通常是膀胱括约肌松弛的表现。同样,如果大肠的通降功能过度,可能导致腹泻、大便溏稀,甚至极端情况下出现大肠直肠脱出。

而"升太过"的情况,通常指的是肝气。在五脏中,肝气的上升功能最为显著。当肝气上升过度时,就可能出现"怒发冲冠"这样的夸张状态,虽然实际中不会真的让头发竖起来顶掉帽子,但确实有些人生气后头发会显得竖起,类似"炸毛"的情况。

更常见的表现是,肝气上升过度导致脸色发红、头部胀痛。如果这种情况持续加重,甚至可能导致脑血管破裂,这是肝气上升过度的严重情况。

(三)升降反常

升降反常指脏腑气机的升降运行与其正常趋势相反的病理现象,即当升不升,反而下陷;当降不降,反而上逆。

这种升降反常的现象相当常见。比如，脾气通常应往上升，但如果脾气不足，它就会往下掉，就是所说的中气下陷，常见的就是脏腑下垂，如肾下垂、膀胱下垂、子宫下垂、胃下垂等。这种情况下，腹部会有坠胀感，因为脾无法升清，不能提托内脏，使它们全都往下掉。

此外，因虚而拉肚子、月经出血过多且难以止住等情况，都属于"当升不升，反而下降"的现象。

另一方面，当降不降，反而上逆的情况也很常见。其中，胃气上逆是最为突出的。

当胃气上逆时，会出现嗳气、呕吐等症状。这通常是因为胃里有积食或湿热过重，吃的食物太杂或太热，导致食物在中焦不消化，无法下降，大便排不出去，进而引发呕吐、嗳酸臭气等现象。这就是"当降不降"的典型表现。

以上内容主要讲述了脏腑升降失常的原理。

精、气、血、津、液本身也需要升降。心中的火（心气）需要下降到肾，这一过程依赖于气的循环。同时，肾中的阴精也需要上升来滋养心，这一过程也是通过气的推动实现的。这样的循环形成了一个完整的循环体系。所以营养物质类的运行，必须是以气为引领，周流全身。

而气要进入到脏腑里面，通过脏腑发挥它的功能，去全身的营养物质的运转。

因此，气是不能停滞的，要周流全身的，一旦停滞，就会导致各种病变。

简言之，精、气、血、津、液的升降主要是依赖气的升降来实现的，也就是说，精、气、血、津、液的升降，主要是以气升气降为主，还是以气（阳类）引领着津（阴类血、津、液、精）周流全身。气就像火车头，津（阴类血、津、液、精）是车厢，精、气、血、津、液在全身流动，为各个脏腑提供必要的营养物质。

"大气一转，其气乃散"这句话描述的是人体元气恢复，气化功能正常运转，从而驱散邪气，使疾病得以康复。相反，如果大气衰弱，就会导致气的出入功能受损，影响人体的正常功能。

了解升降失常的原理后，我们可以更加深入地理解人体的运作机制，治起来，有时候就可以以一类方药来治疗全身的诸多疾病，因为升降出入无奇不有，任何一个病，只要生病了，都会涉及升降问题。

小结

我们来重新整理一下关于基本病机的探讨。它实际上是在训练我们的整体逻辑思维能力，它要求我们构建一个庞大的思维框架，这个框架在脑海中要非常清晰和完整。当我们总结这些基本规律时，会发现它们主要集中在三个方面：扶正驱邪、温寒清热，以及恢复升降功能。任何疾病，其实它都会涉及这三类问题。

首先，任何疾病都存在邪正关系。邪正关系可能是虚的，也可能是实的，或者虚实相兼。我们需要利用正气去驱除邪气，如果邪气无法被驱除，那就意味着正气可能不足，此时就需要扶持正气。治疗原则就很简单，针对病机。我现在脑子里就存在着这样的框架。

基于这个原则，医学中产生了不同的派别。比如补土派，他们主要关注补气；养阴派，则专注于养阴。还有一类派别专注于驱邪，他们通过不同的方法，如攻下、汗法、吐法，来驱除邪气，他们以攻法为主，因此又被称为攻下派。

这些派别都是采用"执简驭繁"的方法来治疗各种疾病，因为他们明白，只要涉及生病，就一定会有邪正关系的问题，所以他们不会过于纠结于细节，而是从整体上把握治疗的方向。

如果我们过于纠结于细节，可能会忽略人体自身的自愈能力。比如扶正，人体本身就有自我修复的能力。有时候，一些轻微的邪气，比如轻微的寒邪，打个喷嚏，是有一点点寒邪，我们不需要过度使用热药去散寒，否则可能会转化为热证。此时，我们只需要简单地使用四君子汤来补脾，增强脾生成的卫气，身体自然就有能力驱寒了。

其次，谈到阴阳关系，它主要聚焦于寒热问题，即阴性和阳性物质在数量上的增减变化，导致寒与热的变化。在此背景下，形成了一些不同的流派。例如，二十几年前非常流行的火神派，他们倾向于使用附子、干姜等方药，通过温阳的方法来治疗疾病。而另一方面，还有温病派或水神派，他们擅长运用如银翘散或大剂生石膏这样的辛凉剂，专注于治疗热证，他们也是找到了一个大规律。

最后，升降是否有特定的流派呢？答案是肯定的。在民间，特别是关于升散这一方面，有一个非常知名的派别，我们称为"流气散派"。

我曾经整理了一类名为"流气饮"的方剂，总计整理出一百多首方剂。在整理过程中，我发现了一个显著的特点：这些方剂基本都含有风药。风药，是指那些具有疏风发散功效的药物，它们的性质多属辛，能够轻清上升，向外发散，具备升、托、发、散、化、达、窜、通等多种作用。在临床上，这类药物应用广泛，如果使用得当，往往能收到意想不到的良好效果。

在古籍《眼科奇书》中，我们可以看到很多用药方法都是基于升散原理的，同样，《脾胃论》中的许多药物也是运用升散法来治疗的。这些都可以视为"升散"药物流派的代表。

也有以降为主的流派——那种特别注重降六腑的流派，其中保和丸（用于消食）就是这一流派的代表性药物。如果医生擅长使用保和丸、承气汤这类药方，那么他们就可以被归为这种以通降为主的流派。

谈到正邪、阴阳、升降这三个概念，它们确实是非常抽象和高度概括的。这些概念并不特指某一个脏腑、经络或形体官窍，也不特指精、气、血、津、液中的某一种物质。要理解和把握这些概念，则需要对中医的基础理论有深入的了解，比如精、气、血、津、液、脏腑、经络、形体、官窍等。只有当你对这些基础内容有了充分的熟悉和掌握，才能够熟练地运用邪正、阴阳、升降这些概念。

就像古人说的，"书读百遍，其义自见"。中医的基础理论是值得我们反复学习和研究的。只有通过不断研究和实践，我们才能深入理解和掌握这些基本的病机。

第二节　分部病机

"分部病机"这个概念，我暂且这样称呼它。

基本病机，简单来说，就是我们抽象地理解人体患病后会发生的一些病理变化。而分部病机就是具体到人体的每一个部位和每一个层次的病理变化。其实就是解说人体结构（包括脏腑、经络、形体、官窍）和流通物质（如精、气、血、津、液）为基础的各层次部分的病机。

为什么要这样去分解病机呢？因为人体的结构是实实在在的物理存在，而不是一些玄之又玄的理论。所以，在学习分部病机时，我们应该以物理存在的视角去看待它——有怎么样的结构，决定了怎么样的功能，不涉及那些唯心的角度。

简单来说，就是从物理存在的角度去看待人体的结构和功能，以及这些结构和功能如何导致病理变化。这样，我们才能更客观、更准确地理解和治疗疾病。

中医视角下的人体结构包括脏腑（五脏六腑和奇恒之腑）、经络（经脉、络脉、经筋、皮部、奇经八脉）、形体（皮、肉、筋、骨、脉）和官窍（眼、耳、鼻、舌、口腔、咽喉、前阴后窍）。

这样的划分囊括了人体的所有部分，人体是一个实实在在的物质存在。比如，人体的心脏、皮肤、骨骼、五官、尿道和肛门都是我们能够直接感知和观察到的。

同样，经络也是真实的物理存在，它们存在于肉与肉、肉与筋、肉与骨、筋与骨、脉与肉之间的缝隙中。缝隙虽然是一种空间存在，但它同样是物理性的，这些结构都是客观存在的。这种特定的结构决定了人体会出现什么样的病理变化。

为了维持这些脏腑、经络、形体和官窍的正常运作，它们都需要依赖营养物质来滋养，这些营养物质就是中医所说的精、气、血、津、液。

这些在人体内流通的营养物质，就像河流中的水一样，是实实在在的物理存在。营养物质也可能受到污染，比如河水原本可以滋养农田，但如果工厂排放废弃化学物质，河水受到污染，就无法再用来灌溉庄稼了。同样，人体内的营养物质如精、气、血、津、液，也可能受到病邪的侵害，失去其滋养功能，对人体造成损害。

只有了解这些，我们才能真正明白"分部病机"的含义。接下来，我们将探讨精、气、血、津、液的病机（并附带神的病机），以及脏腑、经络、形体、官窍的病机，这样，基本上所有的疾病都可以涵盖在这个框架之下。无论是听过还是没听过的病，都可以按照这个思路来理解。

一、精、气、血、津、液病机

精、气、血、津、液病机，是指精、气、血、津、液的失常。

精、气、血、津、液作为人体的基本营养物质，每时每刻都被使用且消耗着，故它最容易出现的病机就是虚证，因为它被消耗掉了，就等于出现了缺口，有缺口即不足，它就虚了。所以精、气、血、津、液的第一个病机就是一个虚证。

精、气、血、津、液在人体内是流动的，它们通过循环运动来维持身体的正常功能。一旦这种流动出现障碍，就会导致运行失常的病机。

综上所述，虽然我们在讨论的是不同部分的病机，但其中都包含了基本的病机概念，如虚实和升降等。

(一)精的病机

1. 精虚

精虚的病因主要有两个。

(1)先天禀赋不足、后天失养。

先天不足,没什么好展开讲,后天失养如过度性生活,导致肾精消耗,或脾胃受损无法滋养先天,都会造成精不足。

(2)久病。

长期疾病状态会不断消耗脏腑的精气,最终影响肾,导致肾精亏虚。

精是从哪里来的呢?首先是先天肾精,即生殖之精,它是与生俱来的。其次是后天之精,也就通过饮食吸收的营养物质,即水谷之精。

生殖之精和水谷之精的亏虚会有不同的表现。如果是肾精(先天之精)不足,首先会影响生长发育,尤其是生殖系统,具体表现为小儿生长发育不良、女子不孕、男子精少不育、腰膝酸软。肾精的一个重要功能是繁衍后代,一旦不足,这个功能就会受损,就不能繁衍,也就是跟繁衍相关的功能就不能用了,导致女性容易不孕,男性容易精少不育。

肾精不足也会导致精神不足,因为精能够转化为神——精和神是有关联的,所以精亏则神不足。

精还有濡养的作用。当精亏时,皮肤容易变得干燥,关节也会失去濡养,导致在做一些肢体动作时,如转身、蹲下起立等,关节会发出"咔咔"的响声。这是精濡养作用减弱的表现。

那么,肾虚是如何造成的呢?这需要我们回顾所学的病因学说,从中寻找答案。

久病确实会不断消耗人体的精气,最终导致精亏。

在日常生活中,用脑过度是常见的伤精原因。因为肾主骨生髓,而脑又被称为髓海,脑所消耗的髓其实是由肾精转化而来的。所以,如果我们长时间过度用脑，髓海持续被消耗，就会逐渐耗损肾精。

房事作为生殖繁衍的自然行为，虽然是人的本能，但过度房事也会消耗肾精，这一点非常直观。

水谷之精不足时，常见面色萎黄、肌肉瘦削、头晕目眩、纳呆食少、疲乏无力等症状。这主要是因为后天失养，尤其是与脾的功能不佳有关。

2.精的输泄失常

（1）失精

失精就是生殖之精和水谷精微大量流失的病机，是使用过度导致的。而疏泄失常，则指的是精的运动模式的失常。

那么，精是如何丢失的呢？

首先，泄过度，一般就是房劳造成的。无论男女，过度的房事都会导致失精。男性泄精过度大家都能理解，而女性在同房时也会分泌润滑作用的液体，这同样是肾精的一部分，所以过多的房事也会造成女性失精。不过，女性伤精更多是因为生育——怀孕生孩子是一个非常消耗肾精的过程。

肾精的平衡，其实是依赖于肾的固藏作用和肝的疏泄作用相互协调来实现的。肝的主要功能是疏泄，将盈余的肾精排泄出去。而肾气则是负责固藏精，防止它流失过多。

肝绕宗筋——当一个人的肝火旺盛时，常常会导致他的性欲旺盛。而性欲旺盛，必然会导致房事频繁，次数多了之后就会造成精的流失。

水谷精微是如何流失的呢？这主要是由于脾虚造成的。脾虚使得人体无法有效地固摄水谷精微，导致这些精微物质长期随着大小便排出体外。例如，慢性腹泻和尿液中的白浊现象，都是水谷精微流失的表现。

关于生殖之精的流失，大多数情况下是虚证，但也可能有实证，主要涉及肾和肝的问题。当生殖之精大量流失时，常见的症状包括滑精、梦遗、早泄等。

而水谷之精的流失,同样以虚证为主,主要原因多为脾虚和气虚。水谷之精大量流失时,常见的症状则是小便浑浊和慢性腹泻等。

遇到精虚,宜用补精方药,如养精种玉汤等。

(2)精瘀

精瘀是男子精滞精道,排精障碍所致的病机变化。

精瘀的患者通常面临射精困难的问题,比如在同房时射精不顺畅,或者射出的精液中不含精子。

过度的性生活,以及体内有未排出的精液残留,都可能导致精瘀的发生。

有时候,人们可能会故意忍住不射精,这样容易产生不良的精液,即败精。例如,在睡梦中快要遗精时突然意识到并憋住,这就是忍精不泄。另外,即使没有实际的性行为,但性冲动或性幻想也可能刺激性器官勃起,这时虽然没有行房也没射精,也可能形成败精。

青少年时期过度手淫也可能导致精瘀。

此外,如果一个人在同房时受到严重的惊吓,伤到了肾气,也会造成精瘀,或者连续做噩梦,都可能伤害到肾气,从而导致精瘀。

这些病理因素都可能导致精瘀的发生。

外伤、瘀血都会引发精瘀。如下体受到撞击、踢伤导致的瘀血,都会进一步导致精瘀。同样,局部手术造成的瘀血也可能引起精瘀。

长时间摄入肥甘厚味的食物,会在体内形成湿热。当这种湿热影响到生殖器官时,时间一长就可能导致瘀血,进而引发精瘀。

肾气虚弱,推动力不足,因虚致实,会导致精瘀。

肝气郁结的时候,肝气不能推动肾精往外疏泄,最终形成精瘀。

精瘀的主要症状包括排精不畅和排精不能。如果精瘀持续较长时间,还可能因败精瘀结而引发其他疾病。

精血同源,精瘀可参考瘀血之治法,如少腹逐瘀汤等。

(二)气的病机

1. 气虚

一身之气不足,气的生理功能减退的病机变化。可使人体的功能活动衰退。

《医门法律·先哲格言》说:"真气所在,其义有三:曰上中下也。上者所受于天,以通呼吸者也。中者生于水谷,以养营卫者也。下者气化于精,藏于命门,以为三焦之根本者也。故上有气海,曰膻中也,其治在肺。中有水谷气血之海,曰中气也,其治在脾胃。下有气海,曰丹田也,其治在肾。"故气虚多与肺脾肾虚损有关。

有人说"气"的根源在肾。

其实气根于肾,生于脾,发于肺。

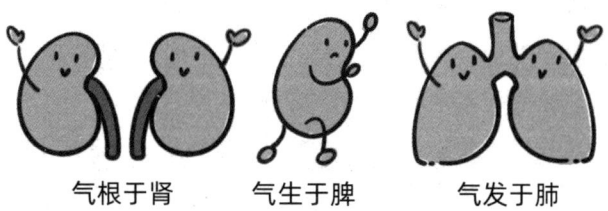

气根于肾　　气生于脾　　气发于肺

肾藏精,精能转化为气,这是先天之气,也是气的根源。如果肾虚,人就会感到疲惫。

脾胃为气血生化之源,饮食水谷精微,都是从脾胃吸收而来,然后化生成气血变成气。如果脾胃功能虚弱,就不能生成足够的气,人也会感到疲惫。

肺主宣发,宗气积于胸中,所以肺里又有宗气。肺本身是主气的,从自然界中吸入了清气。如果肺功能下降,不能从自然界吸入清气,就会影响宗气的生成。宗气不足会导致呼吸功能减弱,呼吸短促微弱,声音低微。所以,气虚确实与肺、脾、肾三脏的虚损密切相关。如果偏于元气虚，可见生长发育迟缓、生殖功能减退等症状。如果是宗气虚，可见动则心悸、呼吸气短等现象。营卫气虚和脏腑、经络气虚的病机则各有其独特的表现。

气虚的原因主要有三个。

第一，气的生成不足。这通常是由于先天禀赋不足，也就是天生的，若是这种情况则较难改变，但坚持通过滋养后天，也有可能调补先天。

第二，后天失养，常见于肺、脾、肾的功能失调。例如，如果咳嗽没有得到及时治疗，长期咳喘会使肺功能下降，导致气不足。另外，饮食不节、饥饱失常、过度劳累等都会伤害脾胃，使得脾虚。脾虚了不能运化水谷，从而影响气血的生成，气少自然就会气虚了。同时，早婚多育也会损伤肾，使得肾中的元气受损，气的来源自然不足。

第三，使用过多令气耗散过度，如劳倦内伤或久病不愈。这些都会使身体的气耗散过多，导致后天失养，从而加剧气的生成不足。

气虚会有以下表现：

气短懒言声低，神疲乏力，这主要是因为宗气不足，导致脏腑机能衰退；

头晕目眩，通常是因为气虚使得推动力量不足，导致精微物质无法上行滋养头部；

自汗，因为卫气虚弱，无法牢固地保护皮肤表层，导致汗液自行溢出。

舌淡嫩、脉虚弱，是因为气虚无法充分滋养舌头，同时气虚鼓动血行之力不足。

基本上只要涉及气虚，都会出现以上提到的这些气虚症状。但是，不同脏腑的气虚症状，还会有各自的特点。

心气虚证，主要表现为心悸、怔忡、面色苍白、气虚证（指元气不足,气的推动、固摄、防御、气化等功能减退,或脏器组织的机能减退,以气短、乏力、神疲、脉虚等为主要表现的虚弱证候。)

肺气虚证,表现为咳喘无力,动则益甚,以及气虚证。

脾气虚证,表现为纳呆、腹胀、便溏,以及气虚证。

肾气虚证,表现为腰膝酸软、耳鸣、阳痿,以及气虚证。

通过观察一个人脏腑的生理功能失调表现,并结合气虚的常见症状,我们可以判断他某个脏腑是否存在气虚的情况。

在五脏中,我们并没有特别提及肝脏的气虚,因为肝脏气虚的临床表现相对较为罕见。肝脏的问题通常更多地表现为血虚。

2.气机失调

气能够流通,并且按照特定的方向运行。因此,气的运行是有序的、有规律的,不能混乱,一旦混乱就是气机失调。

(1)气滞

气滞是指机体内气的运行不畅,导致郁滞不通的病机变化。气滞多属邪实为患,有时也可能是因为气虚无力推动而发生的阻滞。气滞就像是一个气球,如果气球打满了气,那就是气滞的状态。

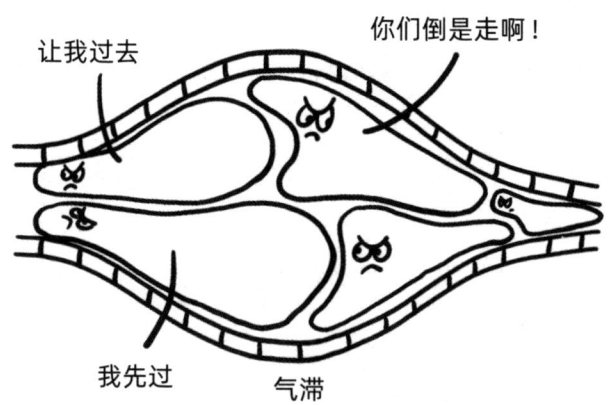

气滞的成因主要有三个方面:一是情绪压抑不畅,二是痰、湿、食

积、瘀血等有形实邪阻滞，三是外部邪气干扰气机正常运行。

气滞的主要临床表现是胀痛和满闷。胀痛的特点是时轻时重，胀的感觉比痛更强烈，而且疼痛的位置常不固定，主要感觉是胀。为什么气滞会感觉到时轻时重呢？当气聚在某一处时，胀的感觉就会更重一些；但由于气本身具有流动性，不会完全阻塞，所以当一部分气流动走后，症状就会减轻。

满闷则包括胸闷和胁满，胁满即肋骨周围的胀满不适。

脏腑气滞以肺、脾胃、肝最为常见。

肺气壅滞可见胸闷、咳喘；脾胃气滞则常见腹胀疼痛，表现为肚子鼓胀、嗳气频作，或放屁增多，排气后腹胀减轻；肝气郁滞多见胁肋胀痛。若肝气郁结，横逆犯胃，还会引起胃脘胀痛、恶心等症。

气滞时间一长，会干扰血液的正常流动，或者导致水液在体内积聚。长时间的气滞会使气本身积聚的能量转化为一种火热状态，形成郁火。

因此，对于气滞的情况，需要适时进行疏通。如果是由实邪引起的，那就需要进行疏通；如果是因为气虚导致的，那就需要进行补气。

（2）气逆

气当降不降谓之气逆。

气逆是气的运动升之太过或降之不及，以脏腑之气上逆为特征的病机变化。

当气升之太过时，意味着气的上升超过了正常限度。就像深海中的鱼上升到水面，它们就会因为水压的急剧变化，身体内部的氧气和压强失衡，最终死亡。

我举鱼为例，并不是气逆的贴切比喻。我真正想说的是，气的上升应该有个限度，它只能上升到某个特定的位置。一旦气超过了它原本应该上升的位置，就会出现问题。

降之不及，指的是气体本来应该下降，但由于某种原因被阻止或无法下降，从而形成了气逆。这就像是试图把一个应该下降之气硬拉上来或阻止它下降一样，结果就会形成气逆。

气逆的原因主要包括情志内伤、饮食寒温不适、饮食积滞、外邪侵犯及痰浊壅滞等。

气逆时，往往以实证为主，但也有一些情况是由于体虚引起的。

气逆最常见于肺、胃、肝等脏腑。

当肺气上逆时，人会出现咳喘的症状；胃气上逆则会导致恶心、呕吐、嗳气及呃逆；肝气上逆时，人会感到头胀痛、面红目赤、易怒，严重的时候甚至可能出现血随气逆，如咯血、吐血，乃至壅遏清窍而致昏厥。

（3）气陷

气当升不升谓之气陷。

气陷是指气的上升力量不足或下降过度，以气虚导致升举无力而下陷为主要特征的病机变化。

当上升力量不足时，会导致头目失养，出现头晕、眼花、耳鸣等症状。而当中气下陷时，则可能出现胃、肾、子宫、肛门等内脏下垂的情况。

通常人们更容易注意到中气下陷所致的内脏下垂，而常忽视气陷同样可影响头面官窍。事实上，头晕、眼花、耳鸣等诸多上部症状，并非均为"上火"或肝气上逆等实证，很多实为气陷所致，属虚证范畴，需要通过补气升阳治疗。一旦气足得升，清阳上达头面，这些症状便可缓解。

例如，口干舌燥一症，未必是体内缺水，也可能因气陷不能升津，以致水液难以上承于口。此时病机不在水，而在气，是气失升举、输布无力的缘故。

另外，正常的鼻涕应该往前流，但有些人却出现鼻涕倒流的情况，这也可以看作是气陷的一种表现。

造成气陷的主要原因可能是个人体质虚弱，或者是病了很久，把身上的气给损耗掉了，最终的结果就是气陷。

（4）气闭

气闭，就是气闭阻于内，不能外出，以致清窍闭塞，出现昏厥的病机变化。

气闭的主要表现是突然昏厥，失去意识。这种情况发生时，通常是因为体内的气被困住，无法顺畅地流通到体外。

造成气闭的原因有多种。

首先，可能是外感秽浊之气所致。这种秽浊之气，就像深山老林的瘴气一样，会使人体内的气闭住。试想，如果人们在遇到特别臭的地方时，会屏住呼吸，产生类似可控的气闭状态。

第二种原因是突然的精神刺激。突然的精神刺激，可能一下子就把人给气晕了，因为气不转动了，不能出入了，就相当于气闭，这种情况很常见。

第三种情况是剧痛引起的。这种剧痛导致的气闭，我可是亲身体验过的。小时候，我家门口有人盖房子，挖了一个近两米深的坑。我那时候调皮，挂在旁边的脚手架上荡秋千。结果没抓牢，整个人就飞了出去，重重地砸到了坑里。那种疼痛感让我瞬间无法呼吸，感觉气都憋住了，整个人像失去了意识一样，手脚完全动不了。大概过了十几分钟，我才缓过来。

第四种原因是痰阻气道导致的痰厥。就像我们常说的，有时候一口痰卡在喉咙里上不来，就可能把人憋得晕过去。

（5）气脱

气脱就是气不内守，大量向外脱失，以致机体功能突然衰竭的病机变化。

当有人出现气脱时，他们的生命状态已非常危急，很难挽回。

偏向阳气暴脱则为亡阳，偏向阴气暴脱则为亡阴。

气脱的表现为面色苍白、汗出不止、目闭口开、全身瘫软、撒手遗尿、脉微欲绝。

小结

学习气的病机时，就会发现，气虚方面符合虚实病机中正虚的表现。这意味着气的病机为基础病机所囊括，故气的病机既包含虚证也包含实证。

气具有温煦身体的功能。当气虚时，就不能维持温煦功能，人会感到寒冷。而气滞时，气可能转化为火，因为气有能量，淤积后可能产生热感。

气滞、气逆和气陷都涉及气的升降失常。因此，当我们讨论气的病机时，实际上已经包含了基础病机。

（三）血的病机

血的失常主要包括血虚、运行失常两个方面。

血作为一种物质，其数量会因为被身体使用或补充不足而减少——血虚，是血的主要病机之一。

血与气一样，需要在全身周流，并遵循一定的运行规律。一旦这个规律被打破，就会导致血的运行失常，成为血的另一个重要病机。

1. 血虚

血虚是指血液不足，血的濡养功能减退的病机变化。

血虚的病机特点是全身或局部的失荣失养，功能活动逐渐衰退。

血虚常出现在心和肝两个脏腑。

心血不足时，可见惊悸怔忡、失眠多梦、健忘、面色苍白、舌质淡白、脉细涩或结代等症状。

肝血亏虚，可见两目干涩、视物昏花、手足麻木、关节屈伸不利等症状。

血虚的一个原因是来源不足。血之来源有二，一是脾胃化生，二是精化血。如果脾胃虚弱或肾精不足，就会导致血液的来源不足。

苏天佑先生是岭南地区一位杰出的针灸专家。他有一个治疗白血病的医案。他认为这个病例是肾虚导致的造血功能不足，因此他采用了直接灸法来灸命门穴以补肾。通过灸命门和肾俞穴，主要目的是补肾为主，刺激骨髓生血，以增加血液的含量。最终，白血病的症状得到了明显的改善，但后来患者因体质虚弱，感染肺炎而不幸去世。

从这个案例可以看出，肾精确实可以化为血。因此，如果肾出现问题，人体的血液生成就会受到影响，导致血虚的表现。

血虚的第二个原因是失血过多。对于女性来说，最常见的就是月经问题，如崩漏。崩就是突然大量出血，导致迅速贫血；漏则是持续出血，一来月经就来一两个月不停，这些情况都容易导致贫血。

第三个原因是消耗过多。如久病不愈，慢性消耗，把血给消耗掉了。此外，过度思考或过度焦虑也会消耗心血。

要判断一个人是否血虚，我们可根据心血虚和肝血虚的常见症状来评估。

若某人常感心慌心跳，这通常与心有关。同时，如果这个人记忆力减退，应该归因为心的问题，因为心主神明。此外，心，其华在面，所以面色也能反映心血状况，心血不足时面色往往不佳。再来看睡眠，心主神明，睡眠时心神需入藏于入阴，需要藏到心血中，才能入睡。血虚时，心神难以入藏，导致入睡困难和多梦。这些症状都能表明患者心血不足。

那又如何判断肝血不足呢？肝开窍于目，若两眼干涩、视物模糊，尤其在女性月经期后会出现这种状况，月经后血流失了肯定血虚。因

"目得血而能视"，血虚则视物不清。同时，肝主筋，肝血虚时，手脚的筋得不到滋养，会感到麻木，关节活动不畅，指甲也容易变脆。

通过这些症状，我们可以区分是心血不足还是肝血不足，从而有针对性地用药。但在临床上，心肝两脏同时血虚的情况较为常见。

2. 血行失常

（1）血瘀

血瘀是指血液在循环过程中变得迟缓，流通不畅，甚至会在某些地方停滞下来。

血为什么会停滞呢？以下是几种可能导致血瘀的情况。

第一种是气虚导致的血瘀。血液的运行需要气的推动。如果气虚了，推动血液的力量就会减弱，血液自然就流动不畅，形成瘀血。

第二种是气滞导致的血瘀。如果气滞了，气就像堵车一样停在那里不动了，那么血液也会跟着停滞。

气与血的关系非常紧密，它们就像是秤和砣一样，彼此相互依赖，紧密相连。你走我走，你不走我不走。

第三种是血寒导致的血瘀。《黄帝内经》说："血气者，喜温而恶寒，寒则涩而不流，温则消而去之。"

血是遇寒则涩而不流，因为寒主收引，会让血管收缩，收缩了血液自然运行不畅，运行不畅了血就停在那里，于是就产生瘀血了。

第四种是血热导致的血瘀。这一点可能比较难理解，《黄帝内经》上说"温则消而去之"，热应该会让血跑得更快，怎么会让血停下来呢？因为"温则消而去之"中的"温"是指适度的温暖，这种温暖不会灼伤血液。

我所说的"热"是指过量的热量，它会像煎烤一样作用于血液，使血液变得干燥和黏稠。而当血热时，热量就太高了，它会灼伤血液。灼伤后形成的血块就是瘀血。此外，血热导致的瘀血通常还会伴随出血的情况。

举个例子来说,想象一下道路上的交通堵塞。当主车道被堵塞时,车辆可能只能绕行到旁边的人行道上,而人行道上行驶的车辆就相当于出血现象。

第五种是痰凝、痰浊、痰湿也会导致血液停滞。这是因为痰湿和血液都属于阴性的物质,它们之间会相互影响和滋生。

第六种是津亏导致的血瘀。津血同源,当津液亏损时,血液也会变得虚少。同时,津液承载着气,津液的亏损也会导致气虚。气虚则无法有力地推动血液流动,形成血瘀。

上述列举产生瘀血的原因比较多,但是它们产生的症状很类似。

瘀血会导致患者感到疼痛,这种疼痛通常会有固定的位置,严重时还可能在局部形成肿块,并且这些肿块的位置也是固定的。另外,患者的舌头可能会出现瘀斑瘀点,小腿的肌肤常甲错,面色可能显得黧黑。

(2)出血

出血是血液逸出血脉的病机变化。出血的原因,有以下几种。

①脉络损伤

脉络损伤可能是外伤导致,也可能是气血病变引起的。大多数脉络损伤都是实证的情况。

②气血失常

气血失常有两种情况:一是气的乖逆,导致血液不按常规路径流动,比如血随着气往上走而溢出;二是气虚导致血液无法得到正常固摄,会导致血液外脱,使得血液脱陷而妄行。

③血热迫血妄行

当血液过热时,就像汽车加大了马力一样,会到处流动,速度过快容易冲出公路。最常见的是饮食导致的血热,比如牛羊肉、煎炸、烧烤、辛辣和热性的食物吃多了，胃里就会产生很多热，这些热会迫使胃络中的血液流动得非常快，从而导致鼻出血。因为足阳明胃经走到迎香穴位置，迎香穴就在鼻翼旁边，热毒要从那里排出，血就会从鼻子流出。

血：主人吃了太多的牛羊肉（烧烤），气太足了，结果是我速度太快了，无法正常行驶。

足阳明胃经经过鼻子旁边的迎香穴，血液的热毒从鼻子这里排出。

④瘀血内阻导致血液不归经

瘀血阻塞在某个地方，可后面的血液仍然会源源不断地来，但前面的路走不通，它就会从旁边流出，造成出血。最常见的是在妇科的崩漏上，特别是漏证，即稀稀拉拉地出血。如果医生只认为是虚证，没有发现瘀血，只是补气固摄患者的血液，往往难以取得好的效果。如果不配合使用活血化瘀的药物，漏证总会反复发作。给患者补血也是补不住的，因为有瘀血在那里，越补它就越瘀，若不先把瘀血化开，它会一直反复出血。

（四）精气血关系失调

精与气血会失调，失调后会出现一系列症状，具体如下表：

表 8-1 精与气血关系失调表

精气两虚	精亏和气虚同时并见的病机变化

精血不足	精亏和血虚同时并见的病机变化
气滞精瘀和血瘀精阻	气滞、血瘀与精道阻滞并见的病机变化

气与血失调后会出现一系列症状，具体如下图：

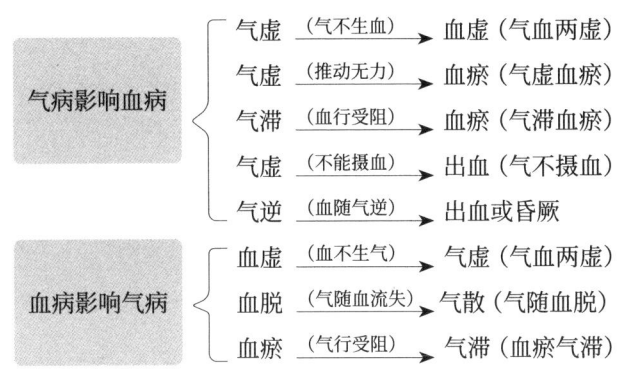

气与血关系失调图

（五）津液病机

津液，简单来说，就是人体正常的水液的总称，对维持我们的生理活动至关重要。

津液和精、气、血一样，都是流动的，有它自己的运行路径，同时它也是一种营养物质。如果津液的生成、疏布和排泄过程任何一个代谢环节失常，都会引起相应的病变，这就是所谓的"津液病机"。津液的病机也大致可以分为两类。

1. 津液不足

当津液数量不足时，脏腑孔窍和皮毛都会失去滋润，导致各种干燥失润的病机变化。

造成津液不足的原因主要有两个：一是津液的生成不足；二是津液的流失损耗过多。

津液生成不足通常是身体虚弱、久病不愈或脏腑的气化功能减弱导致的。

津液的流失过多则常见于呕吐、腹泻、大量出汗、多尿及大面积烧伤等情况。呕吐和腹泻可能是由于感染或食物不耐受引起的。大量出汗有两种情况，一种是被动出汗，如暴晒后身体大量出汗而补充水分不足；另一种是主动出汗，如通过不健康的运动方式导致身体大量出汗，这都会使津液流失，进而引发一系列问题，甚至危及生命。

外感热邪、燥邪或邪热内生，会伤津。如患者高烧持续一整天，体温高达40℃，且没有胃口进食及补充水分，这种情况下，他的舌头干燥无津，嘴唇也变得干燥，甚至似乎要脱皮，这种情况是很常见的。

伤津主要指的是身体失去了大量水分。而脱液则更为严重，不仅失去了水分，还丧失了其他营养物质。在我们学习六大营养物质[①]时，知道水是其中重要的一种。人体缺水可能会导致生命危险，但脱液不仅仅是失去水分，还包括其他更为丰富的营养物质。

因此，伤津相对来说比较容易补充，只要喝水就可以了。但如果是脱液，除了补充水分外，还需要补充相应的营养物质。这些营养物质可能需要通过药物来补充，因为仅仅喝水已经不能够完全补充失去的液体了。简单地说，伤津不一定导致脱液，但脱液必兼伤津。

2.津液输布排泄障碍

津液的输布障碍指的是津液无法按正常路径在体内传输和布散，导致津液在体内环流迟缓或在体内特定部位积聚。

津液的排泄障碍则指转化为汗液和尿液的能力减弱，排出受阻，从而导致水液在体内滞留，甚至溢出皮肤。

津液作为人体正常的水液，其流动状态必须保持正常。一旦停滞，它将不再作为有益物质被人体利用，而转化为有害物质。这种停滞的津液会导致各种问题，最常见的是以下三种。

[①] 六大营养物质：碳水化合物、蛋白质、脂肪、维生素、矿物质、水。

（1）湿浊困阻：多因脾胃功能失调，津液不能转输布散，积聚形成湿浊。常见的是胸闷、脘痞、呕恶、纳呆、腹胀、便溏、苔腻、脉濡等湿阻气机的表现。

（2）痰饮凝聚：多因脾、肺等脏腑功能失调，导致津液停聚形成饮，进而饮凝聚成痰。

痰滞于肺，则为咳喘；痰迷心窍，则为癫狂；痰阻于胃，则为痞满，恶心呕吐；痰阻经络，则肢体麻木，半身不遂；痰结咽喉，则咽部梗塞不舒；饮停胸胁，则胸胁胀满、咳喘引痛；饮在肠间，则腹满食少、肠鸣辘辘等。

（3）水液潴留：多因肺、脾、肾等脏腑功能失调，气不行津，导致津液代谢障碍，水液在皮肤或者体内积聚，形成水肿或腹水。

总之，津液代谢失常，首先是肺、脾、肾三个脏腑的功能出了问题，导致水液停蓄，无法正常流动和排出。其次，水作为阴邪，特别容易损伤人体的阳气，尤其是脾肾的阳气。在水气病初期，常常是因为肺的宣发肃降功能失调，时间一长就会伤害到脾肾的阳气，使病情反复发作，难以痊愈。

小结

大家可能会有些困惑，精、气、血、津、液作为重要的营养物质，五脏六腑都需要它。好像是每种病都可能会损耗到精、气、血、津、液，另外，任何一个脏腑都有可能因精、气、血、津、液的升降失常而患病。那么，为什么不直接把精、气、血、津、液归入基本病机中呢？

其实，我也考虑过这个问题。确实，几乎所有疾病都会涉及精、气、血、津、液的病变。但最终我还是决定将它们放在分部病机中。这是因为精、气、血、津、液是具体的物质，而非抽象的概念。与邪正关系、阴阳失调、升降失常等抽象概念不同，它们更具体地指向了身体内的实际物质。

精、气、血、津、液在体内流动,有时会出现虚实、寒热等状态。特别是精、气、血、津、液的运动状态是循行状态,特别符合升降失常。营养物质需要流通,一旦停滞或运动异常,就会导致疾病。虽然它们与升降失常的病机有重叠,但还是要区分开来。升降失常抽象的概念范围更广,它不仅涉及精、气、血、津、液的升降,还包括脏腑的气机失常,即五脏六腑本身的功能升降的失常,如肝升肺降、脾升胃降、肾水升心火降等。因此,升降失常所包含的范围要比精、气、血、津、液流通障碍的含义要广。

在分部病机中讨论精、气、血、津、液时,主要是关注它们在物质层面上的问题,如运动状态、盈虚状态,以及功能状态的病理变化。其中,盈虚状态和流通状态尤为重要。

当气出现病变时,它通常会影响到全身,因为气在体内流动迅速且广泛。特别是营气和卫气,它们滋养全身,所以一旦出现问题,往往会表现出全身症状。例如,卫气受到风寒侵袭而郁闭时,可能会导致全身发热。

血虚是全身性的症状,因为血液滋养着整个身体。同样,津液也可以是全身性的症状,因为津液也是全身性的营养源。然而,当血或津液停滞时,更常表现为局部症状。

气滞通常带来胀感,血瘀则常常表现为刺痛,而痰证则可能触摸到肿块或感到麻木。

精、气、血、津、液在全身流动,为身体提供必需的营养,所以它们的病变可以影响全身。因此,无论面对何种疾病,我们都可以从精、气、血、津、液失常的角度去考虑治疗方案。有时,仅从这一角度入手治疗,也能作为以简驭繁的思维模式。

例如,在治疗时,因为血液滋养全身,所以有时只需专注于养血或活血,就能治疗全身的各种疾病。

擅长治疗瘀血的流派中，清代有位名医叫唐宗海，非常擅长治疗与血有关的疾病。他写了一本名为《血证论》的书。另一位名医是王清任，特别擅长活血化瘀，治疗血证，创作了《医林改错》这本书。

气滞时用行气法疏通，也能治疗多种疾病。因此，有些流派擅长从气的角度治疗疾病。

津液同样滋养全身，但也可能停滞，形成痰湿水饮。通过养阴、化痰等方法，可以治疗与之相关的全身疾病。因此，有些医生擅长从痰的角度治疗疾病。

这些都是以简驭繁的方式，并形成了一些相关的医学流派。

（六）津液与气血关系失调

在病理上，气滞、血瘀、津停三者常相互影响，互为因果。

1.津与气关系失调

（1）水停气阻

当津液的代谢出现障碍，水湿痰饮会停留，进而导致气机阻滞的病机变化，造成水饮阻肺、水饮凌心、水饮在中焦停滞，以及水饮停聚在四肢等情况。

（2）气随津脱

当津液大量流失时，气也会失去其依附，随津液一同外泄，导致气与津液都出现脱失的病机变化。轻者可能表现为津气两虚，严重者可出现津气两脱。

2.津与血关系失调

（1）津枯血燥

津液亏乏枯竭，导致血燥虚热内生或血燥生风的病机变化。

（2）津亏血瘀

津液耗损，导致血行瘀滞不畅的病机变化。

（3）血瘀水停

血脉瘀阻，导致津液输布障碍而水液停聚的病机变化。

二、神的病机

关于神的失常，在通行的教材中并没有专门的独立章节来详细讨论。

这里的"神"，指的是人体上广义的神，在中医理论中，是指人体生命活动的主宰及其外在总体表现的统称，它涵盖了人的形色、眼神、言谈举止、精神、情志、声息、脉象等多个方面。同时，也包含了狭义之神，指的是人的意识、思维、情感等精神活动。

在临床实践中，我们中医在治病时，有时会忽视"神"的作用，或者只是将其视为人体的一小部分。然而，从我个人经验来看，人是一个身心合一的整体，其中"形"与"神"各占一半的地位。

"形"指的是人体的物质结构，包括精、气、血、津、液等营养物质，以及脏腑、经络和形体官窍等。而"神"则是赋予这些物质以活力，使之成为一个有生命、有感知、有思维的人的关键因素。

虽然教材中并未将"神"的失常作为独立章节进行讨论，但我希望从我个人的医疗经验出发，对神的失常进行一些分析和探讨。

在我看来，神的失常主要体现在两大方面。

（一）神虚

首先，神就像我们手机、收音机接收的信号，有强有弱。虽然神不是物质，难以用虚实来定义，但它确实依赖于精、气、血、津、液的滋养和壮大。由于精、气、血、津、液的不断消耗，神的第一大病机就是"虚"。神的使用会消耗这些资源，而资源越少，神就越虚。这就像手机停电后，信号也会没有一样。

神一旦虚弱，它的功能就会减弱，无法正常调节精、气、血、津、液的代谢，也无法正常调理脏腑的生理机能，导致生命活动出现紊乱。

神绝对不能虚，一旦神虚了，身体就会出现一系列问题。神虚的主要表现是"少神"和"失神"。

"少神"的意思就是一个人看起来缺乏活力，具体表现为两眼无神、四肢也不太爱动弹。我们常说眼睛是心灵的窗户，所以如果一个人的眼睛看起来没有神采，好像半闭不闭的，那就可能是"少神"的表现。此外，这类人还可能会有面色少华、肌肉松弛、四肢倦怠、少气懒言、动作迟缓、思维迟钝、反应慢、精神不好、不愿意动弹、呼吸气短等症状。如果情况更严重，就会发展到"失神"的状态，那时眼睛会显得特别暗淡，无法聚焦，看起来眼神呆滞，面色也会变得灰暗，整个人显得非常憔悴。

狭义的神指的是我们的意识、思维和情感。意识、思维、情感其实是我们身体内部脏腑的精气对外部环境（包括自然环境和社会环境）刺激所作出的反应。因为脏腑的精气能够敏锐地感应和回应外界环境的变化，所以我们才会有这些意识、思维和情感等精神活动。然而，当一个人的神虚弱时，这些精神活动就会减弱，也就是说，他们可能不太会对外界的刺激产生明显的反应或应答了。

神是怎么虚的呢？

首先，我们来看看神与哪两个脏腑关系最为密切。一是心，因为心主神明，所以神主要由心血来滋养。第二是大脑，因为脑为元神之府。而肾主骨生髓，脑为髓海，脑为元神之府，所以和大脑关系密切的是肾。因此，肾精亏虚也会影响到神。简单来说，神虚主要是因为心血和肾精的大量消耗，导致神的滋养不足。

五脏藏精，精化气血，这些精气血可以化生和涵养我们的神、魂、魄、意、志五神。当脏腑机能强健，精气血充足时，神就旺；而当脏腑机能衰败，精气血亏虚时，神就衰弱。

神是靠精、气、血、津、液来滋养的，而五脏都参与了精、气、血、津、液的代谢。所以，任何一个脏腑出现问题，最终都可能影响到神的盛衰。

从这个角度看，我们来分析神虚的原因。

第一种情况是来源不足，具体有以下三种情况。

1. 脾胃不好，饮食运化无力，导致精、气、血、津、液生成不足。

2. 先天不足，即出生时精神就不好，先天之精就不足，无法化生更多的神。

上述两种来源不足是人体自身方面的来源不足。

3. 社会环境对人体的刺激不足。人必须要有外界刺激才能产生应答，从而产生神。如果外界刺激不够，神也会变得虚弱。

那么，什么样的外界刺激能够滋养神呢？主要是情感表达，其中最重要的是爱。

爱能够滋养神。我们如何理解这一点呢？心主神明，言为心声，语言是与神最直接交流的工具。语言能够滋养神，特别是当语言中表达了爱时，就直接滋养了那个人的神。

所以，语言非常重要，良性、有秩序、有逻辑的语言能够滋养人的神。

对于儿童来说，他们的神和人格正在成长，需要更多的爱去滋养。除了物质上的饮食补充外，还需要精神上的滋养，这主要通过语言来实现，包括口头、书面和肢体语言。

早上送孩子上学时，抱一抱或者亲一亲他们，再分别，传递着深深的爱意。这份爱，意味着我们与孩子紧密相连，仿佛一个整体。符合中医的整体观，也符合中国传统的"天人合一"的理念。

人与自然是一个整体，人与社会是一个整体，人自身是个整体。当人与社会达到和谐共融时，便是天人合一的体现。而在社会这个大家庭中，家庭是最小的单元，其中夫妻和亲子关系又是最亲密的纽带。

在孩子成长的初期，亲子关系的和谐尤为重要。因为此时孩子的人格尚未完善，他们需要外界的滋养与关爱。当孩子逐渐长大，五脏六腑气血充盈，人格独立后，他们开始追求内在的天人合一，即自身人格的整体性与完整性。

若父母给予的爱未能满足孩子的情感需求，孩子的神就没有得到充分的滋养，那么他就会出现一系列的变化，尤其是容易出现气机上的变化，变得易怒或肝气郁结。这是我在家庭生活中的观察所得，虽然不一定是正确的结论，但希望能引起大家的思考。毕竟，关于神的失常问题，很大程度上与个人的情感体验和思考相关。

当人的情感需求得不到满足时，神的滋养来源就会显得不足。

第二种情况是神消耗过多。

神的消耗过多，这包括精神内耗，比如过度思考；工作中处理事务需要耗费精神；以及家庭关系的调节，尤其是家庭主妇需要协调与夫家、娘家、长辈、夫妻、同辈、儿孙辈之间的关系，这些都极其耗费精力，调节是为了天人合一，若调节失败则天人不能合一，则神无法得到完整的滋养而虚。

还有家务安排，决定哪些先干、哪些后干，哪些可以同时进行，这也需要耗费很多精力。

睡眠不足也是造成神消耗过多的一个原因。这可能是因为患者本身有睡眠障碍，或者因为工作、学习等原因不得不减少睡眠时间。睡眠之所以重要，是因为当我们闭上眼睛休息时，大脑的思考减少，消耗也随之减少。如果睡眠不足，清醒时大脑会持续消耗精力，从而导致精力不足。

当遭遇一场突如其来的大病时，它会迅速消耗掉我们的精、气、血和津液，从而导致对神的滋养不足，这时神也会一并被消耗掉。

长期的疼痛也会逐渐消耗掉我们的神。

（二）神不通明

如何理解神不通明呢？简单来说，就是我们的思考要流畅，念头要清晰明了，这样神才能保持通畅通明。当念头通达时，我们不会过于纠结于某个问题，不钻牛角尖，对别人的话也能迅速反应并理解，思维流畅，能够迅速整理思路，不会卡壳在某个地方。

如果神不通达了，会出现哪些症状呢？

常见的症状包括一些精神病变，如语迟、脏躁、郁证、癫狂、痫、痴呆、焦虑障碍等。

那么，神是如何变得不通明的呢？

一是外感因素，比如外感湿邪，会阻碍气、血、津、液的流通，进而导致大脑出现病理产物阻滞，就会产生我们讲得蒙蔽清窍，就会出现神智方面的反应。

言为心声，心主神明，患者的言语可能会变得混乱、不连贯，结巴，甚至失语。因此，从患者的语言中，我们可以察觉到他们的心神是否通明。此外，患者的眼神也可能显得漂浮不定，甚至出现幻视、幻听等症。总的来说，患者的视觉、听觉、嗅觉、味觉、触觉及神智都可能出现异常反应。

二是内伤也会导致神志异常。例如，肝气上逆可能导致血管破裂，严重到损伤大脑后，会影响神志。有些人中风后性情大变，实际上就是神受到了影响。

三是病理产物如痰湿、瘀血等在大脑或心包中的停聚也会影响精神方面。

四是经络不畅。尤其是循行到头部的经络，以及心经和肾经的经脉，一旦不畅，会影响心肾脑的气血供养，令神智封闭导致智力发育迟缓。这个在孤独症儿童中比较常见，早期发现后，通过针灸的刺激后，可以很快提升患儿神智的发育速度，追上甚至赶超同龄人。

五是负面语言。强调一点，语言标签，很容易伤到一个人的神。

语言标签，即外界对一个人的评价，他潜移默化地接受了这个语言的信息，可能导致其神智受困于某些语言陷阱中，从而改变行为模式并出现病证。因此我们要注意避免使用带有负面评价的语言标签。

想起了一位读者跟我分享的故事：

在女德班盛行的那段时间里，有一位女士参加了不少所谓的女德课程。她听完后，觉得自己不符合传统的三从四德标准，因此，她开始刻意改变自己原本外向、有主见的性格，硬生生按照古代的女性要求自己，强迫自己变得极其顺从。

长期压抑与本性相悖的心理和行为，导致她逐渐出现气郁并暗耗心血。她的身体状况急剧下降，常年感到全身乏力、面色苍白，即使服用各种药物也未能见效，工作生活也受到了严重影响。

后来，在朋友的劝说下，她意识到这些女德班其实并不靠谱，可能只是为了骗取钱财。她决定不再压抑自己的本性，随后，她的身体状况开始好转，身体恢复了力气，工作和生活也重新焕发了活力。再服用药物后，她的气血也逐渐恢复了正常。

这个例子中的女士，因为受到女德班的影响，按照这个语言陷阱里面的条框，扭曲了自己的本性，从而改变了她原本的精神状态，导致了内耗不断。这种内耗逐渐消耗了她的神，耗掉之后，影响了她的精、气、血、津、液的代谢生成，使她陷入了失神的状态，进而出现了乏力的症状。

在这种情况下，仅仅依靠药物来滋补身体是无效的。真正需要的是改变她的思想观念，需要有人去劝解她、开导她。只有这样，她的精神才能恢复正常，念头才能通达，重新做回自己。

谈到这个话题，我想提及一本书，那就是邓启耀先生的《中国巫蛊考察》。在这本书中，作者提到了一种信仰现象：如果一个人深信巫蛊的存在，并认为自己中了巫蛊，误吃了"毒虫"，他们的肚子可能会因此胀大，甚至精神也会受到影响。但对于那些不相信巫蛊的人来说，这种情况则不会发生。

更具体地说，当属于某个相信巫蛊文化圈的人吃到了他们认为有蛊的食物时，他们的意识会产生一种类似于"信息场"的效应，从而引发他们相信会出现的病证。这充分说明了，当我们在意识上深信某件事物时，它对于我们来说就是真实存在的。

其实，一个文化圈就像是一个大语言环境，其中的语言塑造了那个环境中的"神"，就像我们常说的"信息茧房"。

如果你深信某件事物或观念的存在，那么你很可能就会出现与之相关的症状或反应。这就是语言的强大之处。

除了上述的例子，日常生活中语言暴力也十分常见。在家庭、校园、社会中，谩骂、诋毁、蔑视、嘲笑、威胁等语言暴力行为随处可见。比如"死了算了""笨蛋""真没用""丑死了""废物""猪脑子"等标签，一旦被贴在某人身上，这个人就会感受到不被爱，不被爱就缺少滋养，缺少滋养就没法天人合一，而是天人分离，天人分离对神来说伤害非常大，人就会自暴自弃。

在语言的影响下，语言暴力的影响是最大的。比如，一个人明明表现出色，却遭受他人无端的质疑，说他做得不对，这会极大地打压他的自尊。他被孤立、排挤，受到霸凌；因性别而遭受歧视，说她是女的就是能力不行；在职场中受到压迫，处处受制；他被外貌歧视，被说长得丑；他的价值被贬低，被说成毫无用处；年龄也成为歧视的理由，被质疑"你这么老了怎么行呢"；还有网络上的恶意言论，构成了网络暴力等。这些都是对个人无端的指责和歧视，对人的神伤害都是非常大的。

人的潜意识就像一个敏感而单纯的小孩，你说什么，它就信什么。一句话被重复多次后，潜意识就会接收这个信息，并命令身体去执行相关的指令。这些信息就像给手机安装了 APP 一样，影响着我们的行为和情绪。

潜意识：人们说什么，我就信什么。

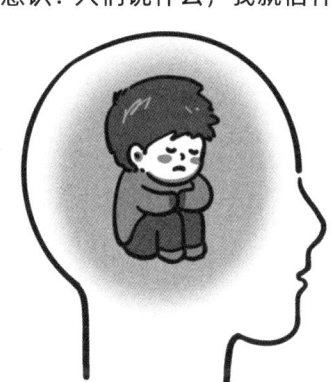

我们生活的语言环境、所读书籍以及接受的价值观，都会深刻影响我们的思维模式、行为方式、饮食习惯、作息规律及社交模式。这些因素最终会间接地影响我们的身体健康，甚至导致某些疾病的产生。

以下是一些最常见的由神的失常所引发的疾病类型。

1. 脏躁：这一术语最初出现在《金匮要略·妇人杂病》篇："妇人脏躁，喜悲伤欲哭，象如神灵所作，数欠伸，甘麦大枣汤主之。"妇女精神忧郁，烦躁不宁，无故悲泣，哭笑无常，喜怒无定，呵欠频作，不能自控者，称脏躁。若发生于妊娠期，称"孕悲"；发生在产后，则称"产后脏躁"。

2. 郁证：指的是情志不畅、气机郁滞所导致的病证。其主要症状包括心情抑郁、情绪不宁、胸部满闷、胸胁胀痛，或者易怒易哭，甚至感觉咽部有异物梗塞。

3.癫狂：这指的是精神失常的状态。

癫病属阴，以静而多喜为主，主要表现为沉静独处，言语支离，畏见生人，或哭或笑，声低气怯，以抑郁性精神失常为特征。

狂病属阳，以动而多怒为主，表现躁动狂乱，气力倍常，呼号詈骂，声音多亢，以兴奋性精神失常为特征。

4.痫病：这是一种反复发作的神志异常疾病，又称癫痫、癫疾，俗称羊痫风。其典型症状包括突然昏倒、肢体抽搐、牙关紧闭、两目上视、口吐涎沫、口中发出猪羊鸡叫等异常声音。发作后，患者除了感到头晕、头痛和疲乏外，其他表现与常人无异。

5.痴呆，也被称为呆病，主要表现为呆傻愚笨等神志问题。早期阶段，记忆减退是主要特征，轻症患者可能会忘记近期的事情，反应变得迟钝，话语减少，日常生活部分能自理。而病情较重的患者，不仅表现为远事亦忘，还会出现时空混淆、计算能力丧失、不认识亲人、语言混乱（可能重复说话、整日不说话）、忽哭忽笑、神情冷漠或烦躁、食欲不振或饮食不规律，甚至不知道自己是否饥饿或饱足，日常生活完全需要他人照顾，甚至无法应对危险和伤害。

6.焦虑障碍：其核心症状是过度担心的心理体验和感受。患者常常感到紧张、不安和难以控制的忧虑，总是感觉有即将来临的危险、恐慌或厄运。此外，还可能出现心跳加速、呼吸急促、出汗、发抖、虚弱、疲倦、睡眠困难及肠道问题等生理症状。

实际上，神失常涉及的治疗范围相当广泛，包括一些常规检查难以发现的非器质性病变问题。身体上用普通方法无法治疗的疼痛（有些头痛，背痛肩痛等）及一些无法缓解的疲劳感，很可能就是神的失常造成的。

神的失常可能不会立即显现为明显的病证，但会引发特定的行为模式。比如，一个国外的小孩，小时候每天晚上八点，听到教堂钟声，就会跟着外公外婆去教堂念经。哪一天如果去得晚了,或念经时打瞌睡,看管教堂的老头,就会敲他栗凿①。久而久之,他对钟声产生了恐惧。很长一段时间内,他不肯再到教堂这类场所,只要一听见类似教堂的钟声,就会心悸、眩晕。直到长大后,仍不能摆脱这种精神影响。

无论如何,我们都要保持精神焕发。当一个人精神饱满时,他体内的精、气、血、津、液的代谢会得到调整,脏腑的功能也会被调整。因此,我们要经常提振精神,多听一些积极的话语,让自己充满活力。

在与人沟通时,我们要尽量不伤害对方的神,争取获得积极的反馈。使用温柔、耐心、鼓励的语气,避免嫌弃或敷衍的声音。因为不同的声音会带来不同的反馈和应答,不同的应答对我们的神也有不同的刺激。为了获得正向的刺激,我们应该多说温柔、耐心和祝福的话。

---

① 栗凿:汉语方言词汇,特指用食指和中指骨节敲击他人头部的动作,通常带有惩罚或开玩笑的意味。

第三节　脏腑病机

当脏腑功能出现失常，即表现为病理变化，我们称为脏腑病机。

我们应牢记脏腑的各项功能。当脏腑的生理功能受损，如功能丧失、障碍、减弱或异常亢进时，我们应确定病变部位，并据此选择相应的治疗方法，如服药、针刺、按摩、艾灸、刮痧、拔罐等，以调整脏腑功能，使其恢复正常。

学习脏腑病机的意义及目的就在于此。

五脏的病机变化，主要取决于它们所主导的气、血、津、液、精等物质的生化关系，同时也受到各脏自身生理特性的影响。

六腑的主要功能是传化水谷，其病机变化与这一功能的失常紧密相关。三焦作为元气的通道和水液布输的通道，其病机与元气的运行状态及水液代谢紧密相关。

至于奇恒之腑的病机，我们主要观察其生理特性是如何被破坏的。

一、心的病机

心的生理功能，我们之前已经在脏腑学说中详细讨论过。心主神明，因此，当它的功能受到损害时，首要的病理表现就是神明失主，即心无法再主神明了，从而导致一系列与神智相关的症状，如失眠多梦、健忘、心神不宁，甚至可能发展到谵妄和昏迷等严重情况。

1. 心神失养

心神失养是导致神明失主的一个重要原因。心主宰着我们的神志活动，这种活动必然依赖于气血的滋养。血液是神志活动的物质基础，因此，保持气血的充足至关重要。如果气血严重流失，也就是说心在瞬间得不到足够的滋养，那么就可能出现神明涣散、意识模糊乃至昏迷等严重后果。只有当气血充足时，我们的心才能得到良好的滋养，进而避免失眠和健忘等问题。

气血足则神旺，调气血就是调神。

那么，气血是从何而来的呢？脾胃为气血化生之源。为了保持气血的充足，我们需要好好照顾脾胃。在饮食方面，我们要注意避免生冷瓜果等可能伤害脾胃的食物，同时也要避免过度劳累和情绪失控对脾胃的干扰。

2. 邪气犯心

外感中的热邪或暑邪最容易干扰心包，导致热邪陷入心包或热邪扰乱心神，这时人们就会感到心烦意乱，难以入睡，有时甚至会说胡话（谵语）。另外，湿邪和瘀血，特别是痰热和痰火，也会侵犯到心包，影响到神明。

如果神明失主的时间过长，还可能导致智力上的衰退。

有些小孩子在感冒发烧后，可能会表现出智力上的倒退。比如，原来能够用长句子表达，突然变得只能说短句子；或者原来能喊爸爸妈妈的，现在不能喊了；原本反应灵敏的变得反应不灵敏。

这种情况在临床上其实很常见，尤其是在外感有热邪或痰湿蒙蔽心窍后。一旦心窍被蒙蔽，就会变得不通明，神明就不能为心所主，这会导致神的发育受阻，或是神智衰退。

在遇到这些神智方面的问题时，我们应该尽量定位到心脏，研究心是如何失养或被阻的。如果是失养，我们就需要滋养气血；如果有阻滞，我们就需要透热、化痰湿或活血。

3. 血运不畅

心的第二个生理功能主要是关于血脉的。心主血脉，包括主血和主脉两个方面。简单来说，血脉就是一个循环系统，它依赖于心脏、血液和脉管的协同工作来确保血液的顺畅流动。如果我们遇到血液或脉管的问题，都需要从心的角度去考虑和治疗。当心的生理状态正常时，血液循环是持续不断的。但如果血运不畅，那就是一种病理反应，即血脉不畅，就是它的病机。

4. 行血无力

血液的运行依赖于气的推动，特别是心气和心阳以及宗气的推动。

当心气不足时，它就无法有效地推动血液，导致血液运行不畅。气不足就没有足够的动力去推动，血液就会运行无力，甚至停滞不前，形成瘀血。这种情况的结果就是脉象出现涩滞，更严重的还可能引起心痛，所以我们需要补气。只有当气充足了，它才能有效地推动血液，使血液不再停滞。

5. 血不养心

血赖心以行，心脏跳动推动着血液在全身循环；心赖血以养，就说血液要养着心，心才能搏动，才能周环全身。

当血行无力，血液循环不畅时，人们通常会感到心痛。这是因为心脏在跳动时推动血液流动，但当血液无法滋养心脏时，心脏的跳动就会变得不规律，甚至产生惊悸或怔忡的现象。

惊悸通常发生在疲劳、休息不足或情绪波动时，会感觉心脏跳动异常，有乱跳的感觉。而怔忡则更为严重，患者会整天感觉心脏跳动异常，甚至影响睡眠。如早搏（过早搏动，是指异位起搏点发出的过早冲动引起的心脏搏动），为最常见的心律失常。可发生在窦性或异位性（如心房颤动）心律的基础上。可偶发或频发，可以不规则或规则地在每一个或每数个正常搏动后发生，形成二联律或联律性过早搏动，感觉心脏在乱跳，让人不舒服。我自己也有过多次早搏的经历。

6.脉络痹阻

当脉络发生病变，导致血流瘀滞，可引发心痛、心悸、怔忡这些病证，通常是因为瘀血和痰浊堵塞在经络上。这种脉络痹阻还会影响到心神，让心脏跳动变得不规律，影响睡眠，导致入睡困难。因为心失所养。

脉络痹阻引起心悸是怎么样呢？我亲身经历过这样的情况，在胸口靠近心脏的位置，有一个属于足少阴肾经的穴位叫步廊穴。我的左侧步廊穴上毛囊发炎，虽然没化脓，但形成了一个肿包，很痛。我挤了挤，无脓，结果留下一个硬包。我以为它会自己消失，但一两个月过去了，它还在。

那段时间，我常陪孩子去玩——孩子同学组织的春游活动，在公园玩儿。我陪孩子们玩一个追跑的游戏，我来跑他们来追，然后我跑了一身大汗，汗为心液，大量出汗导致我心的气阴不足，然后我就出现了怔忡，即使休息时心脏也乱跳，让我难以入睡，脾气也变得暴躁。

我尝试吃了一些化痰和补心的药，如生脉饮、温胆汤，这些往常吃了有效的药，这回却总是不好。为什么总不好呢？后来，我摸到了胸口的这个硬包，我想，会不会是它阻碍了心脏的脉络，导致心跳异常呢？出汗可能只是诱因，真正的原因可能是脉络痹阻。

于是，我让太太用血糖仪的采血针在硬包上刺了几下，然后用真空拔罐器拔罐，出了一点血。拔罐后，那些吃了很久药都没好的早搏症状瞬间就消失了。从那以后，这个肿包也慢慢消退，早搏再也没有发生过。这已经过去两年，都没有再复发。

二、肺的病机

肺主气，司呼吸，通调水道，所以肺的病机主要是指这些功能失调之后出现的病理变化。

（一）肺主气、司呼吸功能失常

1. 宣肃失司或受阻

肺的功能包括肃降来吸入天之清气，以及宣发来排出体内的浊气。这意味着肺需要同时进行肃降和宣发，交替配合才能呼吸，通过吐故纳新，使体内外的气体得到交换，是维持人体正常生命活动的重要条件。

当肺的肃降和宣发功能失司或受阻时，呼吸就会出现异常，这是肺脏的基本病变。常见的临床表现包括咳嗽、气促和喘息。

肺气失宣时，通常意味着肺气被阻塞，无法顺畅地宣发到体外。这主要是寒邪束肺导致呼吸困难、脸红、咳嗽、声音嘶哑、声音出不来等症状。

肺宣发肃降受阻的原因主要是外感六淫邪气侵袭肺，或者内生痰湿阻塞肺部，或肝火影响到肺部。这些因素都会阻碍肺的宣发肃降功能。当肺不能肃降时，吸气时会感觉气吸不满，气短。尤其在夏天，气压低，人体携带氧气的能力下降，更容易感到气短，需要更频繁地深呼吸。这主要是肺气受损，肃降功能减弱，导致气体交换受阻。

2. 宣肃无权

宣肃无权意味着人体无法主动恢复肺的宣发肃降功能。最常见的原因是肺气虚损导致了宣肃无权。这通常是长期患有肺病未愈，导致久病气虚，进而影响到肾。宣肃无权最常见于哮喘。

肺具有自然的排痰功能，通过肺里和气管内的纤毛来清除痰液。在正常情况下，人体依赖这些纤毛的运动或主动咳嗽来排出痰液。然而，长期患病后，纤毛数量减少，主动排痰能力减弱，导致人体无法主动控制气管。这时，身体就会采用"被动"排痰的方式，如气管平滑肌收缩、喘息等方式来排除痰液。这种转变，意味着气管的操控权由主动意识转变为大脑的潜意识，或说是"魄"来控制，导致肺的宣肃功能失调，无法正常控制呼吸，出现如哮喘等症状。

这个最主要的原因还是因为病太久了，气太虚了，最容易见到这种情况。

（二）通调受阻

通调主要指肺通调水道。肺的一个重要功能就是分布体内的津液。如果肺不能有效地布散水液，就会导致水液异常停滞，造成小便不利、水肿，甚至严重到无法排尿（癃闭）。以下是一些可能导致通调受阻的因素。

1. 气失宣畅

肺有宣发和肃降的功能，需要畅通无阻才能正常布散卫气。当肺受到外来病邪（如风寒、病毒等）的侵袭时，宣发的功能会受到影响，就不能通调水道了，导致水液不能顺利进入膀胱，而是外溢到皮肤，形成水肿。这种情况在临床上很常见，去医院检查的话，很可能会查出急性肾小球肾炎。

我曾经治疗过一个患者，他的面部和头部出现浮肿，皮肤看起来光亮，持续了三天。对于这种症状，我通常会先考虑外部因素。首先询问他是否有感冒或外感病邪侵犯肺部的症状，他说没有。但那几天正好下雨，我又问他是否淋雨了。他说三天前晚上突然下雨，他去阳台收衣服时被雨淋湿了，当时觉得没什么事，但淋雨后擦干身体又去阳台抽烟，结果导致他排尿困难，随后面部开始浮肿。

我诊断他的情况是气失宣畅导致的，于是我采用了解表的方法，用了越婢汤给他发汗。他服药后两三天，浮肿就消退了。

2. 敷布失调

敷布失调的情况与前面提到的宣肃无权相近。宣肃功能失调主要涉及呼吸运动和咳嗽排痰，而敷布失调则与水液代谢有关。这两种状况的病因，主要都是因为长时间的咳喘导致肺部功能受损，无法正常代谢和分布水液。同时，长时间的咳嗽还会对肾造成影响，导致肾也无法主水了，最终引发水肿现象。

由气失宣降导致的水肿往往是急性的，发病迅速，可能两三天内就出现浮肿，且主要集中在头面部。然而，由于敷布失调，特别是在长期咳喘之后引发的水肿，通常是从脚部开始肿胀，并可能蔓延到其他部位。

这种疾病在中医中常被称为肺胀，即长期咳喘导致心脏受累（如肺心病），进而引发水肿。

（三）魄失肺主

当外界六淫侵袭身体并影响到肺部时，除了造成肺主气司呼吸，宣发肃降出现问题之外，还会对我们的魄产生影响。

魄其实指的是我们与生俱来的一些本能感觉和支配动作的能力，这些都是我们无意识的身体活动。简单来说，就是我们一出生就有的，不需要后天特意锻炼就能发挥作用的某些意识活动。例如视觉、听觉、嗅觉、味觉、触觉、四肢活动等，这些与生俱来的功能就是"魄"的具体表现。

当人体受到外感影响后，魄可能会受到损害。以流感为例，严重者，肺魄受损后最明显的表现包括嗅觉异常、味觉异常、听觉异常、视觉异常，以及神经皮肤的感觉异常，这些都是非常常见的症状。

如果一个人出现听觉、嗅觉、味觉等感觉异常，我们可以考虑从治疗肺部入手。魄是肺部所主的，魄的功能受损时，不能主宰这些与生俱来的功能的时候，就需要去调肺。

一个人体魄强健时，运动系统发达，若是体魄受损，可能有四肢不能动，如受外感而患"风痱"者，可用续命汤治。(《金匮要略·中风历节病脉证并治》附录《古今录验》中，原文记载："续命汤：治中风痱，身体不能自收持，口不能言，冒昧不知痛处，或拘急不得转侧。")。

续命汤有麻黄、桂心、杏仁、羌活、防风的肺系药，可改善体魄。

朱进忠老中医治多发性神经炎（发热、瘫痪），有用治肺系的处方清燥救肺汤，也可证明肺主体魄。

三、脾的病机

脾有两个核心功能，一是运化，二是统血。因此，其病机主要体现在这两个功能上，即运化和统血方面的功能异常。

（一）运化失司

运化主要包括了两个方面：运化水谷和运化水湿。运化水谷是脾对饮食中的精微物质的消化吸收和输布。运化水湿就是脾参与水液代谢的功能。

当运化失司时，会出现消化方面的问题和水液代谢方面的问题。

1. 气虚不化

气虚不化主要影响的是消化功能。脾对食物的消化吸收，是由脾气来实现的。

脾气虚弱时，会导致消化功能减弱，表现为消化无力，纳呆运迟，或者餐后感到腹部胀满。具体来说，就是吃完饭后，身体难以有效消化食物，随后可能出现胃胀、腹胀、腹泻和便溏的情况。如果情况严重，甚至可能出现食物未经充分消化就被排出的现象。

2. 清气不升

脾主运化，这个运化的过程包括气机的升降。脾主要是负责将人体内的精华清气往上升，这些清气可以滋养我们的心、肺、头面及五官。

如果脾不能有效地升清，那么水谷精微就无法上升到心肺，这可能会导致心慌、心悸和咳嗽。

如果气不能上升，精华物质就无法滋养头面，头部就会缺乏营养，从而可能导致头晕，五官的功能也会减弱——包括视觉、听觉、嗅觉和味觉。

除了头晕外，还可能出现短期的记忆力下降。这是因为脾主意，这里的"意"指的是短期记忆力。脾不升清，人就容易出现健忘。

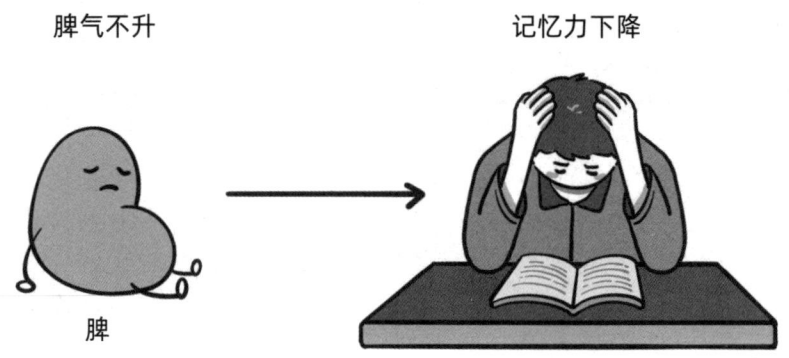

在极端情况下，如果脾气不仅不升反而下降，就会出现气陷。气陷时，人们可能会感到脘腹重坠、久泻脱肛、频繁有便意。有些女士还可能感到整体内脏都有下坠感，包括肛门和子宫。在月经前后和经期，一些女士可能会经历痛经，并描述小腹有下坠感，这可能与脾不升清有关。

前文已经提及，当气陷的时候，向上的力量会减弱，导致正常的流动方向被打乱。比如鼻涕倒流到嗓子引起咳嗽，这也是脾虚没力气升清的表现，这时就需要健脾补气来治疗。

正常情况下，我们躺下时，胃酸应该待在胃里，不会反流，因为胃内的浊气本应向下流动，但脾气虚弱，脾脏升清功能减弱，胃也无法很好地降浊，这时胃酸就可能向上反流，导致吞酸的现象。

3.气虚水停

之前我们讲的气虚不化或清气不升，主要是说运化水谷（消化）方面的问题。而气虚水停，那就是在说运化水湿的问题了。

我们身体里的津液代谢，主要得靠气来推动，特别是脾的气。如果脾气变得虚弱，它就没法好好地帮助胃去行其津液了，这样一来，水就会停在那里，变成湿，变成痰，或者全身泛滥起来，导致水肿。

4.气机阻滞

当脾的运化功能出现问题时，气机可能会在中焦部位受阻。由于脾和胃互为表里，它们协同工作。如果它们不能正常工作，中焦部位就会发生壅遏不畅，导致腹胀等症状。这就是我们常说的气机阻滞。

所以，保持脾的健康和它的运化功能真的很重要。脾一旦出问题，消化能力下降、气血不足等问题都可能找上门来，还会产生水、饮、痰、湿等病理产物。这些问题可能会使虚实互见的情况变得更加常见，这是由脾的生理功能决定的。

（二）统血无权

脾有一个重要的功能就是统血，它负责确保全身的血液都在脉管里流动。如果脾不能统摄这些血液，就会导致出血，我们称这种情况为脾统血无权。这种情况大多数时候是由脾气虚引起的。脾不统血主要会有两大明显的表现。

1.血失气裹

如果脾气变得虚弱，它就无法有效地约束血液，导致血液外溢，出现出血现象。比如，可能会在刷牙时牙龈出血，或者皮下看到多个出血点，甚至大片瘀青。女性可能还会遇到月经血量过多或经期过长的情况，或是无缘无故地流鼻血，大便中带有血丝。不过，这些出血通常颜色较淡，出血量也相对较少。

那么，怎么判断是不是脾气虚引起的出血呢？一般来说，这种出血常见于过度劳累之后。比如，加班后刷牙时牙龈出血的情况可能会加重；或者如连续熬夜照顾生病的家人一周后，这些症状也可能变得更加明显。这通常是因为脾气受损，无法固摄血液而引起的出血。

2.血随气陷

血随气陷其实是血失去气的束缚变得更加严重的情况。我们如何辨别它呢？主要是两点：一是出血量会比较大，血色可能比较淡或者鲜红；二是经常会伴有内脏下坠的感觉。

举个例子，比如大便时大量出血，或者女性来月经时出现崩漏，经血量特别大，通常还会伴有肛门坠胀或者小腹坠痛的感觉。这表明脾气已经下陷了。这时，我们不仅要补气，还需要加入一些能够升阳举陷的药物，这样才能有效地止血。

四、肝的病机

肝主要负责疏泄，肝性升发，并且肝脏还有藏血的功能。如果肝脏出现了问题，它的这些生理功能就会受到影响。我们可以通过观察肝的生理功能来推断其病理变化。那么，肝有哪些可能的病理变化呢？

（一）疏泄失职

肝脏的疏泄功能主要包括三个方面：让气血运行得更加顺畅、调节情志，以及促进胆汁的分泌和排泄，从而协助脾胃进行消化。如果肝脏的疏泄功能出现了问题，具体表现可能是气血不畅、情志失调或者中焦不运。

在《灵枢·本神》这本书里有这样一句话："随神往来者谓之魂。"这句话的意思是，魂是与我们的心神紧密相连的，它参与我们的思维意识活动。精在前，神在后，魂又随神，魂有点像我们现在所说的潜意识或下意识，它会在我们的神智失控时，突然冒出来。

举个例子，有一个人，长期精力不足，心神不宁，时常精神涣散。在失神的瞬间，心神无法控制魂，这时魂就会突然冲出来，表现为突然的愤怒。攻击行为通常是愤怒情绪的最好载体，但如果大脑判断肢体攻击的对象比自己强大，那么这个人可能会转为语言攻击，即说出脏话或秽语。

要治疗这种秽语症状，一方面需要加强心神；另一方面则需要疏导潜意识中的愤怒情绪。常用的方法包括使用温胆汤加味来进行调理。

肝藏魂，当肝出现问题时，魂就无法被妥善地收藏起来，这会导致情绪失控，也就是我们通常说的情志失调。原本情绪应该是被收敛在内部的，但如果肝脏出现问题，情绪就无法被收藏好，就会外显出来，表现为失控的情绪。

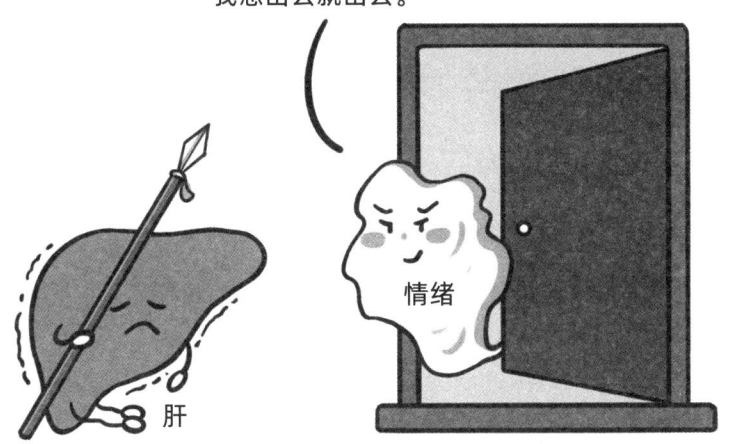

肝脏主导的情绪为愤怒，但七情中的其他情绪也受到肝脏的较大影响。

肝疏泄不及的时候，人可能会感到悲伤，按理说是从肺治。因为肝的疏泄不及，肝受肺经来乘，从而表现出了肺经的悲伤情绪。

当你感到非常害怕，但肝脏无法正常疏泄这种情绪时，原本的害怕情绪可能会转变为愤怒。特别是当人恐惧到了极点，无法疏导这种恐惧时，人们往往会恼羞成怒。一个常见的例子是，当一个人犯了错误，他其实内心害怕被人揭穿。如果这时候有人当面揭穿他，而他的肝脏又不能正常疏泄这种情绪，他可能会情绪失控，将原本的害怕情绪转化为愤怒。

这是我个人的初步看法，不一定完全准确，但希望能引发大家的讨论。

肝的疏泄功能失调，主要可以分为两大类，一类是疏泄不及，另一类是疏泄太过。

1. 疏泄不及

为什么会出现疏泄不及的情况呢？原因可能有很多，比如心情不好，或者体内湿热邪气阻碍了肝气的正常升发、舒畅和疏泄。

肝疏泄不及的症状主要以不足为主，比如意志消沉、胸胁苦满、饮食呆钝等。患者可能会显得虚弱、安静和内向，因为肝气不足，还可能出现气短、神疲乏力、少气懒言等症状。同时，肝经经过的部位也容易出现胀痛。比如，肝经经过胃，胃部可能会感到胀痛；经过胸胁，胸胁也会胀痛；经过腹股沟，腹股沟也会胀。

我之前遇到过一位50多岁的女士，她的胸口部位持续刺痛了两年。她因此来到我的诊所。通过观察并结合把脉，我发现她的脉象偏弦，判断她是肝气郁结。我询问她是否平时脾气不太好，但她坚称自己脾气很好，家里人也证实了这一点。这让我想到了之前提到的"神的病机"中的"语言标签"问题，也就是说，她可能被贴上了"脾气很好"的标签。

为了维护这个标签，她需要付出全身气血的努力。遇到挫折，她不能发脾气以免影响标签的形象，这让她感到束缚。我注意到她手上的计数器，这让我联想到广东潮汕地区的女士用计数器来记录念佛的次数。

信佛的人必须遵守佛教的戒律，其中一项就是戒嗔，也就是不能发脾气。如果她信佛，那么她需要控制自己的脾气，以符合她的信仰形象。每当她按一次计数器，她可能就在心里默念一句"南无阿弥陀佛"，提醒自己不能发脾气，要做一个有信仰、好脾气的人。

然而，无论她按多少次计数器，她的情绪并未因此得到释放。这导致她肝气郁结，情绪压抑，但又被标签所束缚，无法得到疏泄。因此，她感到心情不畅，念头难以通达，情绪难以疏解。

最终，她出现了肝气郁滞的症状。同时，肝的经络上行夹胃贯膈，即肝的经络缠绕着胃，捏着胃，贯穿胸膈往上走，最终干扰心包经。

足厥阴肝经和手厥阴心包经是紧密相连的同名经络，所以肝的气会通过厥阴经直接传递到心包，从而引起胸口的刺痛感。同时，肝气夹着胃，使胃受到肝的控制，导致她经常会打嗝嗳气。

这些气还会沿着肝经传导到头顶，也就是正头顶的位置。肝气在头顶积聚，会使她难以入睡。

为了解决她的这些问题，我为她开了一个专门滋水柔肝的药方。这个药方中包含了增液汤、二至丸等能够滋养肾阴和肝阴的药物，并加入了白芍来柔肝。服用这些药物后，她的肝气逐渐变得柔和，症状也很快就消失了。我提醒她，如果情绪长期不能得到舒畅，这个病可能只是暂时得到缓解，无法根治。这是我治疗过的肝失疏泄的一个典型案例。

2. 疏泄太过

肝疏泄太过相较于疏泄不及，更偏于实证。当肝气过度疏泄时，它会沿着肝的经络乱窜，可能向上窜至头顶，向下则可能导致腹泻。

肝气会游走于全身。患者会暴躁易怒，同时，会有窜痛，这种痛感不只是胸胁或胃部的胀感，而是会游走性地导致全身各处发胀，并伴随脘腹胀痛。疏泄太过还会引发膈肌痉挛，甚至更严重的呕吐症状。

疏泄不及与疏泄太过，虽然脉象都表现为弦脉，但前者是郁而不发，后者是发得太过。前者是过于隐忍，而后者则会肆无忌惮地发泄情绪，根本控制不住自己，对于这两种情况，都需要通过疏肝、养肝和柔肝的方法来调理。

（二）升发异常

肝主升发，具有促进气血和津液的向上流动的气化功能。如果这个功能出现异常，就会影响到气血津液的上升，从而导致身体不适。

1. 升发太过

当肝主生发时，它的动力会变得非常强劲，像是一直在往上冲。这种过强的动力可以通过气血向上的涌动来观察到。如头痛、头胀、面红热、口苦、眼睛发红和耳鸣等症状。

为什么肝会有如此强烈的升发趋势呢？这是肝火往上冲击（肝阳上亢、肝气上逆等）造成的。造成这种情况的内外因素有很多，外部因素如强烈的阳光照射，内部因素如情绪的波动和过多摄入燥热食物等，这些都可能导致肝气上升太过。

2. 升发不及

升发不及主要以肝气不足、肝阴不足和肝血不足等虚证为主，具体表现为人容易懈怠、忧郁、胆怯，以及可能出现头痛、麻木、四肢不温等症状。

升发和疏泄这两个功能在肝脏中有所重叠。疏泄主要负责气血、情志、胆汁的分泌和消化等方面，而升发则是将精、气、血、津、液等向上输送。如果肝气不能顺利升发，那么肺的宣发功能也会受到影响，同时脾胃之气的升降也会变得不顺畅。因此，升发对于维持人体健康的重要性不言而喻。

在我的临床经验中，我认为，当气血从身体下方向上升时，如果升发力量不足,它们可能会在脖子区域停滞不前。这种停滞会导致气血和津液在这个区域郁结,逐渐形成痰核。这个区域有很多淋巴结,淋巴结可郁结而肿大,摸起来就像黄豆、花生、莲子大小,一粒一粒的,可能感觉疼痛也可能不痛。这种情况不仅在儿童中常见,成人也会遇到。

说到小孩子肝火旺盛、脾气大时,他们确实会表现出非常强烈的肝气需要升发的特点,儿童阶段放在人生之中,就是处于生长状态,类似树苗成长需要升发。

孩子在家脾气大,是升发太过;在外面胆子小,是升发不及。

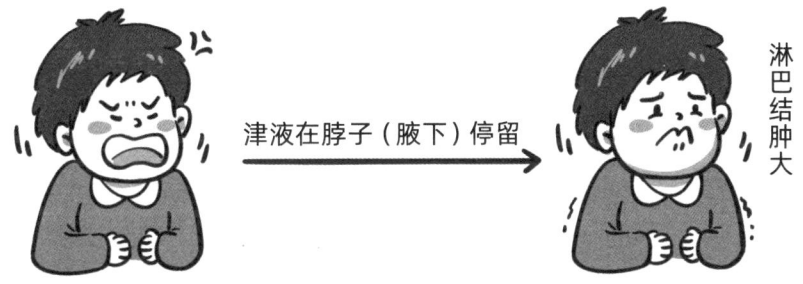

但有趣的是,很多小孩子在家里可能脾气很大,但到了外面却变得胆小。这种一会儿升发太过,一会儿又升发不及的状态,会导致津液在脖子或腋下滞留,最终形成淋巴结肿大。这种情况在临床上较为常见。

从中医的角度来看,这就是痰核。如果我们只是针对痰核进行治疗,效果可能会比较慢。此时,我们可以考虑加入很小剂量的风药,这类风药具有解表作用,比如羌活、独活、防风、升麻和葛根等,它们可以帮助肝更好地升发。同时,再配合一些化痰的药物如玄参、牡蛎、浙贝等,这些药物有助于消除肿大的淋巴结。

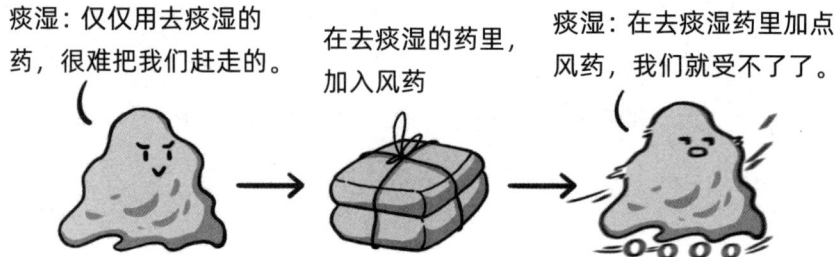

(三)藏血失司

肝藏血。如果这个功能出现异常,我们称为藏血失司。具体来说,肝藏血有两层含义:首先,肝中储存着丰富的血量,就像是一个血库;其次,肝还有将血液固定在一定范围内的功能。

肝就像一个银行,既要能储存资金(血量),又要能维持一定的资金流动(血液供给)。藏血失司有二。

1.藏血不足

藏血不足就类似于银行现金短缺。血是身体的重要营养物质,当肝藏血不足时,与肝相关的组织就会因为缺血而受到影响。

肝血不足或藏血不足时,眼睛可能会出现视物模糊和干涩的情况,指甲也会变得干枯且脆弱。

如果血液不能滋养筋肉,筋肉就会挛急、屈伸困难,甚至导致肢体麻木,有时还会引起抽搐。

当肝血不足以滋养指甲时,指甲会变得营养不良,容易变脆脱落。此外,肝血不足还会降低指甲的抵抗力,使其更容易感染而患甲癣(灰指甲)。

导致肝藏血不足常见的原因有以下几种。

首先,眼睛需要血液来滋养才能看见东西,而当我们看东西时,就会消耗一部分血液。现代人经常长时间使用手机和电脑,这会过度消耗肝血,从而对眼睛和肝脏造成伤害。

其次，熬夜也是伤肝血的因素。熬夜时，眼睛需要保持睁开状态，这同样会消耗肝血。

另外，人卧则血归于肝，但要睡着，那个血才归肝脏，才能养肝，躺着但眼睛不闭玩着手机也会消耗肝血。

此外，情绪失控也是一个重要的原因。比如情侣间感情失和导致的持续伤心，也会消耗肝血。

肝血不足的另一个原因是来源不足，比如脾胃受损或过度节食，这会导致血液生成不足。

2.血失归藏

血失归藏，就像银行里的钱守不住。可能是因为有人抢银行，也可能是银行的人监守自盗，钱就这么没了。血不归藏，就是说血液没待在它该待的地方。不过，这个比喻也不是特别贴切。

再有个不那么贴切的比喻，肝血就像个有社交恐惧症的孩子。考试刚结束，他不想和来家里的亲戚打招呼，就躲进房间了。但房间里还有其他的亲戚和小孩，他害怕，就借口出门了，血就这么流失了。

一般来说，血失归藏主要是因为肝气、肝火、肝风和瘀血造成的，它们把肝血给撵跑了。

想象一下，肝气、肝火、肝风和瘀血就像家里突然来的一群不速之客，让原本在"家"的血液没地方待了，只好往外跑。如果血液不走正常的出路，就会表现为咯血、呕血、便血等症状。这种出血大多是偏实证的，因为导致血液外溢的肝气、肝火、肝风、瘀血都偏实证。

肝藏血失司导致的出血与脾不统血造成的出血有所不同。肝的出血多是因为其疏泄功能过强，而脾的出血则多是因为其统摄能力不足。肝藏之血待升发，脾统之血有待储藏——肝具有生发的特性，所以它掌管的血液需要生发；而脾统的血则需要储藏。

如何理解肝藏之血待升发、脾统之血有待储藏呢？假设这个血就像是汽车。肝藏血就好比汽车放在车库里，只要它待在车库里没有违反交通规则，就不会被罚。但是，当汽车开出车库，进入马路，这就好比脾所统属的血在血管里流动。汽车必须按照交通规则行驶，不能开到公路外面去，否则就会"出血"，就像血液流失一样。因此，这些血液受到脾的统治，就像汽车受交通规则的约束。汽车行驶久了之后，还需要回到车库，也就是需要再次储藏。简单来说，车库里的车，时刻准备着出发。而公路上行驶的车，则像完成了一天的奔波，正寻找着回到车库或停车场的地方，准备休息。

藏血失司的出血主要是偏实证，而脾不统血的出血主要偏虚证。

（四）内风妄动

在肝的病机中，有一个核心要点，那就是内风妄动。这内风妄动是怎么来的呢？简单来说，因为肝是风木之脏，肝与风有密切的联系，所以，当身体出现与风相似的症状时，我们往往会从肝的角度去考虑和治疗。

风的特性有很多，其中一个最重要的特性就是善行。善行是指风具有流动的特点，变化无常且迅速。在人体中，如果出现了与风相似的症状，如疼痛位置不固定、瞬间发生的病变等，我们都可以从风的角度去理解和调理。

举个例子，有些人的关节疼痛会游走不定，或者身体出现窜痛感，这些都可以看作是内风的表现。我曾遇到过一位女士，她感觉扎腰带的位置一圈气体在窜动，影响了她穿裤子。尽管这个窜动的位置局限在腰部，但它确实体现了风象的特点。于是，我采用了熄风的方法来为她治疗。

那么如何熄风呢？内风妄动主要是由于肝血虚所致。当肝血不足时，肝气会变得亢进，从而形成风在体内游走的现象。因此，熄灭内风的关键是养肝血。我采用了归脾汤原方来养肝血，从而消除内风。只用了一个星期的时间就帮助这位女士恢复了健康。

风善行而数变,数变是什么意思呢?"数变"是一会出现一会没有。在荨麻疹中,这种变化表现得尤为明显,疹块此起彼伏,一会儿出现一会儿消失,给人感觉就像风一样善行数变。

我曾经遇到一个女士,她一次上呼吸道感染,治疗退热后,身上出现了荨麻疹,瘙痒难耐,心情烦躁。我观察到她身上出现的荨麻疹,就是典型的"数变"的风的表现。那么这个风是从哪里来的呢?我认为是由于热而产生的。当人体感染病毒后,会在体表卫分产生热,这个热是郁热,热极而生风,而瘙痒就是机体排泄风的一种方式。因此,治疗此例荨麻疹的关键是要把这个热给透掉,这样就不会再有风了。我给她开了栀子豉汤服用,将郁热的热邪透出去,热没有了,皮肤就不痒了。这个例子很典型地展示了治疗风象的思路。

最常见引起肝风的原因有以下两种。

1. 邪热内扰。主要表现为外感高热或慢性病热身之后热邪深入厥阴经,严重时会出现生风表现,如颈项强直、目睛上吊、角弓反张、抽搐等。

2. 虚风内动。特别是老年人。老年人本就阴血内耗,肝木失养,自然就上扰清空,就会出现眩晕头痛、肢麻震颤。老年人如果还患有高血压,你摸他的脉,会发现他的脉很硬,因为他的身体已经没有足够的阴液去滋润筋脉,导致筋脉失去濡养而发硬。

当人们出现眩晕和头痛时,那种天旋地转、晕头转向的感觉,真的就像风带来的感觉一样。想象一下小时候爬上树枝坐着,当树枝被风吹得摇晃时,那种头晕目眩的感觉,与眩晕时的体验十分相似。又如我们站在吊桥上,风一吹,左右晃动,人就会觉得很晕。所以眩晕很多时候是风象。

肢麻震颤是怎么回事呢?在临床上,我们经常观察到一些症状,比如舌头伸出来后会抖动，或者手平举起来后，手会来回晃动，但还没有达到震颤的程度。这种情况通常会伴随经络肢体发麻，包括手麻脚麻。这些症状可以归为肝的风象。而且，这种麻木白天可能不会有，往往是在晚上出现或者睡觉到一半时会感到麻木。它的出现具有时间上的变动特点，有时瞬间就会感到麻木，然后又很快消失，这种多见于肝血虚。

还有一些人在热病后发烧，烧得久了，会变得特别胆小。我们经常看到高烧一阵子的小孩，他们的表情会变得很惊恐，手脚在那里乱舞，很害怕。这种情况，我们称为惊惕瘛疭，是很常见的现象。如果惊惕瘛疭病证较轻，只是表现为警惕和害怕，有点像被害妄想症的症状，那么我们可以从肝风内动的角度去考虑。

五、肾的病机

肾的主要生理功能有三个方面：肾主藏精、肾主水、主纳气。如果肾受到病因侵袭而发生病理变化，通常会在这三个方面有所体现。

（一）藏精不足

肾藏精，精又能化气，所以肾精足气也足，肾精亏气也亏。

精的主要功能在于促进生长发育和繁衍生殖，这是肾的最重要的生理功能，也是先天之根本。

从精的功能角度来看，藏精不足可能会导致以下几种病理变化。

1. 精少不育

精少不育是常见的生殖问题，就是生殖能力减退。当肾精不足时，身体各部位可能会出现衰退现象，如正常的卵巢可能会缩小，正常的睾丸也可能萎缩。只有当身体得到充足的肾精滋养时，这些器官才能重新焕发生机。

此外，一些先天不足的孩子可能会出现生殖器官发育缺陷。例如，之前在门诊上遇到过输精管缺失的情况，也遇到过女性患者子宫发育不良的情况。这两种情况都是生殖系统发育不成熟的表现，也是肾精不足的一个重要特征。

2. 阳事异常

阳事异常是肾主生殖功能的一种障碍，通常表现为阳痿、早泄、胞宫虚弱、经闭等障碍。人体的阳事活动依赖于肾中精气的滋养，一旦肾中精气匮乏，阳事活动便无法正常进行。肾精亏损主要表现为生殖、发育、早衰等问题，常无明显寒热症状。男性肾精不足可能导致阳痿、早泄等性功能障碍，女性则可能遭受月经不调或闭经困扰。

肾精进一步分化为肾阴和肾阳。

在阳虚的情况下，无论男女，性欲通常会减退。男性可能因此遭遇阳痿，而女性可能对性爱失去兴趣，并可能伴有阴道干涩或白带异常增多等症状。肾阳虚的主要特征是"虚寒"，表现为畏寒、手脚冰凉等。

相对地，肾阴虚则可能导致相火亢盛，表现为欲望增强。男性可能出现强中，即阴茎持续勃起，而女性则可能出现白淫等现象。无论男女，都可能表现出性欲异常亢进，类似于性瘾症状，但并非真正的瘾，而是肾阴虚或肾精不足的体现。通过补充阴分，这些症状可以得到改善。在临床上，常常会遇到"阴阳两虚"或"精亏兼阴阳虚"的复杂情况。

3. 作强不能

肾为作强之官，伎巧出焉。这里的"作强"指的就是体力强健、精力旺盛、工作能力出色。肾好的人通常会感觉精力充沛，仿佛有用不完的力气。我们常说的"精力"，其实就是肾精，只有肾精充足，我们才有足够的能量去做各种事情。这是因为五脏六腑的精气，实际上是由肾中的精气转化为元阴元阳来滋养的。

伎巧出焉，指的是我们能够完成各种精细、巧妙的工作。这需要极高的手眼协调能力,类似于拥有强大的感觉统合能力。

感觉统合能力是指我们在环境中,通过不同的感官(如视觉、听觉、味觉、嗅觉、触觉、前庭觉和本体觉等)收集信息,然后这些信息被大脑处理、分析和整合,使我们能够做出适应性反应的能力。

因此,肾作为作强之官,与人们展现出的协调能力紧密相关。一个肾精充足的人,通常手眼协调能力也很强,能够轻松地应对各种复杂的任务和工作。虽然不能完全划等号,但我们可以这样理解:肾精充足,感觉统合能力就更强。

如果肾精不足,这种能力就会下降。比如走路时可能无法及时避开前方的障碍物,容易绊倒;或者努力用筷子夹豆子也夹不起来。这就是作强不能,这是因为肾精不足导致的反应能力减弱。神经传导速度也会变慢,比如脚指头不小心踢到凳子,一般人会立刻感到疼痛并可能哭泣,但这类人可能过了两三秒才感到疼痛。

肾精关乎着五脏六腑的气化。如果肾精不足,就会导致作强不能,从而使五脏六腑的功能出现不协调。轻度的情况下,可能会表现为肩不能挑重物、手不能提重物、容易疲劳不能熬夜,以及在应对紧急情况时的能力下降。而更严重的情况下,则可能出现发育迟缓、身体容易衰老、萎软无力、智力低下、健忘恍惚、神志痴呆、反应迟钝,以及行动笨拙等症状。

(二)封藏失职

肾是封藏之本,封藏之本包含了两层含义。首先,它指的是肾能够藏精。这里的精主要是指精室中的精气。如果肾不能牢固地固摄这些精气,使其保持在体内,就可能出现"不因交媾而精自出"的情况,我们俗称这种现象为遗精。导致这种遗精现象的原因主要有两个。

1. 精室受扰

一般是心肝有火会干扰到精室(一是心肾相交,二是肝经绕宗筋），这主要是因为人们内心起了念头。当心中有了这样的念头，相火就会上升。一旦相火升腾起来，精室就会受到干扰，从而引发精液的外溢，也就是我们所说的遗精现象。

此外，湿热下注也会导致精室受到扰动，使得精液因为不安定而外溢。这种情况主要是指精液无法正常封藏在体内而流失出来，这种情况偏向于热证。

2.精关不固

在没有火热邪气干扰精室的情况下，如果肾气出现虚损，就会导致其固藏功能减弱，从而使得精液流失。

（三）肾不主水

开阖主要指的是肾气的开阖作用，它对人体的尿量排出进行调节和控制。当开阖失度时，就会影响肾主水的功能。

1.关门不利

关门不利是指肾的气化障碍导致小便不利，发生水肿的病机。在《素问·水热穴论》中有这样的论述："肾者，胃之关也，关门不利，故聚水而从其类也。"这句话初看起来有些奇怪，文中明明讲肾的，后面却忽然提到胃——人体摄入的水分先到达胃部，然后通过脾的运化输送到肺，再由肺的肃降作用将水引下流归入肾，最后通过膀胱和尿道排出体外。其实在这个过程中，肾起到了关键的调节作用。

打个比方，胃就像小区停车场出入口那个栏杆，水饮就像车，电力就像肾的阳气，如果阳气不足，栏杆抬不起来，停车场里面的车就会越来越多，就像水肿一样。

前面我们学习过肾阴、肾阳的概念，了解到元阴和元阳对于五脏六腑的气化作用非常重要——水的代谢也需要五脏六腑的协同作用。如果肾主水的功能出现异常，也就是说肾的阳气出现衰微，气化功能失司，水虽然能够进入胃部，但由于肾的气化作用失常，水液无法顺利地输送到膀胱。这类人通常在喝水后容易感到胃中有振水声，他们也容易出现全身肿满的症状。这些症状可以归因于关门不利。

除了肾阳虚衰不能利水之外，肾阴虚也有这方面的表现。因此，无论是肾阴虚还是肾阳虚，只要肾无法正常主水，整体的水液代谢就会出现障碍，进而出现水无法排出和肿满的现象。

2. 关门失阖

关门失阖与关门不利相反。在之前的"关门不利"的例子中，我们提到胃像小区停车场出入口的栏杆，车像水饮，电力则代表肾的阳气。当阳气过旺的时候，就会造成停车场出口的杠一直抬着，停车场的车就会全开走了——当肾的阳气过旺，尽管这种肾阳过旺是由阴虚造成的阳亢，是虚性的阳亢，但也是阳亢的一种表现——当人们喝水时，水不经运化利用而快速渗入膀胱并排出体外。这种现象就是关门失阖。

水无底止而为消渴，这个现象的最初原因是胃中有火。当水进入胃部时，被胃火烤掉，胃火不仅烤掉喝进去的水，还使其通过小肠和经络直接流到膀胱去了，没有进行气化。这是一种完全没有被利用的水，水不经运化利用而快速渗入膀胱就排出掉了。这种情况也与肾亏虚有关。当胃中的火将胃中的阴气烤干时，胃中的阴气不足，就会调用肾中的阴气来使用。长期下去，无论是肾阴还是肾阳都会被消耗掉，导致出现这种情况。

3. 纳气失司

纳气失司指肾虚之后不能摄纳肺气，不能够把上浮的气吸下来，就会喘促。呼吸虽然是为肺所主，但是吸入的气必须是依靠肾气来摄纳，才可以保证呼吸正常进行。所以我们常说肺为气之主，肾为气之根，如果肾气虚弱，就不能纳气归元，气就不能下行，浮逆于上的时候，就变成了喘促，其实也是携氧能力下降的一个表现。或者一开始只是肺的病变，但是肺脏的病变虚损久了之后，久病及肾，所以会导致喘促症候的发生。

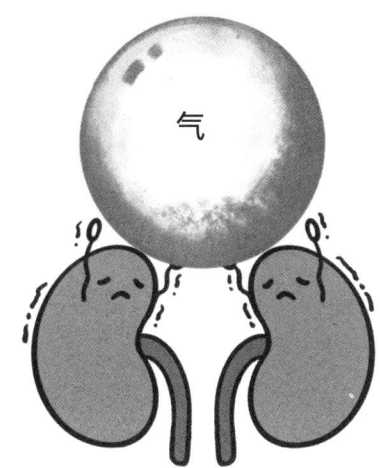

肾：我太累了，没有力量把"气"拽下来摄纳。这样就导致主人呼多吸少。

（四）肾不藏志

意之所存谓之志，所以它是要将意储存起来的，将短期的记忆储存起来，经过时间的沉淀转化为长期记忆。长期记忆相较于短期记忆，它更具有明确的方向性。

当一个人想要有一个明确且长久的志向时，他必须拥有持久的毅力和浓厚的兴趣。这个志向通常是他内心深处的秘密，不会轻易对外人透露，因为需要将它深藏心底。如果志短，基本上就藏不住。如果一个人的志向不够坚定或长远，没有长期的目标，他在做事时就缺乏毅力，对事物的兴趣也很短暂，坚持就三分钟热度，很难持久地投入其中。

这些表现可以看作是肾精不足在精神层面的一种体现。

有志向的人通常不会张扬，而是将其视为内心的秘密，默默地为之努力。他们会思考自己要达到的目标，要成为什么样的人，但并不会轻易将这些想法对外人透露。比如，十年前我可能不会告诉所有人我要成为一位有名的医生，但我会在内心默默努力，这就是所谓的"志"。

我们常常听到一句话叫"人穷志短"。这里的"穷"在现代人看来可能只是指没有钱，但实际上，"穷"的含义更深。从字面上看，"贫"字下面有个"贝"字，与钱财有关；而"穷"字下面有个"力"字，表示精力。因此，"穷"更多的是指穷途末路，人生事业上的不得志。这种"穷"更偏向于描述人生的境遇困难。当人遇到困境时，容易被生活的困苦消磨掉，兴趣和爱好也容易消失，这也可以看作是"穷"的一种表现。

所以人穷志短是指人遇到挫折的时候，志给削短了，志向和决心可能会受到影响，变得不那么坚定。

如果一个人肾气不足，经过十几二十年的生活挫折，可能会变得做事没有耐力，精力不足。比如，当别人要求他加班时，他可能无法胜任；或者面对重要的任务，他可能无法完成，因为他协调能力差，甚至可能早已忘记了自己最初的梦想。

如果一个人的肾气充足，他就会拥有强大的能量和出色的工作能力。即使面对短暂的生活困苦，他也能保持坚定的志向，不易被打败。若想测试自己的肾气，等人到中年，回望二十年前刚毕业的自己，想想是否还在坚守那份初心？

六、胃的病机

胃的主要功能是接受和腐熟水谷，同时也主导胃气的下降。当胃受到各种病因的干扰时，它的生理功能可能会发生变化。

（一）腐熟异常

胃的功能是能够腐熟食物，将食物消化并转化为易于吸收的物质。只有当食物经过胃的腐熟后，脾才能将其吸收并运化。当胃受到各种病因的干扰时，它的腐熟功能可能会出现异常。

1. 胃失腐熟

胃的腐熟功能退化，通常是因为暴饮暴食导致胃气受损。正所谓，饮食自倍胃肠乃伤。饮食过量会导致食积，胃的腐熟功能就会受到影响。

胃气虚弱和胃阴不足（胃喜润恶燥）也可能会使胃的腐熟能力减弱，导致纳少难化，即吃不下饭又不消化。因此，胃失腐熟可能受到虚实两方面病因的干扰。

2.胃热消谷

胃热消谷，指的是人体消化功能过于旺盛的一种表现。比如有些孩子食量特别大，刚吃完饭没多久就喊饿，这种情况往往是胃中有积热所致，在中医里也属于阳明热证的范畴。

还有一种常见情况是"胃强脾弱"：这类人可能整体体质偏虚弱，但胃部热象明显，胃口格外好——看似消化能力强，实则是胃热单独亢奋，而脾的运化功能并未跟上。

若出现消化能力过于旺盛的表现，多数情况下是胃内有积热引起的。

我们需要仔细研究胃热消谷是在什么情况下发生的，才能对症治疗。无论胃的消化能力如何，我们都需要留意胃是否出现问题。

如果一个人整天感觉吃不下东西，肚子很饿但就是吃不下饭，那么应该考虑一下是不是胃不受纳，不能腐熟。如果一个人总是频繁地感到饥饿，无论是否到了正常用餐的时间，我们需要思考，这种情况是胃的功能较弱、胃阴不足导致的，还是胃火旺盛，食物在胃中积滞郁热所导致的。

胃：六淫之邪的侵犯、痰饮与瘀血，都会阻碍我的胃气下行；肝气犯我（胃）也会阻碍我的胃气下行；胃气虚弱时，我的胃气也无法下行；胃阴不足时，我的胃气也会通降受阻。

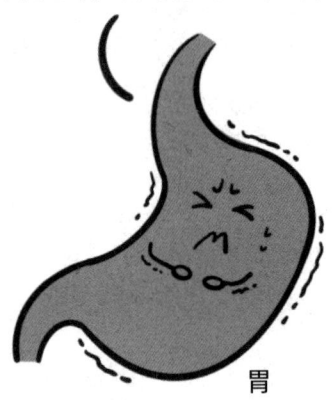

（二）气失和降

胃气以降为顺，因此胃失和降指的是胃气不能顺利下行的状况。只有当胃气通降时，胃中的食物能顺利进入肠道，胃部腾出空间后，又能重新受纳新的食物。倘若胃气不下行，食物会滞留在胃中，导致痞满。如果痞满食滞，胃气就会往上反，引发嗳气、恶心，甚至呕吐等症状。

导致胃失和降的原因多种多样。首先，六淫邪气（风、寒、暑、湿、燥、火）可能侵袭胃腑，或者痰饮在胃中积聚，又或者肝气犯胃，使得胃气无法正常下行，从而引发胃部胀满冲逆。另外，如果幽门部位（胃连接小肠的部位）存在瘀阻，比如瘀血，这也会阻碍胃气的下行。此外，胃气虚弱不能运化，或者胃阴不足失于濡润，也会导致胃气通降受阻。

我在门诊多见胃阴不足的患者。主要是因为这类患者常常喜欢吃一些热性的食物，比如烧烤、烘烤食品，以及辛辣食品等。这些食物会消耗胃阴，长期下来就容易导致胃阴不足，从而引发一系列气失和降的问题。因此，我们在日常饮食中应该注意避免过度食用这些刺激性食物，以保护胃部的健康。

七、小肠的病机

小肠接收胃初步消化的食物后,会进一步消化与吸收,为全身生成气血。其核心功能是"分清别浊":对脾胃初步消化的食物再加工后,将水分经肾脏输送至膀胱,残渣则送入大肠形成粪便,实现物质的分类排泄。

而小肠"分清别浊"功能的正常发挥,以脾胃功能完好为前提。只有肠胃传入小肠的物质正常,小肠才能顺利完成分浊工作;若脾胃功能异常(尤其湿热内蕴时),传入小肠的物质也会携带湿热,进而引发小肠湿热问题。此时,若"分清"功能受影响,会导致尿量减少;若"别浊"功能失常,水分会混入大便,造成大便稀薄。

如果我的分清功能受到影响,会导致尿量减少;如果我的别浊功能出现问题,水分可能会混入大便中,导致大便变得稀薄。

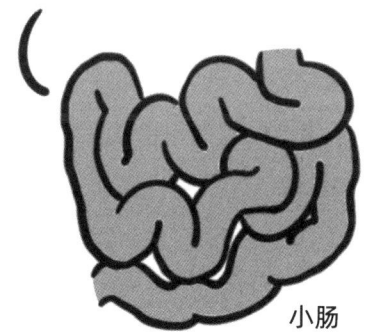
小肠

此外,小肠在"分清别浊"过程中,还承担着吸收营养物质的重要任务。一旦小肠出现问题,营养吸收功能会受影响,导致本该被吸收的营养无法有效利用,进而影响营血生成。同时,小肠功能与乳汁生成也密切相关:小肠功能正常时,营血可顺利转化为乳汁;若小肠功能异常，这一转化过程会受阻，导致乳汁生成与排泄受影响。

因小肠在泌别清浊中会吸收大量水液，人体所需水液绝大部分在此吸收，故有"小肠主液"之说。"小肠主液"对小便形成至关重要——形成小便的水液源于小肠，吸收后的水液经人体代谢到达肾脏，最终在肾形成小便并经膀胱排出，因此小肠泌别清浊功能直接关联尿量：功能正常则大便成形、尿量适中；若水液吸收过度，会导致小便量多、大便干燥或秘结；若吸收不足，则小便短少、大便不实稀薄，严重时可引发泄泻，这也是"小肠主小便"说法的由来。临床上常用的"利小便即所以实大便"治法，正是这一理论的实践应用。

值得注意的是，小肠所主之液还可成为汗源，因此当出现太阳经外感发热时，可通过刺激小肠经穴位，达到发汗退热的效果。

八、胆的病机

（一）胆汁外溢

胆具有储存和分泌胆汁的功能。胆汁由肝之余气所化生，通过肝脏的疏泄作用排入小肠，协助脾胃消化食物。若胆功能失常，不能正常储存或分泌胆汁，便可能引发病理变化，其中最常见的就是胆汁外溢。

胆汁外溢是指胆受外界不良因素影响，导致胆汁不能正常排入小肠，反而溢入血液并泛溢于皮肤，导致皮肤发黄，即称为"黄疸"。引起这种现象的原因，常常是湿邪侵袭脾胃，阻碍气机，致使肝气郁结、胆汁通降不畅而发生。此外，胆道内的瘀血或胆结石也可阻塞胆汁下行通道，进一步引发胆汁外溢。

除了黄疸，胆汁外溢还会影响脾胃、小肠的消化功能，导致腹泻、分清别浊失常，尤其对脂肪类食物的消化能力下降。

（二）决断无权

胆主要负责决断，即进行决定和判断。当胆受到干扰时，会出现决断无权的表现。这主要是由于精神方面的障碍，例如遇到事情容易受惊，以及犹豫不决，表现为惊悸、虚怯等症状。

胆靠肝血滋养，胆的靠山是肝，肝藏精气（这里的精气是指广义的精气，由肾精和水谷之精供养），这些精气滋养了胆，使其具有决断之权。只有当胆得到足够的精气滋养后，它才能够做出决断。

若是肝气不足，导致胆气不足，就特别容易出现决断无权的情况。

要解决这个问题，最主要的还是要补肝血。通过补充身体的气血，增强肝的功能。当肝气肝血充足时，胆就能够正常地做出选择了。

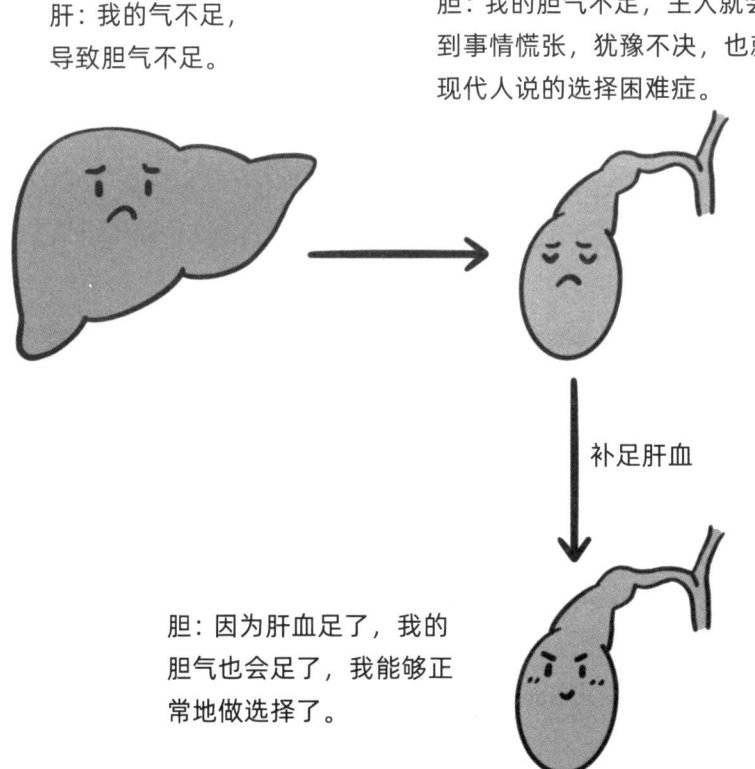

胆与三焦为同名经，同为少阳，手少阳三焦经与心包经为表里。因此，胆的问题容易影响到心包，常常会有失眠多梦、心悸等表现。实际上，通过经络的联系，许多症状都是相互关联的。如果熟悉中医基础理论，就能够一眼看出胆的问题与心的联系。调理好胆之后，患者的决策果断性也会相应提高。

九、大肠的病机

大肠是负责传导的器官，位于消化道的最末端。它的功能是将食物残渣转化为粪便，并排出体外。如果大肠受到某种病因的干扰，粪便的性质会发生改变。例如，大肠容易受到湿热的侵袭，导致稀水便（泄泻）、脓血便（痢疾）、干结便（便秘）等状况。同时，大肠也受肺失宣降的影响，也受胃失通降的影响，也受脾阳不振的影响，也受肾阳衰惫的影响，也会导致大便性状的改变。

另外，大肠主津，津主要指水分。如果大肠主津的功能出现问题，人体的津液会减少。津的一个最主要的功能就是作为汗源，当大肠受到湿热侵袭时，人体出汗会增多。如果大肠不能主津，湿热会以汗的形式排出体外，导致异常出汗。通常这种情况下，身上的汗是黏糊糊的。最常见的例子是盗汗。

还有一种情况是大肠受到了干扰，尤其是肺的干扰。当肺不能肃降时，大肠主津功能也会失常，所以大肠无法将所主的津变化为汗源，导致身上无汗。特别是在发烧时，因为大肠与肺相表里，受到肺失肃降的干扰后，大肠主津的功能也会异常。

为了调整大肠的功能，我们可以采用针灸治疗。例如，扎合谷、曲池等穴位，这些穴位可以调节汗源，通过经络传导将大肠的津提供给肺，肺再主皮毛再宣发，将湿气转化为汗液排出体外，从而降低体温。

大肠主津的功能非常重要。只有理解了这一点，才能明白为什么在针灸治疗外感病时总是扎大肠经。大肠主津是关键因素之一。

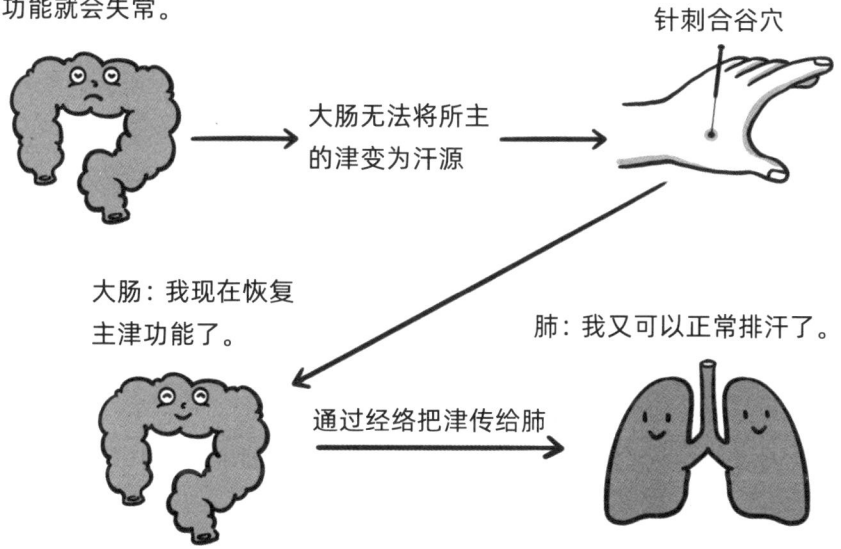

十、膀胱的病机

膀胱的主要功能是储藏津液、储存排泄尿液。津液是汗液的来源，所以一旦膀胱的藏津功能出现问题，就可能导致我们排汗异常。当膀胱受到某些病因的干扰时，它的主要病机为气化不利。

膀胱通过一种称为"气化"的作用来将储存的尿液排出体外。

寒湿、湿热等不良因素会干扰膀胱的正常功能，而结石、瘀血等也可能阻滞膀胱，使得膀胱无法进行正常的气化过程。此外，膀胱还受到肾气的影响，当肾气无法正常开阖（即调节和控制）时，也会影响到膀胱的气化功能。

气化受阻时，常见的症状包括尿频、尿急、尿痛等。而气化不及时，则会出现尿清长、尿多、夜尿频繁、尿失禁等情况。

十一、三焦的病机

三焦具有两大核心功能。首先，它负责传输元气，元气就像是一个能量池，全身五脏六腑所需的能量都由肾输送到三焦中的元气来提供，因此三焦的元气可以用火来形容。

其次，三焦还负责输送水液，即营养物质。五脏六腑所需的营养物质也是通过三焦来输送的。

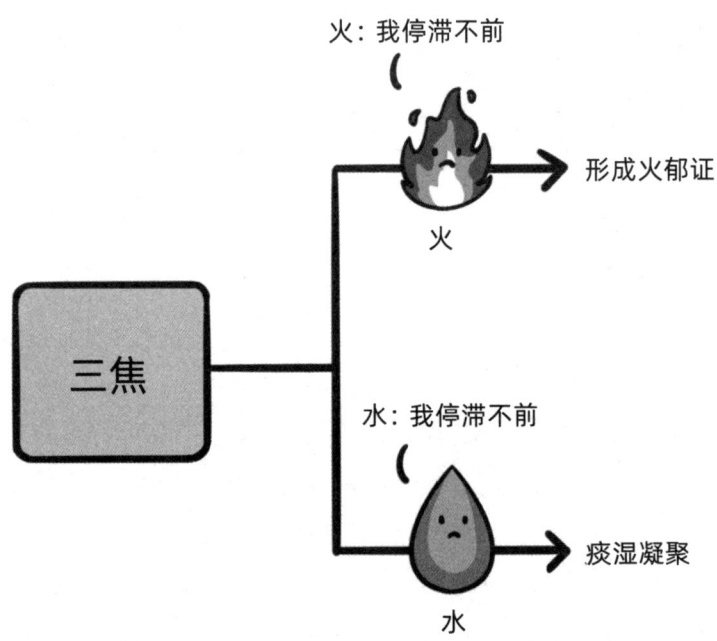

当三焦受到疾病影响或五脏六腑的生理功能失调时，可能会导致三焦运行水火（营养物质和元气）的功能失常。这种失常可能导致两种情况：一是火停滞不前，形成火郁证，具体表现为口苦、咽干、目眩、寒

热交替等症状；二是痰湿凝聚，因为三焦负责输送水液，如果水液无法正常流通，就会停滞并形成痰湿。全身都需要元气，故哪个部位元气郁滞，则哪个部位就出现火郁证；水液在全身循环流动，痰湿停留在哪个部位，就可能导致该部位出现相应的病证。这是三焦最常见的两种病理状态，即火郁和痰湿凝聚。

小结

上述提到的十一个病机，主要是围绕单一脏腑受损的情况来讨论的。但实际情况中，一个病证除了源于原发的脏腑病变，还可能是其他脏腑问题引发的。这是因为不同脏腑之间是相互关联的，一个脏腑的问题很可能会影响到其他脏腑的功能。

那么，这些脏腑是如何相互影响的呢？主要有以下几个方面。

首先，精、气、血、津、液的代谢是一个复杂的过程，需要多个脏腑的紧密合作。这些脏腑一起参与了精、气、血、津、液的生成、分布和排泄。所以，一旦精、气、血、津、液出现任何异常，都可能影响到多个脏腑的功能，反过来，脏腑的问题也会导致精、气、血、津、液的代谢出现问题。

其次，脏腑之间的气机升降也是相互关联的。比如，脾升而胃降，肝升而肺降，肾水上升而心火下降。这些升降规律共同维持着人体的平衡。如果其中一个脏腑的升降功能出现了异常，可能会导致另一个脏腑的升降功能也出现异常，这种脏腑之间存在着的相互影响。

但是，影响不仅仅局限于成对的关系。如果肝气无法顺畅上升进行疏泄，那么它不仅会影响到脾的升清功能，还会进一步影响到肾水的上升，同时还会影响心火的下降、肺津的下降，以及胃气的下降。这种连锁反应表明，气机升降功能的异常会导致脏腑之间复杂的相互影响。

除了精、气、血、津、液代谢方面和升降方面的相互影响外，还有五行生克关系的影响。

（一）相生异常

相生关系的异常主要包括两种常见情况，一是母虚及子，二是子盗母气。

以母虚及子为例，就像肾水生肝木，如果肾虚了，就不能很好地滋养肝木。这种情况下，就会出现一系列肝肾两方面的症状，比如腰酸膝软、遗精、两眼干涩、视物昏花等。这些症状通常是因为肾阴亏损、肝血不足所导致的。如果病情得不到及时控制，进一步发展，还可能导致虚阳上扰、肝阳上亢，从而引发颧红、五心烦热、头晕、肢体麻木或颤抖等症状。

子盗母气的情况也很常见。比如，当肝脏出现疾病时，可能会累及到肾阴，导致肝经火热向下影响到肾阴，使肾阴不足。

这需要复习前面藏象学说的内容，才能去深刻理解。

（二）相克异常

在相克关系中，如果相克太过，以木和土为例，就是木（肝气）过于旺盛，肝气横逆乘克脾胃，导致脾胃不畅，出现纳呆、脘腹胀痛、嗳气、矢气频作等症状。特别是在木旺乘土的情况下，主要侧重于肝气犯胃，使胃胀、吞酸。

相反，如果相克不及，仍以木和土为例，则是指木不疏土，木不疏土就是肝气郁结，失去条达，导致脾气的升发出现问题，进而出现精神抑郁、胸胁满闷、食少腹胀、大便异常等症状。

还有另一种现象叫做反克，以土反侮木为例，正常情况下，原本木（肝气）是克制土（脾胃）的，但在某些情况下，土反过来侮木了。这种情况主要发生在湿热困扰脾胃时，导致脾气壅塞、运转不畅，进而影响到肝气的正常疏泄。最终可能表现为脘腹胀满、食少困倦、口腻便溏等症状。

此外，当湿热中阻时，除了脾胃功能受阻、胃胀、口腔黏腻等症状外，还可能出现胁肋胀痛等肝失疏泄的表现。这是因为脾胃问题逐渐影响到肝的正常疏泄功能，导致肋部也感到闷胀不适。

以上内容主要描述了脏与脏之间病变的相互影响。

另外，脏与腑之间病变的相互影响主要体现在它们之间的表里关系上。例如，心与小肠、肺与大肠、脾与胃、肝与胆、肾与膀胱，这些脏腑之间互为表里。由于它们之间存在经脉的直接联系，病气可以在这些脏腑之间互相转移。

常见的现象是，当心火过旺时，它会导致小肠湿热，进而引发尿少、尿赤、尿热、尿痛等一系列不适症状。反过来，如果小肠有热，这种热也可能通过经脉传导到心，导致心烦意乱、舌尖疼痛，甚至糜烂，这些都是心经火热的表现。

心：我心火旺的时候，会影响到你（小肠）——传导给你，进而导致尿少、尿赤、尿热、尿痛。

小肠：我有火的时候，也会传导给你（心），导致心烦意乱、舌尖疼痛，甚至糜烂。

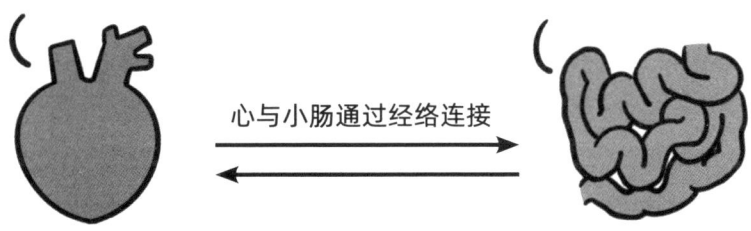

心与小肠通过经络连接

第三个方面是腑与腑之间的相互影响。这种影响主要体现在消化和排泄过程中，即水谷的传递和物质的转化。如果其中一个环节出现障碍，很可能会影响到另一个环节的正常运作，这是腑与腑之间病变相互影响的基本形式。

十二、奇恒之腑病机

奇恒之腑主要指的是脑、髓、骨、脉、胆和女子胞。其中，脑、髓和骨的功能是由肾来主宰的，所以当我们想要恢复这些部位的生理功能时，可以参照肾的病机来进行。同理，脉的病机可以参考心的病机。至于胆，它作为六腑之一，我们之前已经有所讨论。

女子胞主要负责女性的月经和孕育胎儿，这个功能与肝、脾、肾三个脏腑有紧密的联系。因此，当女子胞出现病理问题时，我们可以参考这三个脏腑的病机来进行分析和处理。不过，由于奇恒之腑这部分内容与其他部分有所重叠，所以不再详细展开。

第四节 经络病机

经络是人体的重要组成部分，具有沟通联系上下、表里、内外、运行气血以濡养机体、感应传导信息和调节功能平衡的作用。

当经络受到致病因素的干扰，或者通过脏腑、官窍、形体等组织器官间接影响经络系统时，都可能导致经络的结构和功能出现异常。这种异常会引发各种病理变化，表现出各种症状和体征。这些与经络相关的病理变化被称为"经络病机"，而表现出来的具体症状和体征则是经络病理的表现，古人称之为"经络病候"。

古人对经络病理变化的认识是从认识病候开始的。经络病机的内容按经络系统的组成可分为十二经脉和经别病病机、络脉病病机、经筋和皮部病病机、奇经八脉病病机等。

一、十二经脉病证

十二经脉病证的临床表现主要分为两类。一类是与本经所连属的脏腑功能失常的表现，另一类是本经循行部位病证反应的表现。这些都是需要熟记且最好是能背诵下来的内容，现将十二经脉的主要病候列述如下。

1. 手太阴肺经病候

所属脏腑功能失常的表现：身热、恶风寒、头痛、鼻塞不利、无汗或汗出、嗌干咽痛、失声、咳嗽、喘息气急、咳吐痰涎唾沫、咳血、心烦、胸闷胸痛、少气、短气。

本经循行部位病证反应：缺盆穴疼痛、肩背、上臂或前臂酸痛、麻木或厥冷、掌心发热、小便频数或颜色异常、皮肤痛、皮毛焦、张口嘘气、交叉两手而瞀。

2. 手阳明大肠经病候

所属脏腑功能失常表现：肠鸣矢气、腹胀、脐腹疼痛、泄泻或便秘、便血、脱肛、痔疮。

本经循行部位病证反应：经脉所过部分发热肿胀或畏冷寒战、齿痛、面颊部肿、目睛昏黄、视力不足、口干、喉痹、鼻塞、鼻流清涕、鼻衄、肩前及上臂部疼痛、食指疼痛、活动不灵。

3. 足阳明胃经病候

所属脏腑功能失常表现：壮热、潮热、寒战、汗出、狂躁、妄见妄言、面赤、善惊、胃脘痛、消谷善饥、呃逆、呕吐、呕血、膈咽不通、食饮不下、肠鸣腹痛、大腹水肿、腹胀不能卧、大便难、下利。

本经循行部位病证反应的表现：口眼㖞动，口㖞，颈肿，唇口生疮，目痛，齿痛，喉痛，鼻干，鼻衄，溲黄，沿胸前、乳部、气街、大腿、小腿、足背疼痛，膝关节肿痛，下肢麻木，厥冷，足中趾活动不灵。

4. 足太阴脾经病候

所属脏腑功能失常表现：头重、体重、身热、倦怠乏力、心窝下急痛（胃脘痛）、不欲食、食则呕、腹胀满、不得卧、恶心、嗌干、善噫、腹部痞块、心胸烦闷、大便溏泻、小便不利甚则不通、黄疸。

本经循行部位病证反应的表现：舌本强痛、屈伸不利、股膝小腿肿痛、厥冷、腰痛、一身尽痛、畏寒、四肢不温、肌肉、四肢痿软不用、舌痿、唇反、足大趾活动不灵、脱肛。

5.手少阴心经病候

所属脏腑功能失常表现：心悸怔忡、心痛、胸痛、胁下痛支满、心胸烦闷、短气、卧不安、失眠、健忘、身热、面赤、多汗、嗌干、渴而欲饮、头痛、目痛、目睛昏黄、眩晕欲仆、善悲、喜笑不休、精神失常、面如漆柴。

本经循行部位病证反应的表现：膺背肩胛间痛、两臂内侧疼痛或厥冷、掌心热、心悸怔忡、失眠、健忘、舌上生疮。

6.手太阳小肠经病候

所属脏腑功能失常表现：大便泄泻或干结不通、小便清长或短赤频急热痛、涩滞不畅、甚则尿血。

本经循行部位病证反应的表现：咽喉疼痛、面颊肿、颔下肿、口舌糜烂、耳鸣、耳聋、耳前热、目痛、目不明、目中白翳、多泪，颈项、颔下、肩胛、上臂、前臂外侧疼痛，肩上、手小指次指间热、足胫酸、少腹痛胀连腰脊、疝气、少腹痛引睾丸。

7.足太阳膀胱经病候

所属脏腑功能失常表现：寒热、少腹肿满、小便不利或癃闭、遗尿、尿出砂石、尿血。

本经循行部位病证反应的表现：头重，头项强痛，目痛似脱，多泪，鼻塞多涕或衄血，背脊痛，腰痛似折，尾骶部疼痛，髀（髋关节）不能弯曲，活动不灵，膝弯，腓肠肌痛，足外踝酸痛，麻木，甚则厥冷，足小趾活动不便，肩上热，疟疾，痔疮，癫狂，头晕，昏仆，戴眼，角弓反张，瘛疭，或绝汗出如珠。

8.足少阴肾经病候

所属脏腑功能失常表现：面色灰暗如漆柴、头晕、耳鸣、两眼昏花、视力模糊不清、身热、手足寒、面浮、腹大、胫肿、短气、气上逆、喝喝而喘、咳唾有血、心烦、心悸、失眠、嗜卧、善恐、口燥热、舌干、口渴、嗌干痛、齿垢、咽肿、黄疸、呕恶、腹痛、腹胀、便溏、泄泻、大便难、骨痛痹阻。

本经循行部位病证反应的表现：肩背颈项痛、脊柱、腰髀痛、大腿内侧痛、痿、厥、足心热痛、阳痿、遗精、小便异常。

9. 手厥阴心包经病候

所属脏腑功能失常表现：面赤、目睛昏黄、烦心、心痛、心悸、喜笑不休。

本经循行部位病证反应的表现：手心热、身热、前臂和肘弯挛急、腋肿、胸胁支满。

10. 手少阳三焦经病候

所属脏腑功能失常表现：汗出、腹胀、少腹硬满、小便不通、尿频急、遗尿、皮肤肿胀、水肿。

本经循行部位病证反应的表现：耳鸣、耳聋、耳中痛、嗌肿、喉痹、目锐眦痛、颊肿、耳后、肩、臑、肘、臂外痛、无名指活动不灵。

11. 足少阳胆经病候

所属脏腑功能失常表现：寒热、口苦、善太息、喜呕、面垢、汗出、黄疸。

本经循行部位病证反应的表现：胸胁痛，头痛，耳聋，颊肿，缺盆中肿痛，腋下肿，目锐眦痛，胸、胁肋、大腿、膝部外侧、小腿、外踝前及各骨节皆酸痛，无名趾活动不灵。

12. 足厥阴肝经病候

所属脏腑功能失常表现：身热、头痛、眩晕、面垢如尘、神色晦暗、颊肿、目疾、视物模糊、嗌干口苦、耳鸣耳聋、抑郁不乐、胸闷、善太息、梅核气、善怒、惊惕、恶心呕吐、咳、衄、吐血、大便溏泄、小便不利，或猝然昏仆、口眼㖞斜、半身不遂、震颤、抽搐、角弓反张、颈项强直、目睛上吊。

本经循行部位病证反应的表现：胁肋胀满疼痛、痛引少腹、少腹胀满疼痛、腰痛不可俯仰、妇人少腹肿、男子㿉疝、狐疝、黄疸、痞块、甚则闭癃、遗尿、溲黄、烦满囊缩。

《灵枢·经脉》所阐述的十二经脉病候，既涵盖了经络本身的病变，也涉及了有关脏腑的病变。因此，可以认为十二经脉病候实际上是对经络脏腑疾病证候的较系统归纳，其中既有外感病候，也有内伤病候。分析这些病候可以发现，其核心内容不外乎"寒热虚实"四个字。虽然各经病候的寒热虚实尚不完整，但对中医学辨证分型具有重要的启示作用。

二、络脉病候

络脉病候则以由外感或内伤所致为主，介绍如下。

1. 手太阴络脉病候

手腕和手掌部灼热，张口出气伸腰，尿频，遗尿，起居如故而息有响。

2. 手阳明络脉病候

龋齿痛，齿冷，耳聋，胸膈痹阻不畅，喘息，胸中热。

3. 足阳明络脉病候

喉痹，音哑，躁狂，痴癫，下肢松弛无力，胫部肌肉萎缩，齿唇寒痛，鼽衄。

4. 足太阴络脉病候

挥霍缭乱，上吐下泻，腹胀，腹部绞痛，腰痛引少腹，不可仰伸而喘息。

5. 手少阴络脉病候

胸膈支撑胀满，不能言，心痛时发时止。

6. 手太阳络脉病候

关节弛缓，肘部痿废不用，皮肤赘生小疣、皶痤。

7. 足太阳络脉病候

头痛，背痛，鼻塞流清涕，鼻出血，拘挛背急，引胁而痛。

8. 足少阴络脉病候

心胸烦闷，腰痛，癃闭，心烦，卒心痛暴胀，胸胁支满，腹中胀满，嗌痛，善怒，气上逆。

9. 手厥阴络脉病候

心中烦乱，心痛，臂掌不得屈。

10. 手少阳络脉病候

肘关节拘挛或松弛不能收屈，喉痹，舌卷，口干，心烦，臂外廉痛举不上头。

11. 足少阳络脉病候

足部厥冷，下肢瘫痪，不能起立，胁痛不得息，咳而汗出。

12. 足厥阴络脉病候

睾丸肿胀，疝气，阳强不倒，阴部暴痒。

13. 任脉之络病候

腹皮疼痛瘙痒。

14. 督脉之络病候

头重，头眩，脊部强直。

15. 脾之大络病候

周身疼痛，四肢骨节弛缓无力。

络脉病候除上述外，尚有孙络、浮络病变。

由于浮络、孙络多分布于体表，故外邪侵袭，始于皮肤，直入络脉，阻滞络脉，影响络脉气血的运行，或可致肌肉疼痛，或可致筋肉失养而见筋脉缓、急的病证。

内伤发病所引起的络脉病机，主要表现为虚和实的变化。

络脉损伤而出血，除外伤外，与外感、内伤诸因素都有关。如肺络伤之咯血，胃络伤之呕血，肠胃络伤之便血等。《灵枢·百病始生》说："卒然多食饮则肠满；起居不节，用力过度，则络脉伤。阳络伤则血外溢，血外溢则衄血；阴络伤则血内溢，血内溢则后血。肠胃之络伤，则血溢于肠外，肠外有寒汁沫与血相搏，则并合凝聚不得散而积成矣。"

这段话主要指出了络脉损伤导致的出血原因、证候分类，以及因络脉损伤、瘀血停积而形成的癥积的病理过程。

三、经筋病候

经筋病候主要表现为运动功能方面的疾患，如筋肉的牵引疼痛、拘挛、抽搐、转筋和关节强直，活动不灵，屈伸不利或弛缓等，基本上都是属于十二经脉在筋肉系统的症状，与十二经的病理有密切联系。

足三阳经筋受外邪侵袭，则经筋气血不利，会有趾痛掣强、转筋、目合不利等症。

足三阴经筋受外邪侵犯，多见下肢内侧及阴器的病理变化，如内踝痛、膝内辅骨痛、阴器扭痛及功能丧失等症。

手三阳经筋受邪，会有腕痛、肘强活动不灵、肩不举、舌强、转筋、两目开合不利等症。

手三阴经筋受邪，会有掌内、腕、肘痛，连及缺盆，甚则转筋，胸痛，息贲等症。

四、十二经皮部病候

十二经皮部的病候，主要表现为肌表皮肤毫毛等的症状，如洒淅恶寒，毫毛直立，皮肤色泽变化等，其病机主要有两个方面。

一是皮部受邪。外邪，尤其寒、热、湿等邪气侵袭皮部，易致营卫失调，而出现皮部的许多病证。

二是内脏有疾，络脉受累，显现于皮部。如肝脏气滞血瘀，经脉不畅，络脉受累，在皮肤见有蜘蛛痣等。

此外，皮部受邪还能内传于里，引起经脉、脏腑的病变。

五、奇经八脉病候

1.督脉的病候

督脉有疾常见腰、脊、脑髓病变，如：邪中督脉，腰脊不枢，则脊背强直，腰痛俯仰不利，头痛项强。

督脉亏虚，气血不足，则腰脊不举，尾闾尻痛连及脊背。

督脉下络于肾，上络于脑，脑为髓海。虚则髓海不足而脑转耳鸣、眩晕眼花、肢体酸软、麻木、拘挛、震颤、疲乏嗜寐；实则阳气亢盛，而见头痛、目赤肿痛、癫、狂、痫、手足抽搐及中风不语等。

督脉起于胞中，络于先天之本的肾脏，故与人的生殖功能有一定关系，督脉亏虚亦可导致生殖功能异常而致不孕、不育等诸病。督脉病候的头面症状则又与督脉行于头部正中线循行路径相关。

2.任脉的病候

任脉的病证主要集中在下腹部，涉及男性和女性的生殖器官健康，以及咽喉部的疾病。

任脉的病，有男子疝气，女子赤白带下、腹部各种肿块（瘕聚）、月经不调、流产、不孕、少腹拘急、痔疾、阴部肿痛、小便不利或遗尿、胸脘腹部疼痛、自觉气上冲心、不得仰俯而拘急、咽干不利、便泄、咳嗽，膈寒、痢疾及产后诸疾等。

任脉在循行过程中多次与足三阴及阴维脉交会，故为病多见膈寒、咳嗽、便泄、遗尿、痢疾等病证。

3.冲脉的病候

冲脉病证主要表现为逆气上冲及下腹部和生殖功能方面。

冲脉的病，有腹中拘急动气、气上冲咽、喘而不得卧，女子月经不调、经闭、崩漏、绝孕、漏胎、乳少及胞衣不下，产后晕厥、心痛心烦、胸闷、胁胀、腹内窘迫、大小便不利、疝气、遗尿、大便失禁等。

冲、任、督三脉"一源而三歧"，在经脉循行上互相贯通，因此它们在疾病上常常相互影响。例如，《素问·骨空论》论述道："从少腹上冲心而痛，不得前后，为冲疝。其女子不孕，癃痔遗溺，嗌干，督脉生病，治督脉。"不少医家都认为此与冲、任脉主病相近，这是因为冲脉、任脉、督脉在病理上相互关联、影响。另外，冲任二脉在妇科经、带、胎、产诸疾中，有着几乎相同的病机，因此调理冲任二脉是治疗妇科疾病的重要方法。

4.带脉的病候

带脉病候主要表现在腰部和生殖方面。

带脉的病，有腰冷痛、腹肿满、带下、子宫下垂、不孕、月经不调、脐腹痛、足疼不用等。

带脉循行横围于腰，状如束带，有约束诸经的作用，"带脉不引"就是指带脉失去约束，可产生各种功能弛缓和痿废的病证。如足痿不用主要就是因为带脉的不能约束所致。

《奇经八脉考·带脉为病》讲述道："冲任督三脉，同起而异行，一源而三歧，皆络带脉，因诸经上下往来，遗热于带脉之间，客热郁抑，白物满溢，随溲而下，绵绵不绝，是为白带。"

5.阴阳跷脉的病候

阴阳跷脉主要影响眼睛的开合与睡眠，负责下肢运动并维持踝关节稳定，防止足内外翻。

6.阴阳维脉的病候

阴阳维脉能维系一身左右之阴阳，阳维脉维系诸阳，阴维脉维系诸阴，阴阳相维则营卫协调，若阴阳不能自相维系则变生诸病。

阳主外、主表、主卫，若阳维脉出现问题，导致阳气不和，常会出现三阳经表证，如恶寒发热、头痛、目眩等症状。

阴主里、主内、主营，营气通于心，若阴维脉出现问题，导致阴气不和，常会出现阴证里证，如心腹痛、胸胁痛等症状。

如果阴阳不能自相维系，阴气阳气不协调，就会导致神失所养，出现精神恍惚、意志消散、疲乏无力等症状，难以控制自己的动作。

上述内容简要概述了经络的病机。为了更深入地了解经络病机，建议参考现代教材《经络腧穴学》（版本不限）。通常，十二经脉（包括其所属的经别、络脉、筋经、皮部）的病机主要表现为六淫邪气、瘀血、痰饮壅塞其中，引起经络阻滞为主要病机；而奇经八脉则更常见经络阻滞与经气不足两种病机较常见。简而言之，十二经脉的问题多由于经络拥堵引起，而奇经八脉则更常见亏虚与拥堵并存的情况。在治疗上，前者需要疏通经络，后者则偏于补益。

第五节 形体、官窍病机

狭义的形体特指的是人体的五体，即皮、肉、筋、骨、脉，它们分属于五脏。其中皮属于肺系统，肉属于脾系统，筋属于肝系统，骨属于肾系统，脉属于心系统。要有效治疗这五体的病变，我们不能忽视与它们对应的脏腑，必须针对脏腑进行调整。

官窍是五官与九窍的统称。五官包括耳、目、口、鼻和咽喉；九窍则指头面部的七个孔窍（也称阳七）——双眼、双耳、双鼻孔和一口，再加上前阴与肛门。这些官窍作为人体与外界相连的通道，是体内外进行物质和信息交换的重要窗口。

官窍与五脏关系密切，如肝开窍于目、心开窍于舌、脾开窍于口、肺开窍于鼻、肾开窍于耳及二阴。除了了解官窍与五脏的联系以外，我们还需要深入了解每个官窍所连接的经络有哪些。通过调节这些经络，我们可以有效地恢复官窍的生理功能。

综上所述，形体官窍的病理变化，很大一部分由外因引起。处理外因相对简单，只要消除它们即可。然而，内伤病变，可以通过影响脏腑和经络来干扰形体官窍的生理功能，令其出现病理变化。对于这类内伤病因，我们只需恢复脏腑和经络的正常功能，就能使形体官窍的生理功能得以恢复。

附：体质

体质，也可以叫"素质""禀质""气质"或者"形质"。体质是在先天禀赋和后天获得的基础上所形成的形态结构、生理功能和心理状态相对稳定的个性化特性。中医体质学说，是基于中医的理论，研究体质的概念、形成、类型特征，及其对疾病发生、发展、传变过程的影响，并以此指导对疾病进行诊断和防治的理论。

中医体质学说是研究生命、健康和疾病的重要命题。

在门诊之中，经常会碰到患者问这样的问题："医生我是什么体质，我应该怎么调理？"

其实，在门诊中，通常很难在短短的十几分钟里给出准确的评判。要确定一个人的体质并不容易。这需要我们细致地观察一段时间，收集足够多的信息。

因此，我通常会建议患者，先不要太过纠结自己的体质问题，而是先从日常饮食入手，尽量保持清淡。因为一旦我们给患者贴上了某种体质的标签，他们可能会不自觉地把自己归类，认为自己就是这种类型的人。但实际上，人的体质是非常复杂的，往往一种体质中会夹杂着其他多种体质的特点。如果我们只关注其中一种体质，而忽略了其他可能存在的体质，反而可能带来不利的影响。

对于没有中医专业知识的患者来说，他们可能会过于机械地执行某种体质的养生保健或饮食调整建议，陷入教条主义的误区。

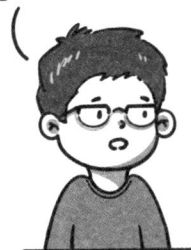
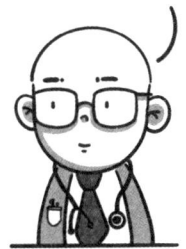

范医生,我是什么体质呢?

人的体质十分复杂,常常是一种体质里夹杂着其他多种体质的特点。倘若我们仅仅着眼于其中一种体质,却忽视了其他或许存在的体质,那么反而有可能造成不利的影响。

确实,每个人的体质都是不一样的。

从法律上来说,我们大家都是平等的,但是,从出生的那一刻开始,因为遗传的原因,每个人其实就已经有了差异。

有些小孩,生下来就胃口特别好,吃什么都香;而有些小孩,吃一点点就感觉饱了。还有学习方面,有的小孩学得特别快,一下子就能掌握新知识;而有的小孩,即使花上更多的时间,还是学不会。再看看他们的活动量,有的小孩整天跑来跑去,活力满满;而有的小孩则更喜欢待在家里,还容易生病。甚至,有些小孩在冬天都不需要穿很多衣服,而有的小孩在夏天都要穿得很厚。

不仅仅是小孩,大人也一样有差异。有些人总是显得无精打采,带孩子也提不起劲,吃饭也没胃口。而有人每天都去运动,跑步、爬山、健身,精力充沛。

老年人之间的差异就更明显了。有的老人一身是病,只能待在家里;而有的老人,即使70岁了,还能四处旅游,甚至出差开会。所以,你说人与人之间能说是完全平等的吗?

因此,我们必须要认识到,人与人之间的体质是存在差异的。然而这个体质学说,也不能太过机械地去理解。因为人的体质又是在不断变化的。

虽然体质在一段时间内是相对稳定的，但并不意味着人一生下来就固定了某种体质，永远不变。比如说，一个原本体质强壮的孩子，按理是火性体质的，可能因为一场感冒用药之后，就变成寒性体质了，这很常见。

还有些女士，平时很怕冷，但怀孕生完孩子之后，突然就变得怕热了。还有的人，原本总是怕冷，但到了更年期之后，又变得怕热。这些都是很常见的例子，体质确实会因为各种原因而改变。

体质是相对地稳定在一定时间内，所以患者问医生自己是什么体质的时候，医生只能告诉他当下属于什么体质。

人的体质并不是一成不变的，它是动态、可变的。但是，它又是连续可预测的。比如说，当医生在给患者看病的时候，如果觉得患者是阴虚体质，那么在接下来两三天里，只要患者的舌象、脉象没有明显的变化，尽管他的症状可能会有所不同，我们仍然可以判断在这段时间里，他属于阴虚体质。这样，我们就可以基于这些连续的特征来对患者进行针对性的调理和治疗。

以我曾经治疗的一个患者为例，他最初患有紫癜，我判断是胃阴虚并伴有湿热——患者舌头有剥苔，颜色鲜红，嘴唇也红，这些都是阴虚的表现。我用甘露饮来调理他的紫癜，症状得到缓解。

紫癜症状消退后，患者又出现眼睛胀痛，我依然认为是胃阴虚所致（胃经在面部的穴位有承泣穴，其气上冲可致眼胀），于是继续使用沙参麦冬汤来滋阴，患者的眼睛症状也随之好转。之后患者又出现口角溃烂和口腔溃疡，我继续用甘露饮滋阴祛湿，患者的口腔溃疡也有所改善。最后，患者感到疲乏和嗜睡，我还是使用甘露饮来继续调整，症状得到改善。

通过这个实际的例子，我们可以清楚地看到，尽管患者的症状在不断地变化，但医生通过观察舌象和脉象的稳定性，能够持续地对患者的体质做出判断，并根据这些判断来调整治疗方案。这显示出，虽然人的体质不是固定不变的，但它的变化其实是遵循着一定的规律的。

也就是说，尽管患者在一段时间内出现了各种各样的症状，但经过观察发现，他的体质主要还是阴虚。在这段时间里，在两三个月内，他的舌象和脉象都没有太大的变化——比如他的舌苔剥落的情况一直变化不大，脉象也一直偏细。因此，我就根据他的体质特点，一直给他用养阴的药物。经过一段时间的治疗，他的体质就逐渐平衡了——阴虚的情况得到了改善，达到了阴阳平衡的状态。这就说明，人的体质是可以通过后天的方法来调节和改善的。

表8-2 体质特性

个体差异性	体质特征因人而异，个体差异性是体质学说研究的核心问题
形神一体性	"形神合一"是中医体质概念的基本特征之一，是对个体身心特征的概括
群类趋同性	遗传背景和生存环境具有同一性和一致性，使体质有相同或类似特点
相对稳定性	先天遗传因素和长期稳定的环境因素使体质具有相对的稳定性

我们所理解的体质由三种要素构成：形态结构、生理功能、心理特征。

1. 形态特征包括内部结构，比如脏腑、经络、气血津液这些，还有外部结构，比如体格、体型、体重等。这些都是我们判断一个人体质的重要依据。我们常说，肥人湿多，瘦人火多。即如果一个人胖，可能是湿气重；一个人瘦，可能会火旺。这就是从形态上观察一个人，从而判断其体质的方法。

2. 生理功能上，每个人都是有差异的。比如个人的气色、呼吸、语言、食欲、口味、睡眠、体温、寒热、二便、月经、生殖、性功能，还有面色、唇色、舌象、脉象等，这些都能反映出人与人之间的不同。

以口味为例，夫妻二人如果口味不合，吃饭都吃不到一块，这个家庭就容易产生矛盾，易肝气郁结。再比如，如果两个人睡觉的时间不一致，也容易有矛盾。所以，在选择伴侣组建家庭的时候，最好找体质状态相近的人，这样才能更容易组成和谐的家庭。

3.心理特征其实就是心、脑等脏腑对外界信息的反应，它包括了我们的感觉、知觉、情感、记忆、思维、性格、能力等，这些都属于"神"的范畴。每个人的心理状态都是不一样的，对同一件事情的反应也会有所不同。同时，每个人情绪管理的能力也不一样。

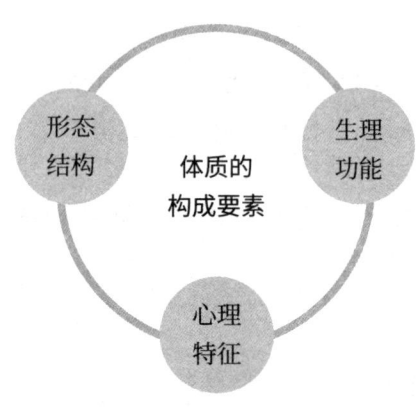

体素构成三要图

比如说，有些人在社交平台上发一条感想，可能会收到一些负面评论。心理素质好的人，对这些网络上的负面言论可能毫不在意，不会有太大的反应。但有些人，尤其是刚开始上网的，看到这些不好的评论，可能会感到心慌、失眠，甚至产生悲观厌世的情绪。这就是心理特征差异性的体现。

那这个体质是怎么形成的？

脏腑经络的盛衰偏颇，是决定体质差异的关键因素。

比如说，有人中风后，他们的肢体运动能力肯定会受到一定影响，通常不如健康人那样灵活自如。而且，他们的性格也可能因为疾病的影响而变得古怪。所以说，当一个人生病时，他不仅在形态结构上发生了变化，心理状态也会受到很大的影响。

精、气、血、津、液这些物质就像是我们身体里的能量源泉，决定了一个人的体质状态。比如说，如果一个人长期血虚，就会导致血液不能充分滋养心脏。心主神明，心又主喜——血虚自然不能主喜，自然就不开心。

影响体质的因素有很多。先天因素就是一个重要的方面，比如在营养条件正常的情况下父母身体偏矮，那么孩子往往也会长得比较矮。父母的遗传禀赋，这就是我们说的先天因素。

年龄、饮食、劳逸程度、情志状态、地理因素，还有气候、疾病、针药等后天因素也会对我们的体质产生影响。

表 8-3　影响体质变化的因素

先天因素	父母禀赋、性别差异
后天因素	年龄因素、饮食因素、劳逸所伤、情志因素、地理因素、疾病针药及其他因素

中医体质的类型很多，就我个人临床上用的大多就是分为三大类。

表 8-4　体质分类

阴阳平和质	功能较为协调的体质类型 不易受外邪，较少生病。若患病，多为表证或实证，易康复
偏阴质	具有抑制、喜静、偏寒特征 受邪后多为寒证、虚证；或多阴盛、阳虚之证；易发生湿滞、水肿、痰饮等
偏阳质	具有兴奋、好动、偏热特征 受邪后多为热证、实证，易化燥伤阴；易生疔疮；多见火旺、阳亢或兼阴虚之证；易发生眩晕、头痛、心悸、失眠、出血等

阴阳和平质的人，通常身体健康，不易生病。

偏阴质的人，即我们常说的寒性体质，这类人特别怕冷。建议他们少吃寒凉的食物，比如生冷瓜果，衣服也要多穿些，避免吹风受凉。最好不要随便去游泳，不要去冰天雪地的地方。

偏阳质的人，属于热性体质。他们通常好动，精力充沛。你把他关到屋子里不要动，他的精力就无处释放，就会在家里翻箱倒柜。这类人容易兴奋，入睡困难。建议他们不要吃牛肉、羊肉这些容易让人兴奋的食物，火锅、煎炸、烘烤的食物也要避免。同时，尽量不要在大太阳下暴晒，不然他容易中暑。

还有一种体质类型，我在门诊里碰到得特别多，特地拿出来说说——那就是气阴两虚同时又有湿热混杂的体质。这种人身体里有湿邪，湿的特点就是黏糊糊的，可能会让局部看起来有点发胖，还容易怕冷，因为湿邪往往带有寒性。但奇怪的是，他们同时又会有热邪，这就容易怕热，比如容易喉咙痛，身上长些痘痘之类的。简单来说，就是他们体内既有寒又有热，混杂在一起。湿邪会消耗人的气，热邪又会损伤人的阴，所以这种体质的人容易出现气和阴都虚。这样一来，他们就容易感到疲劳。既有阴虚的症状，又有阳虚的表现，还有湿和热的问题，真是个复杂的体质。门诊里这种复合型体质的人真的很多，不是单纯的寒性或者热性体质那么简单。这种气阴两虚又混杂湿热的体质，临床上真的很常见。

了解体质可以指导我们如何养生。比如体质偏阳的人，就应该避免热性食物，少吃温性食物；而体质偏寒的人，则应多吃温性食物，避免寒性食物。

体质因素还会影响一个人对某些病邪的易感性。比如，体质偏热的人容易感染风热病邪，更容易得风热感冒和中暑；而体质偏寒的人，在冬天则更容易受到风寒病邪的侵袭，伤阳要流清鼻涕，别人吹风没事儿,他一吹就感冒了。所以,了解自己的体质,对于预防疾病和保持健康都是非常有帮助的。

体质会影响病机的变化。就拿感冒来说,有些人体质偏寒,哪怕是风热性感冒,最后也可能演变成寒邪。相反,体质热的人,即使是风寒性感冒,最后也可能转为热邪。同样的情况下,夫妻二人在夏天都中暑了,因为体质不同,妻子的体质偏寒,回到家之后妻子可能阴邪比较重,会拉肚子,这时候用藿香正气散去温就合适;而丈夫体质偏热,中暑后可能会喉咙痛、呼气时觉得鼻黏膜热,用甘露消毒丹就更合适了。

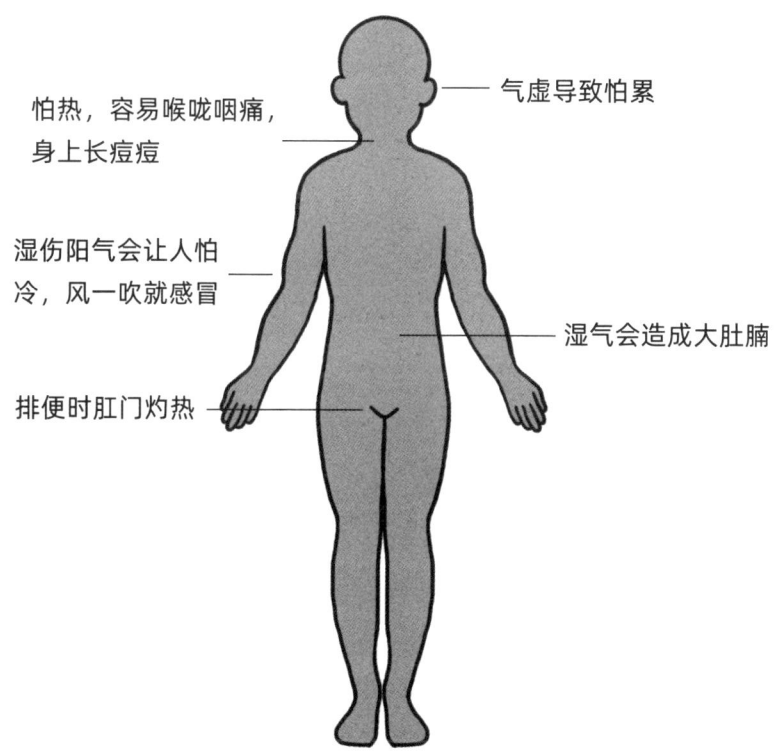

气阴两虚又混杂湿热体质的特征

同样的冬天，夫妻两人去海边玩，海风大，回家后妻子可能流清鼻涕、怕冷又发烧、有汗，这时候桂枝汤就很对症。而丈夫一开始也可能怕冷，浑身起鸡皮疙瘩，但回到家后可能变成喉咙痛、嘴唇红、呼气时觉得鼻黏膜热、大便不畅，这就是寒包火，体质热邪上升——他是火的底子，变成了热邪，可能还得用甘露消毒丹。你看，同样的外邪导致他们生了感冒，他们一个需要用桂枝汤，另一个需要用甘露消毒丹，体质不同，治疗方法也完全不同。

对于医生来说，体质学说确实很有用，因为它能帮助医生了解患者的病位、虚实、寒热、表里，是辨证论治的重要理论。

对于我的老患者，我会给他们辨别体质。比如说，如果患者是胃阴虚且肝木乘胃的体质，他们可能会出现多种症状。我一旦掌握了患者的这种证型，说它是体质状态也行，说它是证型也行。

以胃阴虚和肝木乘胃为例，患者可能会表现出梅核气，或者喉咙抽动，也可能会有胃胀，也可以表现出眼睑跳动的情况，也可以表现出干呕、烧心和吞酸等症状。当然，这些症状并不是全部都会表现出来，有时候患者可能没有任何明显的症状。

通过给患者辨证，医生就能知道他们的证型。比如，如果发现患者舌苔花剥、脉象弦，那么就可以判断患者是肝木克胃的状态。这既是一种证型，也可以看作是患者的一种体质。

就我个人而言，我觉得对于我来说，体质学说并不是特别有用，更有用的，还是辨证型。这一章我讲的内容并不系统，更多的是我个人的一些想法和感受。

第九章

养生防治

我们之前已经深入学习了大量的基础知识，比如阴阳、五行、精、气、血、津、液、神、脏腑经络、形体官窍，以及病因、发病病机等。这些知识为我们从中医的角度去理解和认识人体搭建了一个清晰且全面的框架。那么，你可能会问，这些基础知识的具体作用是什么呢？

本章为我们解答了这个问题——中医的核心是深入研究人体，而每个人都会经历生老病死。学习中医后，我们面对健康的人应该如何帮助他们保持健康，面对生病的人又该如何为他们提供有效的治疗呢？这就引出了本章"养生与防治"的内容。

那么，在不发病的状态下，健康或者亚健康的人应该怎么做呢？应该注重养生。养生可以帮助人们保持身体的健康，预防疾病的发生。

已经生病的人就要积极进行治疗。治疗自然有其原则和法则，这就需要我们深入学习。当我们了解了人体的经络走向、脏腑的气机运转，以及脏腑之间的关系特点后，就可以根据这些基础来研究治疗原则，确定如何进行治疗。

在中医基础理论的学习中，这一部分常被忽视，觉得它与我们关系不大，似乎只要掌握前面的基础内容就足够了。但实际上，这一章的意义十分重大。它为我们解答了健康时该如何养生，生病时又该如何治疗的。简而言之，这一章为我们提供了关于保持健康和防治疾病的重要指导。

第一节　养生

一、养生的基本概念

养生，古称"摄生""道生""保生""卫生"等，意指保养生命。

中医养生学说，是以中医理论为基础，深入研究和探索人体生命活动的变化规律，旨在通过传统的方法，调摄身心、增强体质、预防疾病，从而达到延年益寿的目的。

虽然人类有着相对固定的寿命期限和生长壮老的生命规律，但受自然环境、社会经济、家庭关系等因素影响，我们的寿命有时可能无法达到预期的相对固定的寿命期限。

除了关注外界因素对人体的影响外，我们还需要认识到人体对自身的过度使用也会加速衰老过程。

衰老是指随着年龄增长，机体脏腑、精、气、血、津、液、神、经络等生理功能全面地逐渐地减退的生命过程。衰老不同于老年，它是一个动态变化的过程，而老年只是人生的一个年龄阶段。老年未必都衰，衰亦未必均老。养生学的意义在于延缓衰老。

当我谈论这些时，可能大家并没有很直观的感受。

我举个例子来说明。

我出生在农村，现在生活在城市。我观察到，生活在城市的人与农村的人相比，农村人通常显得更老。特别是那些经常下地干农活的人，尤其是长期在太阳下暴晒的，衰老得更为明显。

而城市人则更注重防晒等防护措施，尽量避免阳光的伤害，以此来延缓衰老。因此，学习养生学可以帮助我们避开外界的不利因素，如暑邪等，从而延缓衰老。

其实，在现代城市中，也有很多人因为长时间加班熬夜，年纪轻轻就开始掉头发，显得特别老。特别是程序员，他们的发际线问题已经成为网络上的一个热门话题。

不仅是现代，古代也有类似的说法。过于操劳的人，往往更容易显得衰老。

《文子·自然》中记载："尧瘦癯，舜黧黑。"这句话的意思是说，尧帝因为过度操劳而显得瘦弱，而舜帝则因为长时间劳作而面色黝黑。这是形容古代两位帝王勤奋劳作，以至于身体状况不佳的情况。

因此，如果一个人过于辛苦，操劳过度，往往会提前衰老。这是因为过度的劳作给身体带来了沉重的负担，导致精、气、血、津、液的过度消耗，从而加速了人体的衰老过程。

古人说的"胼胝之劳，癯瘦之苦"，真实地描绘了体力劳动的艰辛。其中，"胼胝之劳"就是说，因为长时间走路，脚底板会变得厚实，甚至长出老茧。长期从事农田劳动的人的脚要长时间承受压力，久而久之，脚底板就变厚了。

如果一个人经常干重活，又吃不上肉，身体得不到足够的营养和能量，就会变得瘦弱，也就是"癯瘦之苦"，这种状态肯定会影响到他们的寿命。

徐渭在明代的《答王口北书》中曾言："承此食肉之盛惠，得免瘦癯。"这句话用现代话说，就是"多亏了你的盛情款待让我吃了肉，我才没变得那么瘦。"这侧面反映了营养需要均衡。

房玄龄在《晋书·列传第五十三》中提到："帝以保姆周氏有阿保之

劳，欲假其名号，内外皆奉诏。"

这里的"阿保"主要指的是那种扶持、养育的功劳。"阿保之劳"在古代是极高的赞誉，意味着你因为在皇帝年幼时扶持他、长大后养育他，而获得了极高的功劳。

现在的父母养育孩子同样非常辛苦。他们每天早早起床，很晚才能休息，不仅要辅导孩子的功课，还要应对孩子在叛逆期和青春期出现的各种问题。

古代有个说法叫"旰食之劳"，就是说因为政务繁忙，工作到很晚才吃上饭。这在古代被视为勤政的象征，备受称赞。现在，许多上班族经常需要加班到很晚，连饭都没法按时吃。

唐代诗人在《陋室铭》中写道："无丝竹之乱耳，无案牍之劳形。"他希望没有嘈杂的音乐打扰耳朵，也没有繁重的公文劳累身心。他想要的是"调素琴，阅金经"，过上逍遥自在的生活，释放自己的天性。

我唠叨了这么多，只是想告诉大家一些关于养生的注意事项。

1. 养生要顺应自然

人与天地相应，是一个整体，因此我们要根据自然环境和社会因素的变化，来调整自己的养生方式。比如，在春夏秋冬四季中，我们都能看到学校为了适应季节变化而调整作息时间，夏天上学时间早一些，冬天则晚一些。

在冬天，天气寒冷，天亮得也晚，按照自然规律，我们应该多睡一些时间来顺应这种变化，但在现实生活中，这可能并不总是那么容易实现。

此外，社会因素也会对我们的养生产生影响。比如我们应该学会控制自己的消费欲望，避免因为无法满足自己的欲望而心生怨怼，从而导致身体不适。

2. 养生要做到形神共养

形指的是形体，神则指的是精神。形体和精神要协调统一。我们不能通过看小说或电视来幻想自己拥有完美的身材，想要拥有某种身材，就应该进行相应的锻炼。同时，我们也要避免过度关注负面信息，尤其是那些令人气愤的社会新闻，可能会让我们的心脏感到不适。我们应该多参加积极、健康、向上的活动，让形神共养。

3. 要保精护肾

中医认为过度的性生活会消耗肾精，因此我们必须有所节制。

肾精是人体生命活动的原动力，是全身阴阳的根本。如果过度消耗肾精，会导致身体提前衰老。

为了保精护肾，一是房事有度，二是避免意外妊娠与流产对肾精的消耗。

4. 调养脾胃

我们身体里的精、气、血、津、液，以及各种重要的营养物质，都是通过脾胃的运化作用来吸收和转化的。调养脾胃就是要通过各种方法来保护和养护脾胃，确保其能够正常发挥后天的功能。

如果脾胃功能出现问题，就会导致身体后继乏力，整个人体就无法得到充分的滋养。缺乏足够滋养的身体，自然会面临枯萎早衰的风险。

因此，顺应自然、形神共养、保精护肾，以及调养脾胃是我们养生的重要基本原则。

在《医学心悟》这部著作中，提到了"保生四要"，这四个要点与我们所讲述的养生原则非常契合。

1. 节饮食。这告诉我们饮食应该有所节制，与调养脾胃的理念不谋而合。

2. 慎风寒。这一点提醒我们要顺应自然，避免与外部环境相抵触。

3. 惜精神。即珍惜你的精神，不要追求那些不切实际的目标，也不要贪图过多的东西，而是要注重形神共养，不要过度消耗精神。

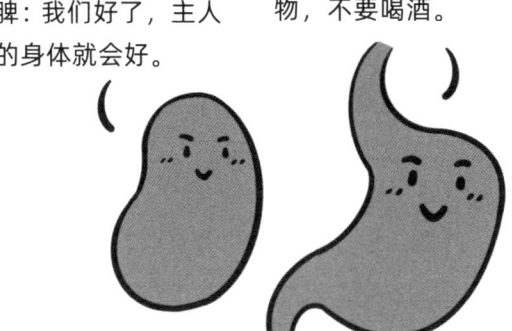

4. 戒嗔怒。虽然"惜精神"与"戒嗔怒"都属于形神共养的范畴，但它们的侧重点有所不同。前者强调的是珍惜和养护好我们的精神状态，避免过度消耗；而后者则注重情绪管理，提醒我们不要轻易发脾气，保持平和、宽容和有涵养的心态。这是健康生活的开始。

虽然"保生四要"中未明确提及保精护肾，但控制房事频率确实是养生的重要一环，因为它直接关系到我们生命的根基——肾精。因此，在追求健康长寿的道路上，我们特别关注和重视这一点。

第二节 预防

预防是一种通过采取措施来防止疾病发生与发展的策略。它包括两个方面：一是提前预防，避免疾病的发生；二是控制疾病的发展，防止其恶化。

预防思想包括三个方面：未病先防、既病防变和愈后防复。

一、未病先防

在疾病还未出现之前，我们应该积极采取各种预防措施，比如增强身体的正气，消除那些可能导致疾病的有害因素，从而防止疾病的发生。

未病先防的理念可以追溯到养生的早期阶段，它主要包括两个方面的措施：一方面是通过培养人体的正气来增强免疫力，有正气才能抵御邪气；二是采取"惹不起，躲得起"的策略，即采取措施避免病邪的侵害，如避开邪气，或使用药物和接种预防等。

1. 培养正气

培养正气的目的是通过一系列措施来增强体质和提高机体正气的抗邪能力，以防止疾病的发生。基本方法如下：

顺应自然规律：生活起居要顺应四时变化，与自然环境相适应；

重视精神调养：保持内心平静，减少欲望，做到"恬淡虚无"；

注意生活起居：保持饮食有节，起居有常，不妄作劳，养成良好的生活习惯；

加强身体锻炼：持之以恒地进行体育锻炼，并因人而异选择适合的运动方式；

房事有节：不可纵欲无度，注意房事卫生；

药物调养：通过服药调养、服药预防、接种预防等方式来增强体质。

2.防止邪气

防止邪气的目的是消灭病邪，防止病邪侵害人体，以预防疾病的发生。基本方法如下：

药物杀灭病原体：净化环境，消灭病原体；

讲究卫生：防止环境、水源、饮食污染；

避病邪侵袭：避免接触病邪（隔离预防）；

防范各种意外伤害：防止意外（外伤）性疾病的发生。

二、既病防变

在疾病发生之后，早期诊断，早期治疗，见微知著，防微杜渐，防止疾病的发展和传变。

既病防变需要做到两个方面，一是早期诊治，二是防止传变。

早期诊治是指在疾病发生的早期阶段进行及时的诊断和治疗。在这个阶段，病位较浅，病情较轻，正气的抗邪能力较强，传变较少，容易治愈。

防止传变是指阻截疾病传变的途径，先安未受邪之地，以阻止疾病的发展或恶化。

有些人习惯性地忽视或忍耐疾病，结果是"伤风不醒变成痨"。

当一个人盲目自信，认为疾病可以自愈时，他们可能会错过治疗的最佳时机。自愈的前提是人体正气得充足。如果一个人的正气不足，很多疾病是很难自愈的。

因此，在疾病的早期阶段，我们应该及时诊断和治疗，不要硬扛或拖延。

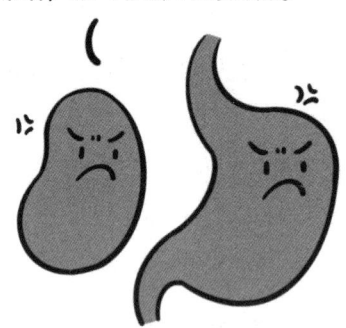

脾胃：你（肝）一生病，比如肝气郁结，就可能影响到我们。

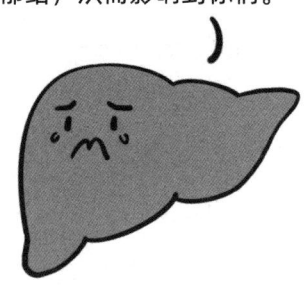

肝：我也没有办法，所以我一直渴望主人不要生气，一生气，我就会肝气郁结，从而影响到你们。

"先安未受邪之地"的意思是在疾病尚未影响到某个部位之前，先采取措施保护它，防止其受到损害。

比如见肝之病，知肝传脾，当先实脾，当我们知道肝病可能会影响到脾时，就可以采取"当先实脾"的措施。这意味着在还没有出现吵架、情绪波动等诱因时，我们可以先吃些健脾胃的药或者做其他健脾胃的准备。这样一来，当情绪波动导致肝气郁结时，我们的脾胃已经得到了足够的保护和准备，胃就不会出现发作不适的情况。

举个例子，一对夫妻吵架后，女方容易出现肝气郁结的症状，如打嗝、嗳气、胸闷气短等。如果不及时干预并截断这种病因的发展，她的胃部也会开始感到难受。

为了缓解这些症状，我们可以采用疏肝理气的方法。具体来说，可以先按摩肝的经脉，如大腿内侧正中线和小腿内侧的正中线。我们可以从上往下轻轻地给她捋和揉捏这些部位。在按摩之后，她可能会打出一个长长的嗝,或者放一个舒服的屁。当这些气体排出后,她的胃部就会感到舒适,可以正常吃饭了。

三、愈后防复

在疾病初愈、缓解或痊愈时,我们需要全面调理身体的阴阳,确保这种平衡状态得以维持和巩固,从而预防疾病复发或病情反复。

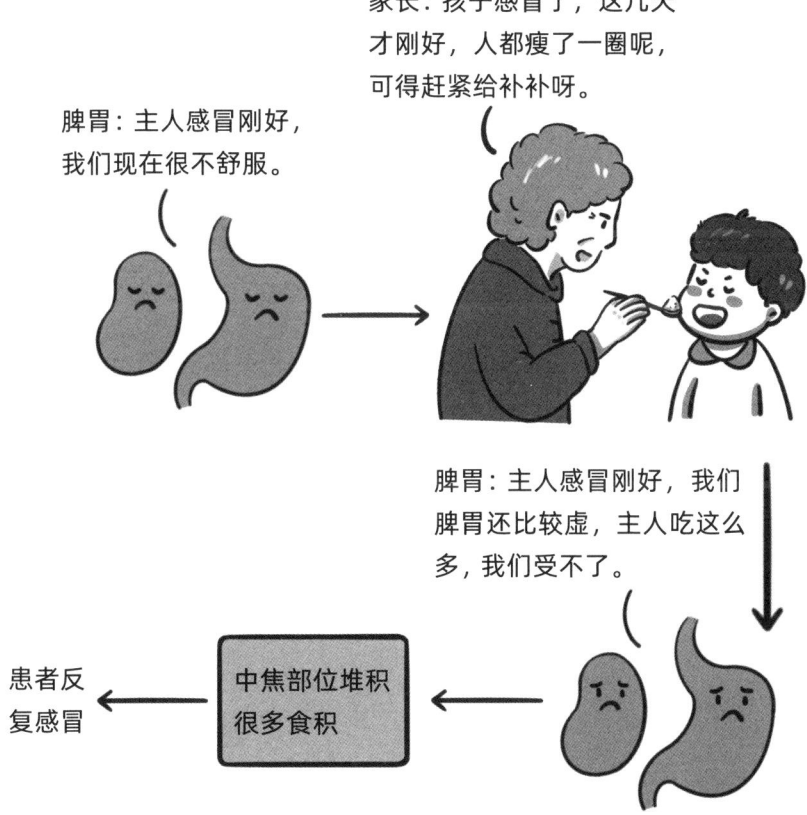

孩子感冒发烧后,家长可能会给他们多吃食物想以此补身体,比如炖鸡汤或高蛋白的肉类。但孩子感冒后,脾胃功能还没完全恢复,很难

消化这些食物，造成中焦部位堆积，从而不能产生足够的营气卫气来保护身体。这样会导致感冒反复，甚至很难康复。

感冒刚好不宜跑步，跑步后大量出汗，这很危险。因为汗是体内的"心之液"，过度出汗后可能会导致心的血液受损。因为汗血同源，这种过度消耗可能会增加猝死的风险。

因此，病后防反复，主要是要注意整体的身体调理和营养补充，确保身体得到充分的休息和恢复，要回到最初那种没有生病时的预防状态。这个时候你已经康复了，就像还没生病时一样，这个时候要提升身体的正气，避开外界的邪气，预防疾病的再次侵袭。

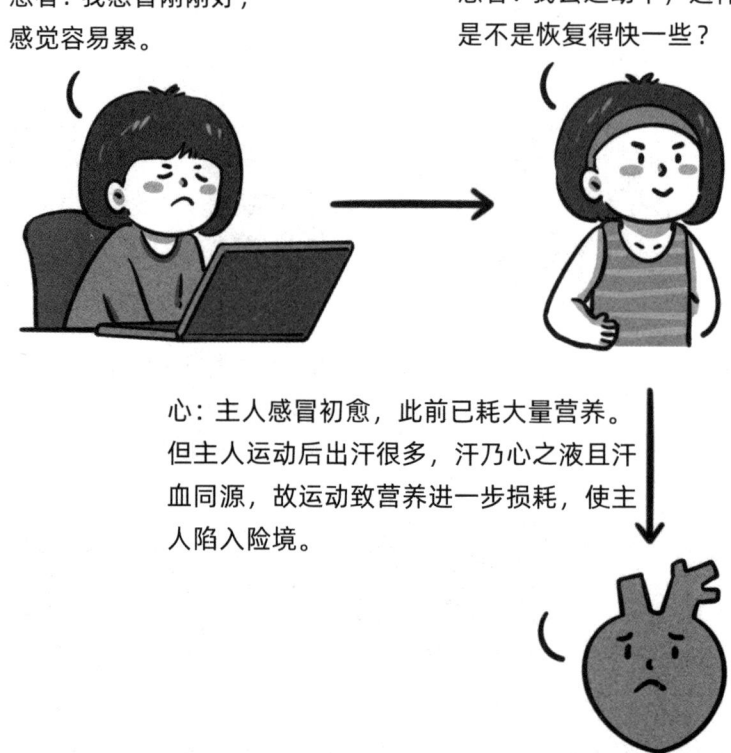

怎么提升正气呢？保持情绪稳定，心态平和，避免过度紧张和焦

虑。在饮食方面,要有节制,不要暴饮暴食,特别是病愈后更要注意。保持规律的起居习惯,确保足够的休息,避免过度劳累和熬夜加班。

此外,适当的锻炼也很重要,但应避免过度出汗,可适当拉筋。例如,可以尝试一些缓慢的养生运动,如八段锦或五禽戏,这些运动有助于增强体质。

在房事方面要有节制。同时,可以适当地辅以一些药物调养,如吃一些健脾的食物,如在炖汤中加入一些黄芪、党参、沙参、山药等,以增强体质。

第三节 治则

治则，即治疗的原则，就是中医师在治疗疾病时必须遵循的基本准则。

在之前的学习中，我们了解了阴阳、五行以及精、气、血、津、液、神、脏腑、经络、形体官窍、病因、发病病机等诸多理论知识。学习这些知识的目的就是指导我们的治疗实践。治则是我们治疗疾病时必须坚守的基本准则，也是我们接下来要深入学习的内容。

一、治疗的指导思想——治病求本

中医治疗的指导思想是"治病求本"。在医治时，我们必须先找到疾病的真正原因，抓住它的本质，并基于疾病的本质来进行针对性的治疗。

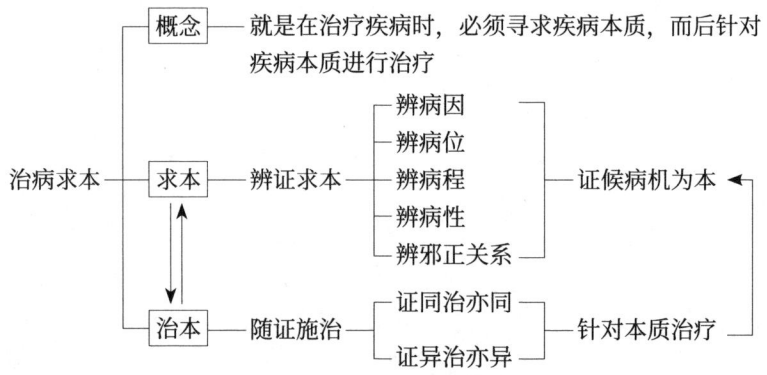

治病求本示意图

在这里，我们深入探讨治病的根本原因——疾病的起因是什么，以及其本质是什么。疾病的本质通常体现在虚、实、寒、热等方面。实际上，这还涉及疾病的部位，我们需要精确地找出哪个部位受到了何种原因的影响，导致它发生了怎样的本质变化，才能有针对性地进行治疗。

疾病的本质其实包含了治病的一个根本原因、疾病的部位以及其引发的虚实寒热的变化。我们需要在这种复杂的情况下，准确地找出这三个关键的本质因素，并依此进行治疗，只有这样，治疗才可能是有效的。

在确定了治疗原则之后，我们就需要根据这一原则来制定出具体的治法。

二、治法

治法，就是在治则的指导下，我们为治疗疾病所确定的具体治疗大法、治疗方法和治疗措施。

疾病治疗过程分为三个层级。

第一层级是指导思想，它强调的是"治病求本"。这意味着在治疗疾病时，我们需要深入研究和理解疾病的本质，包括找出疾病的病因、确定病位以及了解病机。基于这一指导思想，我们制定了八大基本原则，这些原则将为我们后续的治疗提供明确的指导方向。

第二个层级中的治则涵盖正治与反治、治标治本、扶正祛邪、调整阴阳、调和脏腑以及对精、气、血、津、液的调理，此外还涵盖调神与三因制宜。

这八大原则，大家一定要牢记在心。

在这八大原则的指导下，又立下了一些治疗大法。这八大类治疗方法包括汗法、吐法、下法、和法、温法、清法、补法和消法。

在这些大法中，汗法可以因病情不同而分为不同治法，比如辛温解表、辛凉解表等。同样，补法也可以根据患者的具体情况来选择，比如健脾或补肾等。

在治疗措施上，实现汗法的方式有很多种，包括内服汤药、针法、灸法、按摩等。此外，外敷药物也是实现辛温解表的有效手段。这些治疗方法都非常细致和具体。

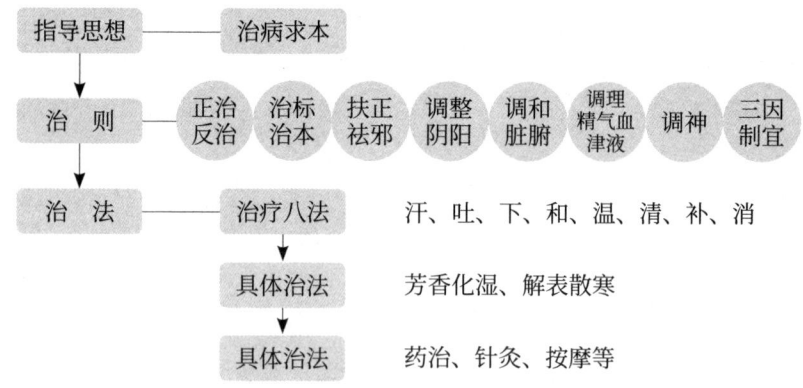

治则和治法示意图

我们现在所学的知识在此时都被串联起来了，本章内容只涉及治则这一部分。接下来的具体治疗方法及措施，由于涉及其他治疗学方面的科目，如经络腧穴学、针刺法、灸法、中药学、中医内科学，以及针灸治疗学等，所以无法在这里一一详述。这些科目可以进一步细分为众多具体的领域，因此，在这里我们只能点到为止。对于更深入的知识，需要大家自行深入学习和研究。

三、正治与反治

正治与反治，是在错综复杂的疾病过程中，根据每个人的身体状况而采取的不同治疗方式。大多数疾病的发展过程都是错综复杂的，疾病既有本质和现象的一致性，也有本质与真相的不完全一致性，因此产生了正治和反治的不同方法。

正治与反治，是在应对复杂多变的疾病过程中，根据每个患者不同的身体状况而采用的不同治疗方法。疾病的发展往往错综复杂，有时症状直接反映疾病的本质，也可能存在与本质不完全一致的现象，这就决定了我们在选择正治或反治时需因人而异。

在临床实践中，我们经常会遇到一些特殊的情况。比如，有些患者明明觉得烦躁、怕热，但吃了凉食后却会感到胃部不适，反而要用温脾胃的药；而有些患者则感觉寒冷，但盖上被子后却会觉得胸闷、心慌，反而要用清热化痰的药。这些情况是反治原则在实际治疗中的应用体现。

（一）正治

正治，又称为"逆治"，是指采用与证候性质相反的方药进行治疗的治则。它适用于疾病的表象与其本质相一致的病证。

我们应当注重观察证候，而不是盯着症状。

例如，当观察到患者表现出寒的症状，如怕冷、四肢冰凉、容易腹泻时，我们可以判断其证候属性为寒。这样，我们就捕捉到了证候的核心，即其性质为寒。那么，寒的相反方向是什么呢？是热。因此，治疗时我们应选择具有热性的药物——这就是针对寒性证候，使用热性药物的治疗方法，我们称为正治，是一种常规且有效的治疗方法。

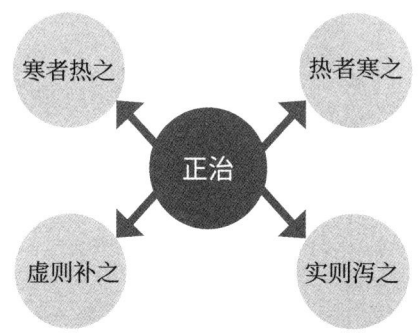

正治的方法简要图

为什么又叫逆治呢？这是因为治疗的方法与患者的证候和疾病的本质属性是逆着来的。你是高的，我就是矮的；你是壮的，我就是瘦的；你是黑的，我就是白的。总的来说，逆治的意思就是采用与患者的证候和疾病本质相反的治疗方式。这种相对立、相抗衡的治疗方式，我私下称为"对冲"。

正治的情况通常可以归为四大类。这四类情况分别是：寒者热之、热者寒之、实则泻之、虚则补之。

当我们遇到患者表现为寒的证候时，会用热药来治。反之，如果患者表现为热的证候，如怕热、便秘、口干舌燥，这就是热证，我们会用寒药来调理。如果有人气息奄奄，少气懒言，四肢倦怠，不想动，没有力气了，我们就需要补。而当患者晚上过于亢奋，难以入睡时，我们会选择泻法来帮助他们平衡。这就是正治的基本方法。

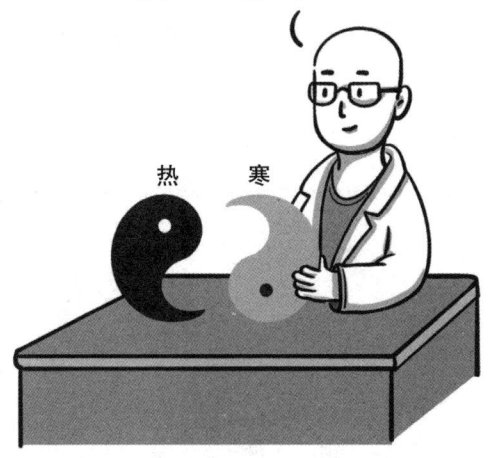

（二）反治

反治是顺从疾病的某些表象而治的治疗原则，也被称为"从治"。这种治疗原则适用于疾病的表象与其本质不完全符合的病证。

要记住，反治和正治这两种治疗原则之间的区别之一，就是表象的处理。表象是指我们通过观察直接看到的疾病症状，它不是证候，这些表象并不是经过深入分析后得出的证候，不是抽象的概念。它们只是疾病外在的表现，有时甚至是假象，而不是疾病的真正本质。

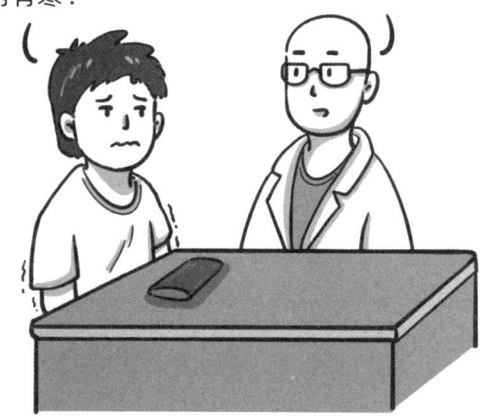

热：我被关在里面，我出不去。

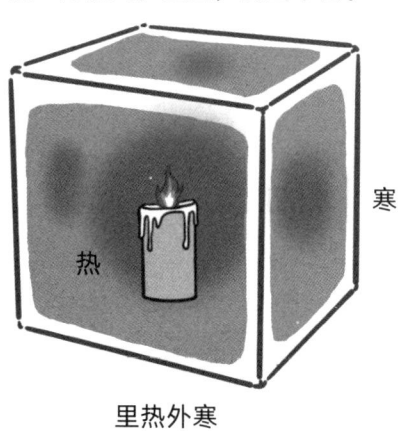

里热外寒

举个例子来说明这个区别。当我们看到一个人说自己非常怕冷,甚至冷到身体在发抖,我们摸上去也确实感觉到他的皮肤很凉。但如果仔细观察并深入探究这个现象背后的本质,就会发现,尽管他声称自己怕冷,却只穿着短衣短裤坐在诊室里的空调风口下,享受着冷风的吹拂。这个行为其实说明了他可能并不真的怕冷,反而是空调的冷风让他觉得舒适。这就是表象和本质之间的区别。按照常理,真正怕冷的人应该会选择穿长衣长裤,甚至秋裤来保暖,并且避开空调出风口。虽然他嘴上声称怕冷,并表现出了冷战、发抖的症状,但这只是表象。真正的状况是,他张开嘴巴说话,嘴里都是口臭,舌头是红的,苔是黄腻的,大便还是干的。触摸他的肚子时,虽然皮肤表面感觉凉凉的,但当稍微用力按压,并将手停留在肚皮上一段时间,会感受到一股滚烫的热量从内部散发出来。这就是所谓的"表寒里热"现象。

他的本质是体内有热,但表现出来的却是寒冷的症状,所以这个时候,我并不会直接给他用热药,而是会给他开一些凉性的药物,比如用薄荷帮助体内的热邪散发出来,还会加入一些大黄来清除肚子里的热邪。

将体内的热邪透发出来,人就会感觉舒适。这就是所谓的"反治"。

体内有热的时候,可以用透热药把体内的热邪透出来,类似于把窗户打开,把屋内的热气透出去。

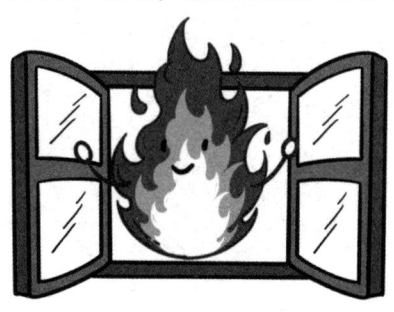

我们正常的反治方法,有四大类。

1. 寒因寒用

寒因寒用是一个治疗原则,我们之前已经讨论过。

2. 热因热用

热因热用也是一个重要的治疗策略。特别常见的一个例子是,在雪天,当一个人在极寒的环境中即将失去生命时,他可能脱掉衣服。这是什么现象呢?这是虚阳外越,阴过于盛,将正常阳气格拒于外时出现热象。尽管这个人表面上感觉热并脱掉衣服,但当触摸他的腹部时,可能会感觉到里面有凉气。在这种情况下,我们应该给他使用热性药物。

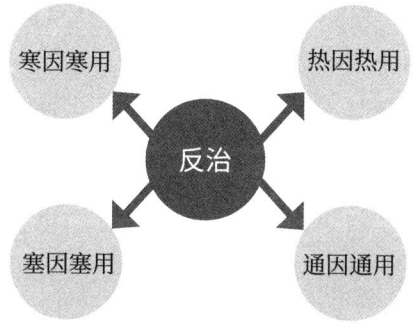

反治的方法示意图

3. 塞因塞用

塞因塞用这一原则,主要是指处理大便不通畅的情况。这种情况常见于排便无力,其根本原因通常是脾虚。脾虚导致胃肠蠕动力量不足,脾不升清。小肠消化完成后,食物残渣会进入结肠,结肠由升结肠、横结肠、降结肠和乙状结肠四部分构成。当食物残渣进入升结肠后,其主要功能是通过蠕动将其向上推送至横结肠,以继续后续的消化和吸收过程,这需要克服重力的力量,而这种力量就来自肠道的蠕动。对于脾虚的人来说,他们缺乏这种向上的力量,因此结肠中的内容物上行艰难。在这种情况下,虽然表现为"塞",但治疗时反而要用一些"固涩"的药物，去补脾胃，给它力量，使其恢复正常的蠕动功能。

4.通因通用

通因通用的原则也常应用于处理大便问题。以大便为例，当胃肠道受到内生湿热的影响时，肠道可能会因为湿热而出现腹泻，这时候通常会伴有肛门灼热的感觉。在这种情况下，我们不应该急于止泻，因为这可能会使热邪和湿邪滞留在肠道内，反而容易导致排便困难。相反，我们应该使用一些清热利湿、通腑的药物，如大黄、虎杖、酢浆草、白花蛇舌草和积雪草等，来清除肠道内的湿热，腹泻自然会得到缓解。同时，我们还可以配合使用一些具有通性的药物，如枳实、厚朴、槟榔和大腹皮等，这些药物能够帮助肠道产生的湿热垃圾排出。通过这种方法，腹泻问题可以得到有效解决。这就是通因通用的原则，即利用通便的方法来治疗腹泻，但是我们应该想明白是什么原因造成的泻，又为什么要用通。在这个例子中，腹泻实际上是身体为了排出体内的湿热而采取的一种自我保护机制，因此我们应该利用这一机制顺势而为，而不是阻止它。

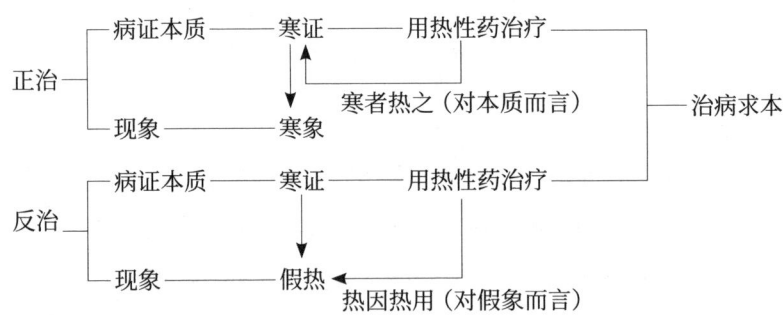

正治反治小结图

通过上图可以明白，正治是针对证候而言，反治是针对症状而言，其底层的逻辑是一样的，都是辨出真实的证候而治。

四、治标与治本

标和本的概念是相对的，标本关系常用来概括说明事物的本质与现象、因果关系，以及病变过程中矛盾的主次先后关系。

表 9-1　本与标的关系表

	本	标
邪正关系	正气	邪气
病因与症状	病因	症状
疾病新旧	旧病	新病
先病后病	先病（原发病）	后病（继发病）
疾病部位	病在内在下	病在外在上
	脏腑精气病	肌表经络病

如何理解标本关系呢？通过上面的表格，我们能明确标与本的区别。当我们清晰掌握了疾病的标本关系，便能更精准地判断病证的主次、先后和轻重缓急。这样在面临复杂的疾病挑战时，我们能更轻松地识别并处理主要矛盾或矛盾的关键点，从而起到提纲挈领的作用。

在临床上，我们主要遵循"急则治标，缓则治本，标本兼治"的原则，以达到治病求本的目标。

（一）缓则治本

缓则治本的法则多用于慢性疾病，像那些病势缓和、病情缓慢的，肯定得先治本。本病治好了，标病就自除了，因为很多标病是继发于本病且依附于本病而存在。

（二）急则治标

卒病且非常严重时，我们需要采用急则治标的原则。对于危及生命的症状，如大量失血、剧烈疼痛、频繁呕吐、大小便不通畅等，我们必须优先处理这些症状。另外，对于慢性病患者，如果他们因为原有疾病又受到新的邪气侵袭，比如水臌患者伴有严重的腹水、腹部胀满、呼吸急促、二便不利等，我们也需要先解决这些紧急的症状。再比如，晚上痒得无法入睡，我们首先要解决痒的问题，让患者能先睡个好觉，然后再慢慢治疗本。这就是急则治标的原则。当剧烈腹痛得难以忍受时，我们首先要做的是缓解腹痛的症状，让患者能够感到舒适一些，然后再考虑其他治疗问题。也就是说，在紧急情况下，我们需要先解决这些让患者感到危险或痛苦的症状，即治标。因为这些症状可能给患者带来极大的不适和危险，所以我们需要先进行处理。

然而，"急则治标、缓则治本"的原则，我们也不能将其绝对化。实际上，在紧急情况下，治本同样重要。例如，当大出血导致气血双脱时，仅仅止血是不够的。这时，我们需要使用独参汤来迅速益气固脱。因为在此刻，气血都大量流失，仅仅止血并不能解决问题。我们必须先益气固脱，因为"有形之血不能速生，无形之气所当急固"。也就是说，我们首先要确保气的稳定，然后才能进一步考虑其他治疗措施。

（三）标本兼治

标本兼治的方法适用于什么样的状况呢？一般来说，当标病和本病同时处于紧急状态，或者两者都相对缓和时，比如脾虚气滞这种情形。对于脾虚，我们需要进行补益来增强脾胃功能；而对于气滞，我们需要采用行气的方法来调理。

对于那些虚实夹杂的复杂病机，我们大多数情况下都需要采用"标本兼治"的方法。

我分享一个病例，一位女性患者出现了崩漏问题。她的状态很差，走路时气喘吁吁，脸色苍白，看起来随时可能晕倒。她上一层楼梯得休息一个小时，走50米也得花同样的时间休息。这些症状都表明她的气血虚弱。

我为她进行脉诊，发现她的脉象深沉且无力。这表明她患了虚证，气也虚，血也虚——她崩漏的症状已经持续了两个多月，导致血虚；气随血脱——由于血液流失过多，也造成了气的耗损。

针对这种情况，我认为需要采用一些能够固本培元的药物来治疗。这明显是一个典型的本虚证，因此，我们需要通过补气、摄血和固摄的方法来改善她的状况。

我为她用药并采用了针灸治疗，遵循了补气摄血的原则。虽然出血在两天内得到了控制，但在第三天时突然又变得严重起来。

这背后的原因是什么呢？我考虑她是气血俱虚可能是本证。在与她深入交流后，我了解到她与对象产生了不小的矛盾。她心中咽不下这口气，或者说是暂时无法原谅这件事情，她的肝气就无法消散。

当我再次为她诊脉时，我发现她的脉象非常沉细，无力，但弦细而急，它是沉的，它是弱的。这表示她的气和血都有所流失，所以脉象显得沉而弱。但仔细感受，我能察觉到她心中还存有一丝情绪在困扰着她。

正因为她的情绪郁结并转化为火——一直在化火，只要火势不熄，就会一直出血，导致出血不止。只要她内心的怒气没有消散，出血的情况就会一直持续。因此，我调整了治疗原则，采用标本兼顾的原则。在补充气血的同时，我也会关注她内心情绪的疏导和解郁，以实现标本兼顾的治疗效果。

在那次治疗中，我没有给她用药，而是选择了纯针灸疗法。我坚持标本兼顾的原则，首先，我在足三里穴位进行了针灸，旨在帮助她补气固血。同时，我还运用了温针和烧艾条的温补方式，以进一步补她的气。每次针灸足三里后，我都能明显感觉到她的气息变得更加充足。此外，我还对四关穴，包括合谷和太冲进行了针灸，以缓解她的肝郁。

经过两到三次这样的针灸治疗后，她的出血终于停止了，精气神也开始慢慢恢复。在治疗过程中，我也通过言语开导她，帮助她逐渐放下心中的怒气。但要完全康复，她需要彻底消解这些怒气。

尽管后来因为其他原因病情有所反复，但按照这样的治疗原则继续治疗，她的体质逐渐得到了改善。

在她的崩漏治疗过程中，有时候确实很难界定本证和标证。出血是标吗？气血亏是本吗？还是肝气郁结是本？仔细分析，气血亏虚看起来是本证，但实际上，它更像是标证。因为肝气郁结是原发疾病，而崩漏则是继发症状。所以，我最初的治疗方法，本以为是治本，但实际上却是在治标。这说明我之前的辨证不够清晰。

这个例子或许并不是非常恰当，但它确实体现了标本兼治的治疗原则。

五、扶正与祛邪

在疾病发展的过程中，正气和邪气会相互斗争。双方的盛衰消长，决定了疾病的发生、发展和转归。当正气能够战胜邪气时，病情会逐渐好转；而一旦邪气占据优势，病情就可能会加重。所以，我们的主要任务就是增强正气，削弱邪气。在中医理论中，这被称为"扶助正气""祛除邪气"。

通过调整正气和邪气的力量对比，让正气变得更强大，邪气变得更微弱，从而促使疾病早日向好转和痊愈的方向发展。

这一原则是临床治疗中的重要指导原则，医生需时刻考虑到如何扶助正气以及如何消除邪气。

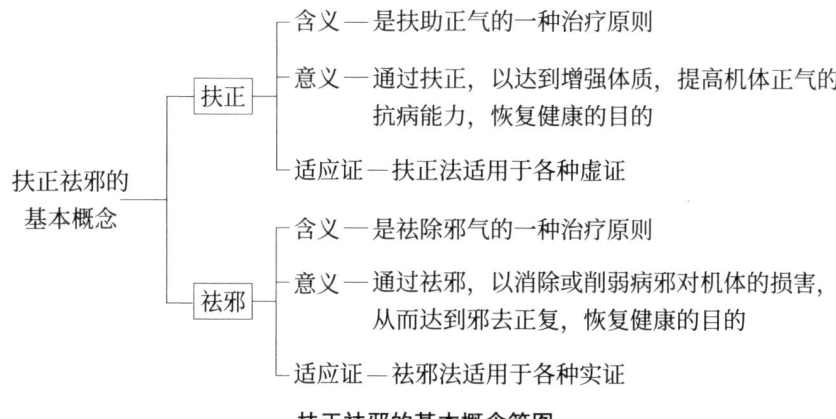

扶正祛邪的基本概念简图

（一）扶正

扶正，即扶正固本，是指采用扶持正气的措施，使正气充足，从而消除病邪、恢复健康的治则。

扶正这一治疗方法适用于各种虚证的治疗，具体的扶正措施包括益气、养血、滋阴、温阳、填精、生津等，以及补养各脏腑、精气、阴阳。这些都是在扶正的治则下确立的具体的治疗方法。

正气于人体而言有抵御病邪的作用。当正气充足时，它能够有效驱逐体内的邪气。因此，在邪气不是特别强盛的情况下，我们往往会专注于使用补虚的方法来增强正气。尤其是在治疗疾病的最后阶段，通过补虚的方式，正气自然就能够将体内剩余的邪气驱逐出去，从而达到治愈的效果。

（二）祛邪

祛邪，即祛除邪气，是指采用消除病邪的措施，使邪去正复、恢复健康。

祛邪适用于治疗各种实证，即当体内有实邪时，我们需要采取泻除的方法。常见的具体治疗方法包括发汗、涌吐、攻下、消导、化痰、活血、散寒、清热、解毒、祛湿等，这些都是用来驱除体内邪气的具体方法。

扶正和祛邪二者的关系是相互为用，相辅相成，"正盛邪自祛""邪去正自安"。

（三）扶正祛邪的运用

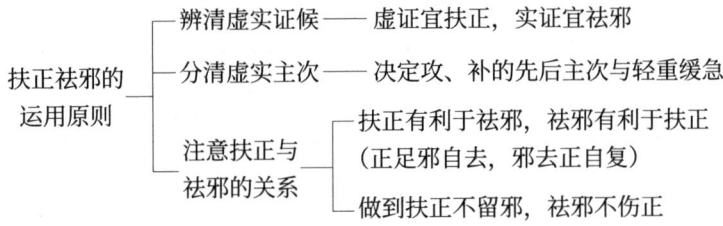

扶正祛邪的运用原则简图

扶正用于正虚，祛邪用于实邪。在治疗过程中，医生需要仔细判断，分清主次和先后顺序，决定是单独使用扶正或祛邪的方法，还是两者兼用，以及它们的先后顺序。这需要医生具备丰富的经验和专业知识，以确保以做出准确的判断，达到最佳的治疗效果。

在初学中医时，理解正气与邪气之间的关系，以及它们在人体内的相对强弱，其实并不容易。虽然我们不能直接量化正气和邪气的具体数量，但通过不断的实践和经验积累，我们能逐渐掌握它们之间的关系。

医生需要不断地接诊各种患者，并根据患者的反馈来逐渐摸索和熟练治疗的技巧。这就像是通过铜钱的小孔将油倒入油壶一样，需要长期的练习和实践才能掌握其中的技巧。每个医生都会经历从生涩到熟练的过程，逐渐理解并掌握正气与邪气之间的相互作用和它们在人体内的占比。

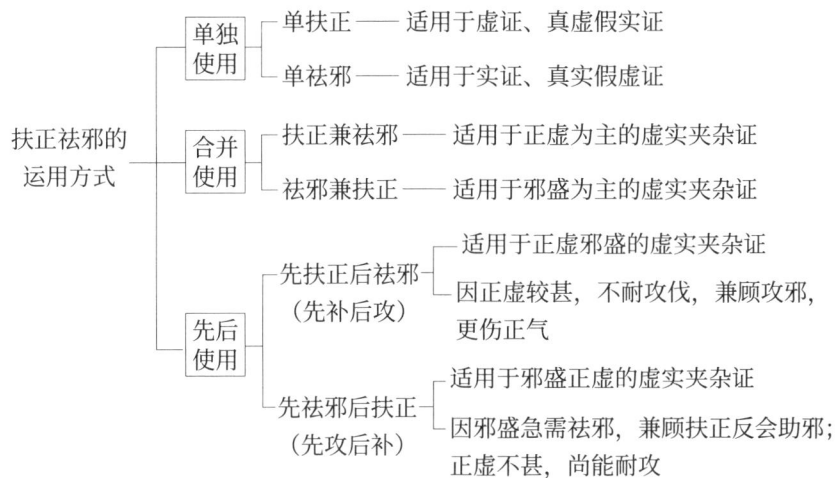

扶正祛邪的运用方式归纳图

关于扶正和祛邪的治疗原则，有时我们会单独运用其中一种，有时则会同时运用两者，还有时我们会根据病情需要，进行先后运用。

1. 单独运用

（1）扶正适用于正虚为主的虚证或真虚假实证

扶正通常被单独用于治疗慢性病、疾病的后期恢复期，或者那些平时体质虚弱的人。

在应用扶正时，我们必须明确虚证所在的脏腑经络的具体位置，有针对性地进行补虚，有针对性地进行扶正。同时，还要分清楚是哪种类型的虚，比如气虚不能用补血药，血虚不能只用补气药，以免补错。因此，一定要认清证型，以确保治疗的准确性。

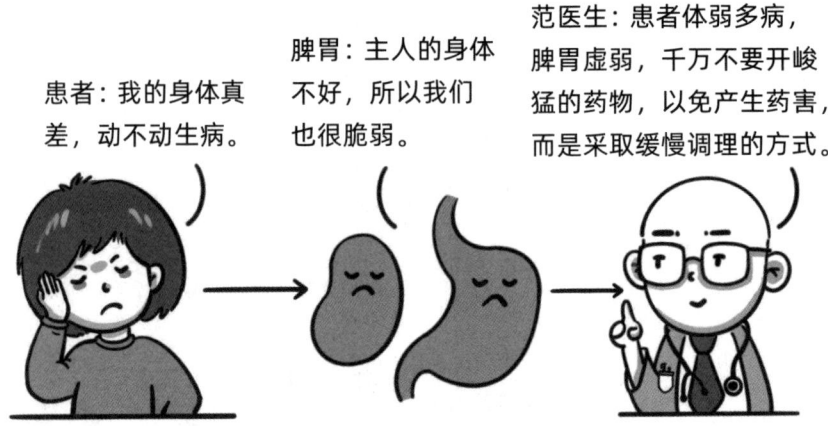

我们还应该适当地掌握用药的缓峻程度和剂量。对于虚证，一般我们采取缓慢调理的方式，少用峻猛的药物，以免产生药害。这是什么意思呢？就是说，体质虚弱的人对药物的消化和吸收能力比健康人要弱。举个例子，一个脾胃很弱的人，他吃一碗饭就饱了，如果给他两碗饭，他的胃就会撑住。同样地，如果他的脾胃很虚弱，他可能只能消化2～3克的药丸，如果给他6克或者12克的药丸，他吃进去也无法完全消化，这就会成为身体的负担，甚至可能出现副作用。

（2）祛邪适用于邪实为主的实证或真实假虚证

祛邪一般多用于外感初期或极盛期，或者疾病过程中出现的痰饮、水湿、瘀血等产物。

在感冒刚开始的时候，很明显地会有一些外感病。这时候，我们需要使用祛邪的药物，特别是那些能够解表的药，来驱散体表的邪气。否则邪气会往里深入，治疗会变得更加困难。

在疾病的发展过程中，尤其是一些慢性病，由于疾病对脏腑功能的干扰和精、气、血、津、液代谢的影响，体内容易产生痰饮、瘀血等病理产物。这些产物会阻碍精、气、血、津、液的顺畅流通，对健康造成不良影响。因此，我们必须及时清除这些实邪，就像定期清理家里的垃圾一样。

在采用祛邪方法时，首先要确认正气是否充足，只有在正气能够耐受攻伐的情况下才可使用。同时，应用祛邪方法，必须辨清病邪的性质、强弱和所在部位，以采取合适的治疗方法。一旦病情得到控制，应立即停止使用祛邪药物，比如持续使用化痰药、活血药可能导致人很疲劳，如果一直使用此类药物，并且没有配合扶正药物一起使用，那么化痰活血这个过程，（无论是化痰还是活血，都会具有消导性质），会消耗体内的正气。长期下来，这种消耗可能会让人感到疲劳和不适。因此，在使用活血和化痰药物时，一定要注意适时停止，或考虑搭配扶正药物来平衡身体状态。

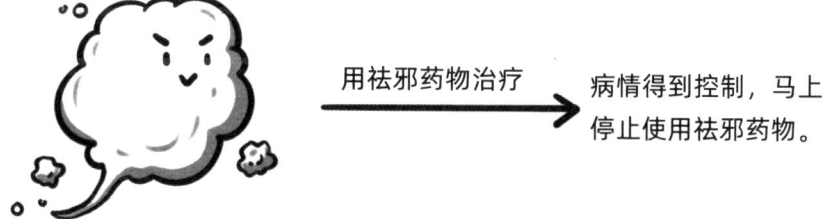

正气：只有我充足了，能够耐受攻伐，才可以用祛邪的药物。

用祛邪药物治疗 → 病情得到控制，马上停止使用祛邪药物。

另外，解表药也不能一直使用，否则长期使用可能会损伤正气。因此，在使用解表药时，要密切注意病情的变化，一旦症状得到缓解，就应该适时停药，避免过度使用导致的不良后果。

2. 同时运用

扶正与祛邪的同时使用，就是攻补兼施。这种方法适用于正虚邪实或者虚实错杂，或者是二者均不甚重的虚实夹杂的病证。

在临床实践中，扶正与祛邪同时使用的情况相当普遍。我们观察很多处方，都可以发现它们同时满足了扶正与祛邪的需求。以六君子汤为例，这个方剂就是四君子汤（人参、白术、茯苓、甘草）与陈皮、半夏的组合。很明显，在这个方剂中，四君子汤负责扶正，陈皮和半夏则负责化痰祛邪。这充分展示了以扶正为主，同时辅以化痰祛邪的治疗策略。

六味地黄汤包含三味主要起补益作用的药材和三味稍微偏向祛邪的药材。其中，地黄、山茱肉和山药是补益的药材，能够滋养身体；茯苓则是一种具有扶正祛邪两用的药材，既可以健脾，也能祛湿；泽泻和丹皮则主要偏向祛邪，用于排除体内的湿邪和热邪。这样的组合体现了中医方剂中攻补兼施的原则。

扶正和祛邪同时运用的时候，要有所侧重，明确患者身上正气与邪气的主次关系。

（1）扶正兼祛邪

扶正兼祛邪的方法主要是强调扶正为主，同时辅以祛邪。这种方法适用于以正虚为主的虚实夹杂病证。

在气虚感冒等病证中，扶正兼祛邪的策略尤为适用。此时，我们应以补气为主要手段，同时辅以解表的方法。

比如气虚感冒，我通常会选择使用四君子汤作为基础方，并加入牛大力、五指毛桃来增强补气效果，来扶正。同时，为了祛除体内的风寒之邪，我还会加入一些如苏叶、荆芥和防风等具有祛风散寒作用的药物。

而对于风热感冒，由于多伴有阴虚症状，我会选择使用能够滋养胃阴的药物，如沙参、玉竹、麦冬等。在此基础上，再加入桑叶、枇杷叶和薄荷等具有解表作用的药物，以驱散体内的风热邪气。

这些治疗技巧需要在临床实践中不断摸索和总结经验，以便更好地应用于实际治疗中。

（2）祛邪兼扶正

祛邪兼扶正的重点在于祛邪，同时辅以扶正，这种方法适用于虚实夹杂的病情，特别是当邪实为主要表现时。在温热病的发展过程中，邪实往往十分亢盛，导致阴液被大量消耗，症状可能包括高热多汗、心烦口渴、口干舌燥等。在治疗时，应以清热为主，同时辅以适量的养阴措施。常见的如白虎加人参汤证等，就适用这种治疗方法。

在临床中，我很喜欢用瓜蒌枳实汤，其成分中大部分为化痰药物，如瓜蒌、浙贝、枳实和桔梗，它们的主要功效是化痰和清热。但同时，此方也加入了当归、砂仁和甘草等少量扶正药物，这些药主要用于养血、健脾和化湿。这种配比特别适用于治疗黄痰、胶痰和浓痰较多的情况。为了有效地清除这些痰液，我们需要以祛邪为主，但同时也要搭配少量的扶正药物，以确保在治疗过程中不会过度削弱身体的正气。

3. 先后运用

我们常说，治疗疾病得讲究个先后顺序。有些患者一到医院就急着要我们去除体内的邪气，特别是那些有结节（如甲状腺结节、肺结节）或囊肿等问题的人，他们迫切希望我们能立即解决这些"邪气"问题。另外，有些年纪稍大的男士，一开口就说自己肾虚，要求补肾；而女士则常说自己气血不足，要求补气血。

但每次遇到这样的情况，我都会耐心地向他们解释：治疗疾病确实需要遵循一定的顺序。首先，我们需要判断你目前的情况主要是邪气为主还是正气不足，然后再根据实际情况来制定治疗方案。扶正和祛邪之间是有先后顺序的，要根据虚实的轻重缓急来调整。

（1）先祛邪后扶正（先攻后补）

当病情中邪气强盛而正气虚弱，但正气仍能承受一定程度的攻伐时，适合采用先攻后补的策略。此时，若过早地扶正，反而可能助长邪气的嚣张。比如，对于外伤瘀血这种明显的邪气存在，我们首先应当祛除邪气。

2006年我父亲不慎摔伤，导致第十二胸椎压缩性骨折。因为这次摔伤，他出现了大便不通、肠道蠕动减缓、腹胀等一系列问题，只能躺在床上，无法起身活动。

在摔伤后的头两三天，我主要采用了活血化瘀和通腑的治疗方法。我使用毫针在椎体上下进行针刺治疗，并给他服用了以大黄为主要成分的通腑药物，因为大黄能够活血化瘀并且有助于通腑。这种方法很快就解决了他的大便不通问题。

在治疗的后期，我则开始使用一些扶正的药物，并搭配少量的活血药物（活络效灵丹）。这是因为长时间卧床会导致气虚，需要通过扶正的药物来调理。整个过程就是一个典型的先祛邪后扶正的例子。

（2）先扶正后祛邪（先补后攻）

这种方法适用于那些正虚邪实但机体过于虚弱的病证，目的是在祛邪的同时，确保不损伤患者的正气。

在临床实践中，我经常会碰到一些肿瘤患者，他们经过放疗或化疗的治疗后，身体变得极度虚弱，缺乏力气，甚至无法正常行走。由于我的诊室位于二楼，这些患者在上楼时常常气喘吁吁，需要休息一个小时才能恢复体力。针对这种情况，我通常会选择使用大剂量的黄芪或生晒参来为他们补气，帮助他们恢复体力。

在抗癌治疗中，我通常非常谨慎地使用抗癌药物，因为这些药物往往会削弱患者的正气。因此，大多数情况下，我会首先注重提升患者的精气神，通过补充精气神来帮助他们恢复活力。在此基础上，我会适量加入一些抗癌药物。只有当患者出现燥热、口干舌燥、精神亢奋、失眠和情绪波动等迹象时，我才会调整治疗方案，要祛邪，以抗癌为主，同时辅以少量扶正药物来平衡治疗。这样，我可以根据患者的病情变化，灵活地调整扶正和祛邪的策略，以达到最佳的治疗效果。

我们在治疗过程中会单独、同时或先后运用各种治疗方法。这三种方式并不是孤立的，而是会根据实际情况相互交叉使用。例如，有时我们会先扶正后祛邪，或者同时扶正祛邪，最终在没有邪气的情况下，以扶正为主。这是一个动态调整的过程。

比如，在扶正的过程中，患者可能会出现一种特殊情况，我们称为"闭门留寇"，指的是在补充正气的过程中，邪气可能会趁机吸收扶正的药物，导致邪气变得更加强盛。一旦出现这种情况，我们就需要迅速调整治疗策略，转而以祛除邪气为主。

又如，多年前，我刚开始参与临床实践，遇到了这样一位患者。他之前经常找一位现在已经过世的老中医看诊。那位老中医经常对他说的一句话是"久（九）补一泻，久（九）泻一补"，他转送给我。这句话深深地影响了我后来的治疗理念，让我更加明白，在治疗过程中，我们需要根据患者的具体情况灵活调整治疗方案，确保治疗效果最大化。这个"久（九）"字我理解为长时间的意思。当补了一段时间后，我们需要适时地调整策略。比如，如果一个人长时间服用黄芪、党参等补气药物后出现了口腔溃疡、失眠、脾气暴躁等症状，那就应该适时地调整，使用一些清热的药物来中和体内的火气。反过来，如果一个人因为口干舌燥、大便干结长期使用清热药物，一段时间后，发现大便变得通畅了，再过一段时间甚至出现了拉肚子的情况，人也变得有气无力，这时就应该调整治疗方向，补充一些气或血。

这个过程需要灵活应对，不能机械地、一成不变地使用某种治疗方法。那么我们如何熟练掌握治疗原则呢？答案就是多进行临床实践，多积累经验。在这个过程中，切忌急于求成，也别气馁。即使水平有限，也别怀疑治疗方法的有效性。重要的是保持虚心，多参与临床实践，并逐步体会和实践这些治疗原则的正确性。

四、调整阴阳

要深入理解调整阴阳这个治疗原则，我们首先需要回顾并熟悉阴阳在哲学和阴阳病机的基本概念。

比如说，阴阳偏盛、阴阳偏衰、阴阳格拒、阴阳互损、阴阳亡失，以及阴阳自和等。在治疗过程中，根据机体阴阳盛衰的变化而损其有余或补其不足，使之重归于和谐平衡。

针对患者体内阴阳盛衰的变化，我们需要采取相应措施进行调整。如果阴阳偏盛，我们就需要削弱其过剩的部分；如果阴阳偏衰，我们就需要补充其不足的部分。这样做的最终目的是使患者的身体恢复到平衡和谐的状态。

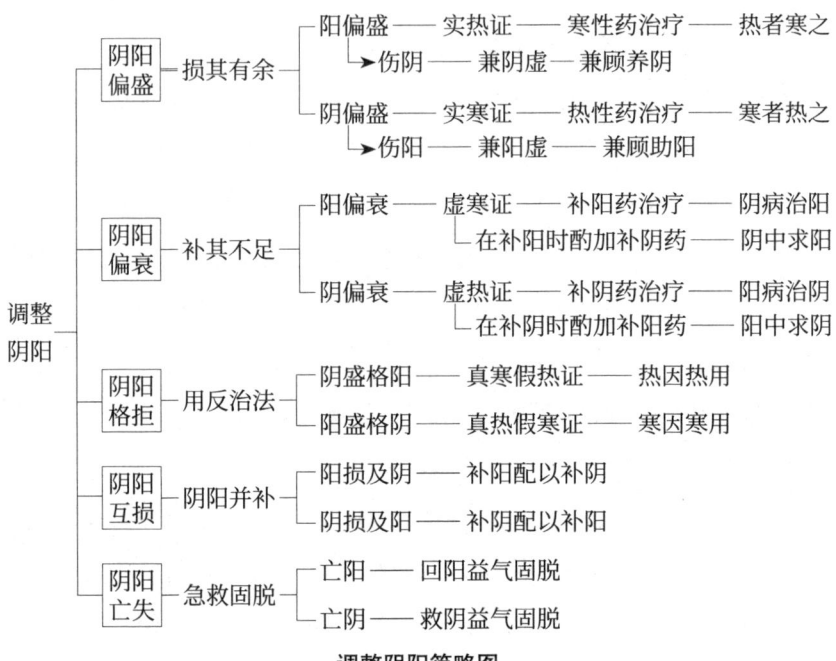

调整阴阳简略图

简而言之，就是追求"以平为期"的目标，即让阴阳重新达到平衡状态。这是非常重要的治疗原则。

中医理论提到"损其有余，补其不足"，这主要是针对体内阴阳失衡，即阴阳偏盛或偏衰的状况。而对于其他如阴阳格拒、阴阳互损、阴阳亡失等更复杂的病机，虽然表现形式各异，但本质上都是为了恢复身体的阴阳平衡，只是这些情况具有一些特别的地方。

（一）损其有余

损其有余这一原则主要用于治疗阴阳偏盛的情况。当人体的阴阳平衡失调，某一方的阴或阳出现偏盛现象时，我们可以采用"损其有余"的方法来调理。具体来说，就是遵循"实则泻之"的原则，通过泻去多余的阴或阳，帮助机体恢复到阴阳平衡的状态。

1. 热者寒之

"热者寒之"是中医治疗中的一条重要原则，特别适用于因"阳胜则热"导致的实热证。

夏日炎炎，你没有打伞也没有涂防晒，直接在三四十度的高温中，走在没有遮挡物的水泥路上，暴晒和快步走了半个小时后，会明显感到汗流浃背，口干舌燥。即使回到凉爽的空调房里，仍然感觉皮肤发烫和燥热，这就是明显的热证表现。为了减轻这种不适，可以选择吃一些寒凉的食物来清热。比如，吃一块西瓜或者喝一碗绿豆沙，都能有效地解暑降温。这就是"热者寒之"的原理，当我们明确感受到热邪时，则热者寒之。

2. 寒者热之

"寒者热之"这条原则特别适用于"阴胜则寒"导致的实寒症状。这种实寒证其实也是很典型的。

想象一下在寒冷的冬天，比如气温 $-18°C$ 或更低，我们去江面上滑冰。在户外待的时间超过了一个小时，身体很容易受到寒邪的侵袭。当感到脸被冻得发木，手脚开始麻木、疼痛时，就需要用到"寒者热之"的方法来治疗。

这时，可以选择一些热性的食物来驱除体内的寒气。比如，喝一碗热汤，姜汤是个不错的选择。热乎乎的姜汤喝下去，身体就会慢慢转暖。这就是"寒者热之"的实际应用。

再举个例子：

《孙真人备急千金要方·卷二十五》说：

"治冬月落水，冻四肢直，口噤，尚有微气者，以大器中熬灰使暖，盛以囊，敷其心上，冷即易。心暖气通，目得转，口乃开。可温尿粥稍稍吞之即活。若不先温其心，更持火炙身，冷气与火争即死。"

"治冬月落水，冻四肢直，口噤，尚有微气者。"

在冬季，如果有人不小心掉入水中，手脚都变得僵硬、嘴巴也无法张开，但还有一点生命迹象，这就是严重的冻伤症状，体温大量流失，身体进入了失温状态。

孙真人是用什么方子呢？

"以大器中熬灰使暖，盛以囊，敷其心上，冷即易。"

孙真人使用大锅或大器皿熬制草木灰，这通常是从农村的柴火灶下收集的灶灰。在农村生活过的人都知道，灶底下有很多这样的灰。把这些灰扒拉出来，加点水熬制。接着，将熬制好的草木灰装入一个类似口袋的容器中，可能是皮囊。然后，将这个装有草木灰的囊敷在冻伤者的心口上，一旦草木灰变凉，就更换新的草木灰囊继续敷在心口上。这个过程需要不断重复。

"心暖气通,目得转,口乃开。"

心脏回暖后,患者的眼珠开始转动,嘴巴也能自然张开,随后身体逐渐恢复了温暖。

"可温尿粥稍稍吞之即活。"

我并不清楚"尿粥"具体是什么,但听起来可能是指在温热的粥里加入了尿液。

尿液中含有一定的盐分和激素,而粥中的淀粉可以转化为糖,为身体提供所需的能量和电解质。通过给患者补充这样的"尿粥",他获得了一些电解质和能量,从而逐渐恢复了活力。

实际上,要快速产生热量,补充糖分通常是一个有效的方法。

"若不先温其心,便持火炙身,冷气与火争即死。"

他治疗冻伤有一套特定的顺序。首先,要着重温暖心脏,让心脏逐渐温暖起来,血液循环会慢慢加快。只有当全身的血液供应和氧气供应都充足时,身体才能开始产生热量,这些热量会从心脏散发出来。

如果直接用火烤全身,虽然皮肤表面会迅速变热,但血液循环可能还没跟上,这样做反而可能有生命危险。

因为心脏泵血的量是有限的,如果突然用火烤热外周皮肤,导致血管扩张,心脏泵出的血液可能无法及时供应到全身,血压也可能会急剧下降,这时候就容易出现危险情况。

无论是因为外出感到寒冷而喝姜汤,还是落水后体温下降用草木灰敷在心脏上,这些做法其实都是为了寒者热之。

（二）补其不足

补其不足，即"虚则补之"，适用于人体阴阳失调导致的阴阳偏衰的虚证。就是给身体虚弱的人提供必要的补充。那么，我们是应该怎样补充呢？

具体来说，如果你出现阳偏衰虚寒证，就需要使用补阳的药物来调理；如果是阴偏衰导致的虚热证，那么就应该使用滋阴的药物来调理。

对于阳偏衰，即因为阳气不足而显得相对更偏盛的虚寒症状，人们会感觉特别寒冷。但这种虚寒并不是真的外感寒邪，所以不能简单地用散寒的药物来治疗。相反，我们应该通过补充阳气来改善这种情况。

同样地，阴偏虚的时候，就是阴虚不能抑制阳气，导致阳亢引起的虚热症状。这时，我们需要使用补阴的药物来治疗，通过滋阴来平衡相对过盛的阳气。

阴阳是互根互用的。当出现阴阳偏衰的虚证时，在治疗过程中我们需要特别注意"阴中求阳"和"阳中求阴"的原则。具体来说，治疗阳虚证时，在补充阳气的同时，也要辅以一些滋阴的药物，这就是所谓的"阴中求阳"。同样地，治疗阴虚证时，在滋阴的同时，也要适当地加入一些补阳的药物，这就是"阳中求阴"的原则。

这是因为阴阳之间存在着相互转化的关系。如果只专注于补充阳气，可能会导致阳气过剩，而补充过头就可能消耗阴液。因此，在补充阳气的同时，我们需要辅助使用一些滋阴的药物来平衡阴阳。这样做的目的是确保阴阳达到一个平衡状态，因为阴精同样可以转化为阳气。虽然这听起来可能有些复杂，但这就是阴阳之间互相转化的原理。

打个不是很恰当的比方，我们去野外露营，为了取暖，通常会点燃火源。想要火势更旺，仅仅调大火力是不够的。在调大火力的同时，我们还需要加入一些"阴液"——燃料，比如液化气。液化气罐里装的是液体，这些液体转化为气体后，就可以作为燃料让火烧得更旺。所以，在加大火力的同时，我们也要记得适时补充这些"阴液"。

同样地，在滋阴的过程中，我们也需要加入一些补阳的药物。举个例子，当一个人感到口渴时，不能只是简单地给他人吃冰来解渴，因为冰并不能真正解决口渴的问题。我们需要用体温来融化冰块变成水，这样才能真正解渴。

这个例子可能听起来有些难以理解，总的来说，就是在滋阴的同时，我们也可以考虑加入一些温阳的药物来辅助。

关于阴阳格拒、阴阳互损、阴阳亡失这些问题，我们在这里只是简单提及一下，前文中也有论述，大家有个大致的了解就好。

最终阴阳是会自和的，它们会自动恢复到平衡的状态。所以，当我们治疗疾病到一定程度时，就不需要再过度治疗了。只要吃得好、睡得好、排便顺畅、心情愉悦、精力适中，我们就可以以休养为主，让身体自然地阴阳调和，恢复到平和的状态。

五、调和脏腑

从中医的角度来看，人体是一个以五脏为中心的有机整体。在正常的生理状态下，五脏之间，以及脏与腑、腑与腑之间都是相互协调、互相作用的。而在病机上，这些脏腑之间也会相互影响。因此，既然人体被视为一个整体，那么脏腑之间的运行就必须保持平衡的状态。

五脏六腑就像机械表中的齿轮，它们需要协同工作，只要其中一个出现问题，整个身体就会受到影响。因此，我们必须确保这些脏腑的生理功能都正常且有序运行。

在治疗疾病时，调和脏腑功能是一个重要的原则。

关于调和脏腑又细分为以下几个原则。

（一）顺应脏腑生理特性

五脏是藏精气而不泄的，六腑是传化物而不藏的。它们各自拥有独特的阴阳属性、五行属性，以及气机升降出入的规律。我们需要深入理解这些脏腑的特性，才能去把这个秩序给理顺，恢复其秩序。

1. 顺应脏腑特性

例如，脾为阴土，喜燥恶湿。

宜甘温之剂助其升运，慎阴寒之品助湿伤阳。

胃为阳土，喜润恶燥。

宜甘寒之剂助其通降，慎温燥之品耗液伤阴。

2. 实则泻腑，虚则补脏

例如，心火上炎而泻小肠。膀胱气化无权而补肾固摄。

（二）调和脏腑阴阳气血

脏腑是人体生命活动的中心，但要进行活动必须有能量的支撑。因此，脏腑的阴阳气血是人体生命活动的根本，而脏腑的阴阳气血失调则是导致脏腑病变的基础。

每个脏腑都有自己独特的生理功能，因此其气血阴阳失调所引起的病机变化也不尽相同，不能一概而论。我们不能简单地统一地补气、滋阴或温阳，而是要根据不同脏腑的特点来调和其阴阳气血。

虽然肝主要藏血，但是肝以血为体，以气为用。它主升发，需要行气和调气为主，肝气保持"条达舒畅"的状态。它是体阴而用阳的，因此，肝气和肝阳常常有余，而肝阴和肝血常常不足。所以肝病的治疗主要是调理气血两方面。对于气的问题，要确保气顺畅，如果存在气郁或气逆的情况，就要进行疏泄。但如果同时伴有血虚或血瘀的情况，就必须养阴血或活血。所以在调理肝时，最主要调气、补血、和血，并根据病情结合清肝、滋肝、平肝等方法进行治疗。

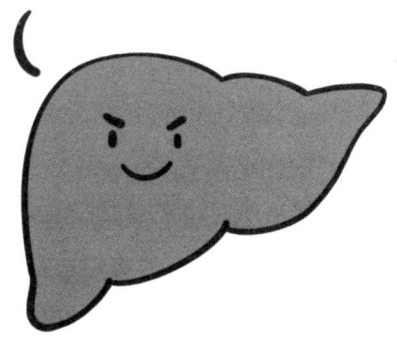

肝：我虽然以肝血为体，但是我是以气为用。

例如，针对心火旺盛的情况，就需要清心泻火。针对痰火侵扰心神的情况，就需要泻火并涤除痰湿。针对心气与心阳有所不足的情况，需要益心气、助心阳。心阴虚时，应滋阴并清热；心血虚时，需养血以补心。

我们仔细观察后可以发现，调和脏腑的阴阳气血与调整精、气、血、津、液的平衡在很大程度上是重叠的。然而，精、气、血、津、液的生成、代谢和排泄涉及多个脏腑的参与，所以与单独调节某一脏腑有所不同。

举个简单的例子来说，如果把精、气、血、津、液比作一个国家的GDP（国内生产总值），那么脏腑的阴阳气血就像是各大银行里的存款。虽然它们都是经济体系中的一部分，但每家银行的存款都有其独特的特点和用途。就像工商银行和农业银行的理财产品虽然都是钱，但它们的来源和用途可能有所不同，都是基于GDP的增长而存入银行的。

因此，精、气、血、津、液的范围更广泛，而脏腑的阴阳、气血则相对局限。在用药方面可能需要更加精准，这里还存在一些细微的区别。

（三）调和脏腑相互关系

调和脏腑的相互关系有两大规律。

1. 根据五行生克规律调和脏腑

（1）根据五行相生规律

我们之前学习了五行之间的相生相克关系，而五脏之间也有生我和我生的关系。生我者为母，我生者为子。根据《难经》第六十九难里提到"虚则补其母，实则泻其子"，这是调和脏腑的重要原则。

虚则补其母指的是当一个脏腑出现虚弱症状时，不仅可以通过补充本脏来治疗，还可以根据五行的相生规律来补充母脏，通过相生作用来促进其恢复。这种方法适用于母子关系的虚证。举个例子，如果肺气虚导致容易气喘咳嗽，我们在治疗肺的同时可以加入一些补脾的药物，以培土生金。

虚则补其母，这个概念可以通过一个生活中的例子来解释。想象一下，有一个小孩饿了，这种饥饿感就是所谓的"虚"。他需要喝奶，但假如他的母亲乳汁不足，不能满足他的需求。这时，我们也可以尝试补充他的母亲。比如，给他母亲服用一些补气补血的药物或食物，帮助她增加乳汁的分泌量。这样一来，母亲就能提供更多的奶水来满足小孩的需求，从而缓解他的饥饿感。这就是补其母的方法。

实则泻其子是指当一个脏腑出现实证时，不仅可以排除本脏的亢盛之气，还可以根据五行的相生规律来泄其子脏，以泻出其母脏的亢盛之气。比如说一个人肝火很旺盛，烦躁易怒的时候，除了清肝火之外，还可以清心火，以消除亢盛的肝火。

我可以通过一个简单的例子来解释"实则泻其子"，尽管这个例子可能不是完全精准的，但有助于理解。

假设一个国家里，发行的货币越来越多，导致居民们的存款也越来越多。在一般情况下，存款增多看似是好事，但如果民众存款过多，银行需要支付的利息也就越多，这给国家的财政带来了很大的负担。

为了减轻这种负担，国家可能会鼓励民众去消费，比如去旅游、去餐馆吃饭，或者进行其他各种形式的消费。当民众开始消费时，他们的存款就会减少，从而消耗掉一部分货币。这种通过促进民众消费来减轻财政负担的做法，就是"实则泻其子"。在这个例子中，民众的消费行为就相当于"泻子"，帮助国家缓解了财政压力。以上是我个人对财政的粗浅理解，不一定对。

根据相生确立的治法，大体有这五种，了解一下就好。

表 9-2 相生治法表

相生治法	相生的具体治法
滋水涵木法	滋肾阴以养肝阴
益火补土法	温肾阳以补脾阳
培土生金法	健脾生气以补益肺气
金水相生法	滋养肺肾之阴
益木生火法	补肝血以养心血

（2）根据五行相克规律治病原则

根据五行相克的规律来治疗疾病，其治疗原则是抑强扶弱。

抑强扶弱的目的是保持平衡，就像古代皇帝、文官集团和武官集团一样，文武集团需要相互平衡，不能让某一方面的集团过于强大。

无论是文官还是武将，一旦某个集团变得强大，就需要抑制一下，同时扶持一下较弱的一方，否则国家就会动荡。古代的皇帝就是通过这种方式来保持国家的平衡，使国家能够稳定发展。同样地，人体的五脏六腑也需要保持平衡，不能让任何一个脏腑过于强大或过于虚弱。

抑强主要适用于相克太过引起的相乘和相侮的情况。例如，当肝气横逆时，它很容易犯脾胃，出现肝脾不调或肝胃不和的症状，这就是木旺乘土的情况。在这种情况下，应该以疏肝平肝为主，抑制强者的过强表现，不再欺负弱者，这样弱者的功能就能自然恢复。

扶弱，主要是针对由于相克不及引起的相乘和相侮。举个例子，当脾胃虚弱时，肝气会乘虚而入，导致肝脾不和，形成土虚木乘的情况。在这种情况下，应该以健脾益气为主，辅助弱者加强其力量，使其能够抵抗强者的欺负。通过这样的方式，可以恢复脏腑的正常功能。

依据五行相克规律确立的治法也有五种。

表 9-3 相克治法表

相克治法	相克具体的治法
抑木扶土法	疏肝健脾或平肝和胃
泻火润金法	清泻心火以润肺金
培土制水法	健脾利水
佐金平木法	滋肺阴清肝火
泻南补北法	泻心火补肾水

总之，根据五行相生相克规律，可以确立有效的治疗原则和方法，指导临床用药。然而，在具体应用时，需要全面考虑，究竟是以治母为主还是以治子为主，抑强为主还是扶弱为主，都需要根据具体情况进行具体分析来进行治疗。

如果有人觉得五行的相生相克难以理解，可以这样去思考：脏与腑之间或者脏与脏之间是通过经络相连的。例如，肝脉是夹胃的，所以当肝气旺盛时，必然会克制胃的功能。因此，一个主要的物理支持就是经络通道，它们通过经络通道来实现这种相生相克的关系。

我们要记住，只要保证五脏六腑之间的平衡和谐相处，那么身体就能恢复正常。

2.根据脏腑相合关系调理

人体脏腑之间的配合关系，体现了阴阳、表里相互协调的关系。在生理上，脏行气于腑，腑输精于脏，彼此之间相互协调；而在病理上，它们相互影响、相互传变。

之前我们已学习了六对相合的脏腑。因此，我们常通过治疗腑来治疗脏病，例如心和小肠。当心上火时，可以通过利小便来直接泻心火，让心经的热从小肠排出，使心火下降。这在临床上很普遍。再举个例子，感冒后我们不直接治肺，而是治大肠，针灸扎曲池和合谷穴，就是脏病治腑的一个体现。

此外，还有腑病治脏的情况。比如，当大肠排便不通畅时，可以通过宣肺的方法来提壶揭盖，让大便自然通畅。还有一种情况是脏腑同调，最常见的就是肝脾胃同治或肝胆同治。

要学会调和脏腑，一个非常重要的点就是必须熟悉经络，只有熟悉了经络，我们才能真正了解它们的连接通路是如何运作的，它们如何相互影响，才能更加熟练地掌握这些调治脏腑的方法，才能更好地、更有逻辑性地、更有条理地去调和脏腑。

因此，我们必须铭记在心，尽管主要的治疗原则中没有直接提到调理经络，但在我们讨论调和脏腑时，绝对不能忽视脏腑所属的经络的循行路径，以及这些经络在循行过程中与其他器官组织之间的交汇和连接。这些连接是脏腑之间沟通和联系的关键。经络是必须保持通畅的，不然就会危害健康。

脏与脏之间、脏与腑之间、腑与腑之间，它们必然通过这个四通八达的经络相互联系和影响。因此，为了深刻理解和掌握这一治疗原则，我们必须重新学习和理解经络的运行规律。

六、调理精、气、血、津、液

精、气、血、津、液不仅是脏腑和经络功能活动的物质基础，也是"神"发挥作用的物质基础。它们在生理上各自具备独特的功能，同时又相互关联、相互影响。因此，调理精、气、血、津、液是针对其失调状况的治疗原则。

精、气、血、津、液在人体内无处不在，故而具备了全身性的调理作用。一旦精、气、血、津、液失去平衡，就有可能导致一系列全身性的症状。

（一）调精

当精不足、不稳固、瘀堵时，就需要进行调精。每一种情况，都需要我们进行特定的调理。

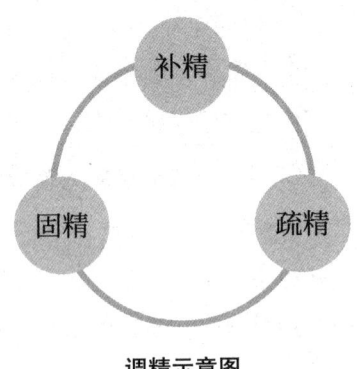

调精示意图

补精主要适用于肾精和水谷之精的不足。

当肾精出现亏虚时，症状往往涉及生长发育的迟缓、生殖功能的低下甚至不孕不育，以及气血化生不足等问题。这些症状在人体的生长发育过程中尤为明显，不仅影响身高、体重的增长，还可能影响智力的发育。当精虚影响到生殖功能时，可能引发不孕不育等问题。为了改善这些症状，我们需要通过益肾、填精、补髓的方法来调理。

水谷之精不足主要表现为面黄无华、肌肉消瘦、头昏目眩、疲倦乏力等虚弱状态。由于水谷之精是由脾胃吸收产生的，因此调理应以健脾益气为主。

补精主要从先天和后天两个方面进行。

固精特别适合那些因为生殖之精或水谷之精大量流失而出现的失精症。对于男性来说，生殖之精大量流失主要表现为滑精、遗精和早泄等症状。

那么，女性是否也有类似的表现呢？虽然女性没有似男性的"精"这一物质，但她们确实有可能出现类似的情况。比如，当女性的白带无法被正常固摄，导致大量清稀的白带不断流出时，还伴有腰酸、腰疼等症状，这就可以被视为一种失精状态，或者说是肾气不固的表现。

对于这种情况，我们可以采用补益肾气、固摄肾精的方法来进行调理。

水谷之精的大量丢失主要表现在尿液浑浊，以及少气乏力、精力不支等脾虚证状。除了补脾，还需要相应地补肾。

疏精适用于精瘀症。精瘀，表现为阴器脉络阻塞，有败精和浊精郁结滞留难以排出。也可能是肝失疏泄、气机瘀滞导致男子不排精的一种症候，常伴有精道疼痛、睾丸小腹重坠、精索小核硬结如串珠，还有腰痛、头晕等症状。检查时可能发现精索曲张等症状，都可以认为存在类似瘀血的情况。

睾丸和小腹重坠的感觉是精没有及时排出，动心起念之后忍着的情况可能导致精瘀。此外，手淫过度导致的机械性损伤也可能造成精瘀。精瘀的问题，可服用龙眼核、橘核等疏肝理气的药物治疗。

（二）调气

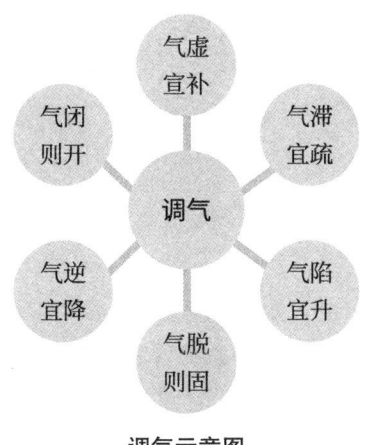

调气示意图

在调理气的过程中,我们需要关注气的状态。

如果气虚不足,那么就需要进行补气。如何补气呢?

肺主一身之气,脾为气血生化之源,因此补气主要侧重于补脾肺之气,尤其需要注重补中气。

但是先天的精气,主要是依赖肾的藏精功能。因此,当我们遇到气虚严重的人时,首先需要考虑从补肾的角度入手。经常熬夜的人常常会感到腰酸背痛,并且容易气短。在这种情况下,我们通过补肾的方法来治疗,他们的腰杆会重新挺直,整个人也会显得更有精神,走路时也会更有气势,感觉整个人的气都提起来了。

那么,什么时候需要补中气,什么时候又需要补先天呢?这主要取决于个体的先天基础。如果一个人的先天基础较好,那么我们只需要补中气,比如吃点补中益气丸就足够了。但是,如果这个人同时伴有腰酸、腰疼,腰直不起来,以及生殖功能下降等问题,那么我们就需要同时补肾,也就是补先天。因为肾中的精气能够化生为全身的气,包括先天之气,再加上补中气,两者相结合,就能让整个人的气都得到提升。

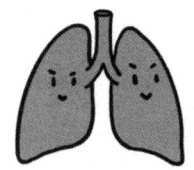

肺:我主一身之气,所以补气要补我。

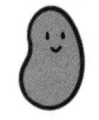

脾:我是气血生化之源,所以补气也需要补我。

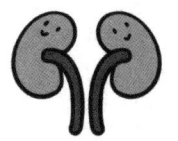

肾:先天的精气,主要是依赖我的藏精功能。因此,当遇到气虚严重的人时,又首先需要考虑从补肾的角度入手。

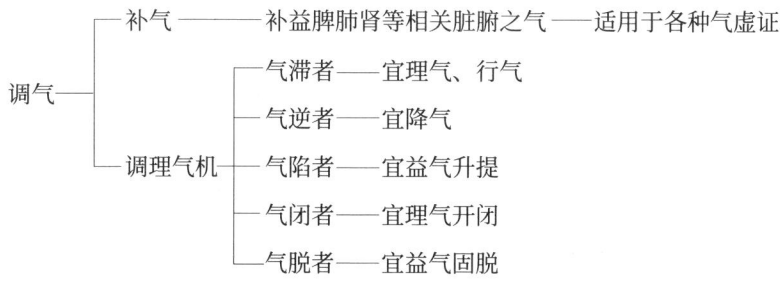

调气治疗原则简图

（三）调血

相对于看不见的气来说，血是我们肉眼可见的，而且它对身体非常重要，不可或缺。因此，无论是不是医生，大家都很重视血，知道血不能虚。只要出过血的人都会注意到这一点。

很多人在小时候手指受伤流血时，都会觉得舍不得让血流走，甚至有人会尝试把血含在嘴里再咽下去。但实际上，这种做法并不能真正地补充血。

对于血虚者来说，补血是必要的。我们血液生成是怎么来的呢？它来源于水谷精微，与饮食密切相关。血液的生成需要脾、胃、心、肝、肾等脏腑功能的共同作用。因此，在补血的时候，一定要调理脾胃及相关脏腑的功能，这样才能真正地达到补血的效果。

血是不能停止的，需要流通全身。一旦发生瘀堵，就需要活血化瘀。如果是气滞血瘀，需要行气活血；气虚血瘀的要益气活血；寒凝血滞的要温经活血通络。

出血时应该止血，但也要看出血的原因。如果是因为血热导致出血，应该凉血止血；气虚不能固摄血液出血的，应该益气摄血；如果因为瘀血导致出血，应该化瘀止血。

血热跑得快会出问题，就像跑车出跑道一样。血热会导致出血，让血凉下来，车速降下来，就不会出血了。

"出血者，调其气而血自止。"如果气虚导致血液无法按正常路径流动，出现"脱轨"现象，那么应该补充气，使血液重新回归正常流动路径。

关于瘀血引发的出血，许多人感到困惑。他们担心，为何在需要止血的情况下，还要使用活血药物。

为了阐释血瘀与出血的关系，我们可以借助个生动的例子。

想象一下，高速公路上发生了一起车祸，导致前方道路受阻，随后的车辆也因此堵塞。在这种情况下，我们应采取疏通策略。若前方的车辆停滞不前，后续车辆仍会持续驶来。为防止车辆拥堵，我们需要引导车辆通过其他车道绕行。比如，在六条车道中，若中间两条车道被完全堵塞，原本在这两条车道后方的车辆就会被引导至相邻车道。倘若相邻车道也拥堵不堪，车辆便会设法驶离高速公路，选择其他道路通行，这种情形便类似于出血的现象。

人体的止血，主要还是靠血小板来完成的。当身体某个地方有瘀血时，那个地方就会进入凝血状态，并消耗大量的血小板。想象一下，如果身体某个地方的血小板被用掉了很多，而其他地方的血小板又不够，那这些地方就容易出血了。这样一讲，我们就能更明白血瘀和出血是怎么回事了。

通过使用活血的方法，我们可以将瘀血打散，使得血小板不再聚集而能够均匀地分布到全身各处（这是一种为方便理解的理想状态，但实际上并不是这么简单）。这样，那些原本容易出血的地方，就会变得不那么容易出血了。这就是所谓的化瘀止血的方法。

另外，当遇到大出血导致身体虚脱的情况时，我们需要采取措施来益气固脱，帮助身体快速恢复。

有些人可能会因为血热而感到不适，即使他们并没有出现出血或瘀血的症状。他们可能只是单纯地觉得热，或者感到皮肤瘙痒。对于这种情况，我们可以采用清热凉血的方法来帮助他们缓解不适。

对于血寒的人，他们并没有出血或瘀血，只是感到冷，手脚冰凉。对于这种情况，我们可以给他们温经散寒。

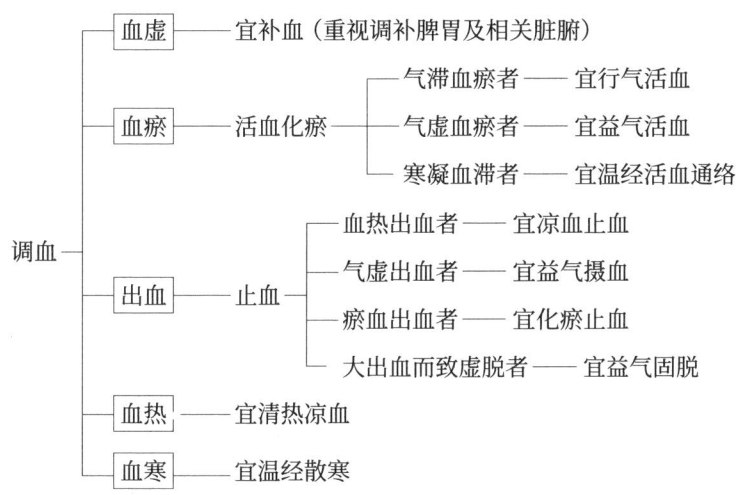

调血原则简图

（四）调津液

津液这个概念大家应该很熟悉了，我在《痰湿一去百病消》一书中对津液进行了详细的论述，本书前面也讨论了津液的生理内容。

在病理上，津液的主要问题是津液不足，以及排泄障碍导致的水湿停滞。

津液常规的调理方法主要有两种：一是滋养津液，二是祛除水湿痰饮。

滋养津液主要用于身体津液不足的情况。常见的原因有实热伤津，这通常发生在高温天气，身体容易失去过多水分。又比如一些胃病患者，他们的胃热状况可能损害胃阴。还有皮肤病患者，因为疮口不断渗出液体，长时间下来也会伤津。这些情况都需要通过养阴的方法来治疗。

水湿痰饮其实就是体内津液停滞的表现。由于津液停滞的情况呈现出很多种变化，我们需要根据不同的状况采用不同的治疗方法。例如，当体内湿气过盛时，我们可以选择化湿、利湿或者燥湿的方法来处理；当出现水肿问题时，我们则可以采用利水消肿的方式来应对；对于痰饮为患，我们就需要采取化痰逐饮的治疗方法来处理了。

因为参与津液代谢最主要的就是肺、脾、肾、三焦这些脏腑，所以要调节津液代谢，祛除水湿痰饮，最关键的是调理肺、脾、肾和三焦这几个主要的脏腑，找合适的切入点来进行调治。

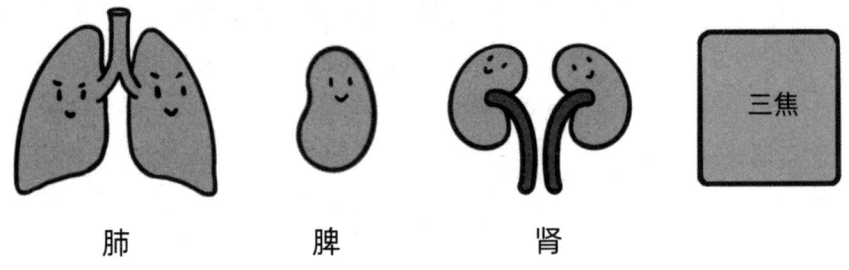

七、调理精、气、血、津、液的关系

（一）调理气与血的关系

首先，气病治血；治气药中必兼理血之药。

气血是相互依存的，气虚则血弱，气滞则血瘀，气陷则血下，气逆则血乱，气温则血滑，气寒则血凝。因此，当气出现问题时，也会影响到血的状态。

气血之间是相互依存、相互维护的。理解"气为血之帅，血为气之母"这一点很重要。因为气血相互影响，所以很少会出现只有一方出现问题而另一方完全正常的情况。一般来说，如果气出现了问题，我们在治疗时只需在气病的药物中加入一些调理血液的药物即可。

其次，血病治气，血行失常，必先调气。

当气出现问题时，血也容易受到影响而出现问题；反过来，血出现问题了之后，气也容易受到损伤。气血两者就是和则俱和，病则同病。它们之间的关系可以说是秤不离砣，砣不离秤，相互依存，相互影响。

第三，血虚者，补其气而血自生。

我们临床上发现，血虚也会导致气虚的情况出现。因此，在治疗血虚时，我们需要同时进行补血和补气的治疗。当血脱而气散时，需要采取益气固脱的方法来进行治疗。

第四，血瘀者，行其气而血自调。

如果患者是血瘀导致的气滞，那么在活血的同时，还需要加入一些行气的药来进行治疗。

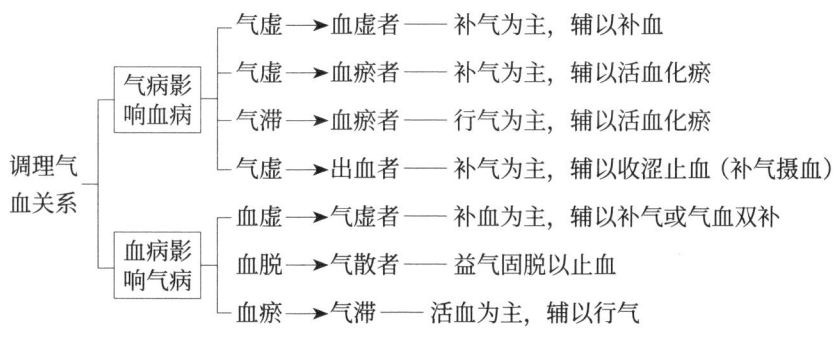

调理气血关系简图

（二）调理气与津液的关系

气虚致津虚，补气以生津；气不行津——补气、行气以行津。

气虚会导致津液的生成不足，所以我们需要通过补气来促进津液的生成。同时，津液的运行也依赖于气的推动，气不足或者运行不畅，就会导致津液停滞，进而可能形成水湿痰饮。因此，在补气的同时，我们还需要行气，以促进津液的顺畅运行。

气不摄津，补气以摄津；津停气阻——化痰祛湿，辅以行气导滞。

气不摄津，导致体内津液丢失，只能补气摄津。同样的津停滞之后导致气阻，治疗痰饮水湿的时候，必然辅以行气导滞。

气随津脱，补气以固脱，辅以补津。

现代人热衷健身锻炼，常常浑身湿透，汗水淋漓。但这种过度的出汗会让身体津液流失，气也随之消耗。锻炼后过度出汗，人容易陷入气阴两虚的状态。针对这种情况，我们通常推荐服用生脉饮。生脉饮由人参、麦冬和五味子这三种药材组成。一旦体内的气被大量消耗，人参就能迅速补气，麦冬则能补充体内的津液。五味子则有助于收敛气，使其得到保存。

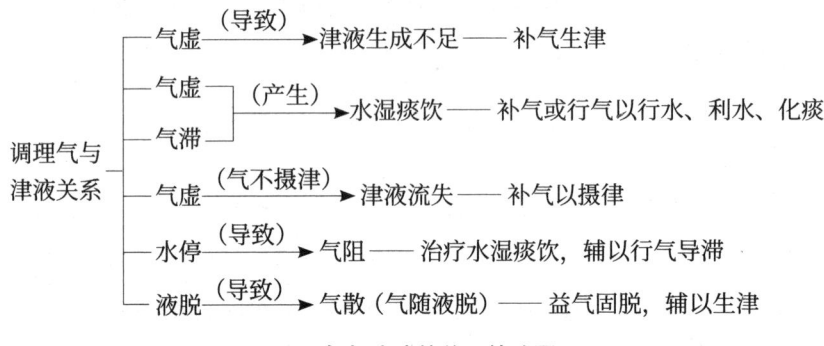

调理气与津液的关系简略图

（三）调理血与津液的关系

血和津液在病理上是相互影响的。失血过多会让津液亏虚，津液的大量流失也会导致血脉空虚。在治疗时，除了针对病因进行治疗外，还需要兼顾养血生津。

对于血脉空虚的问题，有一情种况是过度出汗造成的。所以，我个人并不赞同那种导致过度出汗的锻炼方式。

（四）调理气与精的关系

气滞易导致精阻，因此需疏利精气。同时，精亏无法转化为气则引发气虚，气虚不化又会导致精亏。在治疗上，补气与填精应并行，以此调理气和精的相互关系。现在换一个角度来看,调理气和精的关系也可以理解为调理先天和后天,就是先天和后天一起调更好。

(五)调理精血津液的关系

精血同源。对于血虚或精亏的情况,可以通过补血填精补髓的方法进行治疗。

在四物汤的组成中,生地黄既是一种补血药,也是一种补肾药。这正体现了精血同源的特点。同样,对于精亏的人,我们也可以在进行填精补髓的同时进行补血的治疗。

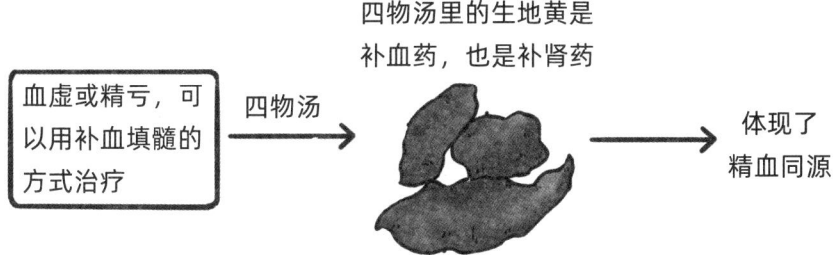

津血同源,当津液或血液出现不足时,另一方也会出现不足。津血同病,即津血亏少或津枯血燥的情况,是临床上较为常见的病理状态。在这种情况下,津液和血液的生成和运行都可能受到影响,需要同时进行调理。治疗的原则是补血养津或养血润燥,以恢复津液和血液的正常生成和运行。

八、调神

调神,这一概念在教材中往往未被专门作为一个治疗原则详细阐述。然而,其重要性不容忽视,应占据重要篇幅。由于我目前可参考的文献有限,个人经验也相对较少,这一段内容只能说是我个人不成熟的见解,供大家参考。

精、气、血、津、液是神活动的物质基础，在这基础上才有神。

在探讨病机时，我们已对"神"可能出现的各种情况进行了分类。同样地，关于"神"的问题，我也将其分为虚和实两类进行了讨论。

（一）虚

对于神的亏虚，首要任务是滋养神。而神靠什么滋养呢？答案正是精、气、血、津、液。因此，我们需要调整五脏六腑的功能，确保精、气、血、津、液的充沛，进而滋养神。这一点至关重要。

此外，我们还应避免过度使用神。

《养性延命录》引述《小有经》中的一段话："少思、少念、少欲、少事、少语、少笑、少愁、少乐、少喜、少怒、少好、少恶，行此十二少，养生之都契也。"这句话强调了减少对精神的过度使用，是养生的关键。

我们不让神虚的治则中，滋养神和减少使用神是调神的重要方面。

前面我提到滋养神，除了精、气、血、津、液，还有一个重要的滋养来源，那就是爱。人与人之间的情感交流是必不可少的，因为人是社会性动物。人的神，需要爱来滋养。我们需要用语言表达爱，用拥抱来传递爱，这样才能让神得到充分的滋养。最后，闭目静坐，也能养神，但未经特别训练，静坐时长不宜超过半小时。

（二）实

神不通明是一个瘀堵的状态，表现为思维不顺畅。对于这种情况，我了解到，祝而由之是一个很好的方法。祝而由之就是祝福这个患者，告诉患者疾病的缘由并理解疾病，让他们不再钻牛角尖，思维自然会变得通达。所以，对于神不通明的情况，祝而由之是一个值得推荐的方法。

若是有实邪（如湿、痰、瘀血等）蒙蔽心神，可化而开窍，令神明通达。

九、三因制宜

（一）因时制宜

根据不同季节气候的特点，制定适宜治法和方药的原则。

这个因时原则是指要顺应自然界的时令气候特点，以及年月日的时间变化规律。例如，月亮的盈缺对人的健康也有影响，月满时不宜补，月缺时不宜泄。

同样，一个人的治疗，也要根据季节的不同进行调整。夏天、冬天给他开药也有不同，因为天对人的影响是非常大的。

在南方地区，夏季炎热多雨，湿热较重，很多人的阳明易湿热，导致咽喉疼痛等症状，此时需用清热利湿的药物。而南方的冬季则寒冷潮湿，屋内湿气重，此时又需化湿散寒的药物。因此，即使是同一个人在不同时期的感冒，用药也可能不同。

（二）因地制宜

因地制宜，是指根据不同地域的特点，制定适宜的治法和方药。我们在问诊时会询问患者的老家。为什么会问这些呢？因为人们生活在什么样的地理环境中，有什么样的饮食习惯，就容易会造成什么样的体质，然后生哪一类的疾病多。

比如，在西北地区，该地区地势高、气候寒冷，因此治疗时需以温法为主。但西北地区干旱、缺水，所以润法也是常用的治疗方法。

在北方，冬季风大、寒冷，风吹在脸上像刀子刮一样，也吹得人头部疼痛。在这种情况下，必须使用散寒的药物，而且药量要大，因为寒气太重。特别是在东北地区，由于气候特别寒冷，散寒辛温药的剂量还需要大一点。

但是在南方，例如广东，天气炎热，人们经常出汗，因此发汗药的使用需要适度，要少用。

在东南地区，地势低洼、气候温热，并且湿度较大。因此，这里的人们需要清热去湿的治疗方法。

综上所述，不同地域的人们用药也会有所不同。

（三）因人制宜

因人制宜原则是针对患者年龄、性别、体质、生活习惯等特点来制定治疗方案。

这个原则是根据患者的具体情况制定治疗方案。比如，对于一对夫妻，即使他们患有同样的感冒，但由于体质和症状的不同，可能需要不同的药物。一个怕冷，需要开热药；另一个怕热，需要开凉药。

年龄也是制定治疗方案时要考虑的重要因素。老人和小孩，由于身体机能和代谢的不同，用药量通常较轻。而中年人由于体质较强，用药量相应要大。

职业的不同也会影响体质。所以我们问诊的时候一定要问他的职业，不同的职业代表着不同的工作环境。这里没有歧视的意思，比如脑力劳动者由于长期在办公室工作，缺乏运动，皮肤白皙，肌肉松弛，偏虚体质的较多，容易出虚汗、怕冷。对于这类人群，一旦感冒，可能更适合使用桂枝汤等温阳散寒的方剂。

常在户外工作者，如工地上从事体力劳动，导致每天出汗较多，肌肉结实。这类人如果感冒，很容易形成实热证，需要清热。同时，他们还容易因日常饮食重油重盐，体力消耗大，所以很容易阳明腑实热，容易出现大便干结的情况，因此需要清大肠。

怎样能更好地理解和应用三因制宜的原则呢？关键在于持续积累经验和对各地风土人情的洞察。通过接触不同的人群，详细询问患者的职业、生活和工作状态，并细心收集、整理这些信息，我们能更有针对性地进行问诊。比如，了解患者是哪里人、生于哪个时节、从事何种工作、日常饮食习惯等，通过这些信息的收集和归类，我们可以更好地了解患者的体质和易患疾病，从而制定出更合适的治疗方案。